高职高专"十三五"规划教材

药物分析

周勇　杜娜　主编

化学工业出版社
·北京·

本书按药物结构分章，包括九类化学药物分析、生化药物分析、中药制剂分析等，共计十七章。根据《中华人民共和国药典》（2015年版）的相关内容，系统、全面地介绍了化学药物的基本结构、理化性质、鉴别试验、杂质检查及含量测定等；同时为了加深学习者对理论知识的理解，精选五个实验项目二十一个实训任务供各院校根据具体情况选用。

本书紧密围绕应用型、技能型药物分析的教学目标和基本要求编写，注重培养学生的实际动手能力，充分体现职业教育特色。为了方便师生使用本书，各章节都附有知识目标、能力目标、小结和同步测试，供读者选用。

本书适用于高职高专药学、药物分析、制药技术等相关专业的学生选用，也可供相关专业的从业人员阅读参考。

图书在版编目（CIP）数据

药物分析/周勇，杜娜主编．—北京：化学工业出版社，2017.8（2023.3重印）

ISBN 978-7-122-29683-2

Ⅰ.①药… Ⅱ.①周…②杜… Ⅲ.①药物分析 Ⅳ.①R917

中国版本图书馆CIP数据核字（2017）第101055号

责任编辑：蔡洪伟　于　卉　李　瑾　　　　　　装帧设计：王晓宇
责任校对：吴　静

出版发行：化学工业出版社（北京市东城区青年湖南街13号　邮政编码100011）
印　　装：北京科印技术咨询服务有限公司数码印刷分部
787mm×1092mm　1/16　印张20¾　字数644千字　2023年3月北京第1版第2次印刷

购书咨询：010-64518888　　　　　　　售后服务：010-64518899
网　　址：http://www.cip.com.cn
凡购买本书，如有缺损质量问题，本社销售中心负责调换。

定　　价：45.00元　　　　　　　　　　　　　　　　　版权所有　违者必究

药物分析

主　编　周　勇　杜　娜
副主编　方应权　刘　洋　袁清香
编　委（以姓名笔画为序）
　　　　　方应权　重庆三峡医药高等专科学校
　　　　　刘　洋　长春职业技术学院
　　　　　孙　义　天津渤海职业技术学院
　　　　　杜　娜　石家庄职业技术学院
　　　　　李　蓝　湖南化工职业技术学院
　　　　　周　勇　重庆三峡医药高等专科学校
　　　　　袁清香　河南化工职业学院
　　　　　郭　君　湖南化工职业技术学院

前言

药物分析是高职高专药学专业学生的一门专业必修课程。本教材以高职高专教育培养目标为指导，体现培养具有良好职业素养、较强实践能力和岗位适应能力的应用型、技能型人才的培养模式。教材的编写以"必需、够用"为原则，重点突出社会对药学职业能力的要求。

全书内容包括：药物分析基础知识、药物物理常数的测定、药物杂质检查、九类化学药物分析、生化药物分析和中药制剂分析。根据《中华人民共和国药典》（2015年版）的相关内容，系统、全面地介绍了化学药物的基本结构、理化性质、鉴别试验、杂质检查及含量测定。为了加深学习者对理论知识的理解，精选五个实验项目二十一个实训任务。本书在编写形式上每一章开始都有知识目标和能力目标，加强学习的目的性和针对性；每一章中间穿插实例分析、知识拓展和课堂活动，调动学生的积极性和参与性，方便开展互动式教学；每一章结束都有小结、同步测试，加强课后检查，跟踪教学效果。理论教学后附有精选的实训内容，加强学生实践学习和动手能力训练，做到理论与实践相统一。

本教材由周勇、杜娜主编，方应权、刘洋、袁清香担任副主编。全书分为理论基础和实践操作两部分。其中，绪论、第一章、第三章、第五章由杜娜编写；第二章、第四章、第六章由刘洋编写；第七~十章由袁清香编写；第十一~十三章由孙义编写；第十四章、第十五章由郭君编写；第十六章、第十七章由李蓝编写；实训部分由方应权编写（其中项目一、项目二由周勇编写）。由周勇负责全书统稿工作。在本教材的编写过程中得到参编、参审单位各级领导和相关院校老师的大力支持，在此表示衷心的感谢。

药物分析的检验方法在不断发展变化，由于编者水平有限，加之时间仓促，书中疏漏之处在所难免，真诚希望使用本书的老师和学生批评指正，以便我们不断地改进和修订。

编　者

2017年3月

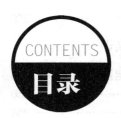

目录

绪论 ………………………………… 1
    本章小结 …………………………… 6
    同步测试 …………………………… 6

第一章　药物分析基础知识 …………… 8
    第一节　药物检验的基本程序 ……… 8
    第二节　药物含量测定方法 ………… 9
    第三节　误差与数据处理 …………… 17
    本章小结 …………………………… 21
    同步测试 …………………………… 21

第二章　药物物理常数测定法 ………… 26
    第一节　相对密度测定 ……………… 26
    第二节　馏程测定 …………………… 29
    第三节　熔点测定 …………………… 30
    第四节　凝点测定 …………………… 33
    第五节　旋光度测定 ………………… 34
    第六节　折光率测定 ………………… 36
    第七节　黏度测定 …………………… 38
    本章小结 …………………………… 42
    同步测试 …………………………… 42

第三章　药物的鉴别分析 ……………… 45
    第一节　概述 ………………………… 45
    第二节　药物鉴别的任务 …………… 45
    第三节　药物的鉴别方法 …………… 47
    本章小结 …………………………… 49
    同步测试 …………………………… 49

第四章　药物的杂质检查 ……………… 50
    第一节　概述 ………………………… 50
    第二节　药物的杂质检查方法 ……… 52
    第三节　一般杂质检查 ……………… 53
    第四节　特殊杂质检查 ……………… 68
    本章小结 …………………………… 70
    同步测试 …………………………… 71

第五章　芳香酸及其酯类药物分析 …… 74
    第一节　苯甲酸类药物的分析 ……… 74
    第二节　水杨酸类药物的分析 ……… 75
    本章小结 …………………………… 80
    同步测试 …………………………… 80

第六章　胺类药物分析 ………………… 83
    第一节　对氨基苯甲酸酯类药物的分析 …………………………… 83
    第二节　酰胺类药物的分析 ………… 86
    第三节　苯乙胺类药物的分析 ……… 88
    本章小结 …………………………… 90
    同步测试 …………………………… 91

第七章　巴比妥类药物分析 …………… 92
    本章小结 …………………………… 103
    同步测试 …………………………… 103

第八章　杂环类药物分析 ……………… 106
    第一节　吡啶类药物的分析 ………… 106
    第二节　吩噻嗪类药物的分析 ……… 112
    第三节　苯并二氮杂䓬类药物的分析 … 116
    第四节　喹诺酮类药物的分析 ……… 120
    第五节　咪唑类药物的分析 ………… 123
    本章小结 …………………………… 125
    同步测试 …………………………… 126

第九章　生物碱类药物分析 …………… 128
    第一节　生物碱类药物结构与共性 … 128
    第二节　苯烃胺类生物碱类药物的分析 …………………………… 129
    第三节　托烷类生物碱药物的分析 … 132
    第四节　喹啉类药物的分析 ………… 136
    第五节　异喹啉类药物的分析 ……… 138
    第六节　吲哚类药物分析 …………… 141
    第七节　黄嘌呤类药物分析 ………… 144
    本章小结 …………………………… 146
    同步测试 …………………………… 147

第十章　糖类和苷类药物分析 ………… 148
    第一节　糖类药物的分析 …………… 148
    第二节　苷类药物的分析 …………… 151

本章小结 …………………………………… 152
　　同步测试 …………………………………… 153
第十一章　甾体激素类药物分析 …… 155
　　本章小结 …………………………………… 163
　　同步测试 …………………………………… 164
第十二章　维生素类药物分析 ………… 165
　　第一节　脂溶性维生素类药物的分析 …… 165
　　第二节　水溶性维生素类药物的分析 …… 173
　　本章小结 …………………………………… 178
　　同步测试 …………………………………… 179
第十三章　抗生素类药物分析 ………… 181
　　第一节　概述 ……………………………… 181
　　第二节　β-内酰胺类药物的分析 ………… 182
　　第三节　氨基糖苷类药物的分析 ………… 186
　　第四节　四环素类抗生素的分析 ………… 190
　　本章小结 …………………………………… 194
　　同步测试 …………………………………… 195
第十四章　药物制剂分析 ……………… 197
　　第一节　制剂分析的特点 ………………… 197
　　第二节　片剂的分析 ……………………… 198
　　第三节　注射剂的分析 …………………… 206
　　第四节　胶囊剂、软膏剂的分析 ………… 213
　　第五节　复方制剂的分析 ………………… 215
　　本章小结 …………………………………… 217
　　同步测试 …………………………………… 218
第十五章　中药制剂分析 ……………… 220
　　第一节　中药制剂分析的特点 …………… 220
　　第二节　中药制剂分析的基本方法 ……… 222
　　本章小结 …………………………………… 230
　　同步测试 …………………………………… 230
第十六章　生化药物分析 ……………… 232
　　第一节　概述 ……………………………… 232
　　第二节　质量检验的基本程序与方法 …… 233
　　第三节　常用定量分析方法与应用 ……… 235
　　本章小结 …………………………………… 239
　　同步测试 …………………………………… 239
第十七章　药品质量标准的制定 …… 240
　　第一节　概述 ……………………………… 240
　　第二节　药品质量标准制定的主要
　　　　　　内容 ……………………………… 241
　　第三节　药品质量标准分析方法验证 …… 245
　　第四节　药品质量标准的修订 …………… 248
　　本章小结 …………………………………… 248

　　同步测试 …………………………………… 248

药物分析实训

项目一　物理常数的测定法 …………… 250
　　任务一　旋光度测定法 …………………… 250
　　任务二　折光率测定法 …………………… 254
　　任务三　相对密度测定法 ………………… 256
　　任务四　黏度测定法 ……………………… 259
项目二　一般杂质检查 ………………… 263
　　任务　　葡萄糖原料药的杂质检查 ……… 263
项目三　特殊杂质检查 ………………… 268
　　任务一　肾上腺素药物中肾上腺酮的
　　　　　　检查 ……………………………… 268
　　任务二　阿司匹林药物中水杨酸的检查 … 270
　　任务三　葡萄糖注射液中 5-羟甲基糠醛的
　　　　　　检查 ……………………………… 272
　　任务四　头孢噻吩钠中噻吩乙酸的
　　　　　　检查 ……………………………… 273
　　任务五　盐酸普鲁卡因中对氨基苯甲酸的
　　　　　　检查 ……………………………… 275
项目四　药物含量测定部分 …………… 278
　　任务一　阿司匹林的原料药及其片剂的
　　　　　　含量测定 ………………………… 278
　　任务二　盐酸氯丙嗪原料药、片剂及其注射剂
　　　　　　的含量测定 ……………………… 282
　　任务三　硫酸阿托品注射液含量测定 …… 286
　　任务四　HPLC法测定双黄连口服液中黄芩苷
　　　　　　含量 ……………………………… 288
项目五　药物全检部分 ………………… 291
　　任务一　对乙酰氨基酚片 ………………… 291
　　任务二　布洛芬胶囊 ……………………… 294
　　任务三　葡萄糖氯化钠注射液 …………… 297
　　任务四　复方磺胺甲噁唑片 ……………… 301
　　任务五　氢化可的松乳膏 ………………… 303
　　任务六　银黄口服液 ……………………… 305
　　任务七　复方丹参片 ……………………… 308
附录 ……………………………………… 311
　　附录1　常用缓冲液的配制 ……………… 311
　　附录2　常用滴定液的配制 ……………… 312
　　附录3　常用试剂及指示剂的配制 ……… 315
答案 ……………………………………… 318
参考文献 ………………………………… 325

绪 论
Introduction

【知识目标】
1. 掌握药品的定义和药物分析的性质和任务。
2. 掌握药品质量标准的分类及《中国药典》的基本结构和主要内容。
3. 熟悉局颁标准收载的药物品种。
4. 了解常用国外药典的名称和英文缩写。

【能力目标】
1. 能熟练应用现行版《中国药典》。
2. 能正确阅读和理解药品质量标准。

　　药物分析是研究药品及其制剂的组成、理化性质、真伪鉴别、纯度检查及其有效成分的含量测定等内容的一门学科。药物分析是药学科学领域的重要组成部分，是药学及其相关专业的课程体系中重要的一门专业课程。通过学习药物分析可以有助于保证人民群众用药安全、合理、有效；有助于提高药品质量，促进药品生产的正常化、规范化；有助于专业人员树立药品质量第一的观念。

一、药物分析的性质和任务

　　药品，是指用于预防、治疗、诊断人的疾病，有目的地调节人的生理机能并规定有适应证或者功能主治、用法和用量的物质，包括中药材、中药饮片、中成药、化学原料药及其制剂、抗生素、生化药品、放射性药品、血清、疫苗、血液制品和诊断药品等。

　　药品的特殊性就在于治病救人，是保护人的健康的特殊商品。药品质量是否合格具有与人的生命相关性；药品质量是否合格具有严格的质量要求性；药品质量是否合格具有社会公共福利性。

知识拓展

"齐二药"事件（图0-1）

　　2006年4月24日起，中山大学附属第三医院有患者使用齐齐哈尔第二制药厂生产的亮菌甲素注射液后出现急性肾衰竭临床症状。事件中共有65名患者使用了该批号亮菌甲素注射液，导致13名患者死亡，另有2名患者受到严重伤害。经食品药品监管部门、公安部门联合查明，齐二药厂原辅料采购、质量检验工序管理不善，相关主管人员和相关工序责任人违反有关药品采购及质量检验的管理规定，购进了以二甘醇冒充的丙二醇并用于生产亮菌甲素注射液，最终导致严重后果。

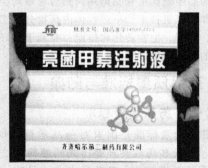

图0-1 "齐二药"事件

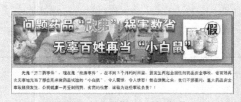

图0-2 "欣弗"不良事件

"欣弗"不良事件（图0-2）

2006年六七月，青海、广西、浙江、黑龙江和山东等省、自治区陆续有部分患者使用欣弗（克林霉素磷酸酯葡萄糖注射液）后，出现胸闷、心悸、心慌、寒战、肾区疼痛、过敏性休克、肝肾功能损害等临床症状。造成不良事件相关病例100余例，其中11人死亡。据事件调查组调查，造成欣弗事件的主要原因是药品的无菌检查和热原检查不符合规定。

药物分析是利用分析测定手段，发展药物的分析方法，研究药物的质量规律，对药物进行全面检验与控制的科学。药物分析是运用物理、化学、物理化学、生物学以及微生物学等方法和技术研究化学结构已经明确的合成药物或天然药物及其制剂的质量控制方法，也研究中药制剂和生物制品及其制剂有代表性的质量控制方法。"哪里有药物，哪里就有药物分析"。药物分析是研究和发展药品质量控制的"方法学科""眼睛学科"。

在实践中药物分析的具体任务如下。

（一）药品质量检验工作

为确保药品质量，应严格按照国家法定的药品质量标准，对药品进行分析检验。为此，国家专门设立了专门负责药品检验的机构，如中国药品生物制品检定所，各省、市、自治区药检所等；从事药品生产、流通和应用的药厂、公司和医院等也有各自的药品检验部门负责本单位生产、经营或使用的药品的质量分析工作，确保流向社会和应用终端的药品质量不低于国家法定的药品质量标准。

（二）药品生产过程的质量控制

任何药品的质量都是生产出来的，而不是单纯靠检验出来的。为了全面控制药品质量，必须对药物的生产过程进行质量控制。因此应积极开展药品从原料到成品的生产全过程的质量分析检验工作，不断促进生产工艺改进，提高药品的质量，提高药品质量的科学管理水平，以保证为临床提供优质的药品。

（三）药品经营贮存过程中的质量考察

药品均有特定的稳定性特征，当受到外界因素如温度、湿度、光照等影响时，往往会发生一些化学变化而引起质量变化。在药品经营和贮存过程中，必须密切考察、及时检测、有效养护以确保药品的品质和安全与有效性。

（四）临床药品质量的监测工作

药品质量优劣和临床用药是否合理均会直接影响临床疗效。为了保证临床合理用药，应利用仪器分析和计算机技术积极进行体内药物分析工作，比如：测定药物的生物利用度；研究药物在人体内的吸收、分布、生物转化和排泄，有利于更好地指导临床用药；研究药物的作用机制，为寻求开发疗效更好的新药提供信息。

二、药品质量标准与药典

（一）药品质量标准

药品质量标准是国家对药品质量、规格及检验方法所作的技术规定，是药品生产、供应、使用、检验和药政管理部门共同遵循的法定依据。药品的质量标准是药品现代化生产和质量管理的重要组成部分，是药品生产、供应、使用和监督管理部门必须遵循的法定技术依据，具有法律的约束力。

我国现行的药品质量标准如下。

1. 《中华人民共和国药典》(2015年版)(以下简称《中国药典》)

《中国药典》是由国家药典委员会编纂,经国务院批准后,国家食品药品监督管理总局颁布执行。《中国药典》收载的是疗效确切、已广泛应用、能批量生产、质量水平高、具有合理的质量控制方法的药品。

2. 国家食品药品监督管理总局颁布的药品标准(简称局颁标准)

局颁标准是由药典委员会编纂出版,国家食品药品监督管理总局颁布执行。局颁标准收载的是疗效确切、毒副作用小、应用广泛、质量可控的药品。局颁标准收载的药品是:①将来准备过渡到药典的品种;②上一版药典中收载而新版药典中未收载的品种。

3. 企业药品标准

由药品生产企业研究制定并用于其质量控制的标准,成为企业药品标准或企业内部标准。它仅在本企业的药品生产质量管理中发挥作用,属于非法定标准。

(二)《中国药典》

《中华人民共和国药典》(Chinese Pharmacopoeia,ChP),简称《中国药典》。

《中国药典》是我国药品质量标准的法典,是判断药品质量是否合格的标准。凡属药典中的药品,如质量不符合规定标准,一律不得出厂、销售和使用。

新中国成立后颁布的第一部药典是《中华人民共和国药典》(1953年版),其后又颁布了第二版《中国药典》(1963年版),受"文革"影响,在相当一段时间内,药典委员会工作陷于停顿,在1979年颁布第三版《中国药典》(1977年版)。从1985年开始以后每五年出一次修订版,《中国药典》最新版为第十版《中国药典》(2015年版),2015年6月5日颁布,自2015年12月1日起实施。

《中国药典》一经颁布实施,其同品种的上版标准或其原国家标准即同时停止使用。

《中国药典》各版品种概况如表0-1所示。

表0-1 《中国药典》各版品种概况

版次	分部情况	正文内容	其他情况
1953年版(第一版)	一部	共收载品种531种,其中化学药215种,植物药与油脂类65种,动物药13种,抗生素2种,生物制品25种,各类制剂211种	
1963年版(第二版)	两部	共收载品种1310种,分一、二两部,一部收载中药材446种和中药成方制剂197种;二部收载化学药品667种	一部记载"功能主治";二部增加"作用与用途"
1977年版(第三版)	两部	共收载品种1925种,一部收载中草药(包括少数民族药材)、中草药提取物、植物油脂以及单味药制剂等882种,成方制剂(包括少数民族药成方)270种,共1152种;二部收载化学药品、生物制品等773种	
1985年版(第四版)	两部	共收载品种1489种。一部收载中药材、植物油脂及单味制剂506种,成方制剂207种,共713种;二部收载化学药品、生物制品等776种	第一部英文版《中国药典》(1985年版)正式出版
1990年版(第五版)	两部	共收载品种共计1751种。一部收载784种,其中中药材、植物油脂等509种,中药成方及单味制剂275种;二部收载化学药品、生物制品等967种	出版了《药品红外光谱集》

续表

版次	分部情况	正文内容	其他情况
1995年版（第六版）	两部	共收载品种共计2375种。一部收载920种，其中中药材、植物油脂等522种，中药成方及单味制剂398种；二部收载1455种，包括化学药、抗生素、生化药、放射性药品、生物制品及辅料等	出版了《药品红外光谱集》（第一卷）、《临床用药须知》（第二版）、《中药彩色图集》、《中药薄层色谱彩色图集》及《中国药品通用名称》
2000年版（第七版）	两部	共收载品种2691种。一部收载中药材、植物油脂、中药成方及单味制剂992种，二部收载化学药、抗生素、生化药、放射性药品、生物制品及辅料等1699种	出版了《中国药品通用名称》（一九九八年增补本）、《药品红外光谱集》（第二卷）及《临床用药须知》（第三版）的编制
2005年版（第八版）	三部	共收载品种3217种，一部收载中药材、植物油脂、中药成方及单味制剂1146种，二部收载化学药、抗生素、生化药、放射性药品及辅料1970种，三部收载生物制品101种	出版了《药品红外光谱集》（第三卷）、《临床用药须知》（中成药第一版、化学药第四版）
2010年版（第九版）	三部	共收载品种4567种，一部收载中药材、植物油脂、中药成方及单味制剂2165种，二部收载化学药、抗生素、生化药、放射性药品、生物制品及辅料2271种，三部收载生物制品131种	不再收载濒危野生药材；出版了《药品红外光谱集》（第四卷）、《临床用药须知》（中药材和饮片第一版、中成药第二版、化学药第五版）、《中药材显微鉴别彩色图鉴》及《中药材薄层色谱彩色图集》（第一册、第二册）
2015年版（第十版）	四部	共收载品种5608种。一部收载中药材、植物油脂、中药成方及单味制剂2598种，二部收载化学药、抗生素、生化药、放射性药品、生物制品2603种，三部收载生物制品137种，四部收载药用辅料270种和通则317个	出版了《红外光谱集》（第五卷）、《中国药品通用名称》、《国家药品标准工作手册》（第四版）

《中国药典》（2015年版）主要包括凡例、正文、索引三部分。

1. 凡例

凡例是解释和使用药典，正确进行药品质量检验的基本原则，并把与正文品种、通则及质量检定有关的共性问题加以规定，避免在全书中重复说明。凡例中的条款具有法定约束力。

知识拓展

第一版药典的由来

1949年10月1日中华人民共和国成立后，当年11月卫生部召集在京有关医药专家研讨编纂药典问题。1950年1月卫生部从上海调药学专家孟目的教授负责组建中国药典编纂委员会，筹划编制新中国药典。1950年4月在上海召开药典工作座谈会，讨论药典的收载品种原则和建议收载的品种，提出新中国药典要结合国情，编出一部具有民族化、科学化、大众化的药典。随后，卫生部聘请药典委员49人，分设名词、化学药、制剂、植物药、生物制品、动物药、药理、剂量8个小组，另聘请通讯委员35人，成立了以卫生部部长李德全任主任委员的第一届中国药典编纂委员会。1951年4月24日至28日在

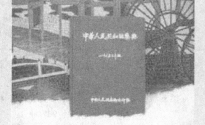

北京召开第一届中国药典编纂委员会第一次全体会议，会议对药典的名称、收载品种、专用名词、度量衡问题以及格式排列等作出决定。药典草案于1952年底报卫生部核转政务院文教委员会批准后，第一部《中国药典》1953年版由卫生部编印发行。1953年版药典共收载药品531种，其中化学药215种，植物药与油脂类65种，动物药13种，抗生素2种，生物制品25种，各类制剂211种。药典出版后，于1957年出版《中国药典》1953年版第一增补本。

2. 正文

正文构成了药典的主要内容，第一，收载了不同药品的质量标准，其主要内容包括药品法定名称、结构式、分子式与分子量、来源或有机物的化学名称、含量或效价规定、性状、鉴别、检查、含量测定、类别、规格、贮藏和制剂等。第二，包含了药物制剂、标准品、标准物质及试液试药相关通则，检测方法和指导原则。

3. 索引

索引用于查阅有关品种，有"中文索引"和"英文索引"两种。

（三）国外药典简介

由于我国与世界各国的药品国际贸易数量逐年增多，使得国内的从业人员了解、学习、掌握各国药品质量标准成为必需。在此介绍以下几种可供参考学习的国外药典。

1. 美国药典

《美国药典》（U. S. Pharmacopeia，简称USP）由美国药典委员会编辑出版，是美国政府对药品质量标准和检定方法作出的技术规定，也是药品生产、使用、管理、检验的法律依据。USP于1820年出版第一版，1950年以后每5年出一次修订版。1906年，美国食品药品管理局（FDA）将《美国药典》指定为官方标准，经过多次版本的升级，到2016年已出版至第39版。《美国药典》从2002年起每年一版。

《美国国家处方集》（National Formulary，简称NF）1883年出版第一版，1980年第15版起并入USP，但仍分两部分，前面为USP，后面为NF。每一版本的《美国药典》包含4卷及2个增补版。

《美国药典》最新版为USP39-NF34，2015年12月出版，2016年5月1日生效。

2. 英国药典

《英国药典》（British Pharmacopoeia，简称BP），是英国药品委员会的正式出版物，是英国制药标准的重要来源。《英国药典》不仅为读者提供了药用和成药配方标准以及公式配药标准，而且也向读者展示了许多明确分类并可参照的欧洲药典专著。

《英国药典》最早出版于1864年，而后进行不定期的更新，最新的版本为2016年版（即BP2016），2015年8月出版，2016年1月生效。

3. 日本药局方

《日本药局方》（The Japanese Pharmacopoeia，简称JP），由日本药局方编辑委员会编制，厚生省颁布执行。1886年6月25号颁布第一版，1887年7月1日开始实施。

最新版为2011年出版的第十六改正版（即JP16）。

4. 欧洲药典

《欧洲药典》（European Pharmacopoeia，简称EP）由欧洲药品质量委员会（EDQM）编辑出版。1977年发行第一版。

最新版为2013年出版的第八版《欧洲药典》（即EP8.0）。

5. 国际药典

《国际药典》（International Pharmacopoeia，简称Ph. Int.）是由世界卫生组织（WHO）国际药典和药物制剂专家咨询小组编撰，由世界卫生大会批准出版，并被建议"由药典官方机构来考虑最终收载其中的条款"。因此，除非被药典官方机构接受，《国际药典》不作为任何国家的法定药典。

本章小结

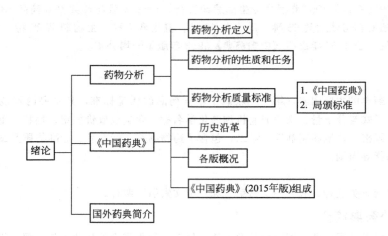

同步测试

一、A型题（单选题，每题的备选答案中只有一个最佳答案，全书余同）

1. 《中国药典》第一部在哪一年出版（　　）。
   A. 1949年　　　　　B. 1950年　　　　　C. 1952年
   D. 1953年　　　　　E. 1955年

2. 我国药典现行版本是（　　）。
   A. 2005年版　　　　B. 2008年版　　　　C. 2010年版
   D. 2014年版　　　　E. 2015年版

3. 《中国药典》（2015年版）二部规定原料药的含量，如未规定上限时，系指不超过（　　）。
   A. 100.5%　　　　　B. 101.0%　　　　　C. 101.5%
   D. 105.0%　　　　　E. 110.0%

4. 《中国药典》（2015年版）二部所指"精密称定"，系指称取重量应准至所取重量的（　　）。
   A. 百分之一　　　　B. 千分之一　　　　C. 百分之十
   D. 万分之一　　　　E. 千万分之三

5. 《中国药典》（2015年版）共分（　　）。
   A. 一部　　　　　　B. 二部　　　　　　C. 三部
   D. 四部　　　　　　E. 五部

6. 《中国药典》（2015年版）规定"室温"是指（　　）。
   A. 20℃　　　　　　B. 25℃　　　　　　C. 30℃
   D. 20～30℃　　　　E. 10～30℃

二、B型题（配伍选择题，每题只有一个正确答案，每个备选答案可重复选用，也可不选用，全书余同）

【1～5】
　　A. EP　　　B. USP　　　C. Ph. Int.　　　D. JP　　　E. BP

1. 《日本药局方》的英文简称为（　　）。
2. 《美国药典》的英文简称为（　　）。

3.《国际药典》的英文简称为（　　）。
4.《欧洲药典》的英文简称为（　　）。
5.《英国药典》的英文简称为（　　）。

三、X型题（多选题，每题的备选答案中有2个或2个以上正确答案，全书余同）

1. 属于法定质量标准的有（　　）。
   A.《中国药典》　　　　B. 局颁标准　　　　C. 企业标准
   D. 注册标准　　　　　E. 医院自制制剂标准
2. 药品质量标准的主要内容有（　　）。
   A. 性状　　　B. 鉴别　　　C. 检查　　　D. 含量测定　　　E. 剂量

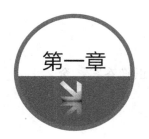

药物分析基础知识

Chapter 01

【知识目标】
1. 掌握药物检验的基本程序。
2. 掌握误差的消除方法和有效数字的修约规则和运算规则。
3. 熟悉酸碱滴定法、紫外-可见分光光度法、高效液相色谱法和气相色谱法等药物含量的测定方法。
4. 了解有效数字精密度的意义。

【能力目标】
1. 能够根据药物检验的基本程序正确完成药物的取样、检验和记录。
2. 能够根据有效数字的规则正确处理药物检验的相关数据。

第一节 药物检验的基本程序

药品检验工作的基本程序有取样、检验、记录和报告。药品检验是药品质量控制的一个重要环节。药品分析检验工作者必须具有坚实的药物检验的理论基础和熟练的实践操作技能，认真负责的工作态度以及严谨求实的工作作风，才能做好药品检验工作，保证检验结果的正确性、可靠性。

一、药物的取样

任何药品的检验工作首先都是进行取样，取样时的方法应具有科学性、样品应具有真实性和代表性，否则，药品检验工作就失去了意义。取用药物样品时可使用不锈钢取样勺、不锈钢取样器、塑料样品袋、具塞三角瓶等器具。取样数量：若样品总件数（如箱、桶、袋、盒等）为 n，当 $n \leq 3$ 时，应每件取样；当 $n \leq 300$ 时，取样的件数应为 $\sqrt{n}+1$；当 $n > 300$ 时，按 $\frac{\sqrt{n}}{2}+1$ 的件数来取样。取样应遵循均匀、合理的原则。

二、药物的检验

常规检验以国家药品标准为检验依据；按照质量标准及其方法和有关标准操作程序（SOP）进行检验，并按要求记录。检验按先观看样品的性状，再进行鉴别、检查、含量测定的顺序进行。检验结果不合格的任务或结果处于边缘的任务，除另有规定以一次检验结果为准不得复检外，一般应予复检。检品应由具备相应专业技术的人员检验，见习期人员、外来进修或实习人员不得独立进行检验分析。

三、记录与报告

在药品检验过程中，检验人员应按原始记录要求及时如实记录，严禁事先记录、补记或转抄，并逐项填写检验任务。原始记录应整洁、真实、具体，原始数据不能任意涂改，应妥善保存、备查，若写错原始数据时,应在错误的地方划上单线或双划线,在旁边改正重写,并签名盖章。最后根据检验结果书写检验报告书。

检验报告书是药品质量检验结果的证明书,判定必须明确、肯定有依据,检验报告上的签章必须写全名,否则检验报告无效。

知识拓展

检验报告书格式

×××药品检验部门
药品检验报告书

报告书编号

检品名称			
批号		规格	
生产单位或产地		包装	
供样单位		效期	
检验目的		检品数量	
检验任务		收检日期	
检验依据		报告日期	

检验任务　　　　　　　　标准规定　　　　　　　　　　　　检验结果
检验结论:
检验者　　　　　　　　　复核者　　　　　　　　　　　　　负责人

第二节　药物含量测定方法

《中国药典》正文品种的含量测定或定量检查项以所收载的用于药物含量、溶出或释放量测定的定量分析方法主要包括:容量分析法、光谱分析法和色谱分析法。

一、容量分析法

容量分析法(也称滴定法),是将已知浓度的滴定液(标准物质溶液)由滴定管滴加到被测药物的溶液中,直至滴定液与被测药物反应完全(通过适当方法指示),然后根据滴定液的浓度和被消耗的体积,按化学式计量关系计算出被测药物的含量。

当滴定液与被测药物完全作用时,反应达到化学计量点,在进行容量分析时,当反应达到化学计量点时应停止滴定,并准确获取滴定液被消耗的体积。在滴定反应过程中常常借助指示剂的颜色或电子设备的电流或电压变化来判断化学计量点。

酸碱滴定法是容量分析中最基本的、应用最广泛的定量分析方法之一。在药品含量测定方法中可以用于酸性、碱性以及能与酸碱直接或间接反应的药物。

(1) 直接滴定法　用滴定液直接滴定被测物质溶液的方式,是最基本、最常用的滴定方式。如阿司匹林原料药、苯巴比妥原料药的含量测定。

【例1-1】阿司匹林原料药的含量测定

取本品约0.4015g,精密称定,加中性乙醇(对酚酞指示液显中性)20ml溶解后,加酚酞指示液3滴,用氢氧化钠滴定液(0.1021mol/L)滴定,终点时消耗22.78ml。求阿司匹林的百分含量。已知每 1ml 氢氧化钠滴定液（0.1mol/L）相当于 18.02mg 的 $C_9H_8O_4$。

解 $$阿司匹林的百分含量 = \frac{VTF}{m} \times 100\% \tag{1-1}$$

式中 V——氢氧化钠滴定液消耗的体积，mL；

T——滴定度（18.02mg/ml）；

F——滴定液浓度校正系数 $\left(F = \dfrac{滴定液实际摩尔浓度}{滴定液规定摩尔浓度}\right)$；

m——供试品取样质量，单位 g。

$$阿司匹林的百分含量 = \frac{22.78 \times 18.02 \times \dfrac{0.1021}{0.1}}{0.4015 \times 1000} \times 100\% = 104.4\%$$

（2）**间接滴定法** 本法是先加入定量过量的滴定液 A，使其与被测药物定量反应，待反应完全后，再用另一滴定液 B 回滴定反应后剩余的滴定液 A。在计算百分含量时，需考虑滴定过程中是否进行空白试验校正。如司可巴比妥钠、维生素 C 的含量测定。

【例 1-2】 司可巴比妥钠的含量测定

精密称取司可巴比妥钠 0.1053g，置 250ml 碘瓶中，加水 10ml，振摇使溶解，精密加溴滴定液（0.05mol/L）25ml，再加盐酸 5ml，立即密塞并振摇 1min，在暗处静置 15min 后，注意微开瓶塞，加碘化钾试液 10ml，立即密塞，摇匀后，用硫代硫酸钠滴定液（0.1mol/L）滴定，至近终点时，加淀粉指示液，继续滴定至蓝色消失，并将滴定的结果用空白试验校正。每 1ml 滴定液（0.05mol/L）相当于 13.01mg 的司可巴比妥钠（$C_{12}H_{17}N_2NaO_3$）。已知样品消耗硫代硫酸钠滴定液（0.1003mol/L）17.10ml，空白消耗硫代硫酸钠滴定液（0.1003mol/L）25.12ml。

解 $$司可巴比妥钠含量 = \frac{(V_0 - V)TF}{m} \times 100\% \tag{1-2}$$

式中 V_0——空白试验回滴定所消耗硫代硫酸钠滴定液的体积，ml；

V——供试品回滴定所消耗硫代硫酸钠滴定液的体积，ml；

T——滴定度（13.01mg/ml）；

F——滴定液浓度校正系数 $\left(F = \dfrac{滴定液实际摩尔浓度}{滴定液规定摩尔浓度}\right)$；

m——供试品取样质量，g。

$$司可巴比妥钠含量 = \frac{(25.12 - 17.10) \times 13.01 \times \dfrac{0.1003}{0.1}}{0.1053 \times 1000} \times 100\% = 99.4\%$$

知识拓展

容量分析法的特点

本法所用仪器价廉易得，操作方法简便；影响本法测定的实验条件和环境因素少，方法耐用性高；测定结果准确，相对误差在 0.2%。

本法广泛应用于化学原料药物的含量测定。

二、光谱分析法

光谱分析法是通过测定被测物质在特定波长处或一定波长范围内的吸光度或发光强度，对该物质进行定性和定量分析的方法。《中国药典》收载的光谱分析法有：紫外-可见分光光度法、红外分光光度法、原子吸收分光光度法等，本节主要介绍紫外-可见分光光度法。

物质在光吸收过程中，基于分子中电子能级的跃迁而产生的光谱，称为紫外-可见吸收光谱，利用紫外-可见吸收光谱进行定性和定量分析的方法称为紫外-可见分光光度法。

1. 基本原理

当一束平行单色光垂直通过溶液时，溶液对光的吸收程度与溶液浓度和液层厚度的乘积成正比。这就是分光光度法定量分析的基础，即朗伯-比耳定律。其关系式如下：

$$A = \lg \frac{1}{T} = ECL \tag{1-3}$$

式中　A——吸光度；

　　　T——透光率，%；

　　　L——液层厚度，cm；

　　　E——吸收系数，常用的是百分吸收系数（$E_{1cm}^{1\%}$），其物理意义为当溶液浓度为1%（g/ml），液层厚度为1cm时的吸光度值；

　　　c——100ml 溶液中所含被测物质的量（按干燥品或无水物计算），g。

2. 仪器的基本结构

各种型号的紫外-可见分光光度计，就其基本结构来说，都是由五个基本部分组成，即光源、单色器、吸收池、检测器和数据记录处理系统。示意如图1-1所示。

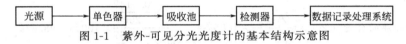

图1-1　紫外-可见分光光度计的基本结构示意图

（1）光源　光源的作用是提供激发能，使待测分子产生光吸收。分光光度计中紫外光区常用氢灯、氘灯，可见光区常用钨灯、碘钨灯。

（2）单色器　单色器是能从复合光中分出波长可调的单色光的光学装置，其性能直接影响入射光的单色性从而影响到测定的灵敏度、选择性及准确性等。单色器由入射狭缝、准光器、色散元件、聚焦元件和出射狭缝等几个部分组成。示意图见图1-2。

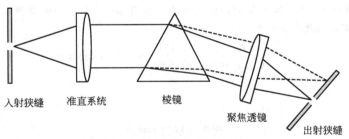

图1-2　单色器结构示意图

（3）吸收池　吸收池是用于盛放液态样品的器皿，是光与物质发生作用的场所，因此，要求吸收池能允许入射光束通过。吸收池分为玻璃池和石英池两种，玻璃池只能用于可见光区，石英池可用于可见光区及紫外光区。

（4）检测器　检测器是用于检测单色光通过溶液后透射光的强度，并把这种光信号转变为电信号的装置。检测器有光电池、光电管和光电倍增管。光电倍增管的结构示意图见图1-3。

（5）数据记录处理系统　信号处理和显示系统给出透光率 T（%）或者吸光度 A 的数值。

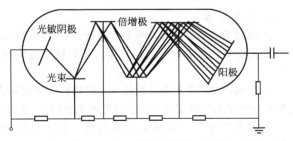

图1-3　光电倍增管结构示意图

第一章　药物分析基础知识

3. 在含量测定中的应用

（1）**对照品比较法** 分别配制供试品溶液和对照品溶液，对照品溶液中所含被测成分的量应为供试品溶液中被测成分规定量的$100\%\pm10\%$，所用溶剂也应完全一致，在规定的波长测定供试品溶液和对照品溶液的吸光度后，按下式计算供试品中被测溶液的浓度：

$$c_X = \frac{A_X c_R}{A_R} \tag{1-4}$$

式中　c_X——供试品溶液浓度；

　　　c_R——对照品溶液浓度；

　　　A_X——供试品溶液的吸光度；

　　　A_R——对照品溶液的吸光度。

【例 1-3】 奥沙西泮的含量测定

精密称定奥沙西泮$0.0157g$，置$200ml$量瓶中，加乙醇$150ml$，于温水浴中加热，振摇使奥沙西泮溶解，放冷，用乙醇稀释至刻度，摇匀，精密量取$5ml$，置$100ml$量瓶中，用乙醇稀释至刻度，摇匀，在$229nm$的波长处测定吸光度为0.484；另精密称取奥沙西泮对照品$0.0149g$，同法操作，在$229nm$的波长处测定吸光度为0.466；药典规定本品按干燥品计算，含$C_{15}H_{11}ClN_2O_2$应为$98.0\%\sim102.0\%$。问该供试品含量是否合格？

解 奥沙西泮的含量$(\%) = \dfrac{A_X c_R}{A_R \dfrac{M_{样}}{V}} \times 100\% = \dfrac{0.484 \times \dfrac{0.0149}{200}}{0.466 \times \dfrac{0.0157}{200}} \times 100\% = 98.6\%$

$98.6\% > 98\%$，所以供试品合格。

（2）**吸收系数法** 配制供试品溶液，在规定的波长处测定其吸光度，再以该品种在规定条件下的吸收系数计算含量。

$$c_X(g/ml) = \frac{A_X}{E_{1cm}^{1\%} \times 100} \tag{1-5}$$

【例 1-4】 维生素B_{12}的水溶液在$361nm$处的$E_{1cm}^{1\%}$值是207，盛于$1cm$吸收池中，测得溶液的吸光度为0.414，则溶液浓度是多少？

解　$c_X = \dfrac{A_X}{E_{1cm}^{1\%} \times 100} = \dfrac{0.414}{207 \times 100} = 0.02$（mg/ml）

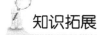

知识拓展

光谱分析法的特点

本法简便易行，使用的仪器价格较低廉，操作简单，易于普及；灵敏度高，可达$10^{-7}\sim10^{-4}$g/ml，适用于低浓度试样的分析；准确度较高，但专属性较差。

本法适用于药物制剂的含量测定。

4. 注意事项

① 空白溶液与供试品溶液必须澄清，不得有浑浊。如有浑浊，应预先过滤，并弃去初滤液。

② 测定时，除另有规定外，应以配制供试品溶液的同瓶溶剂为空白对照，采用$1cm$的石英吸收池。

③ 在测定时或改测其他检品时，应用待测溶液冲洗吸收池$3\sim4$次，用干净绸布或擦镜纸擦净吸收池的透光面至不留斑痕（切忌把透光面磨损），放入样品室每次方向应一致。

④ 取吸收池时，应拿毛玻璃两面，切忌用手拿捏透光面，以免粘上油污。使用完后及时用测定溶剂冲净，再用纯化水冲净，用干净绸布或擦镜纸擦干，晾干后，放入吸收池盒中，

防尘保存。若吸收池内外壁沾污,用脱脂棉缠在细玻璃棒上蘸上乙醇,轻轻擦拭,再用纯化水冲净。

⑤ 务必注意经常保持硅胶的干燥,目的是保护光学元件和光电放大器系统不致受潮损坏而影响仪器的正常工作。

⑥ 仪器经过搬动请及时检查并纠正波长精度,并应经常校准波长精度。

三、色谱分析法

色谱分离法是根据混合物中各组分的分配系数不同,或被吸附剂吸附能力的不同,将各组分从混合物中分离后选择性地对待测组分进行分析的方法。按照流动相的不同可以分为液相色谱和气相色谱。

(一) 高效液相色谱法

高效液相色谱法是采用高压输液泵将规定的流动相泵入装有填充剂的色谱柱将待测组分进行分离测定的色谱方法。注入的供试品,由流动相带入色谱柱内,各组分在色谱柱内被分离,并依次进入检测器,由记录仪或数据处理系统记录色谱信号。

1. 基本概念

(1) 色谱峰　从被测组分开始进入检测器至完全流出检测器所形成的峰形部分称色谱峰(见图1-4)。

(2) 峰高(h)　色谱峰顶到基线的垂直距离。

(3) 峰宽(W)　从色谱峰两侧拐点上的切线与基线交点之间的距离。

(4) 半高峰宽($W_{1/2}$)　色谱峰高一半处的宽度。

(5) 峰面积(A)　由色谱峰与基线之间所围成的面积称为峰面积。

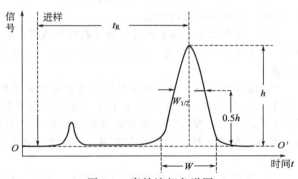

图1-4　高效液相色谱图

(6) 保留时间(t_R)　试样从进样到出现峰极大值时的时间。

(7) 色谱流出曲线的意义　依据色谱峰数可以判断出样品中单组分的最少个数;依据色谱保留值进行定性分析;依据色谱峰高或面积进行定量分析;依据色谱保留值或区域宽度可以评价色谱柱的分离效能;依据色谱峰间距可以评价固定相或流动相选择是否合适。

2. 基本原理

待分离物质在两相间进行分配时,在固定相中溶解度较小的组分,在色谱柱中向前迁移速率较快;在固定相中溶解度较大的组分,在色谱柱中向前迁移速率较慢,从而达到分离的目的。

3. 仪器的基本结构

高效液相色谱仪主要由输液泵系统、进样器系统、色谱柱、检测器、记录器显示器及数据处理器等组成,见图1-5。

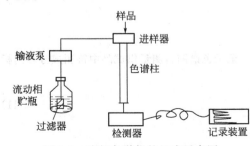

图1-5　液相色谱仪的组成示意图

4. 系统适用性试验

色谱系统的适用性试验通常包括理论板数、分离度、灵敏度、拖尾因子和重复性五个参数。按各品种正文项下要求对色谱系统进行适用性试验,即用规定的对照品溶液或系统适用性试验溶液在规定的色谱系统进行试验,必要时,可对色谱系统进行适当调整,以符合要求。

(1) 色谱柱的理论板数(n)　用于评价色谱柱的

分离效能。由于不同物质在同一色谱柱上的色谱行为不同，采用理论板数作为衡量色谱柱效能的指标时，应指明测定物质，一般为待测物质或内标物质的理论板数。

$$n = 16(t_R/W)^2 \tag{1-6}$$

或
$$n = 5.54(t_R/W_{1/2})^2 \tag{1-7}$$

式中 t_R——保留时间；

W——峰宽；

$W_{1/2}$——半高峰宽。

t_R、W、$W_{1/2}$ 的单位可用时间或长度计（下同），但应取相同单位。

(2) 分离度（R） 用于评价待测物质与被分离物质之间的分离程度，是衡量色谱系统分离效能的关键指标。除另有规定外，待测物质色谱峰与相邻色谱峰之间的分离度应大于 1.5。分离度的计算公式为：

$$R = \frac{2 \times (t_{R_2} - t_{R_1})}{W_1 + W_2} \tag{1-8}$$

式中 t_{R_2}——相邻两峰中后一峰的保留时间；

t_{R_1}——相邻两峰中前一峰的保留时间；

W_1，W_2——相邻两峰的峰宽。

意义：R 值越大，表明两组分的分离程度越高；$R=1.0$ 时，分离程度可达 98%；$R<1.0$ 时两峰有部分重叠；$R=1.5$ 时，分离程度达到 99.7%；所以，通常用 $R=1.5$ 作为相邻两色谱峰完全分离的指标。

(3) 重复性 用于评价色谱系统连续进样时响应值的重复性能。采用外标法时，通常取各品种项下的对照品溶液，连续进样 5 次，除另有规定外，其峰面积测量值的相对标准偏差应不大于 2.0%；采用内标法时，通常配制相当于 80%、100% 和 120% 的对照品溶液，加入规定量的内标溶液，配成 3 种不同浓度的溶液，分别至少进样 2 次，计算平均校正因子，其相对标准偏差应不大于 2.0%。

(4) 拖尾因子（T） 用于评价色谱峰的对称性。除另有规定外，T 应在 0.95～1.05 之间。

$$T = \frac{W_{0.05h}}{2d} \tag{1-9}$$

式中 $W_{0.05h}$——0.05 峰高处的峰宽；

d——峰极大至峰前沿之间的距离。

5. 测定方法

(1) 内标法 按品种正文项下的规定，精密称（量）取对照品和内标物质，分别配成溶液，各精密量取适量，混合配成校正因子测定用的对照溶液。取一定量进样，记录色谱图。测量对照品和内标物质的峰面积或峰高，按下式计算校正因子：

$$\text{校正因子 } f = \frac{A_s/c_s}{A_r/c_r} \tag{1-10}$$

式中 A_s——内标物质的峰面积；

A_r——对照品的峰面积；

c_s——内标物质的浓度，mg/ml；

c_r——对照品的浓度，mg/ml。

再取各品种项下含有内标物质的供试品溶液，进样，记录色谱图，测量供试品中待测成分和内标物质的峰面积或峰高，按下式计算含量：

$$c_x = f \frac{A_x c_s'}{A_s'} \tag{1-11}$$

式中 A_x——供试品的峰面积；

c_x——供试品的浓度，mg/ml；

A'_s——内标物的峰面积；

c'_s——内标物的浓度，mg/ml；

f——校正因子。

采用内标法，可避免因供试品前处理及进样体积误差对测定结果的影响。

（2）外标法　按各品种项下的规定，精密称（量）取对照品和供试品，配制成溶液，分别精密取一定量，进样，记录色谱图，测量对照品溶液和供试品溶液中待测物质的峰面积（或峰高），按下式计算含量：

$$c_x = c_r \frac{A_x}{A_r} \tag{1-12}$$

式中，各符号意义同上。

由于微量注射器不易精确控制进样量，当采用外标法测定时，以手动进样器定量环或自动进样器进样为宜。

（3）面积归一化法　按各品种项下的规定，配制供试品溶液，取一定量进样，记录色谱图。测量各峰的面积和色谱图上除溶剂峰以外的总色谱峰面积，计算各峰面积占总峰面积的百分率。通过下列公式计算各组分的质量分数：

$$\omega_i = \frac{A_i f_i}{\sum_{i=1}^{n} A_i f_i} \times 100\% \tag{1-13}$$

式中　A_i——各组分的峰面积；

f_i——各组分的峰高校正因子。

知识拓展

高效液相色谱法的特点

高压，对流动相施加高压，使其迅速地通过色谱柱；高效，分离效率高；高灵敏度，采用高灵敏度的检测器；速度快，与经典液相色谱法相比，高效液相色谱法所需的分析时间较少，一般少于1h；应用范围更广，可以分析80%以上的有机化合物。

（二）气相色谱法

1. 基本原理

气相色谱法是采用气体为流动相（载气）流经装有填充剂的色谱柱进行分离测定的色谱方法。供试品汽化后，被载气带入色谱柱进行分离，各组分先后进入检测器，用数据处理系统记录色谱信号。分配系数小的组分先流出，分配系数大的组分后流出。

2. 仪器的基本结构

气相色谱仪，由载气源、进样器、色谱柱、柱温箱、检测器和数据处理系统等组成，见图1-6。

（1）载气源　气相色谱法的流动相为气体，称为载气，氦、氮和氢可用作载气，可由高压钢瓶或高纯度气体发生器提供，经过适当的减压装置，以一定的流速经过进样器和色谱柱；根据供试品的性质和检测器种类选择载气，除另有规定外，常用载气为氮气。

（2）进样部分　进样方式一般可采用溶液

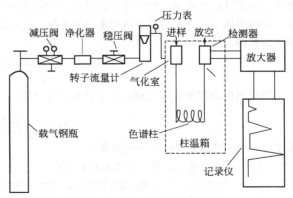

图1-6　气相色谱仪的组成示意图

直接进样、自动进样或顶空进样。溶液直接进样采用微量注射器、进样阀或有分流装置的汽化室进样;采用溶液直接进样或自动进样时,进样口温度应高于柱温30~50℃;进样量一般不超过数微升;柱径越细,进样量应越少,采用毛细管柱时,一般应分流以免过载。

顶空进样适用于固体和液体供试品中挥发性组分的分离和测定。将固态或液态的供试品制成供试液后,置于密闭小瓶中,在恒温控制的加热室中加热至供试品中挥发性组分在液态和气态达到平衡后,由进样器自动吸取一定体积的顶空气注入色谱柱中。

(3) 色谱柱　色谱柱为填充柱或毛细管柱。填充柱的材质为不锈钢或玻璃,内径为2~4mm,柱长为2~4m,内装吸附剂、高分子多孔小球或涂渍固定液的载体,粒径为0.18~0.25mm、0.15~0.18mm或0.125~0.15mm。常用载体为经酸洗并硅烷化处理的硅藻土或高分子多孔小球,常用固定液有甲基聚硅氧烷、聚乙二醇等。毛细管柱的材质为玻璃或石英,内壁或载体经涂渍或交联固定液,内径一般为0.25mm、0.32mm或0.53mm,柱长5~60m,固定液膜厚0.1~5.0μm,常用的固定液有甲基聚硅氧烷、不同比例组成的苯基甲基聚硅氧烷、聚乙二醇等。

新填充柱和毛细管柱在使用前需老化处理,以除去残留溶剂及易流失的物质,色谱柱如长期未用,使用前应老化处理,使基线稳定。

(4) 柱温箱　由于柱温箱温度的波动会影响色谱分析结果的重现性,因此柱温箱控温精度应在±1℃,且温度波动小于每小时0.1℃。温度控制系统分为恒温和程序升温两种。

(5) 检测器　适合气相色谱法的检测器有火焰离子化检测器(FID)、热导检测器(TCD)、氮磷检测器(NPD)、火焰光度检测器(FPD)、电子捕获检测器(ECD)、质谱检测器(MS)等。火焰离子化检测器对碳氢化合物响应良好,适合检测大多数的药物;氮磷检测器对含氮、磷元素的化合物灵敏度高;火焰光度检测器对含磷、硫元素的化合物灵敏度高;电子捕获检测器适于含卤素的化合物;质谱检测器还能给出供试品某个成分相应的结构信息,可用于结构确证。除另有规定外,一般用火焰离子化检测器,用氢气作为燃气,空气作为助燃气。在使用火焰离子化检测器时,检测器温度一般应高于柱温,并不得低于150℃,以免水汽凝结,通常为250~350℃。

(6) 数据处理系统　可分为记录仪、积分仪以及计算机工作站等。各品种项下规定的色谱条件,除检测器种类、固定液品种及特殊指定的色谱柱材料不得改变外,其余如色谱柱内径、长度、载体牌号、粒度、固定液涂布浓度、载气流速、柱温、进样量、检测器的灵敏度等,均可适当改变,以适应具体品种并符合系统适用性试验的要求。一般色谱图约于30min内记录完毕。

3. 系统适用性试验

同高效液相色谱法。

4. 测定方法

内标法、外标法、面积归一化法均同高效液相色谱法。还可以采用标准溶液加入法,具体操作如下。

精密称(量)取某个杂质或待测成分对照品适量,配制成适当浓度的对照品溶液,取一定量,精密加入到供试品溶液中,根据外标法或内标法测定杂质或主成分含量,再扣除加入的对照品溶液含量,即得供试品溶液中某个杂质和主成分含量。也可按下述公式进行计算,加入对照品溶液前后校正因子应相同,即:

$$\frac{A_{is}}{A_x}=\frac{c_x+\Delta c_x}{c_x} \tag{1-14}$$

则待测组分的浓度c_x可通过如下公式进行计算:

$$c_x=\frac{\Delta c_x}{(A_{is}/A_x)-1} \tag{1-15}$$

式中　c_x——供试品中组分x的浓度;
　　　A_x——供试品中组分x的色谱峰面积;
　　　Δc_x——所加入的已知浓度的待测组分对照品的浓度;
　　　A_{is}——加入对照品后组分x的色谱峰面积。

由于气相色谱法的进样量一般仅数微升,为减小进样误差,尤其当采用手工进样时,由于留针时间和室温等对进样量也有影响,故以采用内标法定量为宜;当采用自动进样器时,由于进样重复性的提高,在保证分析误差的前提下,也可采用外标法定量。当采用顶空进样时,由于供试品和对照品处于不完全相同的基质中,故可采用标准溶液加入法,以消除基质效应的影响;当标准溶液加入法与其他定量方法结果不一致时,应以标准加入法结果为准。

 知识拓展

气相色谱法与高效液相色谱法的异同,见下表:

类别	分析对象	流动相	操作条件
气相色谱法	适于能汽化、热稳定性好、沸点较低的样品,不适于高沸点、挥发性差、热稳定性差、离子型及高聚物的样品	流动相为汽体,氮气、氩气和氢气可用作载气,常用载气为氮气	常压、高温
高效液相色谱法	不受样品挥发性和热稳定性的限制,适于分子量大、难汽化、热稳定性差及高分子和离子型溶解后能制成溶液的样品	流动相为液体,可以是单组分也可以是多组分,常用溶剂有己烷、四氯化碳、甲苯、乙酸乙酯、乙醇、甲醇、乙腈、水	室温、高压

第三节 误差与数据处理

一、误差及消除

误差是测量值与真实值相接近的程度,它说明测量值的正确性。

(一) 误差的表示方法

误差一般用绝对误差和相对误差来表示。

1. 绝对误差

绝对误差(δ)表示测量值(χ)与真实值(μ)之差,即:

$$\delta = \chi - \mu \tag{1-16}$$

绝对误差与测量值的单位相同,其值可正可负,值为正时,表示测量值大于真值,称为正误差;值为负时,表示测量值小于真值,称为负误差。绝对误差越小,测量值与真实值越接近,测量结果越准确。

2. 相对误差

用绝对误差的大小来衡量测定结果的准确度,有时并不明显,因为它没有和测定过程中所取试样的数量多少联系起来。通常把绝对误差在真实值中所占的比例称为相对误差,以百分率(%)来表示,即:

$$相对误差 = \frac{绝对误差}{真实值} = \frac{\delta}{\mu} \times 100\% \tag{1-17}$$

相对误差也有正值和负值之分,正值表示分析结果偏高,负值表示分析结果偏低,由于相对误差能够反映误差在真实值中所占的比例,故常用相对误差来表示或比较各种情况下测定结果的准确度。

如用分析天平称量两个样品,称量结果如表1-1所示。

表 1-1 某分析天平称量结果表

称量值/g	真实值/g	绝对误差/g	相对误差/%
4.1435	4.1437	−0.0002	−0.005
0.0032	0.0034	−0.0002	−6

由表 1-1 可看出，虽然测量的绝对误差都是−0.0002g，但由于两个样品的称量值大小不同，相对误差却相差很多，真实值小的相对误差比真实值大的大得多。

（二）误差的类型

在定量分析中，由于受到分析方法、测量仪器、试剂及分析人员主观条件等主客观因素的限制，使得测量值与真实值不可能完全一致；即便是技术娴熟的分析工作者，用最完善的分析方法和最精密的仪器，对同一样品进行多次测定，其结果也不可能完全一样。只有通过分析误差产生的原因，采取有效措施减小误差，才能提高分析结果的准确度。

根据误差的性质和来源不同，误差可分为系统误差和随机误差两种类型。

1. 系统误差

系统误差，它是由于分析过程中某些固定的、经常性的原因所引起的误差，一般具有固定的方向和大小，多次平行测定中系统误差会重复出现，使得测量值总是系统地偏高或偏低，故有可测性。

（1）系统误差的来源

① 方法误差　方法误差是指在样品分析时采用了不够完善的分析方法所造成的误差。这种误差与方法本身固有的特性有关，而与分析者的操作技术无关。例如滴定分析中，滴定反应不能定量地完成，指示剂所确定的滴定终点与化学计量点不完全相符等，都会使测定结果有规律地偏离，产生系统误差。

② 试剂误差　试剂误差是指由于试剂或溶剂的纯度不够，所含有的杂质能够干扰样品的分析而引起的误差。

③ 仪器误差　仪器误差是指由于仪器本身精度不够或未经校准而引起的误差。例如天平砝码不准未经校正，分析仪器如滴定管、量瓶、移液管等的刻度值与真实值不相符，都会在分析过程中使测定结果产生误差。

④ 操作误差　操作误差是指分析人员在正常分析操作过程中所造成的误差。例如滴定管读数偏高或偏低，滴定终点颜色辨别偏深或偏浅等。这种误差虽然具有一定的主观性，但也有固定的方向和大小。

（2）系统误差的消除　上述四种误差在一个测定过程中可能会同时存在，根据系统误差所具有的特性，可以采用对照试验、加样回收试验、空白试验和校准仪器等方法来消除系统误差。

① 对照试验　用含量已知的标准试样或纯物质作为样品，在同样测定条件下，采用与样品测定相同的分析方法，进行定量分析，分析结果与已知含量的差值即为分析方法的系统误差。用此误差对实际样品的定量结果进行校正，便可消除系统误差。

② 加样回收试验　在没有标准试样，又不宜用纯物质进行对照试验时，可以向样品中加入一定量的被测纯物质，用相同的方法进行定量分析。由分析结果中被测组分含量的增加值与加入量之差，即可估算出分析结果的系统误差。

③ 空白试验　在不加试样的情况下，按照与试样分析完全相同的操作步骤和条件而进行的测定叫做空白试验。所得结果称为空白值。从样品的分析结果中扣除空白值，就可以消除由于环境、实验器皿、试剂不纯或溶剂干扰等所造成的系统误差。

④ 校准仪器　在分析结果准确度要求较高时，应对测量所用仪器如天平、移液管、量瓶、滴定管等进行校正，并将校正值应用到分析结果的计算中来消除系统误差。

2. 随机误差

随机误差，是由一些偶然的、意外的、无法控制的外界因素所引起的误差。例如测量时环境温度、压力、湿度的波动，操作的细小变化等，使得此次的测量值和真实值不会完全一致，从而带来随机误差。随机误差对测定结果的影响具有不确定性。往往同一条件下进行多次平行测定所出现的随机误差有时正、有时负，其数值也不固定，有时大、有时小，不可预测，也难以控制。这类误差是不可避免又无法校正的，但是增加测定次数可以减小随机误差。在一般的药物分析测定中，测定次数为3～4次，基本上可以得到比较准确的分析结果。

二、有效数字

1. 有效数字的基本概念

有效数字是指在药物分析工作中实际上能测量到的有实际意义的数值。有效数字反映了测量的准确到了什么程度。

在分析工作中记录测量值时，其数值位数必须与所使用的方法及仪器的准确程度相一致，允许误差相差±1个单位，即可保留一位可疑数，由可靠数字和最后一位不确定数字组成的数值，即为有效数字。换句话说，有效数字为准确数字加一位可疑数字，有效数字只允许末位数欠准。

如10ml量筒量取10ml溶液，应记成10ml，取两位有效数字，可准确至±1ml；10ml移液管量取10ml溶液，应记成10.00ml，取四位有效数字，可准确到0.01ml。

在十进位数中，有效数字系指从非零数字最左一位向右数而得到的位数。数字"0"既可以是有效数字，也可以是无效数字。

【例1-5】 数据0.04070g的有效数字的位数？

4前面的两个0都是无效数字，起定位作用；4后面的两个0都是有效数字；末位0说明该质量可准确到十万分之一克，所以该数据是四位有效数字。

用0定位不便的数，可以用10的方次表示。但10的方次与有效数字的位数没关系。

【例1-6】 数据0.00002030kg、$2.030×10^{-5}$kg、3500L、$3.50×10^3$L的有效数字的位数？

数据	有效数字的位数
0.00002030kg	4位
$2.030×10^{-5}$kg	4位
3500L	4位
$3.50×10^3$L	3位

pH、lgK等对数数值的有效数字的位数取决于小数部分数字的位数，而整数部分只代表原值的方次。如pH=10.02的有效数字的位数应为两位。

非连续型数值（如个数、分数、倍数、名义浓度或标示量）是没有欠准数字的，其有效位数可视为无限多位；常数、和等数值的有效位数也可视为是无限多位。如含量测定项下"每1ml的盐酸滴定液（0.01mol/L）"中的"1"为个数，"0.01"为名义浓度，其有效位数均为无限多位；规格项下"0.5g"的"0.5"的有效位数也均为无限多位。

一般常量分析要求四位有效数字，以表明分析结果的准确度是0.1%。如使用计算器，在计算过程中可能保留了过多的位数，但最后计算结果仍应记成适当位数以表达应有的准确度。变换单位时，要注意有效数字的位数不能变。如10.00ml应写成0.01000L，2.5g应写成$2.5×10^3$mg。

2. 有效数字修约规则

在定量分析过程中，所涉及的测量数据的有效数字的位数可能不同，如需运算，应按一定的规则舍弃多余的位数，称为数字修约。数字修约的基本原则是四舍六入五成双，数字修约规则如下。

① 等于或小于4时，舍弃；等于或大于6时，进位。

如将下列测量值5.2814、5.2817修约成四位有效数字，则5.2814修约为5.281，将数字5.2817修约为5.282。

② 测量值中被修约数为5时，若5后面的数字为"0"，若5前面为偶数（2，4，6，8，0）则舍弃，若为奇数（1，3，5，7，9）则进位；若5后面的数字不为"0"，则不论5前面的数为偶数或奇数均进位。

如将测量值5.1850、3.2350、5.1750修约为三位有效数字，5.1850修约为5.18，3.2350修约为3.24，5.1755修约为5.18。

③ 如果舍弃的数字不止一位，应一次修约至所需位数，不能分次修约。

如将5.2348修约成三位有效数字，不能先修约为5.235，再修约成5.24，只能修约为5.23。

④ 在修约标准偏差时，通常要使其值变得更大一些，即只进不舍。

如某计算结果的标准偏差（S）为0.312，取两位有效数字，宜修约为0.32，取一位则为0.4。

3. 有效数字运算法则

在计算分析结果时，每个测量值的误差都要传递到分析结果中，因此，对于有效数字的运算，必须根据误差的传递规律，按照有效数字的运算法则合理取舍，使各步测量值的误差对最终分析结果准确度的影响能够正确表达。

由于加减法与乘除法的误差传递方式不同，因此在运算时遵循的方法也不同。

(1) 加减法　加减法是各数值绝对误差的传递，所以计算结果的绝对误差必须与各数中绝对误差最大的那个相当。即有效数字加减法的计算应按照小数点后位数最少（即绝对误差最大）的那个数保留其他各数的位数，然后再相加减。

【例1-7】　计算结果4.3627+2.4+1.053+3.24。

在式中，四个数字的绝对误差大小不同，其中绝对误差最大（即小数点位数最少）的是第二个数，那么结果的绝对误差应与第二个数据相当。为了减少舍入误差，参加运算的数字保留一位有效数字，原数据可分别修约为4.4、2.4、1.1、3.2来计算，所以4.3627+2.4+1.053+3.24=11.1

(2) 乘除法　乘除法是各数相对误差的传递，所以结果应保留的有效数字的位数必须以各数中相对误差最大的那个为依据。在实际计算时，可按照有效数字位数最少的那个保留其他各数的位数，然后再相乘除。

【例1-8】　计算结果24×2.12÷50.1。

原数据可分别修约为24、2、50来计算，所以24×2.12÷50.1=0.96

4. 精密度

精密度系指在规定的测试条件下，同一个均匀供试品，经多次取样测定所得结果之间的接近程度。精密度一般用标准偏差（SD）或相对标准偏差（RSD）表示，其计算式如下：

$$\text{SD} = \sqrt{\frac{\sum(\chi_i - \bar{\chi})}{n-1}} \tag{1-18}$$

$$\text{RSD} = \frac{\text{SD}}{\bar{\chi}} \times 100\% = \sqrt{\frac{\sum(\chi_i - \bar{\chi})^2}{(n-1)\bar{\chi}}} \times 100\% \tag{1-19}$$

精密度是考察分析方法在不同时间、由不同人员操作，或在不同实验室所获得的结果重复性或重现性。涉及定量测定的任务，如含量测定和杂质定量测定均应验证方法的精密度。

本章小结

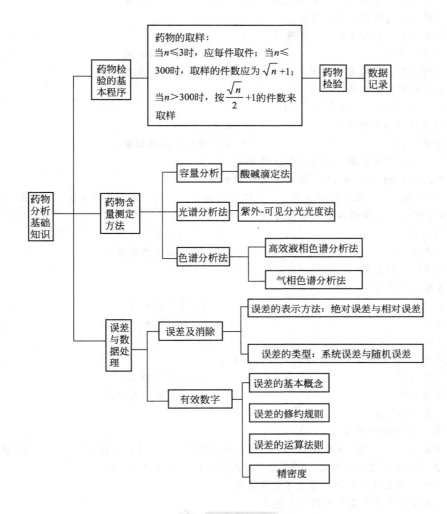

同步测试

一、A 型题（单选题）

1. 称量时的读数为 0.0520g，其有效数字的位数为（　　）。
   A. 5 位　　　　　B. 4 位　　　　　C. 3 位　　　　　D. 2 位　　　　　E. 1 位

2. 取样要求：当样品数为 n 时，一般应按（　　）。
   A. 当 $n \leqslant 300$ 时，按 $\sqrt{n}$ 取样　　　　B. 当 $n \leqslant 300$ 时，按 $\dfrac{\sqrt{n}}{2}$ 取样
   C. 当 $n \leqslant 3$ 时，只取 1 件　　　　D. 当 $n \leqslant 3$ 时，每件取样
   E. 当 $n > 300$ 时，随机取样

3. 药品检验工作程序为（　　）。
   A. 性状、鉴别、检查、含量测定　　　　B. 鉴别、检查、含量测定、记录
   C. 取样、检验、记录与报告　　　　D. 取样、鉴别、检查、含量测定
   E. 性状、鉴别、含量测定、报告

4. 相对误差是（　　）。
A. 测量值与真实值之差　　　　　　B. 误差在测量值之中所占比例
C. 最大的测量值与最小的测量值之差　D. 测量值与平均值之差
E. 测量值与平均值之差的平方和

5. 检验记录作为实验的第一手资料（　　）。
A. 应保存一年　　　　　　　　　　B. 应妥善保存，以备查
C. 检验报告发出后可自行处理　　　D. 待复核无误后可自行处理
E. 在必要时应作适当修改

6. "药品检验报告"必须有（　　）。
A. 送检人签名和送检日期　　　　　B. 试验方法
C. 送检单位公章　　　　　　　　　D. 应有详细的实验数据
E. 部门负责人签字盖章、报告日期和检验单位公章

7. 数字 2.16×10^3 和 9.8×10^{-1} 的有效数字位数是（　　）。
A. 4 位和 2 位　　B. 3 位和 3 位　　C. 3 位和 2 位　　D. 4 位和 3 位　　E. 不确定

8. 减少分析测定中偶然误差的方法为（　　）。
A. 对照实验　　　　　　　　　　　B. 空白试验
C. 新方法校准　　　　　　　　　　D. 进行分析结果校正
E. 增加平行试验次数

9. 仪器误差属于（　　）。
A. 偶然误差　　　　　　　　　　　B. 不可定误差
C. 随机误差　　　　　　　　　　　D. 相对误差
E. 系统误差

10. 滴定分析采用指示剂法，指示剂的变色点是（　　）。
A. 化学计量点　　　　　　　　　　B. 滴定的终点
C. 滴定的突跃　　　　　　　　　　D. 指示剂的变色点
E. 化学反应的终点

11. 不属于系统误差者为（　　）。
A. 方法误差　　B. 操作误差　　C. 偶然误差　　D. 仪器误差　　E. 试剂误差

12. 容量分析法测定药物含量，对误差来源的说法错误的是（　　）。
A. 指示终点的方法与化学计量点不能完全重合
B. 滴定终点与化学计量点不能完全重合
C. 标准加入的量不能无限小分割
D. 指示剂本身消耗标准液
E. 药物纯度不够高

13. 精密度的表示符号为（　　）。
A. SD　　　　　B. UV　　　　　C. S　　　　　D. RSD　　　　　E. S/N

14. 色谱法用于定量的参数是（　　）。
A. 峰面积　　　B. 保留时间　　C. 保留体积　　D. 峰宽　　　E. 死时间

15. 用 HPLC 测得两组分的保留时间分别为 8.0min 和 10.0min，峰宽分别为 2.8mm 和 3.2mm，记录纸速度为 5.0mm/min，则两峰的分离度为（　　）。
A. 3.4　　　　　B. 3.3　　　　　C. 4.0　　　　　D. 1.7　　　　　E. 6.8

16. 不会影响滴定分析中滴定突跃（终点判断）的因素是（　　）。
A. 滴定液的摩尔浓度　　　　　　　B. 测定组分的摩尔质量
C. 分析（滴定）反应的平衡常数　　D. 确定滴定终点方法的灵敏度
E. 滴定时加入的催化剂

17. 某药物的摩尔系数很大，则表示（　　）。
A. 光通过该物质溶液的光程长　　　B. 该物质溶液的浓度很大
C. 该物质对某波长的光吸收能力很强　D. 该物质对某波长的光透光率很高
E. 测定该物质的灵敏度低

18. 朗伯-比尔定律 $A=ELC=-\lg T$ 中（　　）。
A. A 为吸光度，E 为吸收系数，L 为液层厚度（cm）
B. A 为面积，T 为透光率，E 为吸收系数，L 为液层厚度（cm）
C. A 为吸光度，T 为温度，E 为吸收系数，L 为液层厚度（cm）
D. A 为吸光度，T 为透光率，E 为吸收系数，L 为液层厚度（dm）
E. A 为吸光度，T 为透光率，E 为吸收系数，L 为液层厚度（dm）

19. 紫外测定中空白对照试验中（　　）。
A. 以空白溶液为空白　　　B. 以空气为空白
C. 以空吸收池为空白　　　D. 以水为空白
E. 以溶剂为空白

20. 高效液相色谱法中分离度（R）的计算公式为（　　）。
A. $R=\dfrac{2\times(t_{R_2}-t_{R_1})}{W_1-W_2}$　　　B. $R=\dfrac{2\times(t_{R_2}+t_{R_1})}{W_1-W_2}$
C. $R=\dfrac{2\times(t_{R_2}-t_{R_1})}{W_1+W_2}$　　　D. $R=\dfrac{2\times(t_{R_2}+t_{R_1})}{W_1+W_2}$
E. $R=\dfrac{2\times(t_{R_1}-t_{R2})}{W_1+W_2}$

二、B型题（配伍选择题）

【1～3】
A. DSC　　　B. UV-Vis　　　C. HPLC　　　D. GC　　　E. W
1. 紫外-可见分光光度法的缩写为（　　）。
2. 高效液相色谱法的缩写为（　　）。
3. 气相色谱法的缩写为（　　）。

【4～6】
A. 3.870　　　B. 3.871　　　C. 3870　　　D. 3.870×10^4　　　E. 3.870×10^5
将以下数字修约为四位有效数字：
4. 38700（　　）。
5. 387026（　　）。
6. 3.8705（　　）。

【7,8】
A. 准确度　　　B. 精密度　　　C. 检测限　　　D. 线性　　　E. 绝对误差
7. 多次测定同一均匀样品所得结果之间的接近程度为（　　）。
8. 测量值与真实值之差为（　　）。

【9～13】
A. 高效液相色谱法　B. 气相色谱法　C. 两者均可　D. 两者均不可
以下情况所使用的方法
9. 可用于测定药物的含量（　　）。
10. 以气相为流动相（　　）。
11. 以液相为流动相（　　）。
12. 使用氢火焰离子化检测器（　　）。
13. 不适用于热不稳定化合物的分析（　　）。

【14～17】
A. 随机误差或不可定误差，正负和大小不确定
B. 由于仪器陈旧使结果严重偏离预期值，有固定的方向（正或负）和大小
C. 误差在测量值中所占的比例
D. 测量值与平均值之差，有正负、大小之分
E. 测量值与真值之差，有正负大小之分
14. 系统误差为（　　）。
15. 偶然误差为（　　）。
16. 相对误差为（　　）。
17. 误差为（　　）。

【18～20】
A. 色谱峰或峰面积　　B. 死时间　　C. 色谱峰保留时间　　D. 色谱峰宽　　E. 色谱基线
18. 用于定性的参数是（　　）。
19. 用于定量的参数是（　　）。
20. 用于衡量柱效的参数是（　　）。

【21～25】
A. 25.24　　B. 25.23　　C. 25.21　　D. 25.22　　E. 25.20
以下数字要求小数点后保留两位：
21. 25.2349（　　）。
22. 25.2351（　　）。
23. 25.2050（　　）。
24. 25.2051（　　）。
25. 25.2245（　　）。

【26，27】
A. 峰面积　　B. 峰高　　C. 保留时间　　D. 峰宽　　E. 半高峰宽
26. t_R 表示（　　）。
27. $W_{1/2}$ 表示（　　）。

三、X型题（多选题）

1. 药品检验原始记录内容包括（　　）。
A. 品名、规格批号
B. 取样日期、报告日期
C. 检验任务、结果
D. 判定
E. 负责人签名或盖章

2. 检验报告的内容包括（　　）。
A. 取样日期、报告日期
B. 检验任务
C. 检验依据
D. 检验步骤
E. 检验结果

3. 偶然误差的特点是（　　）。
A. 由偶然的因素引起
B. 大小不固定
C. 正负不固定
D. 绝对值大或小的误差出现概率分别小或大
E. 正、负误差出现概率大致相同

4. 酸碱滴定选用指示剂依据条件为（　　）。
A. 被测物质结构
B. 滴定突跃的pH值范围
C. 滴定液的浓度
D. 滴定时的温度

E. 指示剂变色范围的pH值
5. 分析测定中出现下列情况，属于系统误差（　　）。
A. 量瓶未经校准　　　　　　　　　　B. 试剂含被测组分
C. 砝码腐蚀　　　　　　　　　　　　D. 滴定管读数时，最后一位数字估计不准
E. 容量分析中化学计量点偏离指示剂的变色范围
6. 酸碱滴定常用的指示剂有（　　）。
A. 酚酞　　　　B. 铬黑T　　　　C. 甲基红　　　　D. 甲基橙　　　　E. 永停法
7. 避免误差的方法是（　　）。
A. 对方法误差应采用新方法
B. 试剂误差通过空白试验校正
C. 对仪器误差应校正仪器或求校正值对测定结果进行校正
D. 注意操作规范减免操作误差
E. 通过增加平行测定次数以平均值为结果，减少偶然误差
8. 紫外分光光度法中，用对照品比较法测定药物含量（　　）。
A. 需已知药物的吸收系数
B. 供试品溶液浓度和对照品溶液的浓度应接近
C. 供试品溶液和对照品溶液应在相同条件下测定
D. 可以在任何波长处测定
E. 是《中国药典》规定的方法之一
9. 影响朗伯-比尔定律中 A 值的因素有（　　）。
A. 物质结构　　B. 溶液浓度　　C. 测定波长　　D. 吸收池　　E. 非平行光
10. 紫外-可见分光光度计的光源有（　　）。
A. 氢灯　　　　B. 氘灯　　　　C. 钨灯　　　　D. 卤钨灯　　　　E. 汞灯
11. GC和HPLC的系统适用性试验参数为（　　）。
A. 理论板数　　　　　　　　　　　　B. 固定相和流动相比例
C. 分离度　　　　　　　　　　　　　D. 色谱峰拖尾因子
E. 重复性
12. 色谱分析中校正因子 f 的计算公式（s为内标，r为对照品）是（　　）。

A. $\dfrac{A_s M_s}{A_r M_r}$　　B. $\dfrac{A_s M_r}{A_r M_s}$　　C. $\dfrac{\frac{A_s}{M_s}}{\frac{A_r}{M_r}}$　　D. $\dfrac{\frac{A_r}{M_r}}{\frac{A_s}{M_s}}$　　E. $\dfrac{A_r M_s}{A_s M_r}$

13. 气相色谱法常用的检测器是（　　）。
A. 热导检测器　　　　　　　　　　　B. 氢离子化检测器
C. 蒸气发光散射检测器　　　　　　　D. 电子捕获检测器
E. 火焰光度检测器
14. 气相色谱法FID检测器常用载气有（　　）。
A. 氢气　　　　B. 氩气　　　　C. 氮气　　　　D. 氦气　　　　E. 空气

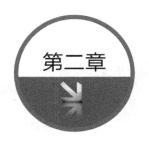

第二章 药物物理常数测定法

Chapter 02

【知识目标】
1. 了解药物物理常数测定的原理。
2. 熟悉药物物理常数的应用。
3. 掌握药物物理常数测定的操作方法。

【能力目标】
1. 熟练应用药物鉴别的常用方法对药物进行鉴别。
2. 学会药物物理常数的测定方法。

第一节 相对密度测定

一、原理

相对密度系指在相同的温度、压力条件下,某物质的密度与水的密度之比。除另有规定外,温度为 20℃。纯物质的相对密度在特定的条件下为不变的常数。但如物质的纯度不够,则其相对密度的测定值会随着纯度的变化而改变。因此,测定药品的相对密度,可用以检查药品的纯杂程度。

二、方法

液体药品的相对密度,一般用比重瓶(如图 2-1)测定;测定易挥发液体的相对密度,可用韦氏比重秤(图 2-2)。用比重瓶测定时的环境(指比重瓶和天平的放置环境)温度应略低于 20℃ 或各品种项下规定的温度。

1. 比重瓶法

(1)测定方法

① 取洁净、干燥并精密称定重量的比重瓶 [如图 2-1(a)],装满供试品(温度应低于 20℃ 或各品种项下规定的温度)后,装上温度计(瓶中应无气泡),置 20℃(或各品种项下规定的温度)的水浴中放置若干分钟,使内容物的温度达到 20℃(或各品种项下规定的温度),用滤纸除去溢出侧管的液体,立即盖上罩。然后将比重瓶自水浴中取出,再用滤纸将比重瓶的外面擦净,精密称定,减去比重瓶的重量,求得供试品的重量后,将供试品倾去,洗净比重瓶,装满新沸过的冷水,再照上法测得同一温度时水的重量,按下式计算,即得。

$$\text{供试品的相对密度} = \frac{\text{供试品重量}}{\text{水重量}} \qquad (2-1)$$

【例 2-1】 银黄口服液相对密度的测定

本品为合剂,在温度为 20℃ 的条件下,精密称定恒重的比重瓶重为 21.597g,将供试品装满比重瓶后精密称定重量为 32.150g,将供试品取出后,将比重瓶洗净后烘干至恒重后装满新沸过的冷水,测定其总重量为 31.530g，求银黄口服液的相对密度。

解 供试品重量　　　　32.150－21.597＝10.553(g)

水重量　　　　　　　　31.530－21.597＝9.933(g)

$$银黄口服液的相对密度 = \frac{10.553}{9.933} = 1.062$$

② 取洁净、干燥并精密称定重量的比重瓶［如图 2-1(b)］，装满供试品（温度应低于 20℃ 或各品种项下规定的温度）后，插入中心有毛细孔的瓶塞，用滤纸将从塞孔溢出的液体擦干，置 20℃（或各品种项下规定的温度）恒温水浴中，放置若干分钟，随着供试液温度的上升，过多的液体将不断从塞孔溢出，随时用滤纸将瓶塞顶端擦干，待液体不再由塞孔溢出，迅即将比重瓶自水浴中取出，照上述①法，自"再用滤纸将比重瓶的外面擦净"起，依法测定，即得。

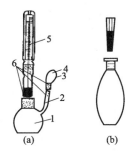

图 2-1　比重瓶
1—比重瓶主体；2—侧管；
3—侧孔；4—罩；5—温
度计；6—玻璃管口

(2) 注意事项

① 空比重瓶必须洁净、干燥。

② 操作顺序为先称量空比重瓶，再装供试品称重，最后装水称重。

③ 装过供试品的比重瓶必须冲洗干净。如供试品为油剂，测定后应尽量倾去，连同瓶塞可先用有机溶剂（如石油醚或氯仿）冲洗数次，待油完全洗去后，用乙醇、水冲洗干净，再依法测定水重。

④ 供试品及水装瓶时，应小心沿壁倒入比重瓶内，避免产生气泡；如有气泡，应稍放置待气泡消失后再调温称重。供试品若为糖浆剂、甘油等黏稠液体，装瓶时更应缓缓沿壁倒入，因黏度大产生的气泡很难除去会影响测定结果。

⑤ 比重瓶从水浴取出时，应用手指拿住瓶颈，而不能拿瓶肚，以免手温影响液体，使其体积膨胀而外溢。

⑥ 测定有腐蚀性供试品，可在天平盘上放一表面皿，再放比重瓶称重。

⑦ 当温度高于 20℃ 或各品种项下规定的温度时，必须设法调节环境温度至略低于规定的温度。

2. 韦氏比重秤法

本法是根据一定体积的物体（如比重秤的玻璃锤），在不同液体中所受的浮力与该液体的相对密度成正比，利用浮力大小反映液体的相对密度值。测定结果准确可靠，而且操作迅速，在秤上可直接读得相对密度读数。

> **课堂活动**
>
> 思考阿基米德把王冠和相同重量的黄金放进水里，发现王冠排出的水比黄金多，说明王冠掺假了，你认为这种观点对吗？
>
> 答：对的，王冠排出的水多说明王冠比黄金的体积大，相同质量的王冠和黄金，体积大的密度小，说明王冠掺假了。

(1) 仪器构造　韦氏比重秤由玻璃锤、横梁、支架、砝码与玻璃筒五部分组成，见图 2-2。横梁的右半臂分为等距离的 10 等份，刻有 1～9 格，在 10 等份处有一秤钩，可挂玻璃锤和砝码。横梁左端有一指针，当比重秤平衡时，可与固定支架左上方的另一指针对准。比重秤配有大小不等 4 种游码（5g、500mg、50mg、5mg），每种 2 个，各游码在横梁最右端悬挂时，分别表示相对密度为 1、0.1、0.01、0.001，如果挂在第 5 格时，分别表示相对密度为 0.4、0.05、0.005、0.0005。每种砝码代表比重数值见表 2-1。

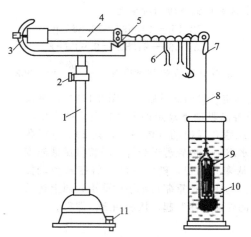

图 2-2 韦氏比重秤

1—支架；2—调节器；3—指针；4—横梁；5—刀口；6—游码；7—小钩；8—细铂丝；
9—玻璃锤；10—玻璃圆筒；11—调整螺丝

表 2-1 韦氏比重秤游码代表的比重数值

游码所在位置	游码所表示的比重数值			
	5g	500mg	50mg	5mg
第10格	1	0.1	0.01	0.001
第9格	0.9	0.09	0.009	0.009
第8格	0.8	0.08	0.008	0.008
第7格	0.7	0.07	0.007	0.007
第6格	0.6	0.06	0.006	0.006
第5格	0.5	0.05	0.005	0.005
第4格	0.4	0.04	0.004	0.004
第3格	0.3	0.03	0.003	0.003
第2格	0.2	0.02	0.002	0.002
第1格	0.1	0.01	0.001	0.001

(2) 测定方法

① 仪器的调整 将20℃时相对密度为1的韦氏比重秤，安放在操作台上，放松调节器螺丝，将托架升至适当高度后拧紧螺丝，横梁置于托架玛瑙刀座上，将等重游码挂在横梁右端的小钩上，调整水平调整螺丝，使指针与支架左上方另一指针对准即为平衡，将等重游码取下，换上玻璃锤，此时必须保持平衡。允许有正负0.005g的误差，否则应予校正。

② 用水校准 取洁净的玻璃圆筒将新沸过的冷水装至八分满，置20℃（或各品种项下规定的温度）的水浴中，搅动玻璃圆筒内的水，调节温度至20℃（或各品种项下规定的温度），将悬于秤端的玻璃锤浸入圆筒内的水中，秤臂右端悬挂游码于1.000处，调节秤臂左端平衡用螺丝使平衡。

③ 供试品的测定 将玻璃圆筒内的水倾去，拭干，装入供试液至相同的高度，并用上述相同的方法调节温度后，再把拭干的玻璃锤沉入供试液中，调节秤臂上游码的数量与位置使平衡，读取数值至小数点后4位，即为供试品的相对密度。

如某比重秤在4℃时相对密度为1，则用水校准时游码应悬挂于0.9982处，并应将在20℃测得的供试品相对密度除以0.9982。

【例 2-2】 测锤浸没入 20℃水中时，加上各种游码，使横梁平衡。所加游码为 5g、500mg、50mg、5mg，分别放在横梁 V 形槽的第七位、第六位、第四位、第二位，则可直接读出相对密度为 0.7642。

(3) 注意事项
① 韦氏比重称应安装固定在操作台上，避免受热、冷气流及振动的影响。
② 玻璃筒应洁净，装水及供试液时高度应一致，使玻璃锤沉入水和供试液液面的深度一致。
③ 玻璃锤应全部浸入液面。

三、应用

相对密度测定法主要用于药品的鉴别和纯度判断，用测定的结果与《中国药典》(2015 年版) 中药物的相对密度进行比较，以判定药品是否符合规定。如 2015 年版《中国药典》规定乙醇的相对密度不大于 0.8129，相当于含 C_2H_6O 不少于 95.0%（ml/ml）。

第二节　馏程测定

一、原理

液体的蒸气压随温度升高而增大。当蒸气压增大到与外界大气压相等时，液体沸腾，此时的温度称为沸点。液体的沸点随所受到的压力不同而改变。通常所说的沸点，是指在 101.3kPa（760mmHg）压力下液体沸腾的温度。

纯物质一般具有固定的沸点，所以沸点是物质的重要物理常数之一。不纯的物质其沸点往往为一个区间，称为沸点范围或馏程。《中国药典》(通则❶0611) 的馏程系指一种液体药物照下述方法蒸馏，校正到标准压力 (101.3kPa) 下，自开始馏出第 5 滴算起，至供试品仅剩 3～4ml，或一定比例的容积馏出时的温度范围。

某些液体药品在一定的气压下具有一定的馏程，测定馏程可以区别药品或检查药品的纯杂程度。

二、方法

1. 仪器装置

《中国药典》现行版馏程测定法采用国产 19 号标准磨口蒸馏装置一套，如图 2-3A 为蒸馏瓶；B 为冷凝管，馏程在 130℃以下时用水冷却，馏程在 130℃以上时用空气冷凝管；C 为具有 0.5ml 刻度的 25ml 量筒；D 为分浸型具有 0.2℃刻度的温度计，预先经过校正，温度计汞球的上端与蒸馏瓶出口支管的下壁相齐；根据供试品馏程的不同，可选用不同的加热器，通常馏程在 80℃以下时用水浴（其液面始终不得超过供试品液面），80℃以上时用直接火焰或其他电热器加热。

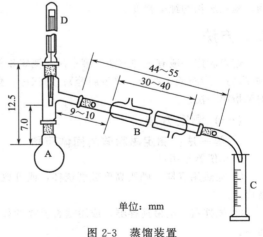

图 2-3　蒸馏装置
A～D 含义见正文叙述

2. 测定方法

取供试品 25ml，经长颈的干燥小漏斗，转移至干燥蒸馏瓶中，加入洁净的无釉小瓷片数片，插上带有磨口的温度计，冷凝管的下端通过接流管接以 25ml 量筒为接收器。如用直接火焰加热，则将

---

❶ 本书通则均指《中国药典》2015 年版四部通则。

蒸馏瓶置石棉板中心的小圆孔上（石棉板宽 12~15cm，厚 0.3~0.5cm，孔径 2.5~3.0cm），并使蒸馏瓶壁与小圆孔边缘紧密贴合，以免汽化后的蒸气继续受热，然后用直接火焰加热使供试品受热沸腾，调节加热强度使每分钟馏出 2~3ml，注意检读自冷凝管开始馏出第 5 滴时与供试品仅剩 3~4ml 或一定比例的容积馏出时，温度计上所显示的温度范围，即为供试品的馏程。

3. 注意事项

① 测定时，如要求供试品在馏程范围内馏出不少于 90％时，应使用 100ml 蒸馏瓶，并量取供试品 50ml，接收器用 50ml 量筒。

② 测定时，大气压如在 101.3kPa（760mmHg）以上，每增高 0.36kPa（2.7mmHg），应将测得的温度减去 0.1℃；如在 101.3kPa 以下，每降低 0.36kPa，应增加 0.1℃。

③ 为防止蒸馏时发生爆沸现象，在蒸馏开始前应加入一些止爆剂或用一端封闭的毛细管或洁净的小瓷片。

④ 蒸馏速度不宜过快，调节温度，使每分钟馏出 2~3ml，火力不宜太强，以免产生过热蒸气。开始加热至初馏点应为 5~10min，馏出 90％至终沸点为 3~5min。

三、应用

馏程测定法主要用于少数液体药物的鉴别和纯度判断。用测定的结果与《中国药典》现行版中药物的馏程比较是否一致，以判断是否符合规定。

第三节 熔点测定

一、原理

熔点是指一种物质按规定方法测定，由固体熔化成液体的温度或融熔同时分解的温度或在熔化时初熔至全熔经历的温度范围。融熔同时分解是指某一药品在一定温度产生的气泡、上升、变色或浑浊等现象。

测定熔点的药品，应是遇热晶型不转化，其初熔和终熔点容易分辨的药品。测定熔点可以鉴别药物，检查药物的纯杂程度。

二、方法

熔点测定一般有三种方法，第一法：测定易粉碎的固体药品；第二法：测定不易粉碎的固体药品（如脂肪、脂肪酸、石蜡、羊毛脂等）；第三法：测定凡士林或其他类似物质。各品种项下未注明时，均系指第一法。

（一）测定方法

1. 第一法：测定易粉碎的固体药品

（1）仪器与用具

① 加热用容器 硬质高型玻璃烧杯，或可放入内热式加热器的大内径圆底玻璃管，供盛装传温液用。

② 搅拌器 电磁搅拌器，或用垂直搅拌的杯状玻璃搅拌棒，用于搅拌加热的传温液，使之温度均匀。

③ 温度计 具有 0.5℃ 刻度的分浸型温度计，其分浸线的高度宜在 50~80mm 之间（分浸线低于 50mm 的，因汞球距离液面太近，易受外界气温的影响；分浸线高于 80mm 的，则毛细管容易漂浮，均不宜使用），温度计的汞球宜短，汞球的直径宜与温度计柱身的粗细接近（便于毛细管装有供试品的部位能紧贴在温度计汞球上）。温度计除应符合国家质量技术监督局的规定外，还应经常采用药品检验用熔点标准品进行校正。

④ 毛细管 用洁净的中性硬质玻璃管拉制而成，内径为 0.9~1.1mm，壁厚为 0.10~0.15mm，

分割成长 9cm 以上；最好将两端熔封，临用时再锯开其一端（用于第一法）或两端（用于第二法），以保证毛细管内洁净干燥。

⑤ 传温液与熔点标准品

a. 水　用于测定熔点在 80℃ 以下者。用前应先热至沸使脱气，并放冷。

b. 硅油或液状石蜡　用于测定熔点在 80℃ 以上者。硅油或液状石蜡经长期使用后，硅油的黏度易增大而不易搅拌均匀，液状石蜡色泽易变深而影响熔融过程的观察，应注意更换。

c. 药品检验用熔点标准品　由中国食品药品检定研究院分发，专供测定熔点时校正温度计用。用前应在研钵中研细，并按所附说明书中规定的条件干燥后，置五氧化二磷干燥器中避光保存备用。

（2）测定法　取供试品适量，研成细粉，除另有规定外，应按照各药品项下干燥失重的条件进行干燥。若该药品为不检查干燥失重、熔点范围低限在 135℃ 以上、受热不分解的供试品，可采用 105℃ 干燥；熔点在 135℃ 以下或受热分解的供试品，可在五氧化二磷干燥器中干燥过夜或用其他适宜的干燥方法干燥，如恒温减压干燥。

分取供试品适量，置熔点测定用毛细管（简称毛细管，由中性硬质玻璃管制成，长 9cm 以上，内径 0.9~1.1mm，壁厚 0.10~0.15mm，一端熔封；当所用温度计浸入传温液在 6cm 以上时，管长应适当增加，使露出液面 3cm 以上）中，轻击管壁或借助长短适宜的洁净玻璃管，垂直放在表面皿或其他适宜的硬质物体上，将毛细管自上口放入使自由落下，反复数次，使粉末紧密集结在毛细管的熔封端。装入供试品的高度为 3mm。另将温度计（分浸型，具有 0.5℃ 刻度，经熔点测定用对照品校正）放入盛装传温液（熔点在 80℃ 以下者，用水；熔点在 80℃ 以上者，用硅油或液状石蜡）的容器中，使温度计汞球部的底端与容器的底部距离 2.5cm 以上（用内加热的容器，温度计汞球与加热器上表面距离 2.5cm 以上）；加入传温液以使传温液受热后的液面适在温度计的分浸线处。将传温液加热，待温度上升至较规定的熔点低限约低 10℃ 时，将装有供试品的毛细管浸入传温液，贴附在温度计上（可用橡皮圈或毛细管夹固定），位置须使毛细管的内容物部分适在温度计汞球中部。继续加热，调节升温速率为每分钟上升 1.0~1.5℃，加热时须不断搅拌使传温液温度保持均匀，记录供试品在初熔至全熔时的温度，重复测定 3 次，取其平均值，即得。

（3）说明及注意事项

① "初熔" 系指供试品在毛细管内开始局部液化出现明显液滴时的温度。"全熔" 系指供试品全部液化时的温度。

② 测定熔融同时分解的供试品时，方法如上述，但调节升温速率使每分钟上升 2.5~3.0℃；供试品开始局部液化时（或开始产生气泡时）的温度作为初熔温度；供试品固相消失全部液化时的温度作为全熔温度。遇有固相消失不明显时，应以供试品分解物开始膨胀上升时的温度作为全熔温度。某些药品无法分辨其初熔、全熔时，可以其发生突变时的温度作为熔点。

③ 初熔之前，毛细管内的供试物可能出现 "发毛"、"收缩"、"软化"、"出汗" 等现象，在未出现局部液化的明显液滴和持续熔融过程时，均不作初熔判断。但上述现象严重，过程较长，或因之影响初熔点的观察时，应视为供试品纯度不高的标志而予以记录；并设法与正常的该药品作对照测定，以便于最终判断。

"发毛" 系指毛细管内的柱状供试物因受热而在其表面呈现毛糙。

"收缩" 系指柱状供试物向其中心聚集紧缩，或贴在某一边壁上。

"软化" 系指柱状供试物在收缩后变软，而形成软质柱状物，并向下弯塌。

"出汗" 系指柱状供试物收缩在毛细管内壁出现细微液滴，但尚未出现局部液化的明显液滴和持续的熔融过程。

④ 全熔时毛细管内的液体应完全澄清，个别药品在熔融成液体后会有小气泡停留在液体中，此时容易与未熔融的固体相混淆，应仔细辨别。

2. 第二法：测定不易粉碎的固体药品（如脂肪、脂肪酸、石蜡、羊毛脂等）

取供试品，注意用尽可能低的温度熔融后，吸入两端开口的毛细管（同第一法，但管端不熔封）中，使高达约 10mm。在 10℃ 或 10℃ 以下的冷处静置 24h，或置冰上放冷不少于 2h，凝固后用橡皮圈将毛细管紧缚在温度计（同第一法）上，使毛细管的内容物部分适在温度计汞球中部。照第一法将毛细管连同温度计浸入传温液中，供试品的上端应适在传温液液面下约 10mm 处；小心加热，俟温度上升至较规定的熔点低限尚低约 5℃ 时，调节升温速率使每分钟上升不超过 0.5℃，至供试品在毛细管中开始上升时，检读温度计上显示的温度，即得。

3. 第三法：测定凡士林或其他类似物质

取供试品适量，缓缓搅拌并加热至温度达 90～92℃ 时，放入一平底耐热容器中，使供试品厚度达到 12mm±1mm，放冷至较规定的熔点上限高 8～10℃；取刻度为 0.2℃、水银球长 18～28mm、直径 5～6mm 的温度计（其上部预先套上软木塞，在塞子边缘开一小槽），使冷至 5℃ 后，擦干并小心地将温度计汞球部垂直插入上述熔融的供试品中，直至碰到容器的底部（浸没 12mm），随即取出，直立悬置，俟黏附在温度计球部的供试品表面浑浊，将温度计浸入 16℃ 以下的水中 5min，取出，再将温度计插入一外径约 25mm、长 150mm 的试管中，塞紧，使温度计悬于其中，并使温度计球部的底端距试管底部约为 15mm；将试管浸入约 16℃ 的水浴中，调节试管的高度使温度计上分浸线同水面相平；加热使水浴温度以每分钟 2℃ 的速率升至 38℃，再以每分钟 1℃ 的速率升温至供试品的第一滴脱离温度计为止；检读温度计上显示的温度，即可作为供试品的近似熔点。再取供试品，照前法反复测定数次；如前后 3 次测得的熔点相差不超过 1℃，可取 3 次的平均值作为供试品的熔点；如 3 次测得的熔点相差超过 1℃ 时，可再测定 2 次，并取 5 次的平均值作为供试品的熔点。

（二）结果与判定

（1）对第一法中的初熔、全熔或分解突变时的温度，以及第二法中熔点的温度，都要估读到 0.1℃，并记录突变时或不正常的现象。每一检品应至少重复测定 3 次，3 次读数的极差不大于 0.5℃ 且不在合格与不合格边缘时，可取 3 次的均值加上温度计的校正值后作为熔点测定的结果。如 3 次读数的极差为 0.5℃ 以上，或在合格与不合格边缘时，应再重复测定二次，并取 5 次的均值加上温度计的校正值后作为熔点测定的结果。必要时可选用正常的同一药品再次进行测定。记录其结果并进行比较。

（2）测定结果的数据应按修约间隔为 0.5 进行修约，即 0.1～0.2℃ 舍去，0.3～0.7℃ 修约为 0.5℃，0.8～0.9℃ 进为 1℃，并以修约后的数据报告。但当标准中规定的熔点范围，其有效数字的定位为个位数时，则其测定结果的数据应按修约间隔为 1 进行修约。即一次修约到标准规定的个位数。

（3）经修约后初熔、全熔或分解突变时的温度均在各该药品"熔点"项下规定的范围以内时，判为"符合规定"。但如有下列情况之一者，即判为"不符合规定"：
① 初熔温度低于规定范围的低限；
② 全熔温度超过规定范围的高限；
③ 分解点或熔点温度处于规定范围之外；
④ 初熔前出现严重的"发毛"、"收缩"、"软化"、"出汗"现象，且其过程较长，并与正常的该药品作对照比较后有明显的差异者。

（三）注意事项

① 样品需先干燥后才能测定熔点。
② 毛细管内装入供试品的量应以高度为 3mm 为宜，并应研细装紧，无气泡。
③ 温度计应先进行校正。
④ 熔点管必须洁净。
⑤ 熔点管底未封好会产生漏管。
⑥ 样品粉碎要细，填装要实，否则产生空隙，不易传热，造成熔程变大。

三、应用

熔点测定法主要用于固体药物的鉴别和纯度判断，用测定的结果与《中国药典》（2015 年版）中药物的熔点进行比较,以判定药品是否符合规定。如已烯雌酚的熔点为169~172℃。丙磺舒的熔点为198~201℃。

知识拓展

显微熔点测定法

用毛细管法测定熔点,操作简便,但样品用量较大,测定时间长,同时不能观察出样品在加热过程中晶形的转化及其变化过程。为克服这些缺点,实验室常采用显微熔点测定仪。

显微熔点测定仪有两种,透射式和反射式。透射式光源在热台的下面,热台上有个孔,光线从孔中透上来,视野便于观察,但热台中心有孔,热电偶不能测量热台中心的温度,因此有时温度测得不准。反射式光源在侧上方,使用时开灯直接照射加热台,目前显微熔点测定仪多是这种结构,反射式有时视野不清不便观察,但温度测得准,制造也比较简单。

显微熔点测定仪的优点为:①可测微量样品的熔点;②可测高熔点(熔点可达350℃)的样品;③通过放大镜可以观察样品在加热过程中变化的全过程,如失去结晶水,多晶体的变化及分解等。

第四节 凝点测定

一、原理

凝点系指一种物质照下述方法测定,由液体凝结为固体时,在短时间内停留不变的最高温度。

某些药品具有一定的凝点,纯度变更,凝点亦随之改变。测定凝点可以区别或检查药品的纯杂程度。

二、方法

1. 仪器装置

如图2-4,内管A为内径约25mm、长约170mm的干燥试管,用软木塞固定在内径约40mm、长约160mm的外管B中,管底间距约10mm。内管用一软木塞塞住,通过软木塞插入刻度为0.1℃的温度计C与搅拌器D,温度计汞球的末端距内管底约10mm。搅拌器D为玻璃棒,上端略弯,末端先铸一小圆,直径约为18mm,然后弯成直角,内管连同外管垂直固定于盛有水或其他适宜冷却液的1000ml烧杯中,并使冷却液的液面距烧杯口约20mm。

2. 测定方法

取供试品(如为液体,量取15ml;如为固体,称取15~20g,加微温使熔融),置内管中,使迅速冷却,并测定供试品的近似凝点。再将内管置较近似凝点约高5~10℃的水浴中,使凝结物仅剩极微量未熔融。将仪器按上述装妥,烧杯中加入较供试品近似凝点约低5℃的水或其他适宜的冷却液。用搅拌器不断搅拌供试品,每隔30s观察温度1次,至液体开始凝结,停止搅拌并每隔5~10s观察温度1次,至温度计的汞柱在一点能停留约1min不变,或微上升至最高温度后停留约1min不变,即将该温度作为供试品的凝点。

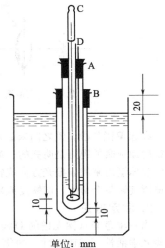

单位:mm

图2-4 凝点测定仪器装置
A~D含义见正文叙述

第五节 旋光度测定

一、原理

当平面偏振光通过含有某些光学活性物质（如具有不对称碳原子的化合物）的液体或溶液时，能引起旋光现象，使偏振光的振动平面向左或向右旋转。偏振光旋转的度数称为旋光度。旋光度有右旋、左旋之分，偏振光向右旋转（顺时针方向）称为"右旋"，用符号"+"表示；偏振光向左旋转（逆时针方向）称为"左旋"，用符号"-"表示。

偏振光透过长1dm，且每1ml中含有旋光性物质1g的溶液，在一定波长与温度下，测得的旋光度称为比旋度。比旋度是旋光物质的重要物理常数，可以用来区别药物或检查药物的纯杂程度，也可用来测定含量。

物质的旋光度不仅与其化学结构有关，而且还和测定时溶液的浓度、光路长度以及测定时的温度和偏振光的波长有关。

知识拓展

平面偏振光

在光前进的方向上放一个Nicol棱镜或人造偏振片，只允许与棱镜晶轴互相平行的平面上振动的光线透过棱镜，而在其他平面上振动的光线则被挡住。这种只在一个平面上振动的光称为平面偏振光，简称偏振光或偏光。

二、方法

1. 旋光仪构造

旋光仪的基本部件有单色光源、起偏镜、盛液管、检偏镜、检测器五个部分，如图2-5所示。

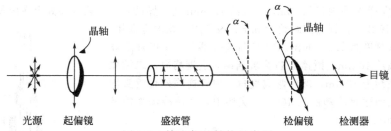

图2-5 旋光仪的结构示意图

在起偏镜与检偏镜之间未放入旋光物质，如起偏镜与检偏镜允许通过的偏振光方向相同，则在检偏镜后面观察的视野是明亮的；如在起偏镜与检偏镜之间放入旋光物质，则由于物质旋光作用，使原来由起偏镜出来的偏振光方向旋转了一个角度α，结果在检偏镜后面观察时，视野就变得暗一些。若把检偏镜旋转某个角度，使恢复原来的亮度，这时检偏镜旋转的角度及方向即是被测供试品的旋光度。

2. 测定方法

当一单色光（钠光谱的D线即589.3nm）通过起偏镜产生直线偏振光向前进行，通过装有含有某些光学活性（即旋光性）的化合物液体的测定管时，偏振光的平面（偏振面）就会向左或向右旋转一定的角度，即该旋光性物质的旋光度。其值可以从自动示数盘上直接读出。

$$\text{对液体供试品} [\alpha]_D^t = \frac{\alpha}{Ld} \tag{2-2}$$

$$\text{对固体供试品}[\alpha]_D^t = \frac{100\alpha}{Lc} \tag{2-3}$$

式中　$[\alpha]_D^t$——比旋度；

　　　D——钠光谱的D线；

　　　t——测定时的温度；

　　　L——测定管长度，dm；

　　　α——测得的旋光度；

　　　d——液体的相对密度；

　　　c——每100ml溶液中含有被测物质的重量，g（按干燥品或无水物计算）。

3. 影响旋光度测定的因素

（1）物质的化学结构　物质的化学结构不同，旋光性也不同，有的旋转角度大，有的旋转角度小；有的呈左旋（"－"表示），有的呈右旋（"＋"表示）；有些物质无手性碳原子，无旋光性。

（2）溶液浓度　溶液的浓度越大，其旋光度也越大。在一定浓度范围内，药物溶液的浓度和旋光度呈线性关系。测比旋度时，要求在一定浓度的溶液中进行。

（3）溶剂　溶剂对旋光度的影响比较复杂，随溶剂与药物不同而有所不同；有些溶剂对药物无影响，有的溶剂影响旋光的方向及旋光度的大小。

测定药物的旋光度和比旋度时，应注明溶剂的名称。

（4）光线通过液层的厚度　光线通过液层的厚度越厚，旋光度越大。除另有规定外，2015年版《中国药典》采用1dm长的测定管。

（5）光的波长　波长越短，旋光度越大。2015年版《中国药典》采用钠光谱的D线（589.3nm）测定旋光度。

4. 注意事项

① 配制溶液及测定时，均应调节温度至（20±0.5）℃（或各药品项下规定的温度）。

② 供试的液体或固体物质的溶液应不显浑浊或含有混悬的小粒。如有上述情况时，应预先滤过，并弃去初滤液。

③ 每次测定前应以溶剂作空白校正，测定后，再校正1次，以确定在测定时零点有无变动，如第2次校正时发现零点有变动，则应重新测定旋光度。

④ 测定供试品与空白校正，应按相同的位置和方向放置测定管于仪器样品室，并注意测定管内不应有气泡，否则影响测定的准确度。

⑤ 测定管使用后，尤其在盛放有机溶剂后，必须立即洗净，以免橡皮圈受损发黏。测定管每次洗涤后，切不可置烘箱中干燥，以免发生变形，橡皮圈发黏。

⑥ 测定管两端的通光面，使用时须特别小心，避免碰撞和触摸，只能以擦镜纸揩拭，以防磨损。应保护其光亮、清洁，否则影响测定结果。

⑦ 测定管螺帽不宜旋得过紧，以免产生应力，影响读数。

⑧ 钠灯使用时间一般勿连续使用超过4h，并且不宜经常开关。当关熄钠灯后，如果要继续使用，应等钠灯冷后再开。

⑨ 仪器应放置于干燥通风处，防止潮气侵蚀，镇流器应注意散热。搬动仪器应小心轻放，避免震动。

⑩ 光源积灰或损坏，可打开机壳擦净或更换。

三、应用

旋光度测定法的应用主要包括以下几个方面。

1. 药物鉴别

具有旋光性的药物，在"性状"项下，一般都收载有"比旋度"的检验任务。测定比旋度值可用来鉴别药物或判断药物的纯杂程度。《中国药典》（2015年版）要求测定比旋度的药物很多，如肾上腺素、硫酸奎宁、葡萄糖、头孢噻吩钠等。

2. 杂质检查

某些药物本身无旋光性，而所含杂质具有旋光性，所以可通过控制供试液的旋光性大小来控制杂质的限量。如硫酸阿托品中莨菪碱的检查，硫酸阿托品为外消旋体，无旋光性，而所含杂质莨菪碱具有左旋性，2015年版《中国药典》规定5%的硫酸阿托品溶液的旋光度不得超过$-0.40°$。

3. 含量测定

具有旋光性的药物，特别是在无其他更好的方法测定其含量时，可采用旋光度法测定。具体方法有两种。

（1）精密称取一定量供试品，配成一定浓度的溶液，装入测定管中，测定其旋光度，然后计算其含量。

（2）标准曲线法

① 先测出一系列标准溶液的旋光度，以旋光度作为纵坐标，以标准溶液的浓度为横坐标，绘制旋光度-浓度（α-c）曲线。

② 在同样条件下测出供试液的旋光度，即可在标准曲线上查出供试液的浓度。

2015年版《中国药典》采用旋光度法测定含量的药物有葡萄糖注射液、葡萄糖氯化钠注射液、右旋糖酐氯化钠注射液、右旋糖酐葡萄糖注射液等。

【例2-3】 葡萄糖注射液的含量测定

精密量取本品适量（约相当于葡萄糖10g），置100ml量瓶中，加氨试液0.2ml（促使葡萄糖溶液的变旋现象达到平衡），用水稀释到刻度，摇匀，静置10min，照2015年版《中国药典》（通则0621）测定该注射液的旋光度为$+4.9°$，空白试验为0。求此葡萄糖注射液中葡萄糖（$C_6H_{12}O_6 \cdot H_2O$）的含量。

2015年版《中国药典》规定：无水葡萄糖25℃时的比旋度为$+52.5°\sim+53.0°$。

解
$$[\alpha]_D^{25} = \frac{52.5+53.0}{2} = 52.75°$$

按公式计算：
$$c(\%) = \frac{\alpha}{[\alpha]_D^t L} \times 100\% = \frac{4.9}{52.75 \times 1} \times 100\% = 9.29\%$$

计算所得是无水葡萄糖的含量，如按$C_6H_{12}O_6 \cdot H_2O$计算，则：
$$c(\%) = 9.29\% \times \frac{198.7}{180.16} = 10.22\%$$

由以上可得：
$$c = \alpha \times 2.0852$$

2.0852为每一旋光度相当于待测溶液每100ml中$C_6H_{12}O_6 \cdot H_2O$的克数。

第六节　折光率测定

一、原理

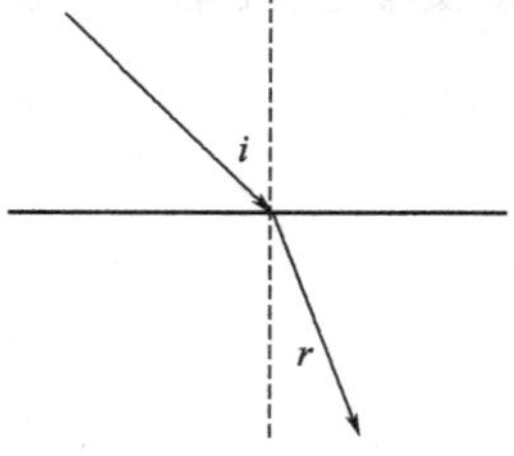

光线自一种透明介质进入另一透明介质时，由于光线在两种介质中的传播速度不同，使光线在两种介质的平滑界面上发生折射。常用的折光率系指光线在空气中进行的速度与在供试品中进行速度的比值。根据折射定律，折光率是光线入射角的正弦与折射角的正弦的比值，如图2-6所示，即：

$$n = \frac{\sin i}{\sin \gamma} \tag{2-4}$$

图2-6　折射定律示意图

式中　　n——折光率；

　　　$\sin i$——光线的入射角的正弦；

　　　$\sin \gamma$——折射角的正弦。

当光线从光疏介质进入光密介质，它的入射角接近或等于90°时，折射角就达到最高限度，此时的折射角称为临界角 r_c，而此时的折光率应为：

$$n = \frac{\sin i}{\sin r_c} = \frac{\sin 90°}{\sin r_c} = \frac{1}{\sin r_c}$$

因此，只要测定了临界角，即可计算出折光率。

物质的折光率因温度或光线波长的不同而改变，透光物质的温度升高，折光率变小；入射光的波长越短，折光率越大。折光率以 n_D^t 表示，D 为钠光谱的 D 线，t 为测定时的温度。

测定折光率可以区别不同的油类或检查某些药品的纯杂程度。

二、方法

2015 年版《中国药典》采用钠光谱 D 线（589.3nm）测定供试品相对于空气的折光率（如用阿培折光计，可用白光光源），除另有规定外，供试品温度为20℃，折光率记为 n_D^{20}。

测定用的折光率需能读数至0.0001，测量范围1.3～1.7，如用阿培折光计或与其相当的仪器，测定时应调节温度至（20±0.5）℃（或各品种项下规定的温度），测量后再重复读数2次，3次读数的平均值即为供试品的折光率。

1. 测定方法

将仪器置于有充足光线的平台上，但不可受日光直射，并装上温度计，置20℃恒温室中至少1h，或连接20℃恒温水浴至少半小时，以保持稳定温度，然后使折射棱镜上透光处朝向光源，将镜筒拉向观察者，使成一适当倾斜度，对准反射镜，使视野内光线最明亮为止。将上下折射棱镜拉开，用玻棒或吸管蘸取供试品约1~2滴，滴于下棱镜面上，然后将上下棱镜关合并拉紧扳手。转动刻度尺调节钮，使读数在供试品折光率附近，旋转补偿旋钮，使视野内虹彩消失，并有清晰的明暗分界线。再转动刻度尺的调节钮，使视野的明暗分界线恰位于视野内十字交叉处，记下刻度尺上的读数。投影式折光计在读数时眼睛应与读数垂直，测量后要求再重复读数2次，取3次读数的平均值，即为供试品的折光率。

用标准玻片校正仪器时，应先将仪器置于光线明亮处，光线不经反射镜而直接射入棱镜，将下面的棱镜拉开，上面的棱镜平放，镜筒略向观察者下方，取标准玻片，大光滑面用溴萘黏附在上面棱镜的光滑面上，并使玻片的小光滑面朝向光线，然后旋转补偿旋钮，使视野内虹彩基本消失，并转动刻度的调节钮，使视野的明暗分界线恰位于视野内十字交叉处，记下刻度尺读数。此时明暗两半的位置与正常观察时方向相反，但不影响读数结果，测量后再重复测量2次，取3次读数的平均值。如读数与玻片规定值相符，则折光计不需校正，否则可将棱镜恰好调至玻片规定的折光率处，再用附件的小钥匙插向镜筒旁的小方孔内螺丝上，轻微转动，直至明暗交界处恰好移至十字交叉处即可。投影式折光计校正方法同上，但标准玻片黏附在下面棱镜处。

2. 注意事项

① 仪器必须置于有充足光线和干燥的房间，不可在有酸碱气或潮湿的实验室中使用，更不可放置仪器于高温炉或水槽旁。

② 大多数供试品的折光率受温度影响较大，一般是温度升高折光率降低，但不同物质升高或降低的值不同，因此在测定时温度恒定至少半小时。

③ 上下棱镜必须清洁，勿用粗糙的纸或酸性乙醚擦拭棱镜，勿用折光计测试强酸性或强碱性供试品或有腐蚀性的供试品。

④ 滴加供试品时注意棒或滴管尖不要触及棱镜，防止棱镜造成划痕。加入量要适中，使在棱镜上生成一均匀的薄层，检品过多，会流出棱镜外部，检品太少，会使视野模糊不清，同时勿使气泡进入样品，以免气泡影响折光率。

⑤ 读数时视野中的黑白交叉线必须明显，且明确地位于十字交叉线上，除调节色散补偿旋钮外，还应调整下部反射镜或上棱镜透光处的光亮强度。

⑥ 测定挥发性液体时，可将上下棱镜关闭，将测定液沿棱镜进样孔流入，要随加随读，测固体样品或用标准玻片校正仪器时，只能将供试品或标准玻片置于测定棱镜上，而不能关闭上下棱镜。

⑦ 测定结束时，必须用能溶解供试品的溶剂如水、乙醇或乙醚将上下棱镜擦拭干净，晾干，放入仪器箱内，并放入硅胶防潮。

知识拓展

影响折光率测定的因素

(1) 物质的性质 物质折光率的大小是由物质的性质决定的。物质的浓度在通常情况下，溶液的浓度越大，其折光率也越大。在一定的浓度范围内，药物溶液的浓度和折光率呈线性关系。

(2) 温度 温度对介质折光率的影响，主要是由于温度变化伴随着密度的变化。通常情况下，温度升高，折光率降低。

(3) 波长 光在物质中的传播速率与光的频率有关，通常情况下，波长越短，折光率越大；反之，波长越小，折光率越小。波长对折光率影响较大，所以在表示折光率时，要注明测定波长。

(4) 压力 一般情况下，压力增加，物质的密度增加，故物质的折光率随压力升高而增加。但这种影响对气体物质影响较大，对液体物质和固体物质的影响较小，因此，通常测定液体和固体药物的折光率时，可以不考虑压力的影响。

三、应用

折光率是有机化合物最重要的物理常数之一，它能精确而方便地测定出来，作为液体物质纯度的标准，它比沸点更为可靠。具体的应用如下。

1. 药物鉴别及纯度检查

利用折光率，可鉴定未知化合物。如果一个化合物是纯的，那么就可以根据所测得的折光率排除考虑中的其他化合物，从而识别出这个未知物来。如 2015 年版《中国药典》规定二甲硅油的折光率为 1.400～1.410。

折光率也用于确定液体混合物的组成。在蒸馏两种或两种以上的液体混合物且当各组分的沸点彼此接近时，那么就可利用折光率来确定馏分的组成。因为当组分的结构相似和极性相同时，混合物的折光率和物质的量组成之间常呈线性关系。例如，由 1mol 四氯化碳和 1mol 甲苯组成的混合物折光率为 1.4822，而纯甲苯和纯四氯化碳在同一温度下折光率分别为 1.4944 和 1.4651。所以，当分馏此混合物时，就可利用这一线性关系求得馏分的组成。

一般采用通过在规定的实验条件下测定供试品的折光率，将实验结果与 2015 年版《中国药典》收载的药物折光率进行比较是否一致，以判断供试品是否符合规定。

2. 含量测定——标准曲线法

本法是先测定一系列标准溶液的折光率，以测得的折光率为纵坐标，标准溶液的浓度为横坐标，绘制折光率-浓度（n-c）曲线，再在相同条件下测出供试品的折光率，从标准曲线上查得供试品的浓度。

第七节 黏度测定

一、原理

黏度系指流体对流动的阻抗能力，采用动力黏度、运动黏度或特性黏度以表示之。

流体分牛顿流体和非牛顿流体两类。牛顿流体流动时所需剪应力不随流速的改变而改变,纯液体和低分子物质的溶液属于此类;非牛顿流体流动时所需剪应力随流速的改变而改变,高聚物的溶液、混悬液、乳剂分散液体和表面活性剂的溶液属于此类。

黏度的测定可用黏度计。黏度计有多种类型,《中国药典》2015 年版采用毛细管式和旋转式两类黏度计。毛细管黏度计因不能调节线速度,不便测定非牛顿流体的黏度,但对高聚物的稀薄溶液或低黏度液体的黏度测定影响不大;旋转式黏度计适用于非牛顿流体的黏度测定。

动力黏度是指液体以 1cm/s 的速度流动时,在每 $1cm^2$ 平面上所需剪应力的大小,以 Pa·s 为单位。

运动黏度是指在规定条件下测定供试品在平氏黏度计中的流出时间(s),与该黏度计用已知黏度的标准液测得的黏度计常数(mm^2/s^2)相乘所得的值,单位为 mm^2/s。

在相同温度下,液体的动力黏度与其密度(kg/m^3)的比值,再乘 10^{-6},即得该液体的运动黏度。

在溶液中,溶剂的黏度 η_0 常因高聚物的溶入而增大,溶液的黏度 η 与溶剂的黏度 η_0 的比值(η/η_0)称为相对黏度(η_r),常用在乌氏黏度计中的流出时间的比值(T/T_0)来表示;当高聚物溶液的浓度较稀时,其相对黏度的对数值与高聚物溶液浓度的比值,即为该高聚物的特性黏数 $[\eta]$,根据高聚物的特性黏数可以计算其平均分子量。

二、方法

(一)测定方法

1. 第一法:用平氏黏度计测定运动黏度或动力黏度

本法系用相对法测量一定体积的液体在重力作用下流经毛细管所需时间,以求得液体的运动黏度或动力黏度。

本法适用于测定牛顿流体(如纯液体和低分子物质的溶液)的动力黏度或运动黏度。

(1)仪器与用具

① 平氏黏度计:如图 2-7 所示,毛细管内径有 (0.8 ± 0.05)mm、(1.0 ± 0.05)mm、(1.2 ± 0.05)mm、(1.5 ± 0.1)mm 或 (2.0 ± 0.1)mm 多种,可根据各品种项下规定选用(流出时间不小于 200s)。

② 恒温水浴:直径 30cm 以上、高 40cm 以上的玻璃缸或有机玻璃缸,附有电动搅拌器及电热装置,恒温精度 ±0.1℃。

③ 温度计:分度 0.1℃,经周期检定。

④ 秒表:分度 0.2s,经周期检定。

(2)操作方法

① 黏度计的清洗和干燥:取黏度计,置铬酸洗液中浸泡 2h 以上(沾有油渍者,应依次先用三氯甲烷或汽油、乙醇、自来水洗涤晾干后,再用铬酸洗液浸泡 6h 以上),自来水冲洗至内壁不挂水珠,再用水洗 3 次,120℃干燥,备用。

② 按各品种项下规定的测定温度调整恒温水浴温度。

③ 取黏度计,在支管 E 上连接一橡皮管,用手指堵住管口 2,倒置黏度计,将管口 1 插入供试品(或供试溶液)中,自橡皮管的另一端抽气,使供试品充满球 C 与 A 并达到测定线 m_2 处,提出黏度计并迅速倒转,抹去黏附于管外的供试品,取下橡皮管接于管口 1 上,将黏度计垂直固定于恒温水浴中,并使水浴的液面高于球 C 的中部,放置 15min 后,自橡皮管的另一端抽气,使供试品充满球

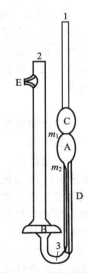

图 2-7 平氏黏度计
1—主管;2—宽管;3—弯管;
A—测定球;B—储器;C—缓冲球;D—毛细管;E—支管;
m_1,m_2—环形测定线

A 并超过测定 m_1，开放橡皮管口，使供试品在管内自然下落，用秒表准确记录液面自测定线 m_1 下降至测定线 m_2 处的流出时间；依法重复测定 3 次以上，每次测定值与平均值的差数不得超过平均值的 ±5%。另取一份供试品同样操作，并重复测定 3 次以上。以先后两次取样测得的总平均值按公式计算，即得。

④ 测定动力黏度时，按"相对密度测定法"测定供试溶液在相同温度下的密度（ρ）。

(3) 记录与计算　记录测定温度，平氏黏度计的编号、K 值和毛细管内径，每次流出时间等；测定运动黏度时，还应按《中国药典》2015 年版"相对密度测定法"项下的规定，记录有关数据。

计算公式：

$$\nu(\mathrm{mm^2/s}) = Kt \tag{2-5}$$

$$\eta(\mathrm{Pa \cdot s}) = 10^{-6} Kt\rho \tag{2-6}$$

式中　K——用已知黏度标准液测得的黏度计常数，$\mathrm{mm^2/s^2}$；
　　　t——测得的平均流出时间，s；
　　　ρ——供试溶液在相同温度下的密度，$\mathrm{kg/m^3}$。

2. 第二法：用旋转式黏度计测定动力黏度

旋转黏度计通常是根据在旋转过程中作用于液体介质中的切应力大小来完成黏度测定的。本法用于测定液体的动力黏度。

(1) 仪器

① 同轴双筒黏度计　将供试品注入同轴的内筒和外筒之间，并自动转动，当一个筒以指定的角速度或扭力矩转动时，测定对另一个圆筒上产生的扭力矩或角速度，由此可计算出供试品的黏度。

② 单筒转动黏度计　在单筒类型的黏度计中，将单筒浸入供试品溶液中，并以一定的角速度转动，测量作用在圆筒表面上的扭力矩来计算黏度。

③ 锥板型黏度计　在锥板型黏度计中，供试品注入锥体和平板之间，锥体和平板可同轴转动，测量作用在锥体或平板上的扭力矩或角速度以计算黏度。

④ 旋转式黏度计　按各品种项下的规定选择合适的转子浸入供试品溶液中，使转子以一定的角速度旋转，测量作用在转子上的扭力矩以计算黏度。常用的旋转式黏度计有多种类型，可根据供试品实际情况的黏度范围适当选用。

(2) 操作方法　照各品种项下所规定的仪器，按仪器说明书操作。

(3) 计算

$$\text{供试品的动力黏度 } \eta(\mathrm{Pa \cdot s}) = K(T/w) \tag{2-7}$$

式中　K——用已知黏度的标准液测得的旋转式黏度计常数；
　　　T——扭力矩；
　　　w——角速度。

3. 第三法：用乌氏黏度计测定特性黏数

溶剂的黏度常因高聚物的溶入而增大。本法利用毛细管法测定溶液和溶剂流出时间的比值，可求出高聚物稀溶液的特性黏度，以间接控制其分子量值。

(1) 仪器与用具

① 乌氏黏度计：如图 2-8 所示，除另有规定外，毛细管 E 内径为 (0.5±0.05)mm、长 (140±5)mm，测定球 A 的容量为 (3.5±0.5)ml（选用流出时间以在 120~180s 之间为宜）。

② 恒温水浴：直径 30cm 以上、高 40cm 以上的玻璃缸或有机玻璃缸，附有电动搅拌器及电热装置，恒温精度 ±0.05℃。

③ 温度计：分度 0.1℃，经周期检定。

④ 秒表：分度 0.2s，经周期检定。

(2) 操作方法

① 黏度计的清洗和干燥：取黏度计，置铬酸洗液中浸泡 2h 以上（沾有油渍者，应依次先用三氯甲烷或汽油、乙醇、自来水洗涤晾干后，再用铬酸洗液浸泡 6h 以上），自来水冲洗至内壁不挂水珠，再用水洗 3 次，120℃干燥，备用。

② 除另有规定外，调整恒温水浴温度在 25℃±0.05℃。

③ 取供试品，照各该品种项下的规定制成一定浓度的溶液，用 3 号垂熔玻璃漏斗滤过，弃去初滤液，取续滤液（不得少于 7ml）沿洁净、干燥的乌氏黏度计的管 2 内壁注入 B 中，将黏度计垂直固定于恒温水浴中，并使水浴液面高于球 C，放置 15min，将管口 1、3 各接一乳胶管，夹住管口 3 的胶管，自管口 1 处抽气，使供试品溶液的液面缓缓升高到球 C 的中部，先开放管口 3，再开放管口 1，使供试品溶液在管内自然下落，用秒表准确记录液面自测定线 m_1 下降至测定线 m_2 处的流出时间；重复测定 2 次，2 次测定值相差不得超过 0.1s，取 2 次的平均值为供试液的流出时间（T）。另取 1 份供试品，依法制成溶液后，按上述操作测定流出时间。取经 3 号垂熔玻璃漏斗滤过的溶剂同样操作，重复测定 2 次，2 次测定值应相同，为溶剂的流出时间（T_0）。按公式计算特性黏数，即得。

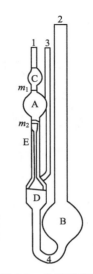

图 2-8　乌氏黏度计
1—主管；2—宽管；3—侧管；
4—弯管；A—测定球；B—储器；
C—缓冲球；D—悬挂水平储器；
E—毛细管；m_1，m_2—环形测定线

(3) 记录与计算　记录供试品取样量，供试溶液的制备、测定温度，供试溶液和空白溶剂的流出时间等。

计算公式：

$$特性黏数(\eta) = \frac{\ln \eta_r}{c} \tag{2-8}$$

$$\eta_r = \frac{T}{T_0} \tag{2-9}$$

式中　c——供试溶液的浓度，g/ml。

其他符号含义同前。

(4) 结果与判定　两份供试品的测定值与平均值的差数未超过平均值的±1%时，取平均值 $[\overline{\eta}]$，即得供试品的特性黏数。若超过±1%，应另取 2 份复试。

(二) 注意事项

① 黏度随温度升高而减小，故测定黏度时应严格按规定的温度测定，实验室温度与黏度测定温度相差不应太大，当室温高于测定温度时，应注意降低室温。

② 在抽气吸取供试液时，不得产生断流或气泡。

③ 黏度计应垂直固定于恒温水浴中，不得倾斜，以免影响流出时间。

④ 测定 T（或 T_0）时，应再将黏度计内壁清洗洁净，并用待测溶液（溶剂）分次淋洗。

⑤ 黏度计应用汽油或石油醚洗净，若有不易冲洗的污渍，可用重铬酸钾洗液荡洗，然后再用水、乙醇等依次洗涤，待完全干后才能使用。

三、应用

测定液体药品或药品溶液的黏度可以鉴别或检查其纯杂程度。用测定的结果与 2015 年版《中国药典》中药物的黏度进行比较，以判定药品是否符合规定。如 2015 年版《中国药典》规定二甲硅油的运动黏度（第一法，毛细管内径 2mm）在 25℃时为 500~1000mm²/s。

本章小结

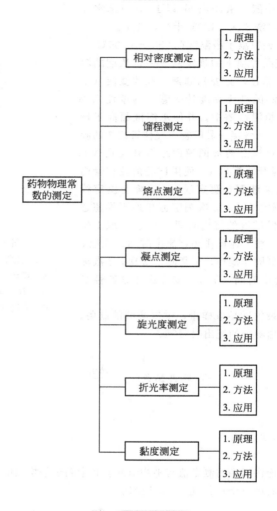

同步测试

一、A 型题（单选题）

1. 熔点是指一种物质照规定方法测定，在熔化时（　　）。
   A. 初熔时的温度　　　　　　B. 全熔时的温度　　　　　　C. 自初熔至全熔的一段温度
   D. 自初熔至全熔的中间温度　　E. 被测物晶型转化时的温度

2. 右旋糖酐 20 氯化钠注射液采用旋光度测定法的方法如下：精密量取本品 10ml，置 25ml 量瓶中，加水稀释至刻度，摇匀，按规定方法测得旋光度为 +19.5°。已知右旋糖酐 20 的比旋度为 195°，其注射液中右旋糖酐 20 的含量是（　　）。
   A. 5.0%　　　　　　B. 25.0%　　　　　　C. 15.0%　　　　　　D. 20%　　　　　　E. 50.0%

3. 测定旋光度的药物分子的结构特点是（　　）。
   A. 饱和结构　　　　　　　　　　　　　B. 不饱和结构
   C. 具有光学活性（含不对称碳原子）　　D. 共轭结构
   E. 含杂原子（如氮、氧、硫等）

4. 旋光度测定时，所用光源是（　　）。
A. 氢灯　　　　　B. 汞灯　　　　　C. 钠光灯 D 线（589.3nm）
D. 254nm　　　　E. 镁灯

5. 测定旋光度时，配制溶液与测定时，应调节温度至（　　）。
A. 10℃　　　B. 20℃±0.5℃　　　C. 25℃±0.1℃　　　D. 室温　　　E. 30℃

6. 20℃时水的折光率为（　　）。
A. 1.3316　　　B. 1.3325　　　C. 1.3305　　　D. 1.3313　　　E. 1.3330

7. 测定折光率时，通常情况下，当波长越短时折光率（　　）。
A. 越大　　　　　B. 越小　　　　　C. 不变
D. 先变大后变小　E. 先变小后变大

8. 黏度是指（　　）。
A. 流体的流速　　　　　　　　B. 流体流动的状态
C. 流体的流动惯性　　　　　　D. 流体对变形的阻力
E. 流体对流动的阻抗能力

9. 2015年版《中国药典》规定，测定溶液的pH值时所选用的两种标准缓冲液的pH值相差大约几个单位。（　　）
A. 5　　　　　B. 4　　　　　C. 3　　　　　D. 2　　　　　E. 1

10. 测定溶液的pH值时，仪器定位后，要用第二种标准缓冲液核对仪器示值，误差应不大于多少个pH单位。（　　）
A. ±0.01pH　　B. ±0.02pH　　C. ±0.03pH　　D. ±0.04pH　　E. ±0.05pH

二、B 型题（配伍选择题）

【1～4】
A. Pa·s　　　　B. mm²/s　　　　C. n_D^t　　　　D. $[\alpha]_D^t$
1. 折光率（　　）。
2. 动力黏度单位为（　　）。
3. 运动黏度单位为（　　）。
4. 比旋度（　　）。

【5～8】
A. 589.3nm　　B. 2.0852　　C. +52.5°～+53.0°
D. 标准石英旋光管　E. 毛细管
5. 测定葡萄糖注射液时的计算因数为（　　）。
6. 表示旋光度的为（　　）。
7. 测定熔点用（　　）。
8. 钠光谱 D 线波长为（　　）。

【9～12】
A. 熔点　　　B. 比旋度　　　C. 折光率
D. 牛顿流体　E. 非牛顿流体
9. 流动时所需切应力不随流速的改变而改变的流体称为（　　）。
10. 流动时所需切应力随流速的改变而改变的流体称为（　　）。
11. 按规定方法测定，由固体熔化成液体的温度为（　　）。
12. 偏振光透过长1dm且每1ml含1g光学活性物质，在一定波长与温度条件下测得的旋光度称为（　　）。

三、X 型题（多选题）

1. 下列何种形体药品可测其熔点（　　）。

A. 易粉碎的固体药品　　　　　　　　　B. 不易粉碎的固体药品，如脂肪、石蜡、羊毛脂等
C. 凡士林　　　　　　　　　　　　　　D. 低凝点的液体
E. 超临界液体

2. 药品的熔点测定可用于（　　）。
A. 药品含量测定　　　　　　　　　　　B. 药品的鉴别
C. 药品的纯度检查　　　　　　　　　　D. 评价药品质量
E. 评价药品疗效

3. 若药品的熔点在80℃以上时，测定其熔点时选用的传温液应是（　　）。
A. 水　　　　　B. 乙醇　　　　　C. 硅油　　　　　D. 液状石蜡　　　　　E. 植物油

4. 与旋光度测定有关的因素是（　　）。
A. 温度　　　　　B. 光波长　　　　　C. 供试液的浓度　　　　　D. 溶剂　　　　　E. 水

5. 测定液体的折光率时，应（　　）。
A. 在规定的温度下测定　　　　　　　　B. 在规定浓度下测定
C. 在规定光线波长下测定　　　　　　　D. 保护棱镜不受磨损
E. 在规定的压力下测定

6. 测定黏度常用的黏度计是（　　）。
A. 阿培黏度计　　　　　　　　　　　　B. 凯氏黏度计
C. 平氏黏度计　　　　　　　　　　　　D. 乌氏黏度计
E. 旋转式黏度计

7. 平氏黏度计可用于测定（　　）。
A. 运动黏度　　　B. 动力黏度　　　C. 特性黏度　　　D. 扭力矩　　　E. 流体黏度

8. pH计测定溶液pH值时，常用的电极是（　　）。
A. 玻璃电极　　　　　　　　　　　　　B. 水银电极
C. 甘汞电极　　　　　　　　　　　　　D. 饱和甘汞电极（SCE）
E. 铂电极

四、问答题

1. 简述旋光度测定的意义、方法及影响因素是什么。
2. 简述药物鉴别常用的方法是什么。
3. 精密称取经干燥的盐酸赖氨酸2.345g，置50ml量瓶中，加无水乙醇使溶解，稀释至刻度，用2dm旋光管于20℃测得旋光度为＋2.04°，试计算盐酸赖氨酸的比旋度为多少？

第三章 药物的鉴别分析

Chapter 03

【知识目标】
1. 掌握药物的化学鉴别方法。
2. 掌握药物的色谱鉴别方法。
3. 熟悉药物的鉴别任务。
4. 了解药物鉴别的意义。

【能力目标】
1. 能够根据药物特性选择正确鉴别方法完成药物的鉴别。
2. 能够根据药物鉴别结果对药物的真伪做出正确判断。

第一节 概　　述

依据药典进行的药物分析主要有三大项：药物鉴别、杂质检查和含量测定。药物的鉴别试验是用于鉴别药物的真伪，在药物分析中属首项工作，只有证实被分析的药物是真的，才有必要接着进行检查、含量测定。药物鉴别是根据药物的分子结构、理化性质，采用化学、物理化学或生物学方法来判断药物的真伪。

药物鉴别试验是用来证实贮藏在有标签容器中的药物是否为其所表示的药物，而不是对未知物进行定性分析（鉴定），因为这些鉴别试验虽有一定的专属性，但不具备进行未知物确证的条件，故不能鉴别未知物。

第二节　药物鉴别的任务

《中国药典》（2015 年版）四部通则项下规定的试验方法，仅适用于鉴别药物的真伪；对于原料药，还应结合性状项下的外观和物理常数进行确认。药物的鉴别试验包括性状和鉴别两部分。

一、性状

药物的性状反映了药物特有的物理性质，一般包括外观、臭、味、溶解度以及物理常数等。

（1）外观　外观是指药物的聚集状态、晶型、色泽以及臭、味等性质。

【案例】《中国药典》（2015 年版）维生素 C 项下

【性状】本品为白色结晶或结晶性粉末；无臭，味酸；久置色渐变微黄；水溶液显酸性反应。

（2）溶解度　溶解度是药物重要的物理性质，在一定程度上反映了药品的纯度。《中国药典》（2015 年版）一部凡例项下采用"极易溶、易溶、溶解、略溶、微溶、极微溶解、几乎不溶或不溶"七种表达来描述药品在不同溶剂中的溶解性能。

（3）物理常数　物理常数是表示药物的物理性质的特征常数，不仅对药品具有鉴别意义，也反映了该药品的纯杂程度。《中国药典》（2015 年版）四部通则项下收载的物理常数测定包括：相对密度、馏程、熔点、凝点、旋光度、折光率、黏度等任务的测定。

二、一般鉴别试验

一般鉴别试验是指以药物的化学结构及其物理化学性质为依据，通过化学反应来鉴别药物的真伪。《中国药典》（2015年版）四部通则项下规定的一般鉴别试验所包括的任务有：水杨酸盐、丙二酰脲类、有机氟化物类、亚硫酸盐或亚硫酸氢盐、亚锡盐、托烷生物碱类、汞盐、芳香第一胺类、苯甲酸盐、乳酸盐、枸橼酸盐、钙盐等任务。

 知识拓展

《中国药典》（2015年版）四部通则0301 一般鉴别试验（节选）

1. 水杨酸盐
（1）取供试品的中性或弱酸性稀溶液，加三氯化铁试液1滴，即显紫色。
（2）取供试品溶液，加稀盐酸，即析出白色水杨酸沉淀；分离，沉淀在醋酸铵试液中溶解。

2. 丙二酰脲类
（1）取供试品约0.1g，加碳酸钠试液1ml与水10ml，振摇2min，滤过，滤液中逐滴加入硝酸银试液即生成白色沉淀，振摇，沉淀即溶解；继续滴加过量的硝酸银试液，沉淀不再溶解。
（2）取供试品约50mg，加吡啶溶液（1→10）5ml，溶解后，加铜吡啶试液1ml，即显紫色或生成紫色沉淀。

3. 有机氟化物
取供试品约7mg，照氧瓶燃烧法（通则0703）进行有机破坏，用水20ml与0.01mol/L氢氧化钠溶液6.5ml为吸收液，俟燃烧完毕后，充分振摇；取吸收液2ml，加茜素氟蓝试液0.5ml，再加12%醋酸钠的稀醋酸溶液0.2ml，用水稀释至4ml，加硝酸亚铈试液0.5ml，即显蓝紫色；同时做空白对照试验。

4. 亚硫酸盐或亚硫酸氢盐
（1）取供试品，加盐酸，即发生二氧化硫的气体，有刺激性特臭，并能使硝酸亚汞试液湿润的滤纸显黑色。
（2）取供试品溶液，滴加碘试液，碘的颜色即消退。

5. 亚锡盐
取供试品的水溶液1滴，点于磷钼酸铵试纸上，试纸应显蓝色。

6. 托烷生物碱类
取供试品约10mg，加发烟硝酸5滴，置水浴上蒸干，得黄色的残渣，放冷，加乙醇2～3滴湿润，加固体氢氧化钾一小粒，即显深紫色。

7. 汞盐
（1）亚汞盐
① 取供试品，加氨试液或氢氧化钠试液，即变黑色。
② 取供试品，加碘化钾试液，振摇，即生成黄绿色沉淀，瞬即变为灰绿色，并逐渐转变为灰黑色。
（2）汞盐
① 取供试品溶液，加氢氧化钠试液，即生成黄色沉淀。
② 取供试品的中性溶液，加碘化钾试液，即生成猩红色沉淀，能在过量的碘化钾试液中溶解；再以氢氧化钠试液碱化，加铵盐即生成红棕色的沉淀。
③ 取不含过量硝酸的供试品溶液，涂于光亮的铜箔表面，擦拭后即生成一层光亮似银的沉积物。

8. 芳香第一胺类

取供试品约 50mg，加稀盐酸 1ml，必要时缓缓煮沸使溶解，加 0.1mol/L 亚硝酸钠溶液数滴，加与 0.1mol/L 亚硝酸钠溶液等体积的 1mol/L 脲溶液，振摇 1min，滴加碱性 β-萘酚试液数滴，视供试品不同，生成由粉红到猩红色沉淀。

三、专属鉴别试验

专属鉴别试验是根据每一种药物化学结构的差异及其所引起的物理化学特性的不同，选用某些特有的灵敏定性反应，来鉴别药物的真伪，是证实某一种药物的依据。

一般鉴别试验是以某些类别药物的共同化学结构为依据，根据其相同的物理化学性质进行药物真伪的鉴别，以区别不同类别的药物。而专属鉴别试验，则是在一般鉴别试验的基础上，利用各种药物的化学结构差异，来鉴别药物，以区别同类药物或具有相同化学结构部分的各个药物单体，达到最终确证药物真伪的目的。例如，经一般鉴别反应的钠盐试验，证实某一药物为钠盐，但不能辨认是氯化钠、苯甲酸钠或者是其他某一种钠盐药物。要想最后证实被鉴别的物质到底是哪一种药物，必须在一般鉴别试验的基础上，再进行专属鉴别试验，方可确认。

第三节　药物的鉴别方法

药物的鉴别方法要求专属性强、重现性好、灵敏度高，以及操作简便、快速等。常用鉴别方法有化学鉴别法、光谱鉴别法、色谱鉴别法和生物学鉴别法等。

一、化学鉴别法

化学鉴别法是在供试品中加入适当的试剂，在一定条件下，发生化学反应，通过产生可观测到的明显现象，来鉴别药物真伪的方法。本法具有反应迅速、现象明显明确、实验成本低、应用广的特点，但专属性比仪器分析法差。

1. 呈色反应鉴别法

呈色反应鉴别法是指供试品溶液中加入适当的试剂溶液，在一定条件下进行反应，生成易于观测的有色产物。

在鉴别试验中最为常用的反应类型如下。

① 三氯化铁呈色反应：多用于鉴别含有酚羟基或水解后产生酚羟基的药物。
② 异羟肟酸铁反应：多用于鉴别含有芳香酸及其酯类、酰胺类的药物。
③ 三酮呈色反应：多用于含有脂肪氨基的药物。
④ 重氮化-偶合显色反应：多用于芳伯氨基或能产生芳伯氨基的药物。
⑤ 氧化还原显色反应及其他颜色反应。

2. 沉淀生成反应鉴别法

常用的此类反应如下。

（1）与重金属离子的沉淀反应　在一定条件下，药物和重金属离子反应，生成不同形式的沉淀。

（2）与硫氰化铬铵（雷氏盐）的沉淀反应　多为生物碱及其盐，具有芳香环的有机碱及其盐。

（3）其他　沉淀反应。

3. 荧光反应鉴别法

常用的荧光发射形式有以下类型。

① 药物本身可在可见光下发射荧光。
② 药物溶液加硫酸使呈酸性后，在可见光下发射荧光。
③ 药物和溴反应后，于可见光下发射出荧光。

④ 药物和间苯二酚反应后发射出荧光及药物经其他反应后发射荧光。

4. 气体生成反应鉴别法

① 大多数的胺（铵）类药物、酰脲类药物以及某些酰胺类药物，可经强碱处理后，加热，产生氨气。

② 化学结构中含硫的药物，可经强酸处理后，加热，发生硫化氢气体。

③ 含碘有机药物经直火加热，可生成紫色碘蒸气；含醋酸酯和乙酰胺类药物，经硫酸水解后，加乙醇可产生乙酸乙酯的香味。

二、光谱鉴别法

1. 紫外光谱鉴别法

紫外吸收光谱是物质分子在紫外可见光区（200～780nm）由于电子能级的跃迁而产生的光谱，称为紫外-可见吸收光谱。利用紫外吸收光谱进行分析鉴别的方法就称为紫外光谱法。不同结构的药物会显示不同的吸收光谱，可作为鉴别的依据。该法主要适用于具有苯环或共轭体系的有机药物分子。紫外光谱鉴别法具有操作简便、反应快速的特点。

常用的紫外光谱鉴别方法有：

① 测定最大吸收波长，或同时测定最小吸收波长；

② 规定浓度的供试液在最大吸收波长测定吸光度；

③ 规定吸收波长和吸收系数法；

④ 规定吸收波长和吸光度比值法；

⑤ 经化学处理后，测定其反应产物吸收光谱特性。

以上方法可以单独使用，也可几个结合起来使用，以提高方法的专属性。

【案例】 《中国药典》（2015年版）贝诺酯的鉴别：取本品适量，精密称定，加无水乙醇溶解并定量稀释成每1ml中约含7.5μg的溶液，照紫外-可见分光光度法测定，在240nm的波长处有最大吸收，测定吸光度，按干燥品计算，吸收系数（$E_{1cm}^{1\%}$）为730～760。

2. 红外光谱鉴别法

红外吸收光谱（4000～400cm^{-1}）是物质分子的振动、转动能级跃迁产生的吸收光谱。利用红外吸收光谱进行分析鉴别的方法就称为红外光谱法。该法主要用于组分单一、结构明确的原料药物，特别适合用其他方法不易区分的同类药物的鉴别。红外光谱在用于药物的鉴别时，主要比较供试品光谱与对照光谱的一致性，来判定两化合物是否为同一物质。该法具有专属性很强、应用较广（固体、液体、气体样品）的特点。

《中国药典》（2015年版）多采用标准图谱法，就是参照药典委员会编纂的《药品红外光谱集》按指定条件绘制供试品的红外光吸收图谱，与相应标准图谱对比，如果峰位、峰形、相对强度都一致时，即为同一种药物。《美国药典》多采用对照品比较法，就是将供试品与对照品在同样的条件下绘制红外图谱，对比供试品与对照品图谱中的最大吸收波数彼此是否一致。该法可消除不同仪器和操作条件造成的误差。

【案例】 《中国药典》（2015年版）规定头孢克洛的红外色谱法鉴别试验为：本品的红外光吸收图谱应与对照品的图谱一致。如不一致，可分别取本品和对照品适量，加甲醇溶解，挥干溶剂后，取残留物照红外分光光度法（通则0402）测定，二者的红外光吸收图谱应一致。

三、色谱鉴别法

色谱鉴别法是利用不同物质在不同色谱条件下，产生各自的特征色谱行为（比移值或保留时间）进行鉴别试验。同一种药物在同样条件下的色谱行为是相同的，依此可以鉴别药物及其制剂的真伪。

常用的色谱鉴别方法有薄层色谱鉴别法、高效液相色谱鉴别法、气相色谱鉴别法、纸色谱鉴别法，这里只介绍前两种方法。

1. 薄层色谱鉴别法

在实际工作中，一般采用对照品比较法，即将供试品和对照品用同种溶剂配成同样浓度的溶液，在同一薄层板上点样、展开、显色，供试品所显主斑点的颜色、位置应与对照品的主斑点相同，斑点位置以比移值来表示。薄层色谱法是一种简便易行的方法，一般用于药品的鉴别或杂质检查。

【案例】《中国药典》（2015年版）规定诺氟沙星的薄层色谱法鉴别试验为：取本品与诺氟沙星对照品适量，分别加三氯甲烷-甲醇（1:5:1）制成每1ml中含2.5mg的溶液，作为供试品溶液与对照品溶液，照薄层色谱法（通则0502）试验，吸取上述两种溶液各1μl，分别点于同一硅胶G薄层板上，以三氯甲烷-甲醇-浓氨溶液（15:10:3）为展开剂，展开，晾干，置紫外光灯（365nm）下检视。供试品溶液所显主斑点的位置与荧光应与对照品溶液主斑点的位置与荧光相同。

2. 高效液相色谱鉴别法

是采用高压输液泵将规定的流动相泵入装有填充剂的色谱柱中进行分离测定的色谱方法。注入的供试品，由流动相带入色谱柱内，各成分在柱内被分离，并依次进入检测器，由数据处理系统记录色谱信号。此法专属性较强，但操作费时，故一般在"检查"或"含量测定"项下已采用高效液相色谱法的情况下，才采用此法鉴别。

【案例】《中国药典》（2015年版）规定头孢克洛的高效液相色谱法鉴别试验为：取本品适量，照含量测定项下方法试验，供试品的主峰保留时间应与头孢克洛对照品主峰的保留时间一致。

四、生物学鉴别法

系利用药效学和分子生物学等有关技术来鉴定药物品质的一种方法，主要用于抗生素、生化药物以及中药的鉴别。

本章小结

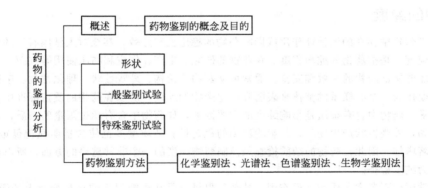

同步测试

A 型题（单选题）

1. 下列叙述中不正确的说法是（　　）。
   A. 鉴别反应完成需要一定时间　　B. 鉴别反应不必考虑"量"的问题
   C. 鉴别反应需要有一定的专属性　　D. 鉴别反应需在一定条件下进行
   E. 温度对鉴别反应有影响

2. 药物分析中最常用的鉴别方法是（　　）。
   A. 化学鉴别法　　B. 紫外光谱鉴别法　　C. 高效液相色谱法
   D. 薄层色谱法　　E. 红外光谱鉴别法

第四章 药物的杂质检查

Chapter 04

【知识目标】

1. 掌握杂质限量的概念、限量检查的常用方法、限量的表示方法及有关计算;氯化物、硫酸盐、铁盐、重金属、砷盐、炽灼残渣、干燥失重等一般杂质的检查原理和方法。
2. 熟悉特殊杂质的检查原理及方法。
3. 了解药物纯度的概念,药物中杂质的来源和分类。

【能力目标】

1. 熟练掌握药物中一般杂质和特殊杂质的检查方法。
2. 学会杂质检查基本操作技术。
3. 能够正确计算杂质限量。

第一节 概 述

一、药物的纯度

杂质是指药物中存在的无治疗作用或影响药物的稳定性和疗效,甚至对人健康有害的物质。

药物的纯度,是指药物的纯净程度。在药物的研究、生产、供应和临床使用等方面,必须保证药物的纯度,才能保证药物的有效和安全。通常可从药物的结构、外观性状、理化常数、杂质检查和含量测定等方面作为一个有联系的整体来表明和评定药物的纯度,所以在药物的质量标准中就规定了药物的纯度要求。药物中含有杂质是影响纯度的主要因素,如药物中含有超过限量的杂质,就有可能使理化常数变动,外观性状产生变异,并影响药物的稳定性;杂质增多也使含量明显偏低或活性降低,毒副作用显著增加。因此,药物的杂质检查是控制药物纯度的一个非常重要的方面,所以药物的杂质检查也可称为纯度检查。

一般化学试剂不考虑杂质的生理作用,其杂质限量只是从可能引起的化学变化上的影响来规定。故一般情况下不能与临床用药的纯度互相代替。

随着分离检测技术的提高,通过对药物纯度的考察,能进一步发现药物中存在的某些杂质对疗效的影响或其具有的毒副作用。且随着生产原料的改变及生产方法与工艺的改进,对于药物中杂质检查任务或限量要求也就有相应的改变或提高。

二、杂质的来源

药物中杂质的检查任务是根据可能存在的杂质来确定的,因此,只有了解药物中杂质可能的来源,才可能有针对性地制定出杂质检查的任务。药物中存在的杂质主要来源于药物的生产过程和药物的贮藏过程。

(1) 在生产过程中引入的,药物在生产过程中由于原料不纯、反应不完全、副反应的发生、加入的试剂和溶剂等在精制时未完全除净、生产器皿有杂质等原因,可能引入未作用完全的原料、试剂、中间体或副产物以及其他杂质。例如以水杨酸为原料合成阿司匹林时，若乙酰化反应不完全可能引入水杨酸；地塞米松磷酸钠在生产过程中使用大量甲醇和丙酮，可能会残留在成品中。药物在制成制剂的过程中，也可能产生新的杂质，如盐酸普鲁卡因注射剂高温灭菌过程中，水解产生对氨基苯甲酸和二乙氨基乙醇，而干燥的盐酸普鲁卡因原料则不会产生这两种杂质，因此《中国药典》现行版规定盐酸普鲁卡因原料药不必检查对氨基苯甲酸，而注射剂则要检查此杂质。在药物的生产过程中，常需用到试剂、溶剂，这些化合物若不能完全除去，也会引入有关杂质；如使用酸性或碱性试剂处理后，可能使产品中带有酸性或碱性杂质；用有机溶剂提取或精制后，在产品中就可能有残留有机溶剂。

（2）在贮藏过程中，在温度、湿度、日光、空气等外界条件影响下，或因微生物的作用，引起药物发生水解、氧化、分解、异构化、晶型转变、聚合、潮解和发霉等变化而产生的物质。其中，药物因发生水解及氧化反应而产生杂质较为常见，如酯、内酯、环酰胺、卤代烃及苷类等药物在水分的存在下容易水解。如阿司匹林可水解产生水杨酸和醋酸；阿托品可水解产生莨菪醇和消旋莨菪碱等。在酸、碱性条件下或温度高时，水解反应更易发生。具有酚羟基、巯基、亚硝基、醛基以及长链共轭多烯等结构的药物，在空气中易被氧化，引起药物变色、失效甚至产生毒性的氧化产物，如二巯基丙醇易被氧化为二硫化物；用作麻醉剂的乙醚在日光、空气及湿气作用下，易氧化分解为醛及有毒的过氧化物。四环素在酸性条件下，可形成毒性较大的差向四环素；重酒石酸肾上腺素左旋体在温度升高时可消旋化等。

三、杂质的种类

为了更好地认识杂质，有针对性和目的性地控制药物中杂质存在的水平，现将杂质按性质和作用以及来源分类。

1. 按性质分类

（1）影响药物稳定性的杂质 一些杂质的直接作用是导致药物不稳定，发生物理或化学改变，如水分的存在常会使含酯、酰胺等结构的药物水解，分解产物常影响到药物的安全性和有效性；金属离子的存在，常催化氧化还原反应，如 Cu^{2+} 催化，使维生素 A、维生素 E 易被氧化等。

（2）毒性杂质 Ag^+、Hg^{2+}、Pb^{2+}、Sb^{2+}、Sn^{2+}、Cd^{2+} 等离子的过量存在，常导致人体中毒，影响到用药安全，应严格控制其限量。

（3）信号杂质 一些杂质，如氯化物、硫酸盐等少量的存在，不会对人体产生危害，但此类杂质的水平可以反映药物的生产工艺和储存状况是否正常，有助于控制和提高生产水平，因此，此类杂质又称为"信号杂质"。控制这类杂质的限量，同时也就控制了有关杂质的限量。

2. 按特点分类

（1）一般杂质 一般杂质是指在自然界中分布较广，在多种药物的生产和贮藏过程中容易引入的杂质，由于对此类杂质的控制涉及多种药物，故在各版药典的附录中均规定了它们的检查方法。《中国药典》现行版四部通则规定了氯化物、硫酸盐、硫化物、硒、氟、氰化物、铁盐、重金属、砷盐、铵盐、干燥失重、水分、炽灼残渣、易炭化物、残留溶剂等任务的检查方法。

（2）特殊杂质 特殊杂质是指在个别药物的生产和贮藏过程中引入的杂质。如阿司匹林中的水杨酸、肾上腺素中的酮体、硫酸阿托品中的莨菪碱等，一般来说，某种杂质只存在于特定的药物中，故其检查方法收载于该药物的质量标准，即药典的正文中。

药物中所含杂质按其结构又可分为无机杂质和有机杂质。按其性质还可分为信号杂质和有害杂质，信号杂质本身一般无害，但其含量的多少可反映出药物的纯度水平；有害杂质对人体有害，在质量标准中要加以严格控制。

药典中规定的各种杂质检查任务，系指该药品在按既定工艺进行生产和正常贮藏过程中可能含有或产生并需要控制的杂质。凡药典未规定检查的杂质，一般不需要检查。对危害人体健康、影响药物稳定性的杂质，必须严格控制其限量。

第二节　药物的杂质检查方法

药物中所含杂质的来源广泛，单就药物本身而言，其杂质的含量理应越少越好，但若要将杂质完全除掉，不仅不可能，也没有必要。因此，在保证临床用药安全、有效，不影响药物稳定性、疗效和不发生毒性反应的原则下，允许药物中存在一定量的杂质。药物的杂质检查，通常不要求测定其准确含量，而只需检查杂质的量是否超过限量，通常用百分之几或百万分之几来表示，如百万分之一就是每克药物中杂质重量为 10^{-6} g，即 1μg。

药物中杂质的限量检查按照操作方法不同分为三种类型。

一、对照法

取一定量的待检杂质的对照品配成对照液，与一定量供试品配成的供试品液，在相同的条件下处理后，比较反应结果，以判断供试品中所含杂质是否符合限度规定，这一方法称为对照法。使用此方法时，须注意平行原则。即供试品和标准溶液应在完全相同条件下反应，所加入的试剂、反应的温度、放置的时间等均应相同。只有这样，反应的结果才有可比性。《中国药典》现行版中，一般杂质检查大多采用这一方法。

药物中杂质限量除需考虑杂质本身的性质，还要根据生产所能达到的水平并参考各国药典的标准来制订。

根据定义，药物中杂质的限量（L）可按照下式来计算：

$$\text{杂质限量} = \frac{\text{杂质最大允许量}}{\text{供试品量}} \times 100\% = \frac{\text{标准溶液体积} \times \text{标准溶液浓度}}{\text{供试品量}} \times 100\%$$

或

$$L = \frac{Vc}{S} \times 100\%$$

式中　c——对照液浓度；

V——对照液体积；

L——杂质的限量；

S——供试品量。

【例 4-1】 对乙酰氨基酚中氯化物检查

取对乙酰氨基酚 2.0g，加入 100ml 水，加热溶解后冷却，滤过，取滤液 25ml，依法检查氯化物（《中国药典》通则 0801），所发生的浑浊与标准氯化钠溶液 5.0ml（每 1ml 相当于 10μg 的 Cl^-）制成的对照液比较，不得更浓。问氯化物的限量是多少？

解　$L = \dfrac{cV}{S} \times 100\% = \dfrac{10 \times 10^{-6} \times 5.0}{2.0 \times \dfrac{25}{100}} \times 100\% = 0.01\%$

【例 4-2】 磷酸可待因中吗啡检查

取本品 0.10g，加盐酸溶液（9→1000）使溶解成 5ml，加亚硝酸钠试液 2ml，放置 15min，加氨试液 3ml，所显颜色与吗啡溶液［取无水吗啡 2.0mg，加盐酸溶液（9→1000）使溶解成 100ml］5.0ml，用同方法制成的对照液比较，不得更深。问限量为多少？

解　$L = \dfrac{cV}{S} \times 100\% = \dfrac{2.0 \times 10^{-3} \times \dfrac{5.0}{100}}{0.10} \times 100\% = 0.1\%$

【例 4-3】 葡萄糖中重金属检查

取葡萄糖 4.0g，加水 23ml 溶解后，加醋酸盐缓冲液（pH 为 3.5）2ml，依法检查重金属（《中国药典》通则 0821），含重金属不得过百万分之五。问应取标准铅溶液多少毫升？（每 1ml 相当于 10μg 的 Pb）

解

$$L = \frac{cV}{S} \times 100\%$$

$$V = \frac{LS}{c} = \frac{5 \times 10^{-6} \times 4}{10 \times 10^{-6}} = 2.0 (ml)$$

二、灵敏度法

系指在供试品溶液中加入试剂，在一定反应条件下，不得有正反应出现，从而判断供试品中所含杂质是否符合限量规定。

如蒸馏水中氯化物检查，是在 50ml 水中加入硝酸与硝酸银试液后，不发生浑浊为合格。由于 50ml 水中含有 0.2mg 的 Cl^- 时，所显浑浊已较明显，所以此检查限制了蒸馏水中氯化物的含量小于 $4\mu g/ml$。

本法的特点是：以该检测条件下的灵敏度来控制杂质限量，不需要对照物质。

三、比较法

系指取供试品一定量依法检查，测得待检杂质的吸光度等与规定的限量比较，不得更大。

第三节 一般杂质检查

一般杂质系指自然界中分布比较广泛，在许多药物的生产和贮存过程中容易引入的杂质。《中国药典》现行版多采用对照法对一般杂质进行检查。一般杂质的检查须遵循平行操作原则，通过正确比较供试管与对照管的浊度、颜色等来确定供试品中杂质限量是否符合规定。

一、氯化物检查法

氯化物广泛存在于自然界中，在药物的生产过程中，常用到盐酸或制成盐酸盐形式。氯离子对人体无害，但它能反映药物的纯度及生产过程是否正常，因此氯化物常作为信号杂质进行检查。

1. 原理

药物中的微量氯化物在硝酸酸性条件下与硝酸银反应，生成氯化银胶体微粒而显白色浑浊，与一定量的标准氯化钠溶液在相同条件下产生的氯化银浑浊程度比较，判定供试品中氯化物是否符合限量规定。

$$Cl^- + Ag^+ \longrightarrow AgCl\downarrow (白)$$

2. 方法

除另有规定外，取各药品项下规定量的供试品，加水溶解使成 25ml（溶液如显碱性，可滴加硝酸使成中性），再加稀硝酸 10ml；溶液如不澄清，应滤过；置 50ml 纳氏比色管中，加水使约 40ml，摇匀，即得供试溶液。另取各药品项下规定量的标准氯化钠溶液，置 50ml 纳氏比色管中，加稀硝酸 10ml，加水使成 40ml，摇匀，即得对照溶液。于供试溶液与对照溶液中，分别加入硝酸银试液 1.0ml，用水稀释至 50ml，摇匀，在暗处放置 5min，同置黑色背景上，从比色管上方向下观察，比较，即得。

标准氯化钠溶液的制备 称取氯化钠 0.165g，置 1000ml 量瓶中，加水适量使溶解并稀释至刻度，摇匀，作为贮备液。

临用前，精密量取贮备液 10ml，置 100ml 量瓶中，加水稀释至刻度，摇匀，即得（每 1ml 相当于 $10\mu g$ 的 Cl）。

3. 注意事项

（1）硝酸的作用 硝酸可以除去 CO_3^{2-}、PO_4^{3-}、SO_4^{2-} 等杂质的干扰，同时，硝酸还可以加速氯化银的生成，使之产生较好的乳浊。

（2）氯化物的检测浓度范围 在测定条件下，氯化物浓度（以 Cl^- 计）以 50ml 中含有 0.02～0.08mg（即相当于标准氯化钠溶液 2～8ml）为宜，所显浑浊梯度明显。实验时，应根据限量规定，考虑供试品取样量，使氯化物的量在此范围内。

（3）温度对产生氯化银的浊度的影响 以 30～40℃产生的浑浊最大，结果也恒定，但如果标准品与供试品在相同条件下操作后比较，仍可在室温进行。

（4）操作中注意平行原则　供试品管和对照液管应同时操作，试剂的加入顺序应一致。摇匀后应在暗处放置5min，避免阳光直接照射，以防单质银生成。

（5）浊度观察比较的方法　若两管的浊度接近，应将供试品管与对照液管同时置黑色台面上，摘下纳氏比色管塞子，自上向下观察浊度，较易判断。必要时，可变换供试品管和对照液管的位置后观察。

（6）比色管的使用注意事项　比色管用后应立即冲洗，避免久置。不应用毛刷刷洗，以免划出条痕损伤比色管壁而影响比色。

（7）供试液中有不溶物　供试液需滤过时，滤纸中如含有氯化物，可预先用含有硝酸的水溶液洗净后使用。

（8）有机氯的检查　选择适宜的方法破坏，使有机氯成为无机氯离子，再依法检查。破坏的方法根据有机氯结合的牢固程度而定，一般对于结合不是很牢固的（如与有机结构侧链共价结合），可用碱加热水解法；当氯与环状有机物结合牢固时，可用氧瓶燃烧法破坏。

（9）检查碘或溴化物中的氯化物　碘中氯化物的检查，先加锌粉将碘还原为无色的碘离子，再加入氨试液与硝酸银试液，利用碘化银不溶于氨溶液，而氯化银在氨溶液中与氨形成配位离子，滤去沉淀。滤液加硝酸又析出氯化银，与一定量标准氯化钠溶液生成的浑浊比较，即得。检查溴化物中氯化物时，因溴离子也可与银离子生成溴化银沉淀，可利用溴离子比氯离子易于氧化的性质，用硝酸与30%过氧化氢溶液氧化溴离子成游离的溴，加热去溴，再依次测定供试品中氯化物的限度。

> **课堂活动**
>
> 思考供试品溶液有色时该如何处理？
> 答：可以采用两种方法处理，第一种方法为内消色法，即用去除杂质的供试品溶液作为标准品溶液的溶剂来溶解标准品，使标准品溶液颜色与供试品溶液颜色保持一致；第二种方法为外消色法，即向供试品溶液中加入某种试剂，使溶液颜色褪去后再依法检查。

4. 应用

谷氨酸钠中氯化物的检查：取本品0.10g，依法检查（通则0801），与标准氯化钠溶液5.0ml制成的对照液比较，不得更深（0.05%）。

二、硫酸盐检查法

1. 原理

药物中微量的硫酸盐在稀盐酸酸性条件下与氯化钡反应，生成硫酸钡微粒显白色浑浊，与一定量标准硫酸钾溶液在相同条件下产生的硫酸钡浑浊程度比较，判定供试品硫酸盐是否符合限量规定。

$$SO_4^{2-} + Ba^{2+} \longrightarrow BaSO_4 \downarrow （白）$$

2. 方法

除另有规定外，可取供试溶液两份，分别50ml纳氏比色管中，一份加25%氯化钡溶液5ml，摇匀，放置10min，如显浑浊，可反复滤过，至滤液完全澄清，再加规定量的标准硫酸钾溶液与水适量使成50ml，摇匀，放置10min，作为对照溶液；另一份加25%氯化钡溶液5ml与水适量使成50ml，摇匀，放置10min，按上述方法比较所产生的浑浊。

供试溶液的配制除另有规定外，取各品种项下规定量的供试品，置50ml纳氏比色管中，加水溶解使成约40ml；溶液如显碱性，可滴加盐酸使遇pH试纸显中性；溶液如不澄清，应滤过；加稀盐酸2ml，摇匀，即得。

对照溶液的配制取该品种项下规定量的标准硫酸钾溶液，置另一50ml纳氏比色管中，加水使成约40ml，加稀盐酸2ml，摇匀，即得。

3. 注意事项

①供试溶液如需过滤，应预先用盐酸酸化的水洗净滤纸中可能带来的硫酸盐，再滤过供试溶液，

使其澄清。

② 加入25%氯化钡溶液后，应充分摇匀，以免影响浊度。

③ 25%氯化钡溶液存放时间过久，如有沉淀析出，即不能使用，应予重配。

④ 应将供试品管与对照液管同置黑色台面上，自上向下观察浊度，较易判断。必要时，可变换供试品管和对照液管的位置后观察。

⑤ 纳氏比色管用后应立即用水冲洗，不应用毛刷刷洗，以免划出条痕损伤比色管。

4. 应用

尿素中硫酸盐的检查：取本品4.0g，依法检查（通则0802），与标准硫酸钾溶液4.0ml制成的对照液比较，不得更深（0.010%）。

苯丙氨酸中硫酸盐检查：取本品0.70g，依法检查（通则0802），与标准硫酸钾溶液1.4ml制成的对照液比较，不得更深（0.02%）。

三、铁盐检查法

1. 原理

铁盐在盐酸酸性溶液中与硫氰酸铵反应生成红色可溶性的硫氰酸铁配位离子，与一定量的标准铁溶液用同法处理后的颜色进行比较，以判断供试品中铁盐的限量是否符合限量规定。

$$Fe^{3+} + [6SCN^-] \rightleftharpoons Fe(SCN)_6^{3-}（红色）$$

课堂活动

思考铁盐检查的目的是什么？

答：药物中过量的Fe^{3+}是一种氧化剂，可氧化具有还原性的药物；Fe^{2+}、Fe^{3+}还可催化某些氧化还原反应的发生，故应控制药物中的Fe^{2+}、Fe^{3+}。

2. 方法

除另有规定外，取各品种项下规定量的供试品，加水溶解使成25ml，移置50ml纳氏比色管中，加稀盐酸4ml与过硫酸铵50mg，用水稀释使成35ml后，加30%硫氰酸铵溶液3ml，再加水适量稀释成50ml，摇匀；如显色，立即与标准铁溶液一定量制成的对照溶液（取该品种项下规定量的标准铁溶液，置50ml纳氏比色管中，加水使成25ml，加稀盐酸4ml与过硫酸铵50mg，用水稀释使成35ml，加30%硫氰酸铵溶液3ml，再加水适量稀释成50ml，摇匀）比较，即得。

3. 注意事项

① 标准铁贮备液。配制标准铁贮备液时，加入2ml硫酸是为了防止铁盐的水解。铁贮备液应存放于阴凉处，存放期间如出现浑浊或其他异常情况，不得再使用。

② Fe^{3+}最佳比色浓度梯度范围。本法Fe^{3+}适宜的反应浓度为50ml含10~50μg的Fe^{3+}，在此范围内色泽梯度明显，易于区别。

③ 反应在盐酸的酸性溶液中进行，既可防止铁盐水解，又能避免醋酸盐、磷酸盐、砷酸盐等弱酸盐的干扰。

④ 铁盐与硫氰酸根离子的作用为可逆反应，加入过量硫氰酸铵试剂，可提高反应灵敏度。

⑤ 加入氧化剂过硫酸铵，一方面可以氧化供试品中Fe^{2+}成Fe^{3+}，同时可防止光线导致的硫氰酸铁还原或分解褪色。某些药物如葡萄糖、糊精等在前处理时加入氧化剂硝酸，则不再形成过硫酸铵；但在加入硫氰酸铵前，应加热除去残留的氧化氮，否则HNO_2可与SCN^-作用，形成红色的亚硝酰硫氰化物，干扰比色。

⑥ 增加反应的酸度或硫氰酸铵的加入量，可以抑制某些酸根阴离子，如Cl^-、PO_4^{3-}、SO_4^{2-}等与Fe^{3+}的反应，消除它们的干扰。此外，由于硫氰酸铁配位离子在正丁醇等有机溶剂中的溶解度大，所以也可用正丁醇提取后比色。这样既能增加颜色深度，提高显色反应灵敏度，又能排除这些干扰物质的影响。

⑦ 某些有机药物，特别是环状有机药物，在实验条件下不溶解或对检查有干扰，需经炽灼破坏，使铁盐呈三氧化二铁留于残渣，处理后再依法检查。

4. 应用

阿苯达唑中铁盐检查：取炽灼残渣项下遗留的残渣，加盐酸2ml，置水浴上蒸干，再加稀盐酸4ml，微温溶解后，加水30ml与过硫酸铵50mg，依法检查（通则0807），与标准铁溶液3.0ml制成的对照液比较，不得更深（0.03%）。

四、重金属检查法

重金属系指在实验条件下能与硫代乙酰胺（CH_3CSNH_2）或硫化钠作用显色的金属杂质，如银、铅、汞、铜、镉、锡、锑、铋等。重金属离子的存在，要么对人体有较大危害，如铅离子，要么会催化和参与药物的化学反应，影响药物的稳定性，故有必要严格控制重金属离子在药物中的量。在药品生产过程中遇到铅的机会较多，铅在体内又易积蓄中毒，故检查时以铅为代表，作为限量对照。

1. 原理

重金属检查主要使用硫代乙酰胺或硫化钠试液作为显色剂。硫代乙酰胺在醋酸盐缓冲液的酸性（pH3.5）条件下水解，产生硫化氢，与微量重金属杂质（以Pb^{2+}为代表）反应生成黄色至棕黑色的硫化物混悬液。或在氢氧化钠的碱性条件下，硫化钠与微量重金属杂质反应生成黄色到棕黑色的硫化物混悬液。与一定量的标准铅溶液经同法操作后生成的有色混悬液所呈颜色进行比较，不得更深。

$$CH_3CSNH_2 + H_2O \xrightarrow{pH=3.5} CH_3CONH_2 + H_2S$$

$$H_2S + Pb^{2+} \xrightarrow{pH=3.5} PbS\downarrow + 2H^+$$

$$或\ Na_2S + Pb^{2+} \xrightarrow{NaOH} PbS\downarrow + 2Na^+$$

> **课堂活动**
>
> 思考反应试剂为什么不用H_2S代替硫代乙酰胺呢？
> 答：H_2S试液有恶臭和毒性，不稳定，易被空气氧化而析出单质硫，浓度难以控制。

2. 方法

由于药物性质、重金属的杂质限量以及重金属杂质在药物中的存在状态等因素的不同，现行版《中国药典》规定的重金属检查法包括以下三种方法。

（1）第一法（也称为硫代乙酰胺法） 适用于无需有机破坏，在酸性条件下可以溶解的药物中的重金属检查。

除另有规定外，取25ml纳氏比色管三支，甲管中加标准铅溶液一定量与醋酸盐缓冲液（pH3.5）2ml后，加水或各品种项下规定的溶剂稀释成25ml，乙管中加入按各品种项下规定的方法制成的供试品溶液25ml，丙管中加入与乙管相同重量的供试品，加配制供试品溶液的溶剂适量使溶解，再加与甲管相同量的标准铅溶液与醋酸盐缓冲液（pH3.5）2ml后，用溶剂稀释成25ml；若供试品溶液带颜色，可在甲管中滴加少量的稀焦糖溶液或其他无干扰的有色溶液，使之与乙管、丙管一致；再在甲、乙、丙三管中分别加硫代乙酰胺试液各2ml，摇匀，放置2min，同置白纸上，自上向下透视，当丙管中显出的颜色不浅于甲管时，乙管中显示的颜色与甲管比较，不得更深。如丙管中显出的颜色浅于甲管，应取样按第二法重新检查。

（2）第二法（又称为炽灼后的硫代乙酰胺法） 适用于在水中难溶、或能与重金属离子反应生成配位化合物而影响重金属检查的有机药物。

除另有规定外，当需改用第二法检查时，取各品种项下规定量的供试品，按炽灼残渣检查法（通则0841）进行炽灼处理，然后取遗留的残渣；或直接取炽灼残渣项下遗留的残渣；如供试品为溶液，则取各品种项下规定量的溶液，蒸发至干，再按上述方法处理后取遗留的残渣；加硝酸 0.5ml，蒸干，至氧化氮蒸气除尽后（或取供试品一定量，缓缓炽灼至完全炭化，放冷，加硫酸 0.5~1ml，使恰湿润，用低温加热至硫酸除尽后，加硝酸 0.5ml，蒸干，至氧化氮蒸气除尽后，放冷，在 500~600℃炽灼使完全灰化），放冷，加盐酸 2ml，置水浴上蒸干后加水 15ml，滴加氨试液至对酚酞指示液显微粉红色，再加醋酸盐缓冲液（pH3.5）2ml，微热溶解后，移置纳氏比色管中，加水稀释成 25ml 作为乙管；另取配制供试品溶液的试剂，置瓷皿中蒸干后，加醋酸盐缓冲液（pH3.5）2ml 与水 15ml，微热溶解后，移置纳氏比色管中，加标准铅溶液一定量，再用水稀释成 25ml，作为甲管；再在甲、乙两管中分别加硫代乙酰胺试液各 2ml，摇匀，放置 2min，同置白纸上，自上向下透视，乙管中显出的颜色与甲管比较，不得更深。

（3）第三法（又称为硫化钠法） 适用于溶于碱性水溶液而难溶于稀酸或在稀酸中即生成沉淀的药物的重金属杂质的检查。

方法，除另有规定外，取供试品适量，加氢氧化钠试液 5ml 与水 20ml 溶解后，置纳氏比色管中，加硫化钠试液 5 滴，摇匀，与一定量的标准铅溶液同样处理后的颜色比较，不得更深。

药物中所含的重金属的检查方法较多，各国药典收载的检查方法也有一定的差异。对于不同的药物，应选择恰当的方法进行检测。

3. 注意事项

① 用硝酸铅配制标准铅贮备液，并加入一定量的硝酸防止铅盐水解。标准铅溶液须于临用前取适量贮备液稀释而得，浓度为每 1ml 标准铅溶液相当于 10μg 的 Pb。本法适宜目视比色的浓度范围为 25ml 溶液中含 10~20μgPb，相当于标准铅溶液 1~2ml。

② 第一法中，溶液的 pH 会影响金属离子与硫化氢的呈色反应，而当 pH 为 3.0~3.5 时，硫化铅沉淀较完全。若酸度继续增大，重金属离子与硫化氢呈色变浅，酸度太大时甚至不显色。所以如果供试品用强酸溶解或在处理过程中使用了强酸，则应在加入醋酸盐缓冲液进行比色前加氨水至对酚酞指示剂显中性。

供试液如有色，应在加硫代乙酰胺试液前于对照溶液管中滴加少量稀焦糖溶液或其他无干扰的有色溶液，使之与供试品溶液管的颜色相一致，然后再加硫代乙酰胺试液进行比色。如按照以上方法仍不能使两管的颜色相一致，应取样按照第二法重新检查。

供试品中如有微量的高铁盐存在，在弱酸性溶液中可氧化硫化氢而析出单质硫，产生浑浊，干扰检测。可分别于甲、乙、丙三支试管中加入抗坏血酸 0.5~1.0g，使 Fe^{3+} 还原成 Fe^{2+}，再依法检查。

③ 在用第二法检查时，炽灼温度控制在 500~600℃使完全灰化，温度太低灰化不完全，温度越高，重金属挥发损失越严重，如铅在 700℃经 6h 炽灼，回收率仅 32%。炽灼残渣加硝酸加热处理从而进一步使有机物破坏完全，一定要蒸干除尽氧化氮，否则亚硝酸会氧化硫代乙酰胺水解产生的硫化氢而析出单质硫，影响比色。

④ 第三法中，硫化钠试液作为显色剂对玻璃有一定的腐蚀性，而且久贮会有絮状物产生，应临用前新鲜配制。

4. 应用

泛昔洛韦中重金属检查：取炽灼残渣项下遗留的残渣，依法检查（通则 0821 第二法），含重金属不得超过百万分之二十。

阿司匹林中重金属检查：取本品 1.0g，加乙醇 23ml 溶解后，加醋酸盐缓冲液（pH3.5）2ml 依法检查（通则 0821 第一法），含重金属不得过百万分之十。

五、砷盐检查法

砷盐是有毒的物质，多由药物生产过程所使用的无机试剂引入。砷盐和重金属一样，在多种药物中要求检查。《中国药典》现行版采用古蔡法和二乙基二硫代氨基甲酸银法（简称 Ag-DDC 法）检查药物中微量的砷盐。

1. 原理

(1) 古蔡氏法 该法检查药物中微量砷盐的原理是利用金属锌与酸作用生成新生态的氢，与药物中微量砷盐作用生成具有挥发性的砷化氢气体，遇溴化汞试纸，产生黄色至棕色的砷斑，如图 4-1 所示，与相同条件下一定量标准砷溶液所生成的砷斑比较，以判定药物中砷盐的含量。其反应方程式如下：

$$As^{3+}+3Zn+3H^+ \longrightarrow 3Zn^{2+}+AsH_3\uparrow$$
$$AsO_3^{3+}+3Zn+9H^+ \longrightarrow 3Zn^{2+}+3H_2O+AsH_3\uparrow$$
$$AsO_4^{3-}+4Zn+11H^+ \longrightarrow 4Zn^{2+}+4H_2O+AsH_3\uparrow$$

砷化氢与溴化汞试纸作用：

图 4-1 砷斑

(2) 二乙基二硫代氨基甲酸银法（Ag-DDC法） 本法的检查原理是先按照第一法利用金属锌与酸反应生成新生态的氢，与微量砷盐作用生成具挥发性的砷化氢气体后，再与二乙基二硫代氨基甲酸银试液作用，二乙基二硫代氨基甲酸银中的银被砷化氢还原，生成红色的胶态银，与同一条件下一定量的标准砷溶液所制成的对照液进行目视比色或在 510nm 波长处测定吸光度，以判定所含砷盐的限度或测定含量。

$$AsH_3+6\begin{matrix}C_2H_5\\C_2H_5\end{matrix}N-C\begin{matrix}S\\S\end{matrix}Ag \rightleftharpoons 6Ag+As\left[\begin{matrix}C_2H_5\\C_2H_5\end{matrix}N-C\begin{matrix}S\\S\end{matrix}\right]_3+3\begin{matrix}C_2H_5\\C_2H_5\end{matrix}N-C\begin{matrix}S\\SH\end{matrix}$$

本反应可逆，加入有机碱能与产物 HDDC（二乙基二硫代氨基甲酸）结合，从而吸收反应中产生的 HDDC，有利于加速反应向正方向定量进行完全，所以《中国药典》现行版规定采用 0.25% Ag-DDC 的三乙胺-三氯甲烷（1.8∶98.2）溶液。

2. 方法

(1) 古蔡氏法检查砷的装置 见图 4-2。

测试时，于导气管 C 中装入醋酸铅棉花 60mg（装管高度为 60～80mm），再于旋塞 D 的顶端平面上放一片溴化汞试纸（试纸大小以能覆盖孔径而不露出平面外为宜），盖上旋塞盖 E 并旋紧，即得。

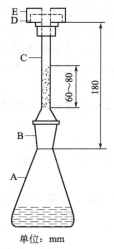

图 4-2 古蔡氏法检砷装置
A—标准磨口锥形瓶；B—中空的标准磨口塞；
C—导气管；D—具孔的有机玻璃旋塞；
E—中央具有圆孔的有机玻璃旋塞

标准砷斑的制备：精密量取标准砷溶液 2ml，置检砷瓶（A 瓶）中，加盐酸 5ml 与水 21ml，再加碘化钾试液 5ml 与酸性氯化亚锡试液 5 滴，在室温放置 10min 后，加锌粒 2g，立即将装妥的导气管 C 密塞于 A 瓶上，并将 A 瓶置 25～40℃的水浴中，反应 45min，取出溴化汞试纸，即得。

供试品检查：取按各药品品种项下规定方法制成的供试液，置 A 瓶中，照标准砷斑的制备方法制备，自"再加碘化钾试液 5ml"起，依法操作，将生成的砷斑与标准砷斑比较，颜色不得更深。

(2) Ag-DDC 法装置 见图 4-3。

取照各品种项下规定方法制成的供试品溶液，置 A 瓶中，照标准砷对照液的制备，自"再加碘化钾试液 5ml"起，依法操作。将所得溶液与标准砷对照液同置白色背景上，从 D 管上方向下观察、比较，所得溶液的颜色不得比标准砷对照液更深。必要时，可将所得溶液转移至 1cm 吸收池中，照

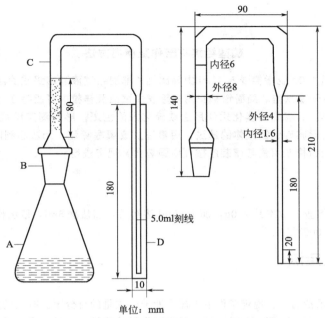

图 4-3　二乙基二硫代氨基甲酸银法检砷装置
A—标准磨口锥形瓶；B—中空的标准磨口塞；C—导气管；D—平底玻璃管

紫外-可见分光光度法（通则 0401）在 510nm 波长处以二乙基二硫代氨基甲酸银试液作空白，测定吸光度，与标准砷对照液按同法测得的吸光度比较，即得。

3. 注意事项

① 碘化钾及氯化亚锡的主要作用之一是将五价砷还原成为三价砷，因为五价砷在酸性溶液中被金属锌还原为砷化氢的速度比三价砷慢，在反应液中加入碘化钾及氯化亚锡，可以使供试品中可能存在的 As^{5+} 还原成 As^{3+}，然后再与金属锌反应，从而加快了反应速度。同时，碘化钾被五价砷氧化生成的碘又可被氯化亚锡还原为碘离子，而新生成的碘离子又可与反应中产生的锌离子形成稳定的配离子，有利于砷化氢源源不断地生成。

氯化亚锡与碘化钾的另一个作用是还能抑制锑化氢的生成，因为锑化氢也能与溴化汞试纸反应生成锑斑。在实验条件下，100μg 锑存在也不致干扰测定。氯化亚锡还能催化锌与盐酸反应，即单纯的锌与盐酸作用较慢，而当加入氯化亚锡时，锌可以置换出锡沉积在锌的表面，形成锌锡齐，从而加快了锌与盐酸的反应速度，使氢气连续而均匀地产生。

② 供试品和锌粒中可能含有少量的硫化物，在酸性溶液中产生硫化氢气体，与溴化汞作用生成硫化汞色斑，干扰试验，故须在检砷器的导管中装入醋酸铅棉花以吸收硫化氢，除去干扰。

③ 砷斑不够稳定，在反应中应保持干燥及避光，并立即与标准砷斑比较。

④ 供试品若为亚硫酸盐、硫代硫酸盐等或为含锑、磷的药物，因在酸性下可生成二氧化硫或反应生成锑化氢、磷化氢等而有干扰，故应先处理后再检查，或改用其他方法检查。

⑤ 供试品若为铁盐，能与碘化钾、氯化亚锡等还原剂反应而消耗还原剂，影响测定条件，并能氧化新生成的砷化氢，干扰砷斑检查，应先加酸性氯化亚锡试液作为还原剂，与高铁离子反应生成低铁离子后再依法检测。如枸橼酸铁铵中砷盐的检查。

⑥ 多数环状结构的有机药物，因砷在分子中可能以共价键结合，要先进行有机破坏，否则检出结果偏低或难以检出。常用的有机破坏方法有：碱破坏法和酸破坏法。

⑦ 锑化氢与 Ag-DDC 的反应灵敏度较低，约为砷化氢的 1/35。测定时反应液中加入 40％氯化亚锡溶液 3ml、15％碘化钾溶液 5ml，500μg 的锑也不致干扰测定。

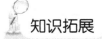
知识拓展

醋酸铅棉花制作及使用方法

醋酸铅棉花系指 1.0g 脱脂棉浸入 12ml 由等比例的醋酸铅试液和水组成的混合溶液中,经湿透挤压并在 100℃ 以下干燥制得。醋酸铅棉花用来除去供试品及锌粒中可能存在的硫化物在酸性溶液中生成的硫化氢气体,后者能与溴化汞作用生成硫化汞的色斑,影响测定结果。但醋酸铅棉花用量过多或塞得过紧会影响砷化氢气体的通过,用量过少或填塞稀疏,无法起到阻挡硫化氢的作用,因此导气管中的醋酸铅棉花用量与填装应按《中国药典》规定进行。

4. 应用

苯丙氨酸中砷盐检查:取本品 2.0g,加水 23ml 溶解后,加盐酸 5ml,依法检查(通则 0822 第一法),应符合规定(0.0001%)。

六、干燥失重测定法

1. 原理

药品的干燥失重系指药品在规定条件下干燥后所减失重量的百分率。减失的重量主要是水、结晶水及其他挥发性物质,如乙醇等。由减失的重量和取样量计算供试品的干燥失重。

2. 方法

取供试品,混合均匀(如为较大的结晶,应先迅速捣碎使成 2mm 以下的小粒),取约 1g 或各品种项下规定的重量,置与供试品相同条件下干燥至恒重的扁形称量瓶中,精密称定,除另有规定外,在 105℃ 干燥至恒重。由减失的重量和取样量计算供试品的干燥失重。

3. 注意事项

① 供试品干燥时,应平铺在扁形称量瓶中,厚度不可超过 5mm,如为疏松物质,厚度不可超过 10mm。放入烘箱或干燥器进行干燥时,应将瓶盖取下,置称量瓶旁,或将瓶盖半开进行干燥;取出时,须将称量瓶盖好。置烘箱内干燥的供试品,应在干燥后取出置干燥器中放冷,然后称定重量。

② 供试品如未达规定的干燥温度即融化时,除另有规定外,应先将供试品在低于熔化温度 5~10℃ 的温度下干燥至大部分水分除去后,再按规定条件干燥。生物制品应先将供试品于较低的温度下干燥至大部分水分除去后,再按规定条件干燥。

③ 当用减压干燥器(通常为室温)或恒温减压干燥器(温度应按各品种项下的规定设置,生物制品除另有规定外,温度为 60℃)时,除另有规定外,压力应在 2.67kPa(20mmHg)以下。干燥器中常用的干燥剂为五氧化二磷、无水氯化钙或硅胶;恒温减压干燥器中常用的干燥剂为五氧化二磷。应及时更换干燥剂,使其保持在有效状态。

4. 应用

肝素钠干燥失重检查:取本品,置五氧化二磷干燥器内,在 60℃ 减压干燥至恒重,减失重量不得超过 5.0%(通则 0831)。

苯佐卡因干燥失重检查:取本品,置五氧化二磷干燥器中干燥至恒重,减失重量不得过 0.5%(通则 0831)。

知识拓展

五氧化二磷干燥剂与硫酸干燥剂的干燥性能及使用方法

① 五氧化二磷的吸水效率、吸水容量和吸水速度均较好。使用时需将干燥剂铺于培养皿中,

置于干燥器内。若发现干燥剂表层结块、出现液滴，应将表层刮去，另加新的五氧化二磷再使用；弃去的五氧化二磷不可倒入下水道，应埋入土中。五氧化二磷价格较贵，且不能反复使用。

② 硫酸的吸水效率与吸水速度次于五氧化二磷，但吸水容量比五氧化二磷大，价格也较便宜；使用时，应将硫酸盛于培养皿或烧杯中，不能直接倾入干燥器；搬动干燥器时，应注意勿使硫酸溅出；用过的硫酸经加热除水后可再用。除水的方法是：将含水硫酸置烧杯中加热至冒白烟、保持110℃左右约30min，即可。

七、水分测定法

药物中水分的存在，可使药物发生水解、霉变等，《中国药典》现行版采用费休法及甲醛法测定药物中的水分，但主要采用费休法。该法也叫卡尔费休水分滴定法，其特点是操作简便、专属性强、准确度高，适用于受热易破坏的药物。

1. 原理

费休水分测定，是非水溶液中的氧化还原滴定，采用的标准滴定液称为费休试液，是由碘、二氧化硫、吡啶和甲醇按一定比例组成。测定原理是利用碘氧化二氧化硫为三氧化硫时，需要一定量的水分参加反应。

$$I_2 + SO_2 + H_2O \longrightarrow 2HI + SO_3$$

上述反应是可逆的，为了使反应向右进行完全，加入无水吡啶能定量地吸收HI和SO_3，生成氢碘酸吡啶（$2C_5H_5N \cdot HI$）和亚硫酸吡啶（$C_5H_5N \cdot SO_3$）。但生成的亚硫酸吡啶不够稳定，加入无水甲醇可使其转变成稳定的甲基硫酸氢吡啶（$C_5H_5NHSO_4CH_3$）。

$$C_5H_5N \cdot SO_3 + CH_3OH \longrightarrow C_5H_5NHSO_4CH_3$$

滴定的总反应为：

$$I_2 + SO_2 + 3C_5H_5N + CH_3OH + H_2O \longrightarrow 2C_5H_5N \cdot HI + C_5H_5NHSO_4CH_3$$

由滴定总反应可知，每1mol水需要2mol碘、1mol二氧化硫、3mol吡啶和1mol甲醇。吡啶和甲醇不仅参与滴定反应，是反应产物的组成部分，而且还起溶剂作用。指示滴定终点的方法有如下两种。

（1）自身作指示剂　即利用碘的颜色指示终点，终点前溶液呈浅黄色，终点时为红棕色（微过量的费休试剂中的碘的颜色）。

（2）永停滴定法　按永停滴定法操作，终点时电流计指针突然偏转，并持续数分钟不退回。该法灵敏、准确，尤其适用于有颜色溶液的测定。

2. 方法

《中国药典》现行版采用水分测定仪直接标定费休试液，或取干燥的具塞玻瓶，精密加入重蒸水约30mg，除另有规定外加入无水甲醇2~5ml，用费休试液滴至溶液由浅黄变为红棕色，或用永停滴定法指示终点；另作空白试验校正，按下式计算费休试液的滴定度。

$$F = \frac{W}{A - B}$$

式中　F——滴定度（每1ml费休试液相当于水的重量），mg/ml；

W——重蒸馏水的重量，mg；

A——滴定所消耗费休试液容积，ml；

B——空白所消耗费休试液容积，ml。

供试品的测定：取供试品适量（约消耗费休试液1~5ml），精密称定，置干燥具塞玻璃瓶中，通过贮有无水甲醇的滴定装置加入无水甲醇2ml，在不断振摇下用费休试液滴定至溶液由浅黄色变为红棕色，另以2ml无水甲醇作空白试验，按下式计算。

$$供试品中水分含量(\%) = \frac{(A - B)F}{W} \times 100\%$$

式中　　A——供试品所消耗费休试液的量，ml；
　　　　B——空白所消耗费休试液容积，ml；
　　　　W——供试品的重量，mg。

3. 注意事项

① 测定供试品中水分时可根据费休试液的 F 值及供试品的含水限量来确定供试品的取样量，供试品的取样量一般以消耗费休试液 1~5ml 为宜，费休试液的 F 值以在 4.0mg/ml 上下为宜，F 值降低至 3.0mg/ml 以下时，滴定终点不敏锐，不宜再用。整个操作应迅速，且不宜在阴雨或空气湿度太大时进行。

② 费休法不适用于测定氧化剂、还原剂以及能与试液生成水的药物。一些羰基化合物如活泼的醛酮可与试剂中的甲醇作用，生成缩醛和水，也会干扰测定。

③《中国药典》现行版还采用甲苯法测定药物的水分。该法常用于测定颜色较深的药品或氧化剂、还原剂、皂类、油类等。

【例 4-4】 氨苄西林钠水分测定：精密称取本品 0.7823g，置于干燥具塞玻瓶中，加无水甲醇 5ml 充分振摇后，用费休试液滴至溶液由浅黄色变为红棕色，消耗费休试液 2.36ml；另取无水甲醇 5ml，同法测定，消耗费休试液 0.14ml，求氨苄西林钠的含水量（已知每 1ml 费休试液相当于 3.65mg 的水）。

解
$$H_2O(\%) = \frac{(2.36-0.14)\times 3.65}{0.7823\times 1000}\times 100\% = 1.04\%$$

4. 应用

阿奇霉素干混悬剂中水分检查：取本品适量，照水分测定法（通则 0832 第一法）测定，含水分不得过 2.0%。

环磷酰胺中水分检查：取本品，照水分测定法（通则 0832 第一法）测定，含水分应为 6.0%~7.0%。

八、炽灼残渣检查法

1. 原理

有机药物经炭化或无机药物加热分解后，加硫酸湿润，先低温再高温（700~800℃）炽灼，使完全灰化，有机物分解挥发，残留的非挥发性无机杂质（多为金属氧化物或无机盐类）成为硫酸盐，称为炽灼残渣（BP 称硫酸灰分）。药典对某些不含金属的有机药物，规定进行炽灼残渣检查，应符合限量规定。

> **课堂活动**
>
> 思考样品在灰化之前为什么先炭化？
> 答：防止在灼烧时，因温度高，试样中的水分急剧蒸发使试样飞扬；防止糖、蛋白质、淀粉等易发泡膨胀的物质在高温下发泡膨胀而溢出坩埚；防止直接灼烧时炭粒易被包住，使灰化不完全。

2. 方法

精密称取规定重量的供试品，于坩埚中，先缓缓加热（为了避免供试品骤然膨胀逸出，可采用坩埚斜置方式）直至完全炭化，放冷，加硫酸 0.5~1ml 使湿润，低温加热至硫酸蒸气除尽后，在 700~800℃ 炽灼使完全灰化，移至干燥器内，放冷至室温。精密称定后，再在 700~800℃ 炽灼至恒重，计算限量。公式为：

$$炽灼残渣（\%）= \frac{炽灼至恒重后残渣重量}{供试品取样量}\times 100\%$$

药物的炽灼残渣限量一般为 0.1%～0.2%，供试品的取用量应根据炽灼残渣限量和称量误差决定。取量过多，炭化和灰化时间太长；过少，加大称量相对误差。一般应使炽灼残渣量为 1～2mg。因此，如限量为 0.1% 以上者，取样可在 1g 以下。如贵重药物或供试品数量不足时，取样可酌情减少。

> **课堂活动**
>
> 思考什么是恒重？
> 答：恒重是指连续两次炽灼或干燥后的重量差异在 0.3mg 以下。

3. 注意事项
① 重金属在高温下易挥发，如供试品需将残渣留作重金属检查，则炽灼温度控制在 500～600℃。
② 含氟的药物对瓷坩埚有腐蚀，应采用铂坩埚。

4. 应用
环磷腺苷中炽灼残渣检查：取本品 1.0g，置铂坩埚中，依法检查（通则 0841），遗留残渣不得过 0.1%。

九、易炭化物检查法

1. 原理
易炭化物检查是检查药物中夹杂的遇硫酸易炭化或易氧化而呈色的微量有机杂质。此类杂质多数是结构未知的，用硫酸呈色的方法可以简便地控制此类杂质的总量。

2. 方法
取内径一致的两支比色管，甲管中加放各种项下规定的对照液 5ml；乙管中加硫酸［含 H_2SO_4 94.5%～95.5%（g/g）］5ml 后，分次缓缓加入规定量的供试品，振摇使溶解。除另有规定外，静置 15min 后，将两管同置白色背景前比色，乙管中所显颜色不得较甲管更深。

对照液主要有三类：①用"溶液颜色检查"项下的标准比色液作为对照液；②用比色用氯化钴液、比色用重铬酸钾液和比色用硫酸铜液按规定方法配成的对照液；③一定浓度的高锰酸钾液。

3. 注意事项
供试品如为固体，应先研细，如需加热才能溶解时，可取供试品与硫酸混合均匀，加热溶解后，放冷至室温，再移置比色管中。

4. 应用
乳酸中易炭化物检查：取 95%（g/g）硫酸 5ml，置洁净的试管中，注意沿管壁加本品 5ml，使成两液层，在 15℃静置 15min，接界面的颜色不得比淡黄色更深。

十、溶液颜色检查法

1. 原理
本法系将药物溶液的颜色与规定的标准比色液比较，或在规定的波长处测定其吸光度。

品种项下规定的"无色"系指供试品溶液的颜色相同于水或所用溶剂，"几乎无色"系指供试品溶液的颜色不深于相应色调 0.5 号标准比色液。

2015 年版《中国药典》收载了三种检查方法，分别是目视比色法、分光光度法及色差计法。

2. 方法
第一法，除另有规定外，取各品种项下规定量的供试品，加水溶解，置于 25ml 的纳氏比色管中，加水稀释至 10ml。另取规定色调和色号的标准比色液 10ml，置于另一 25ml 纳氏比色管中，两管同置白色背景上，自上向下透视，或同置白色背景前，平视观察，供试品管呈现的颜色与对照管比较，不得更深。如供试品管呈现的颜色与对照管的颜色深浅非常接近或色调不完全一致，使目视观察无法辨别两者的深浅时,应改用第三法(色差计法)测定,并将其测定结果作为判定依据。

比色用重铬酸钾液,精密称取在120℃干燥至恒重的基准重铬酸钾0.4000g,置500ml量瓶中,加适量水溶解并稀释至刻度,摇匀,即得。每1ml溶液中含0.800mg的$K_2Cr_2O_7$。

比色用硫酸铜液,取硫酸铜约32.5g,加适量的盐酸溶液(1→40)使溶解成500ml,精密量取10ml,置碘量瓶中,加水50ml、醋酸4ml与碘化钾2g,用硫代硫酸钠滴定液(0.1mol/L)滴定,至近终点时,加淀粉指示液2ml,继续滴定至蓝色消失。每1ml硫代硫酸钠滴定液(0.1mol/L)相当于24.97mg的$CuSO_4$。根据上述测定结果,在剩余的原溶液中加适量的盐酸溶液(1→40),使每1ml溶液中含62.4mg的$CuSO_4 \cdot 5H_2O$,即得。

比色用氯化钴液,取氯化钴约32.5g,加适量的盐酸溶液(1→40)使溶解成500ml,精密量取2ml,置锥形瓶中,加水200ml摇匀,加氨试液至溶液由浅红色转变至绿色后,加醋酸-醋酸钠缓冲液(pH6.0)10ml,加热至60℃,再加二甲酚橙指示液5滴,用乙二胺四醋酸二钠滴定液(0.05mol/L)滴定至溶液显黄色。每1ml乙二胺四醋酸二钠滴定液(0.05mol/L)相当于11.90mg的$CoCl_2 \cdot 6H_2O$。根据上述测定结果,在剩余的原溶液中加适量的盐酸溶液(1→40),使每1ml溶液中含59.5mg的$CoCl_2 \cdot 6H_2O$,即得。

各种色调标准贮备液的制备,按表4-1精密量取比色用氯化钴液、比色用重铬酸钾液、比色用硫酸铜液与水,混合摇匀,即得。

表 4-1　各种色调标准贮备液的配制

色调	比色用氯化钴液/ml	比色用重铬酸钾液/ml	比色用硫酸铜液/ml	水/ml
绿黄色	—	27	15	58
黄绿色	1.2	22.8	7.2	68.8
黄色	4.0	23.3	0	72.7
橙黄色	10.6	19.0	4.0	66.4
橙红色	12.0	20.0	0	68.0
棕红色	22.5	12.5	2.0	45.0

各种色调色号标准比色液的制备按表4-2精密量取各色调标准贮备液与水,混合摇匀,即得。

表 4-2　各种色调色号标准比色液的配制

色号	0.5	1	2	3	4	5	6	7	8	9	10
贮备液/ml	0.25	0.5	1.0	1.5	2.0	2.5	3.0	4.0	6.0	7.5	10.0
加水量/ml	9.75	9.5	9.0	8.5	8.0	7.5	7.0	5.5	4.0	2.5	0

第二法,除另有规定外,取各供试品项下规定量的供试品,加水溶解并使成10ml,必要时滤过,滤液照紫外-可见分光光度法(通则0401)于规定波长处测定,吸光度不得超过规定值。

第三法(色差计法),本法是使用具备透射测量功能的测色色差计直接测定溶液的透射三刺激值,对其颜色进行定量表述和分析的方法。当目视比色法较难判定供试品与标准比色液之间的差异时,应采用本法进行测定与判断。

供试品溶液与标准比色液之间的颜色差异,可以通过分别比较它们与水之间的色差值来测定,也可以通过直接比较它们之间的色差值来测定。

3. 注意事项

① 所用纳氏比色管均应洁净、干燥,洗涤时不能用刷子,应用铬酸洗液浸泡,然后冲洗,避免表面粗糙。

② 检查时光线应明亮。

③ 如果供试管中的颜色与对照管中溶液颜色相近时应将比色管互换位置后再行观察。

4. 应用

乳酸依沙吖啶溶液颜色检查:取此溶液5ml加水稀释至10ml,与对照液(取1‰三硝基苯酚溶液

9.5ml 与比色用三氯化铁液 0.22ml 及水 0.28ml 混合制成）比较，颜色不得更深。

乳果糖口服溶液溶液颜色检查：取本品，照紫外-可见分光光度法（通则 0401），以水为空白，在 420nm 的波长处测定吸光度，不得过 0.5。

十一、澄清度检查法

澄清度是检查药品溶液的浑浊程度，即浊度。一定程度上可反映药品的质量和生产工艺水平，尤其是对于注射用原料药，检查其溶液的澄清度，有较为重要的意义。

1. 原理

药品溶液中如存在细微颗粒，当直射光通过溶液时，可引致光散射和光吸收的现象，致使溶液微显浑浊。现行版《中国药典》是用规定级号的浊度标准溶液与供试品溶液比较，以判定药品溶液的澄清度或其浑浊程度。

2. 方法

（1）浊度标准液的配制方法

① 浊度标准贮备液的制备　称取 105℃ 干燥至恒重的硫酸肼 1.00g，置 100ml 量瓶中，加水适量使溶解，必要时可在 40℃ 的水浴中温热溶解，并用水稀释至刻度，摇匀，放置 4~6h，取此溶液与等容量的 10% 乌洛托品溶液混合，摇匀，于 25℃ 避光静置 24h，即得。该溶液置冷处避光保存，可在 2 个月内使用，用前摇匀。

② 浊度标准原液的制备　取浊度标准贮备液 15.0ml，置 1000ml 量瓶中，加水稀释至刻度，摇匀，取适量，置 1cm 吸收池中，照紫外-可见分光光度法（通则 0401），在 550nm 的波长处测定，其吸光度值应在 0.12~0.15 范围内。该溶液应在 48h 内使用，用前摇匀。

③ 浊度标准液的制备　取浊度标准原液与水，按表 4-3 配制，即得。浊度标准液应临用时制备，使用前充分摇匀。

表 4-3　浊度标准液的配制

浊度标准液（级号）	0.5	1	2	3	4
浊度标准原液/ml	2.5	5.0	10.0	30.0	50.0
水/ml	97.5	95.0	90.0	70.0	50.0

（2）操作方法　除另有规定外，将一定浓度的供试品溶液与该品种项下规定的浊度标准液，分别置于配对的比浊用玻璃管中，液面高度为 40mm，在浊度标准液制备 5min 后，同置黑色背景上，在漫射光下从比色管上方向下观察，比较，或置于伞棚灯下，照度为 1000lx，从水平方向观察比较，用以检查溶液的澄清度或其浑浊程度。在进行比较时，如供试品溶液管的浊度接近标准管时，应将比浊管交换位置后再行观察。

3. 注意事项

① 制备澄清度检查用的浊度标准贮备液、原液和标准液，均应用澄清的水（可用 0.45μm 孔径滤膜或 G5 垂熔玻璃漏斗滤过而得）。

② 浊度标准贮备液、浊度标准原液、浊度标准液，均应按规定制备、使用，否则影响结果。

③ 温度对浊度标准贮备液的制备影响显著，因此规定两液混合时的反应温度应保持在 25℃±1℃。

④ 用于配制供试品溶液的水，均应为注射用水或新沸放冷的澄清水。

⑤ 供试品溶液配制后，应在 5min 内进行检视。

4. 应用

注射用乳糖酸红霉素溶液澄清度检查：取本品 5 瓶，按标示量分别加水制成每 1ml 中含红霉素 50mg 的溶液，溶液应澄清无色，如显浑浊，与 1 号浊度标准液（通则 0902 第一法）比较均不得更浓。

十二、残留溶剂测定法

1. 原理

药品中的残留溶剂系指在原料药或辅料的生产中，以及在制剂制备过程中使用的，但在工艺过程中未能完全去除的有机溶剂。药品中常见的残留溶剂及限度见表 4-4，除另有规定外，第一、第二、第三类溶剂的残留限度应符合表 4-4 中的规定；对其他溶剂，应根据生产工艺的特点，制定相应的限度，使其符合产品规范、《药品生产质量管理规范》（GMP）或其他基本的质量要求。

本方法参照气相色谱法（通则 0521）测定。

表 4-4　药品中常见的残留溶剂及限度

溶剂名称	限度/%	溶剂名称	限度/%
第一类溶剂		第三类溶剂	
（应该避免使用）		（药品 GMP 或其他质	
苯	0.0002	量要求限制使用）	
四氯化碳	0.0004	醋酸	0.5
1,2-二氯乙烷	0.0005	丙酮	0.5
1,1-二氯乙烯	0.0008	甲氧基苯	0.5
1,1,1-三氯乙烷	0.15	正丁醇	0.5
第二类溶剂		仲丁醇	0.5
（应该限制使用）		乙酸丁酯	0.5
乙腈	0.041	叔丁基甲基醚	0.5
氯苯	0.036	异丙基苯	0.5
三氯甲烷	0.006	二甲基亚砜	0.5
环己烷	0.388	乙醇	0.5
1,2-二氯乙烯	0.187	乙酸乙酯	0.5
二氯甲烷	0.06	乙醚	0.5
1,2-二甲氧基乙烷	0.01	甲酸乙酯	0.5
N,N-二甲氧基乙酰胺	0.109	甲酸	0.5
N,N-二甲氧基甲酰胺	0.088	正庚烷	0.5
1,4-二氧六环	0.038	乙酸异丁酯	0.5
2-乙氧基乙醇	0.016	乙酸异丙酯	0.5
乙二醇	0.062	乙酸甲酯	0.5
甲酰胺	0.022	3-甲基-1-丁醇	0.5
正己烷	0.029	丁酮	0.5
甲醇	0.3	甲基异丁基酮	0.5
2-甲氧基乙醇	0.005	异丁醇	0.5
甲基丁基酮	0.005	正戊烷	0.5
甲基环己烷	0.118	正戊醇	0.5
N-甲基吡咯烷酮	0.053	正丙醇	0.5
硝基甲烷	0.005	异丙醇	0.5
吡啶	0.02	乙酸丙酯	0.5
四氢噻吩	0.016	第四类溶剂	
四氢化萘	0.01	（尚无足够毒理学资料）[②]	
四氢呋喃	0.072	1,1-二乙氧基丙烷	
甲苯	0.089	1,1-二甲氧基甲烷	
1,1,2-三氯乙烯	0.008	2,2-二甲氧基丙烷	
二甲苯[①]	0.217	异辛烷	
		异丙醚	
		甲基异丙基酮	
		甲基四氢呋喃	
		石油醚	
		三氯乙酸	
		三氟乙酸	

[①] 通常含有 60% 间二甲苯、14% 对二甲苯、9% 邻二甲苯和 17% 乙苯。
[②] 药品生产企业在使用时应提供该类溶剂在制剂中残留水平的合理性论证报告。

2. 方法

(1) 第一法（毛细管柱顶空进样等温法） 当需要检查有机溶剂的数量不多，且极性差异较小时，可采用此法。

色谱条件：柱温一般为 40～100℃；常以氮气为载气，流速为每分钟 1.0～2.0ml；以水为溶剂时顶空瓶平衡温度为 70～85℃，顶空瓶平衡时间为 30～60min；进样口温度为 200℃；如采用火焰离子化检测器 (FID)，温度为 250℃。

测定法，取对照品溶液和供试品溶液，分别连续进样不少于 2 次，测定待测峰的峰面积。

(2) 第二法（毛细管柱顶空进样系统程序升温法） 当需要检查的有机溶剂数量较多，且极性差异较大时，可采用此法。

色谱条件：柱温一般先在 40℃维持 8min，再以每分钟 8℃的升温速率升至 120℃，维持 10min；以氮气为载气，流速为每分钟 2.0ml；以水为溶剂时顶空瓶平衡温度为 70～85℃，顶空瓶平衡时间为 30～60min；进样口温度为 200℃；如采用 FID 检测器，进样口温度为 250℃。

具体到某个品种的残留溶剂检查时，可根据该品种项下残留溶剂的组成调整升温程序。

测定法，取对照品溶液和供试品溶液，分别连续进样不少于 2 次，测定待测峰的峰面积。

(3) 第三法（溶液直接进样法） 可采用填充柱，亦可采用适宜极性的毛细管柱。

测定法，取对照品溶液和供试品溶液，分别连续进样 2～3 次，测定待测峰的峰面积。

计算法：①限度检查除另有规定外，按各品种项下规定的供试品溶液浓度测定。以内标法测定时，供试品溶液所得被测溶剂峰面积与内标峰面积之比不得大于对照品溶液的相应比值。以外标法测定时，供试品溶液所得被测溶剂峰面积不得大于对照品溶液的相应峰面积。②定量测定按内标法或外标法计算各残留溶剂的量。

3. 注意事项

① 供试品中的未知杂质或其挥发性热降解物易对残留溶剂的测定产生干扰。干扰作用包括在测定的色谱系统中未知杂质或其挥发性热降解物与待测物的保留值相同（共出峰）；或热降解产物与待测物的结构相同（如甲氧基热裂解产生甲醇）。

② 当测定的有机溶剂残留量超出限度，但未能确定供试品中是否有未知杂质或其挥发性热降解物对测定有干扰作用时应通过实验排除干扰作用的存在。

③ 测定含氮碱性化合物时普通气象色谱的不锈钢管路、进样器的衬管等对有机胺等含氮碱性化合物具有较强的吸附作用，导致其检出灵敏度降低。通常采用弱极性的色谱柱或经碱处理过的色谱柱分析含氮碱性化合物。

④ 药物中残留有机溶剂顶空测定时，对照品溶液与供试品溶液必须使用相同的顶空条件。

4. 应用

法罗培南钠中残留溶剂检查：取本品 1.0g，精密称定，置顶空瓶中，精密加二甲基亚砜 5ml 使溶解，密封，作为供试品溶液；分别精密称取正己烷、丙酮、四氢呋喃、二氯甲烷、乙腈、甲苯、二甲苯对照品适量，用二甲基亚砜定量稀释制成每 1ml 中分别含正己烷 0.058mg、丙酮 1.0mg、四氢呋喃 0.144mg、二氯甲烷 0.12mg、乙腈 0.082mg、甲苯 0.178mg、二甲苯 0.434mg 的混合溶液，精密量取 5ml，置顶空瓶中，密封，作为对照品溶液。照残留溶剂测定法（通则 0861 第二法）试验，以聚乙二醇（或极性相近）为固定液的毛细管柱为色谱柱，起始温度为 30℃，维持 15min，再以每分钟 50℃的速率升至 150℃，维持 5min；进样口温度为 170℃；检测器温度为 200℃；顶空瓶平衡温度为 80℃，平衡时间为 30min。取对照品溶液顶空进样，按正己烷、丙酮、四氢呋喃、二氯甲烷、乙腈、甲苯、二甲基亚砜（溶剂）的顺序依次洗脱，各主峰之间的分离度均应符合要求。取供试品溶液和对照品溶液分别顶空进样，记录色谱图，按外标法以峰面积计算，正己烷、丙酮、四氢呋喃、二氯甲烷、乙腈、甲苯与二甲苯的残留量均应符合规定。

第四节 特殊杂质检查

药物中存在的特殊杂质是指该药物在生产和贮存过程中，根据药物的性质及生产工艺条件的不同，有可能引入的杂质，包括中间体、分解产物以及副产物等。特殊杂质的检查方法在《中国药典》（2015年版）中列入该药的检查项下。特殊杂质的种类因药物的品种的不同而异，药物中的特殊杂质情况较为复杂，检查方法各异，主要是利用药物和杂质在理化性质和生理作用上的差异来制定适宜的检查方法，一般分成四大类。

一、物理法

（1）颜色　某些药物本身无色，但其分解产物有色，或在生产过程中引入了有色的杂质，可通过检查药物溶液的颜色来对其有色杂质进行限量检查。如《中国药典》2015年版中葡萄糖溶液的颜色检查。

（2）气味　药物（特别是挥发性药物）中存在的杂质如具有特殊气味，则可通过特殊气味来判定该杂质的存在。如乙醇中混入杂醇油，杂醇油具有异臭，检查乙醇中的杂醇油，是将乙醇分次滴在无臭清洁的滤纸上，待乙醇自然挥散后，不应残留杂醇油的异臭。

（3）溶解性　某些药物可溶于水、有机溶剂或酸、碱中而其所含有的杂质不溶或其杂质可溶于水、有机溶剂或酸、碱而药物却不溶于相应的溶剂。可以利用药物和杂质溶解行为的差别来控制药物中的杂质。如《中国药典》（2015年版）葡萄糖中糊精的检查就是利用葡萄糖与糊精在乙醇中的溶解性的差异，通过进行"乙醇溶液澄清度"的检查来实现的。

（4）物理常数——旋光性　某些药物本身具有旋光性，在其生产过程中易引入光学异构体杂质，可以利用药物与其相应的光学异构体杂质之间旋光性质的差异，通过测定旋光度或比旋度来控制杂质的限量。如硫酸阿托品为消旋体，本身无旋光活性，而其杂质莨菪碱为左旋体，《中国药典》（2015年版）规定药物溶液（50mg/ml）的旋光度不得过$-0.4°$，来控制莨菪碱的量。

二、化学法

利用药物和杂质在化学性质上的差异进行特殊杂质检查，主要是选择杂质所特有的化学性质及与一定试剂发生特定的化学反应，来控制杂质的存在。

（1）酸碱性　如果药物中存在的杂质本身具有酸性或碱性，可以利用药物与杂质在酸碱性质方面的差异来检查杂质的存在。如硫酸阿托品中其他生物碱的检查，由于其他生物碱（东莨菪碱、山莨菪碱和樟柳碱等）比阿托品的碱性弱，可以利用这种差异进行杂质检查。

（2）氧化还原性　某些药物与杂质之间在氧化性或还原性方面存在差异，可以利用这种差异检查药物中存在的杂质。如盐酸吗啡中阿扑吗啡的检查。

（3）颜色反应　利用药物中存在的杂质与一定试剂反应产生颜色来检查药物中是否混入杂质，可以根据限量规定，要求其在一定反应条件下不得有某种颜色产生，或在相同条件下与杂质对照品所显的颜色进行目视比色，应符合规定。

三、光谱法

（1）紫外分光光度法　紫外分光光度法一般是通过检查杂质吸光度的方法来控制药物中杂质的限量。即配制一定浓度的药物溶液，选择在药品无紫外吸收而杂质有吸收的波长处测定吸光度，控制吸光度的值不得超过某一限值。如地蒽酚中二羟基蒽醌的检查，二羟基蒽醌的氯仿溶液在432nm波长处有最大吸收，而地蒽酚在该波长处几乎无吸收。

如果药物和杂质在一定波长范围内均有吸收，也可利用药物在某两个波长处的吸光度比值来检查杂质的限量。如苯丙醇中苯丙酮的杂质检查。

（2）红外分光光度法　红外分光光度法用于杂质限量检查时，通常用于多晶型药物中低效或无效晶型的检查。某些多晶型药物由于晶型结构不同，一些化学键的键长、键角等发生不同程度的变化，从而导致红外光谱中某些特征峰的频率、峰形和强度出现显著差异。利用这些差异，可以检查药物中低效或无效的晶型杂质。

四、色谱法

某些药物与杂质在吸附或分配性质上存在差异，可以采用色谱法将其分离，同时也可以进行检测，近年来在特殊杂质的检查中应用广泛，主要包括：薄层色谱法、高效液相色谱法和气相色谱法。

1. 薄层色谱法

薄层色谱法是一种常用的特殊杂质检查方法，具有灵敏度高、简便快速、不需特殊设备的优点。常用的检查方法有以下几种。

（1）灵敏度法（即在规定的试验条件下不允许出现杂质斑点），该法进行特殊杂质限量检查的原理是在规定的试验条件下，用显色剂对规定量的杂质的检测限来控制其限量。该法试验条件影响较大，一般作为备选方法，在无其他合适的检查方法的情况下才选择此法。

（2）杂质对照法（以一定浓度的待测杂质溶液为对照品溶液），该法特点是需要被测杂质对照品，适用于待测杂质已经确定，并且具备该杂质的对照品。检查时，取一定浓度已知杂质的对照品溶液和供试品溶液，分别在同一薄层板上点样，展开、定位后检查，供试品所含该杂质斑点，不得超过杂质对照斑点的大小或比杂质对照斑点颜色更深。

（3）选用药物中可能存在的某些物质作为杂质对照品，本法适用于当药物中的杂质未确认完全或待测杂质不止一种时，可根据药物合成工艺、化学性质等判断其可能含有的杂质，并具备该杂质的对照品的情况下进行特殊杂质检查。采用本法时应注意杂质斑点与对照品应具有可比性。

（4）主成分自身对照法，本法适用于当杂质的结构难以确定，或无杂质的对照品的情况下控制特殊杂质的量。检查时，将供试品根据规定稀释到一定浓度作为杂质对照品溶液，与供试品溶液分别于同一薄层板上点样，展开后显色，规定供试品溶液所显杂质斑点颜色不得比对照品溶液所显主斑点颜色更深（或荧光强度）。

2. 高效液相色谱法

高效液相色谱法分离效能高，应用广泛，不仅可以分离，而且可以通过准确地测定各组分的峰面积、峰高等来分析各组分的含量，在进行药物含量测定的同时，还可进行杂质检查。现介绍以下几种方法。

（1）主成分自身对照法，本法适用于杂质峰面积与主成分峰面积相差悬殊的情况。检查时，将供试品溶液稀释成适宜浓度，作为对照溶液。分别取供试品溶液和对照溶液进样，通过供试品溶液中各杂质峰面积及其总和与对照溶液主成分峰面积比较，以检查供试品中杂质的量。如醋酸甲羟孕酮中的有关物质检查。

（2）内标法加校正因子，测定供试品中某个杂质含量或主成分含量时，按各品种项下规定，精密称（量）取杂质对照品和内标物质，分别配制成溶液，精密量取各溶液，配成校正因子测定用的对照溶液。取一定量注入仪器，记录色谱图，测量对照品和内标物质的峰面积或峰高，按下式计算校正因子：

$$校正因子(f)=\frac{A_S/c_S}{A_R/c_R} \tag{4-1}$$

式中　A_S——内标物质的峰面积或峰高；

　　　A_R——对照品的峰面积或峰高；

　　　c_S——内标物质的浓度；

　　　c_R——对照品的浓度。

再取各品种项下含有内标物质的供试品溶液注入仪器，记录色谱图，测量供试品中被测成分（或其杂质）和内标物质的峰面积或峰高，采用校正因子的内标法按下式计算杂质的含量或主成分的含量：

$$含量(c_X)=f\frac{A_X}{A_S/c_S} \tag{4-2}$$

式中　A_X——供试品（或其杂质）峰面积或峰高；

c_X——供试品(或其杂质)的浓度;

其他符号含义同上。

(3) 外标法,测定供试品中某个杂质含量或主成分的含量时,按各品种项下的规定,精密称(量)取杂质对照品和供试品,分别配成溶液,并精密取一定量,注入仪器,记录色谱图,测量对照品和供试品被测成分的峰面积或峰高,采用比较法按下式计算该杂质的含量或主成分的含量:

$$含量(c_X) = c_R \frac{A_X}{A_R} \tag{4-3}$$

式中各符号的含义同上。

(4) 面积归一化法,检查时,取供试品溶液注入仪器,经高效液相色谱法分离后,测定色谱图上各杂质及药物的峰面积以及除溶剂峰以外的色谱峰总峰面积,计算药物中各杂质峰面积及其总和占总峰面积的百分率,不得超过规定的限量。

3. 气相色谱法

除药物中残留溶剂外,一些挥发性特殊杂质也可以采用气相色谱法检查,检查方法同高效液相色谱法相同。

如氨苄西林中 N,N-二甲苯胺的检查,取本品约 1.0g,精密称定,置具塞试管中,加 1mol/L 氢氧化钠溶液 5ml,精密加入内标溶液(精密称取萘适量,加环己烷溶解并稀释制成每 1ml 中约含 50μg 的溶液)1ml,强烈振摇,静置,取上层液作为供试品溶液;取 N,N-二甲基苯胺 50mg,精密称定,置 50ml 量瓶中,加盐酸 2ml 和水 20ml,振摇均匀后,用水稀释至刻度,摇匀,精密量取 5ml,置 250ml 量瓶中,用水稀释至刻度,摇匀,精密量取 1ml,置具塞试管中,加 1mol/L 氢氧化钠溶液 5ml,精密加入内标溶液 1ml,强烈振摇,静置,取上层液,作为对照品溶液,照气相色谱法(通则 0521)试验,以硅酮(OV-17)为固定相,涂布浓度为 3%;柱温为 120℃;N,N-二甲基苯胺峰与内标峰间的分离度应符合要求。精密量取供试品溶液与对照品溶液各 2μl,分别注入气相色谱仪,记录色谱图,按内标法以峰面积比值计算,N,N-二甲基苯胺的量不得过百万分之 20。

本章小结

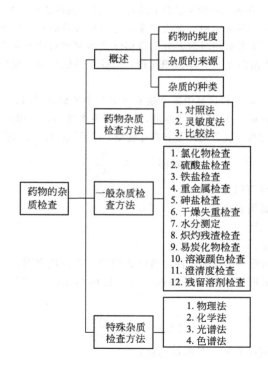

同步测试

一、A型题（单选题）

1. 药物中检查信号杂质（氯化物、硫酸盐）的作用应为（   ）。
   A. 确保药物的稳定性   B. 确保用药的安全性   C. 评价生产工艺的合理性
   D. 确保用药的合理性   E. 评价药物的有效性

2. 药物中所含杂质的最大允许量，又称之为（   ）。
   A. 杂质允许量   B. 存在杂质的最低量   C. 存在杂质的高限量
   D. 杂质限量   E. 杂质含量

3. 《中国药典》（2015年版）规定检查纯化水中氯化物、硫酸盐与钙盐的方法如下：取本品，分置3支试管中，每管各5ml。第1管中加硝酸5滴与硝酸银试液1ml；第2管中加氯化钡试液2ml；第3管中加草酸铵试液2ml，均不得发生浑浊。该检查方法应属于（   ）。
   A. 灵敏度法   B. 对照法   C. 沉淀反应   D. 浊度法   E. 限量法

4. 葡萄糖中重金属检查方法为：取本品适量，加水23ml溶解后，加醋酸缓冲溶液（pH3.5）2ml，依规定方法检查，与标准铅溶液（每1ml相当于$10\mu g$ Pb）2.0ml同法制成的对照液比较，不得更深。如重金属的限量要求为百万分之五，需取本品的量为（   ）。
   A. 1.0g   B. 2.0g   C. 4.0g   D. 6.0g   E. 8.0g

5. 当药物不溶于水、乙醇或可与重金属离子形成配位化合物干扰检查时，需将药物加热灼烧破坏，所剩残渣用于检查。此时灼烧的温度应保持在（   ）。
   A. 700～800℃   B. 500～600℃   C. 500℃以下   D. 600～700℃   E. 800℃以上

6. 铁盐检查时，需加入过硫酸铵固体适量的目的在于（   ）。
   A. 消除干扰
   B. 加速Fe盐和SCN的反应速度
   C. 增加颜色深度
   D. 将低价态铁离子（Fe^{2+}）氧化为高价态铁离子（Fe^{3+}），同时防止硫氰酸铁在光线作用下，发生还原或分解反应而褪色
   E. 将高价态铁离子（Fe^{3+}）还原为低价态铁离子（Fe^{2+}）

7. 采用第一法（即硫代乙酰胺法）检查重金属杂质时，要求溶液的pH值应控制在3～3.5范围内，此时应加入（   ）。
   A. 盐酸   B. 氨-氯化铵缓冲液
   C. 醋酸盐缓冲液   D. 酒石酸氢钾饱和溶液（pH3.56）
   E. 磷酸盐缓冲液

8. 检查药物中杂质时，若药物溶液有颜色而干扰检查，常用内消法或外消法消除干扰。外消法是指（   ）。
   A. 炽灼破坏或加入其他试剂消除药物呈色性或加入有色溶液调节颜色
   B. 用仪器方法消除干扰
   C. 改用其他方法
   D. 采用外国药典方法消除干扰
   E. 在溶液以外消除颜色干扰的方法

9. 《中国药典》（2015年版）规定的"澄清"系指（   ）。
   A. 药物溶液澄清度相当于所用溶剂的澄清度或未超过0.5号浊度标准液
   B. 药物溶液的吸光度不得超过0.03
   C. 药物溶液的澄清度未超过1号浊度标准液
   D. 目视检查未见浑浊

E. 在550nm测得吸光度应为0.12～0.15
10. 检查氯化物时，若供试溶液有颜色干扰观察比较结果，处理的方法是（　　）。
   A. 分离法　　　　　　　　B. 灼烧法
   C. 过滤法　　　　　　　　D. 活性炭脱色法
   E. 内消法
11. 干燥失重检查采用的方法应属于（　　）。
   A. 滴定分析法　　　　　　B. 间接挥发重量分析法
   C. 直接挥发重量分析法　　D. 提取重量法
   E. 沉淀重量法
12. 检查砷盐的法定方法均需用醋酸铅棉花，其作用为（　　）。
   A. 形成铅砷齐　　　　　　B. 消除药物中所含少量硫化物的干扰
   C. 吸收砷化氢气体　　　　D. 防止锑化氢（SbH_3）气体生成
   E. 纯化砷化氢气体
13. Ag(DDC)法检查砷盐时，目视比色或于510nm波长处测定吸光度的有色胶态溶液中的红色物质应为（　　）。
   A. 氧化汞　　B. 氧化亚铜　　C. 硫化铅　　D. 胶态金属银　　E. 胶态碘化银
14. 古蔡法检查砷盐时，与溴化汞反应形成有色砷斑的物质为（　　）。
   A. 砷化氢气体　　　　　　B. 硫化氢气体
   C. 亚砷酸盐（AsO_3^{3-}）　　D. 砷酸盐（AsO_4^{3-}）
   E. 汞离子（Hg^{2+}）
15. 遇硫酸易炭化或易氧化而呈色的微量有机杂质一般叫作（　　）。
   A. 易氧化物　　B. 易脱水有机物　　C. 易炭化物　　D. 碳水化合物　　E. 糖类物质

二、B型题（配伍选择题）

【1～3】
A. 硝酸银试液　B. 硫化钠试液　C. 乙酰胺试液　D. 氰酸铵试液　E. 氯化钡试液
1. 氯化物的检查用（　　）。
2. 铁盐的检查用（　　）。
3. 磺胺甲噁唑中重金属的检查用（　　）。

【4～7】
A. GC　　　　B. HPLC　　　C. 旋光度法　　D. PC　　　　E. IR
4. 硫酸阿托品中莨菪碱的检查用（　　）。
5. 药物中无效或低效晶型的检查（如甲苯咪唑中A晶型检查）用（　　）。
6. 药物中残留溶剂或挥发性杂质的检查用（　　）。
7. 阿司匹林栓剂中游离水杨酸的检查用（　　）。

【8～11】
A. 稀硝酸　　B. 稀盐酸　　C. 醋酸缓冲液（pH3.5）　　D. 吡啶　　E. 冰醋酸
8. 硫酸盐的检查用（　　）。
9. 氯化物的检查用（　　）。
10. 重金属的检查用（　　）。
11. Ag(DDC)法检查砷盐用（　　）。

【12～15】
A. Ag（DDC）吡啶试液　B. 砷斑　C. 白田道夫法　D. 微孔滤膜法　E. 过硫酸铵
12. 铁盐的检查用（　　）。
13. 古蔡氏法检查砷盐用（　　）。

14. 二乙基二硫代氨基甲酸银法检查砷盐用（　　）。
15. 锑盐干扰时砷盐的检查用（　　）。

【16～19】
A. 稀硝酸　　B. 稀硫酸　　C. 稀盐酸　　D. 硫酸　　　　E. 盐酸
16. 易炭化物检查用（　　）。
17. 氯化物检查用（　　）。
18. 硫酸盐的检查用（　　）。
19. 砷盐的检查用（　　）。

三、X型题（多选题）

1. 药物中的杂质应为（　　）。
   A. 没有治疗作用的物质　　B. 影响药物疗效的物质　　C. 影响药物稳定性的物质
   D. 对人体健康有害的物质　　E. 药物制剂中的附加剂
2. 药物中的杂质按来源可分为（　　）。
   A. 正常杂质　　　　　　　B. 非正常杂质　　　　　　C. 一般杂质
   D. 非一般杂质　　　　　　E. 特殊杂质
3. 药物中的杂质一般来源于（　　）。
   A. 合成药物的生产过程
   B. 提取分离过程
   C. 药物制剂在生产过程中，由于药物稳定性差，发生降解反应
   D. 在供应过程受所处条件（光、湿度、温度等）影响
   E. 临床使用方法不当
4. 药物中所含有的一般杂质应包括（　　）。
   A. 氯化物、硫酸盐　　　　B. 铁盐　　　　　　　　　C. 重金属、砷盐
   D. 酸碱度、溶液颜色　　　E. 干燥失重、炽灼残渣
5. 硫代乙酰胺法检查重金属所需试液有（　　）。
   A. 稀焦糖溶液　　　　　　B. 硫化钠试液　　　　　　C. 硫氰酸铵试液
   D. 醋酸盐缓冲液（pH3.5）　E. 硫代乙酰胺试液
6. 溶液颜色检查的三种方法是（　　）。
   A. 与规定标准比色液比较法　B. 分光光度法　　　　　　C. 色差计法
   D. 紫外分光光度法　　　　　E. 可见分光光度法
7. 干燥失重测定方法为（　　）。
   A. 减压干燥法　　　　　　B. 干燥剂干燥法　　　　　C. 常压恒温干燥法
   D. 炽灼法　　　　　　　　E. 间接挥发重量法
8. TLC检查特殊杂质的具体方法为（　　）。
   A. 峰面积归一化法　　　　B. 内标法　　　　　　　　C. 高低浓度对比法
   D. R_f 值法　　　　　　　　E. 杂质对照品对照法
9. 采用干燥剂干燥法测定干燥失重的药物特点是（　　）。
   A. 受热易分解　　　　　　B. 受热易挥发　　　　　　C. 含有水分量大
   D. 熔点低　　　　　　　　E. 易挥发性
10. 采用GC检测有机溶剂残留量的方法有（　　）。
    A. 内标法　B. 外标法　C. 自身对照法　D. 直接进样法　E. 顶空进样法

第五章 芳香酸及其酯类药物分析

Chapter 05

【知识目标】
1. 掌握苯甲酸类、水杨酸类典型药物的鉴别方法、特殊杂质检查方法和含量测定方法。
2. 熟悉苯甲酸类、水杨酸类典型药物的化学结构与分析方法。
3. 了解苯甲酸类、水杨酸类药物的结构特征。

【能力目标】
学会使用药典，分析此类药物的质量。

羧基直接与芳香环相连的化合物称芳香酸。芳香酸及其酯类药物的结构中具有羧基、酯键和芳香环，有些药物还有酚羟基、芳伯氨基等官能团。《中国药典》收载的本类药物有阿司匹林、对氨基水杨酸钠、布洛芬、贝诺酯、丙磺舒等。本章主要讨论苯甲酸及其钠盐、水杨酸类药物的分析。

第一节 苯甲酸类药物的分析

一、典型药物结构

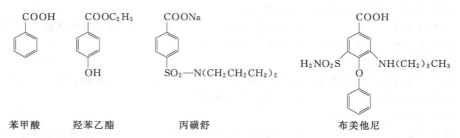

苯甲酸　　　羟苯乙酯　　　丙磺舒　　　　　　布美他尼

二、主要理化性质与鉴别

1. 主要理化性质

（1）药物性状　本类药物大多数是结晶性的固体。

（2）溶解性　苯甲酸在乙醇、三氯甲烷或乙醚中易溶，在沸水中溶解，在水中微溶。羟苯乙酯在乙醇或乙醚中易溶，在水中几乎不溶。羟苯乙酯在乙醇乙醚中易溶，在水中几乎不溶。丙磺舒在丙酮中溶解，在乙醇或三氯甲烷中略溶，在水中几乎不溶；在稀氢氧化钠溶液中溶解，在稀酸中几乎不溶。布美他尼在乙醇中溶解，在水中不溶。

（3）酸碱性　因结构中有羧基，苯甲酸、丙磺舒、布美他尼均具有弱酸性。可用于定量测定。

（4）紫外吸收　分子中都具有苯环，所以具有紫外吸收。

2. 鉴别

（1）三氯化铁反应　苯甲酸的碱性溶液和中性溶液，与三氯化铁试液反应生成赭色沉淀。

试验方法收载于《中国药典》（2015年版）四部通则0301。

$$\underset{3}{\text{COONa-C}_6\text{H}_5} + 2\text{FeCl}_3 + 3\text{NaOH} \longrightarrow \left[\text{COO}^- \text{-C}_6\text{H}_5\right]_3 \text{Fe}^{3+} + \text{Fe(OH)}_3\downarrow + 3\text{NaCl} + 3\text{HCl}$$
（赭色）

（2）分解产物的反应　苯甲酸盐（如苯甲酸）加硫酸分解生成苯甲酸升华物，可鉴别。试验方法收载于《中国药典》（2015 年版）四部通则 0301。

（3）红外吸收　本品的红外光吸收图谱应与对照的图谱（光谱集 233 图）一致。

三、含量测定——双相滴定法

1. 基本原理

苯甲酸钠为芳香酸碱金属盐，易溶于水，其水溶液呈弱碱性，可用盐酸直接滴定。但生成的苯甲酸在水中的溶解度小，易析出白色沉淀，不利于滴定终点的判断；此外生成的苯甲酸酸性较强，使滴定终点的突跃不明显，不利于滴定终点的正确判断。因此，应用乙醚和水组成双相体系，在滴定过程中水相里形成的苯甲酸不断被萃取到乙醚相，减少苯甲酸在水中的浓度，从而降低水相的酸性，增大滴定突跃，有利于滴定完全和终点的判断。

2. 操作方法

取本品约 1.5g，精密称定为 1.574g，置分液漏斗中，加水 25ml、乙醚 50ml 与甲基橙指示液 2 滴，用实际浓度为 0.5012mol/L 的盐酸滴定液（0.5mol/L）滴定，随滴随振摇，至水层显橙红色；分取水层，置具塞锥形瓶中，乙醚层用水 5ml 洗涤，洗液并入锥形瓶中，加乙醚 20ml，继续用盐酸滴定液（0.5mol/L）滴定，随滴随振摇，至水层显持续的橙红色，消耗盐酸滴定液 21.52ml。已知每 1ml 盐酸滴定液（0.5mol/L）相当于 72.06mg 的 $C_7H_5NaO_2$。

3. 数据分析

$$\text{苯甲酸钠的百分含量} = \frac{VTF}{m} \times 100\% = \frac{21.52 \times 72.06 \times (0.5012 \div 0.5)}{1.574 \times 1000} \times 100\% = 98.76\%$$

式中　V——供试品消耗滴定液体积，ml；

　　　T——滴定度，即每 1ml 盐酸滴定液（0.5012mol/L）相当于 72.06mg 的 $C_7H_5NaO_2$，mg/ml；

　　　F——浓度校正因子 $\left(F = \dfrac{\text{滴定液实际浓度}}{\text{滴定液规定浓度}}\right)$；

　　　m——供试品质量，g。

> **课堂活动**
>
> 为什么要用水洗乙醚层？
>
> 答：因为在开始滴定时，由于水层中有高浓度的苯甲酸钠，在用乙醚振摇萃取过程中，少量的苯甲酸钠会溶解于乙醚中，水洗乙醚层的目的就是将溶于乙醚层的微量苯甲酸钠回提到水中，合并水提取液，继续滴定，使苯甲酸钠滴定完全，减少损失。

第二节　水杨酸类药物的分析

一、典型药物结构

水杨酸　　　阿司匹林　　　对氨基水杨酸钠　　　贝诺酯

第五章　芳香酸及其酯类药物分析

二、主要理化性质与鉴别

1. 主要理化性质

（1）**药物性状**　本类药物大多数是结晶性的固体。

（2）**溶解性**　水杨酸和阿司匹林在乙醇中易溶，在水中溶解度小；对氨基水杨酸钠为有机酸碱金属盐，易溶于水。贝诺酯在沸乙醇中易溶，在沸甲醇中溶解，在甲醇或乙醇中微溶，在水中不溶。

（3）**酸碱性**　水杨酸和阿司匹林具有游离羧基，呈酸性；对氨基水杨酸钠为弱酸强碱盐，呈碱性；利用此性质可进行定性、定量分析。

（4）**紫外吸收**　分子中都具有苯环，所以具有紫外吸收。

2. 鉴别

（1）**三氯化铁反应**　由于含有酚羟基，水杨酸及其盐在中性或弱酸性条件下，可以与三氯化铁试液反应，生成紫堇色配位化合物。

水杨酸：取本品的水溶液，加三氯化铁试液1滴，即显紫堇色。

对氨基水杨酸钠：取本品约10mg，加水10ml溶解后，加稀盐酸2滴使成酸性，加三氯化铁试液1滴，应显紫红色。

阿司匹林：取本品约0.1g，加水10ml，煮沸，放冷，加三氯化铁试液1滴，即显紫堇色。

贝诺酯：取本品约0.2g，加氢氧化钠试液5ml，煮沸，放冷，滤过，滤液加盐酸适量至显微酸性，加三氯化铁试液2滴，即显紫堇色。

$$6 \text{[C}_6\text{H}_4(\text{OH})\text{COOH]} + 4\text{FeCl}_3 \xrightarrow{\text{中性或微酸性}} [(\text{C}_6\text{H}_4(\text{O}^-)\text{COO}^-)_2\text{Fe}]_3\text{Fe} + 12\text{HCl}$$
（紫堇色）

试验方法收载于《中国药典》（2015年版）四部通则0301。

> **课堂活动**
>
> 阿司匹林和贝诺酯的操作与对氨基水杨酸钠和水杨酸有何不同？
>
> 答：由于阿司匹林和贝诺酯都含有酯键，只有在碱性条件下酯键完全水解后才会发生与三氯化铁的呈色反应，所以阿司匹林和贝诺酯需要先发生水解反应再与三氯化铁发生呈色反应。

（2）**水解反应**　阿司匹林与碳酸钠试液加热水解，得水杨酸钠及醋酸钠，加过量稀硫酸酸化后，水杨酸白色沉淀析出，并产生醋酸的臭气。

$$\text{[C}_6\text{H}_4(\text{OCOCH}_3)\text{COOH]} + \text{Na}_2\text{CO}_3 \xrightarrow{\Delta} \text{[C}_6\text{H}_4(\text{OH})\text{COONa]} + \text{CH}_3\text{COONa} + \text{CO}_2\uparrow$$

$$2\text{[C}_6\text{H}_4(\text{OH})\text{COONa]} + \text{H}_2\text{SO}_4 \longrightarrow 2\text{[C}_6\text{H}_4(\text{OH})\text{COOH]}\downarrow + \text{Na}_2\text{SO}_4$$
（白色）

$$2\text{CH}_3\text{COONa} + \text{H}_2\text{SO}_4 \longrightarrow \text{CH}_3\text{COOH}\uparrow + \text{Na}_2\text{SO}_4$$
（臭）

操作方法：取本品约0.5g，加碳酸钠试液10ml，煮沸2min后，放冷，加过量的稀硫酸，即析出白色沉淀，并发生醋酸的臭气。

试验方法收载于《中国药典》（2015年版）二部阿司匹林"鉴别"。

（3）重氮化-偶合反应　贝诺酯由阿司匹林和对乙酰氨基酚酯化而成。在酸性条件下加热水解，生成对氨基酚，呈芳香第一胺反应。

$$\text{邻-COO-苯基-OCOCH}_3 + H_2O \xrightarrow[\Delta]{HCl} \text{水杨酸} + \text{对氨基酚} + 2CH_3COOH$$

$$\text{对氨基酚} + NaNO_2 \xrightarrow{HCl} \text{重氮盐} \xrightarrow[NaOH]{\beta\text{-萘酚}} \text{偶氮化合物（猩红色）}$$

操作方法：取本品约 0.1g，加稀盐酸 5ml，煮沸，放冷，滤过，滤液加 0.1mol/L 亚硝酸钠数滴，滴加碱性 β-萘酚数滴，生成猩红色沉淀。

试验方法收载于《中国药典》（2015 年版）四部通则 0301 中。

> **课堂活动**
>
> 思考水杨酸、阿司匹林、对氨基水杨酸钠、贝诺酯中谁可以发生重氮化-偶合反应？为什么？
>
> 答：对氨基水杨酸钠和贝诺酯可以发生重氮化-偶合反应。因为对氨基水杨酸钠含有芳伯氨基，贝诺酯水解后可以生成具有芳伯氨基的化合物，所以它们二者可以发生重氮化-偶合反应。

（4）紫外吸收光谱法　取贝诺酯，精密称定，加无水乙醇溶解并定量稀释制成每 1ml 中约含 7.5mg 的溶液，照紫外-可见分光光度法〔《中国药典》（2015 年版）通则 0401〕测定，在 240nm 的波长处测定吸光度，吸收系数（$E_{1cm}^{1\%}$）为 730～760。

（5）红外吸收光谱法　水杨酸的红外光吸收图谱应与对照的图谱（光谱集 57 图）一致。

阿司匹林的红外光吸收图谱应与对照的图谱（光谱集 5 图）一致。

对氨基水杨酸钠的红外光吸收图谱应与对照的图谱（光谱集 132 图）一致

贝诺酯的红外光吸收图谱应与对照的图谱（光谱集 42 图）一致。

此外，对氨基水杨酸钠还可呈现钠盐的鉴别反应。

三、杂质检查

阿司匹林的杂质检查：根据阿司匹林的合成工艺和分子结构的稳定性，阿司匹林原料主要控制的特殊杂质有"溶液的澄清度"、"水杨酸"、"易炭化物"等。

> **知识拓展**
>
> **阿司匹林的合成路线**
>
> $$\text{苯酚钠} \xrightarrow{CO_2} \text{水杨酸钠} \xrightarrow{H^+} \text{水杨酸} \xrightarrow{(CH_3CO)_2O} \text{阿司匹林} + CH_3COOH$$

(1) 溶液的澄清度　本任务主要检查碳酸钠试液中不溶性杂质。不溶物杂质有未反应完全的酚类，或水杨酸精制时温度过高产生脱羧副反应的苯酚，以及合成工艺中副反应生成的醋酸苯酯、水杨酸苯酯和乙酰水杨酸苯酯等。阿司匹林因为有羧基，酸性较强，可溶解于碳酸钠试液，而这些杂质均不溶于碳酸钠试液。故而利用药物与杂质的溶解性质的差异，控制不溶性杂质。

操作方法：取本品 0.50g，加温热至约 45℃ 的碳酸钠试液 10ml 溶解后，溶液应澄清。

(2) 游离水杨酸　生产过程中乙酰化不完全，贮藏过程中水解产生的水杨酸对人体有毒性；而且分子中酚羟基在空气中被逐渐氧化成一系列醌型有色物质，使阿司匹林药品变色，影响药物质量。

取本品约 0.1g，精密称定，置 10ml 量瓶中，加 1% 冰醋酸的甲醇溶液适量，振摇使溶解，并稀释至刻度，摇匀，作为供试品溶液；取水杨酸对照品约 10mg，精密称定，置 100ml 量瓶中，加 1% 冰醋酸的甲醇溶液适量使溶解并稀释至刻度，摇匀，精密量取 5ml，置 50ml 量瓶中，用 1% 冰醋酸的甲醇溶液稀释至刻度，摇匀，作为对照品溶液。照高效液相色谱法［《中国药典》(2015 年版) 四部通则 0512］试验。用十八烷基硅烷键合硅胶为填充剂；以乙腈-四氢呋喃-冰醋酸-水 (20∶5∶5∶70) 为流动相；检测波长为 303nm。理论板数按水杨酸峰计算不低于 5000，阿司匹林峰与水杨酸峰的分离度应符合要求，立即精密量取对照品溶液与供试品溶液各 10μl 分别注入液相色谱仪，记录色谱图。供试品溶液色谱图中如有与水杨酸峰保留时间一致的色谱峰，按外标法以峰面积计算，不得过 0.1%。

通常，制剂不再检查原料药物项下的有关杂质，但阿司匹林在制备过程中又易水解为水杨酸，故而阿司匹林片剂、胶囊剂、栓剂均要检查水杨酸。

(3) 有关物质　取本品约 0.1g，置 10ml 量瓶中，加 1% 冰醋酸的甲醇溶液适量，振摇使溶解并稀释至刻度，摇匀，作为供试品溶液；精密量取 1ml，置 200ml 量瓶中，用 1% 冰醋酸的甲醇溶液稀释至刻度，摇匀，作为对照溶液；精密量取对照溶液 1ml，置 10ml 量瓶中，用 1% 冰醋酸的甲醇溶液稀释至刻度，摇匀，作为灵敏度溶液。照高效液相色谱法［《中国药典》(2015 年版) 四部通则 0512］试验。用十八烷基硅烷键合硅胶为填充剂；以乙腈-四氢呋喃-冰醋酸-水 (20∶5∶5∶70) 为流动相 A，乙腈为流动相 B，按表 5-1 进行梯度洗脱；检测波长为 276nm。阿司匹林峰的保留时间约为 8min，阿司匹林峰与水杨酸峰的分离度应符合要求。分别精密量取供试品溶液、对照溶液、灵敏度溶液与游离水杨酸检查项下的水杨酸对照品溶液各 10μl，注入液相色谱仪，记录色谱图。供试品溶液色谱图中如有杂质峰，除水杨酸峰外，其他各杂质峰面积的和不得大于对照溶液主峰面积 (0.5%)。供试品溶液色谱图中小于灵敏度溶液主峰面积的色谱峰忽略不计。

表 5-1　阿司匹林有关物质检查的梯度洗脱程序

时间/min	流动相 A/%	流动相 B/%
0	100	0
60	20	80

阿司匹林中"有关物质"是指除水杨酸外的苯酚（原料）、醋酸苯酯、水杨酸苯酯、水杨酸酐、水杨酰水杨酸、乙酰水杨酸苯酯、乙酰水杨酸酐等杂质。

(4) 易炭化物　检查被硫酸炭化呈色的低分子有机杂质。

四、含量测定

1. 阿司匹林直接酸碱滴定法

(1) 基本原理　利用阿司匹林游离羧基的酸性，以标准碱滴定液直接滴定。为了防止局部阿司匹林的酯基水解，滴定应在不断振摇下稍快进行，温度控制在 40℃ 以下。

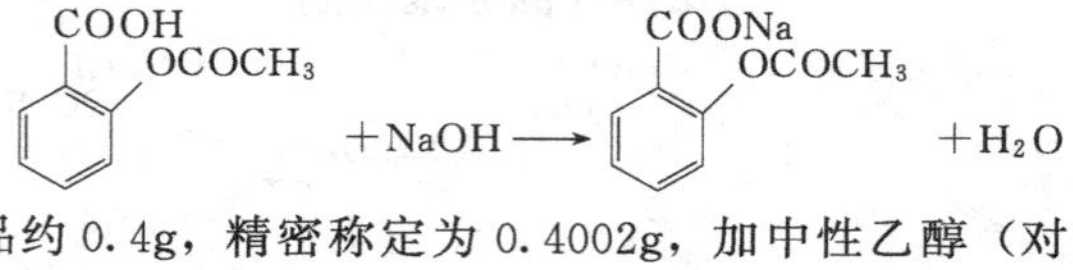

$$\text{COOH-OCOCH}_3 + \text{NaOH} \longrightarrow \text{COONa-OCOCH}_3 + \text{H}_2\text{O}$$

(2) 操作步骤　取本品约 0.4g，精密称定为 0.4002g，加中性乙醇（对酚酞指示液显中性）20ml 溶解后，加酚酞指示液 3 滴，用浓度为 0.1015mol/L 氢氧化钠滴定液滴定，消耗滴定液体积为

21.82ml。计算阿司匹林的含量。已知每1ml氢氧化钠滴定液（0.1mol/L）相当于18.02mg的$C_9H_8O_4$。

(3) 数据处理

$$阿司匹林的百分含量 = \frac{VTF}{m} \times 100\% = \frac{21.82 \times 18.02 \times \frac{0.1015}{0.1}}{0.4002 \times 1000} \times 100\% = 99.7\%$$

2. 阿司匹林肠溶片的高效液相色谱法

照高效液相色谱法［《中国药典》（2015年版）四部通则0512］。

色谱条件与系统适用性试验：用十八烷基硅烷键合硅胶为填充剂；以乙腈-四氢呋喃-冰醋酸-水（20∶5∶5∶70）为流动相；检测波长为276nm。理论板数按阿司匹林峰计算不低于3000，阿司匹林峰与水杨酸峰的分离度应符合要求。

测定法：取本品20片，精密称定，充分研细，精密称取细粉适量（约相当于阿司匹林10mg），置100ml量瓶中，用1%冰醋酸的甲醇溶液强烈振摇使阿司匹林溶解，并用1%冰醋酸的甲醇溶液稀释至刻度，摇匀，滤膜滤过，取续滤液作为供试品溶液，精密量取10μl注入液相色谱仪，记录色谱图；另取阿司匹林对照品，精密称定，加1%冰醋酸的甲醇溶液振摇使溶解并定量稀释制成每1ml中约含0.1mg的溶液，同法测定。按外标法以峰面积计算，即得。

$$阿司匹林片标示量的百分含量 = \frac{c_{对} \times \frac{A_{供}}{A_{对}} \times 100 \times \frac{m_{总}}{20}}{10 \times 10^{-3} \times m \times 标示量} \times 100\%$$

式中 $c_{对}$——对照品的浓度；

$A_{供}$——供试品峰面积；

$A_{对}$——对照品峰面积；

$m_{总}$——20片阿司匹林的重量；

m——供试品的重量；

10——量取滤液的体积；

100——稀释倍数，可用D表示。

在《中国药典》（2015年版）中，阿司匹林肠溶片、阿司匹林肠溶胶囊、阿司匹林泡腾片、阿司匹林栓均采用此法测定含量。

知识拓展

液相色谱使用注意事项

1. 安装及拆卸色谱柱时应注意柱的连接方向，千万不能接反。否则可能导致柱效降低，甚至损坏色谱柱。

2. 严禁开空泵。在无流动相通过时不要扳动进样阀的操作杆，使用时要注意尽可能少扳动，以免磨损内部的密封垫圈。

3. 为了延长检测器灯源的使用寿命，在色谱泵稳定后再打开检测器开关，分析结束后立即关闭检测器。

4. 应使用高纯度、高质量的溶剂和试剂。

5. 如果液相系统使用未过滤的洗脱液、注入未过滤的样品、系统中滞留缓冲洗脱液都能堵塞系统或划伤泵柱塞。所以流动相样品使用前必须使用0.45μm微孔滤膜过滤；流动相需先经脱气处理后使用。

6. 避免pH值超限，应控制在pH2.2～7.5之间。偏低或偏高都会腐蚀液相系统的不锈钢材料；破坏色谱柱填料的结果，使填料失活。

7. 色谱柱温不能超过规定要求。

8. 流动相首选甲醇-水系统，如经使用不适合时，再选用其他溶剂。

本章小结

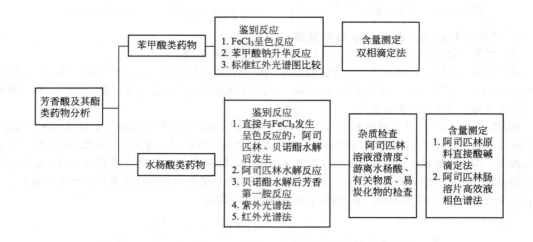

同步测试

一、A 型题（单选题）

1. 双相滴定法可适用的药物为（　　）。
   A. 阿司匹林　　B. 对乙酰氨基酚　　C. 水杨酸　　D. 苯甲酸　　E. 苯甲酸钠

2. 下列哪种芳香酸或芳胺类药物，不能用三氯化铁反应鉴别（　　）。
   A. 水杨酸　　B. 苯甲酸钠　　C. 布洛芬　　D. 丙磺舒　　E. 贝诺酯

3. 阿司匹林中特殊杂质检查包括溶液的澄清度和水杨酸的检查，其中溶液的澄清度检查是利用（　　）。
   A. 药物与杂质溶解行为的差异　　B. 药物与杂质旋光性的差异
   C. 药物与杂质颜色的差异　　D. 药物与杂质嗅味及挥发性的差异
   E. 药物与杂质对光吸收性质的差异

4. 药物结构中与 $FeCl_3$ 发生反应的活性基团是（　　）。
   A. 甲酮基　　B. 酚羟基　　C. 芳伯氨基　　D. 乙酰基　　E. 烯醇基

5. 下列哪些药物具有重氮化反应（　　）。
   A. 乙酰水杨酸　　B. 对氨基水杨酸钠　　C. 苯甲酸　　D. 利尿酸　　E. 水杨酸钠

6. 苯甲酸与三氯化铁反应生成的产物是（　　）。
   A. 紫堇色配位化合物　　B. 赭色沉淀
   C. 红色配位化合物　　D. 白色沉淀
   E. 红色沉淀

7. 阿司匹林用中性醇溶解后用 NaOH 滴定，用中性醇的目的在于（　　）。
   A. 防止滴定时阿司匹林水解　　B. 使溶液的 pH 值等于 7
   C. 使反应速度加快　　D. 防止在滴定时吸收 CO_2
   E. 防止被氧化

8. 阿司匹林及其栓剂的含量测定方法分别是（　　）。
   A. 直接中和法与分光光度法　　B. 直接中和法与两步滴定法
   C. 直接中和法与高效液相色谱法　　D. 两步滴定法与高效液相色谱法

E. 两步滴定法与分光光度法

9. 用直接滴定法测定阿司匹林原料药的含量,若供试品的称样量为 m(g),氢氧化钠滴定液的浓度为 c(mol/L),消耗氢氧化钠滴定液的体积为 V(ml),每1ml氢氧化钠滴定液(0.1mol/L)相当于18.02mg的阿司匹林,则含量的计算公式为( )。

A. 百分含量 $=[(V \times c \times 18.02 \times 10^{-3})/m] \times 100\%$

B. 百分含量 $=[(V \times c \times 18.02 \times 10^{-3})/(0.1 \times m)] \times 100\%$

C. 百分含量 $=[(V \times c \times 18.02)/(0.1 \times m)] \times 100\%$

D. 百分含量 $=[(V \times 18.02)/(0.1 \times m)] \times 100\%$

E. 百分含量 $=[(V \times 18.02)/m] \times 100\%$

10. 阿司匹林原料药采用中和滴定法测定含量时,所用溶剂为( )。
A. 水　　　　　B. 乙醇　　　　　C. 氯仿　　　　D. 中性乙醇　　E. 中水无水乙醇

11. 芳香酸类药物的共性为( )。
A. 酸性　　　　B. 碱性　　　　　C. 水解反应　　D. 呈色反应　　E. 沉淀反应

12. 不能直接与三氯化铁试液反应的药物是( )。
A. 水杨酸　　　　　　　　　　　B. 丙磺舒
C. 对乙酰氨基酚　　　　　　　　D. 阿司匹林
E. 盐酸肾上腺素

13. 阿司匹林片规格为0.3g,含阿司匹林(M=180.2)应为标示量的95%~105%,现用氢氧化钠滴定液(0.1mol/L)滴定本品1片,应消耗滴定液体积为( )。

A. 15.00~18.31ml　　　　　　　B. 16.65ml

C. 17.48ml　　　　　　　　　　D. 不低于15.82ml

E. 15.82~17.48ml

二、B型题(配伍选择题)

【1~3】

A. $FeCl_3$,HCl　　B. $FeCl_3$　　C. Na_2CO_3试液,稀硫酸　　D. NaOH溶液,盐酸

E. $FeCl_3$,NaOH溶液

下列鉴别反应所使用的试剂是:

1. 阿司匹林的水解反应( )。
2. 水杨酸的三氯化铁反应( )。
3. 苯甲酸的三氯化铁反应( )。

【4~6】

A. 非水溶液滴定法　　B. 紫外分光光度法　　C. HPLC法　　D. 酸碱滴定法

E. 亚硝酸钠滴定法

4. 阿司匹林肠溶片含量测定采用( )。
5. 布洛芬片剂溶出度测定采用( )。
6. 丙磺舒原料药含量测定采用( )。

【7~9】

A. 丙磺舒　　B. 盐酸普鲁卡因　　C. 布洛芬　　D. 贝诺酯　　E. 对乙酰氨基酚

以上药物具有的结构:

7. 芳伯胺结构为( )。
8. 芳酰胺结构为( )。
9. 磺酰胺结构为( )。

三、X型题(多选题)

1. 阿司匹林原料药中应检查的任务是( )。

A. 溶液的澄清度　B. 溶液的颜色　　C. 易炭化物　　D. 水杨酸　　E. 酸度

2. 阿司匹林的鉴别试验是（　　）。

A. 丙烯醛反应
B. 三氯化铁反应
C. 重氮化-偶合反应
D. 硫色素反应
E. 水解产物的反应

3. 阿司匹林的杂质有（　　）。

A. 水杨酸
B. 酚类
C. 醋酸苯酯
D. 水杨酸苯酯
E. 乙酰水杨酸苯酯

4. 阿司匹林中游离水杨酸（　　）。

A. 是在生产过程中产生的
B. 是在贮存过程中产生的
C. 可与硫酸铁铵溶液形成紫堇色加以检出
D. 可将其水溶液滴于石蕊试纸上进行检出
E. 可氧化成醌型有色物质

5. 阿司匹林原料药的溶液澄清度主要是检查（　　）。

A. 酚类杂质
B. 游离水杨酸
C. 游离乙酸
D. 苯酯类杂质
E. 不溶于碳酸钠试液的特殊杂质

6. 采用紫外分光光度法进行鉴别的药物有（　　）。

A. 阿司匹林
B. 丙磺舒
C. 布洛芬
D. 盐酸普鲁卡因
E. 盐酸利多卡因

四、问答题

阿司匹林中的主要特殊杂质是什么？检查此杂质的原理是什么？

五、计算题

取标示量为 0.5g 阿司匹林 10 片，称出总重为 5.7680g，研细后，精密称取 0.3576g，按药典规定用两次加碱剩余碱量法测定。消耗硫酸滴定液（0.0502mol/L）22.92ml，空白试验消耗该硫酸滴定液 39.84ml，求阿司匹林的含量为标示量的多少？$T = 18.08$mg/ml，阿司匹林的分子量为 180.16。

第六章 胺类药物分析

Chapter 06

【知识目标】
1. 掌握胺类药物的结构特征、理化性质与分析方法之间的联系。
2. 熟悉酰胺类和对氨基苯甲酸酯类药物的鉴别试验、杂质检查及含量测定原理与方法。
3. 了解苯乙胺类药物的结构与性质。

【能力目标】
1. 能够根据胺类药物的化学结构,选择相应的鉴别、杂质检查及含量测定方法。
2. 能运用药品质量标准进行分光光度法、液相色谱法、非水溶液滴定法的操作及结果计算。

胺类药物的化学结构比较多样,《中国药典》(2015 年版)收载此类药物品种繁多。根据药物的化学结构,胺类药物可分为芳胺类、脂肪胺类、芳烃胺类和磺酰胺类等。本章重点介绍芳胺类药物中的对氨基苯甲酸酯类和酰胺类、芳烃胺类中的苯乙胺类药物的质量分析。

第一节 对氨基苯甲酸酯类药物的分析

一、典型药物结构

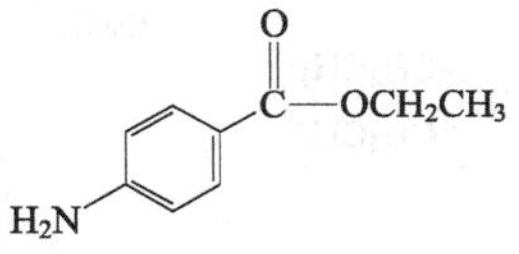

苯佐卡因 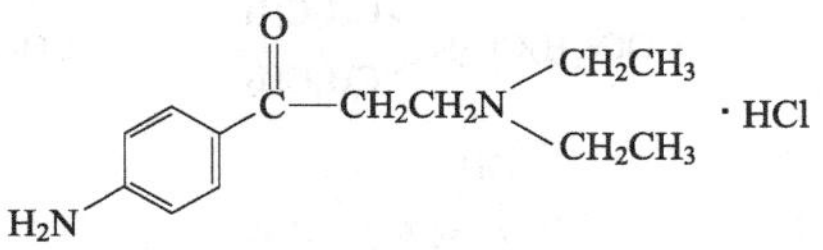　　　　　　　盐酸普鲁卡因

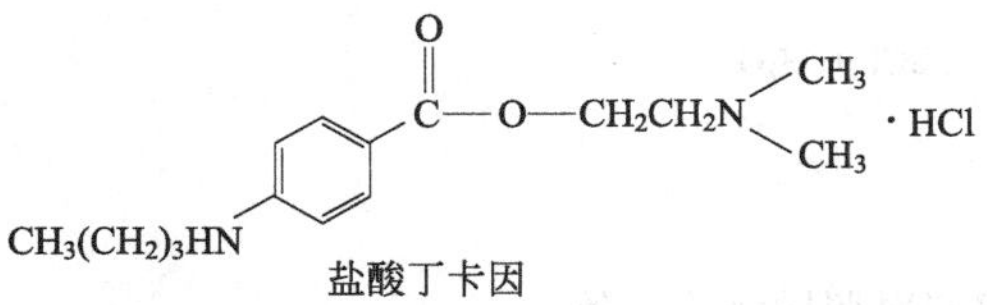

盐酸丁卡因

二、主要理化性质与鉴别

1. 主要理化性质

(1) 芳伯氨基特性　本类药物分子结构中具有芳伯氨基(除盐酸丁卡因外),故显重氮化偶合反应,可用于鉴别和含量测定。与芳醛缩合成 Schiff 碱,易氧化变色等。

(2) 水解性　因分子结构中含有酯键,故易水解。尤其是受光、热或碱性条件的影响,更易促进其水解。

(3) 弱碱性　本类药物因分子结构中脂烃氨基侧链为叔胺氮原子(除苯佐卡因外),故游离体具有弱碱性，能与生物碱沉淀剂发生沉淀反应；在水溶液中不能用酸滴定液直接滴定，只能在非水溶剂中滴定。

(4) **紫外吸收特性** 本类药物分子结构中具有苯环，有紫外吸收光谱和红外吸收光谱特性。

2. 鉴别

(1) **水解反应** 苯佐卡因、盐酸普鲁卡因、盐酸丁卡因均具有酯键（或酰胺键），均可在碱性条件下发生水解反应，可用于鉴别。

盐酸普鲁卡因的鉴别：取本品约0.1g，加水2ml溶解后，加10%氢氧化钠溶液1ml，即生成白色沉淀；加热，变成油状物，继续加热，发生的蒸汽能使湿润的红色石蕊试纸变为蓝色；热至油状物消失后，放冷，加盐酸酸化，即析出白色沉淀，此沉淀可溶于过量盐酸。其化学反应式为：

(2) **重氮化-偶合反应** 含有芳伯氨基或者潜在芳伯氨基的药物可以发生重氮化-偶合反应。

盐酸普鲁卡因的鉴别：取本品约50mg，加稀盐酸1ml，必要时缓缓煮沸使溶解，放冷，加0.1mol/L亚硝酸钠溶液数滴，滴加碱性β-萘酚试液数滴，视供试品不同，生成由橙黄色到猩红色沉淀。其化学反应式为：

(3) **红外光谱法** 本品的红外吸收图谱与对照图谱应一致。

盐酸普鲁卡因分子结构中存在芳伯氨基、苯环、酯键等基团，其红外光谱显示相应的吸收峰。《中国药典》（2015年版）规定其红外吸收图谱应与对照图谱（光谱集397图）一致。

三、杂质检查

盐酸普鲁卡因中对氨基苯甲酸的检查。

取本品，精密称定，加水溶解并定量稀释成每1ml中含0.2mg的溶液，作为供试品溶液；另取对氨基苯甲酸对照品，精密称定，加水稀释并定量制成每1ml中含1μg的溶液，作为对照品溶液；取供试品溶液1ml和对照品溶液9ml混合均匀，作为系统适用性试验溶液。照高效液相色谱法试验，用十八烷基硅烷键合硅胶作为填充剂；以含 0.1% 庚烷磺酸钠的 0.05mol/L 磷酸二氢钾溶液（用磷酸调节 pH 至 3.0）-甲醇（68∶32）为流动相；检测波长为 279nm。取系统适用性试验溶液 10μl，注入液相色谱仪，理论塔板数按对氨基苯甲酸峰计算不低于 2000，盐酸普鲁卡因峰和对氨基苯甲酸峰的分离度应大于 2.0。取对照品溶液 10μl，注入液相色谱仪，调节检测灵敏度，使主成分峰高约为满量程的 20%。精密量取供试品溶液与对照品溶液各 10μl，分别注入液相色谱仪，记录色谱图。供试品溶液色谱图如有与对氨基苯甲酸峰保留时间一致的色谱峰，按外标法以峰面积计算，不得过 0.5%。

> **课堂活动**
>
> 思考为什么《中国药典》（2015 年版）规定盐酸普鲁卡因及其注射液以及注射用盐酸普鲁卡因均需要检查对氨基苯甲酸？
>
> 答：盐酸普鲁卡因分子结构中有酯键，可发生水解反应。特别是在注射剂制备过程中受灭菌温度、时间、溶液 pH 值、贮藏时间以及光线和金属离子等因素的影响，易发生水解反应生成对氨基苯甲酸和二乙氨基乙醇。其中对氨基苯甲酸随贮藏时间的延长或受热，可进一步脱羧转化为苯胺，而苯胺又可以进一步被氧化为有色物，使注射液变黄、疗效下降、毒性增加。

四、含量测定

盐酸普鲁卡因的含量测定：《中国药典》（2015 年版）规定盐酸普鲁卡因原料药及注射液均采用亚硝酸钠滴定法测定含量，用永停滴定法指示终点。本品具有芳伯氨基，能与亚硝酸钠滴定液作用生成重氮盐，根据消耗的亚硝酸钠的量，计算其含量。

(1) 测定方法　取本品约 0.6g，精密称定，照永停滴定法，在 15～25℃ 用亚硝酸钠滴定液（0.1mol/L）滴定，每 1ml 亚硝酸钠滴定液（0.1mol/L）相当于 27.28mg 的盐酸普鲁卡因（$C_{13}H_{20}N_2O_2 \cdot HCl$）。

(2) 含量计算

$$含量(\%) = \frac{V \times T \times F \times 10^{-3}}{m} \times 100\%$$

式中　V——消耗亚硝酸钠滴定液的体积，ml；
　　　F——亚硝酸钠滴定液的浓度校正系数；
　　　T——滴定度，mg/ml；
　　　m——供试品的取样量，g。

(3) 注意事项

① 反应过程中应该使用 2g 溴化钾作为催化剂，加快反应速度。
② 滴定时，滴定管的尖端应插入液面下 2/3 处，用亚硝酸钠滴定液迅速滴定，且边滴定边搅拌。
③ 接近终点时，将滴定管尖端提出液面，用少量水洗涤滴定管尖端，洗液并入溶液中，缓慢滴定至电流计指针突然偏转，并不再回复为止，即为滴定终点。
④ 平行测定两份样品并计算含量，两次平行实验的结果的相对偏差不得超过 0.2%，取其算术平均值为测定结果。

> **课堂活动**
>
> 思考亚硝酸钠滴定法中，一般向供试品溶液中加入适量溴化钾。加入 KBr 的目的是什么，并说明其原理。
>
> 答：使重氮化反应速度加快。

第六章　胺类药物分析

因为溴化钾与 HCl 作用产生溴化氢。溴化氢与亚硝酸作用生成 NOBr。

若供试液中仅有 HCl，则生成 NOCl。由于生成 NOBr 的平衡常数比生成 NOCl 的平衡常数大 300 倍，所以加速了重氮化反应的进行。

【例 6-1】 盐酸普鲁卡因的含量测定

精密称取本品 0.5988g，照永停滴定法，在 15～25℃，用亚硝酸钠滴定液（0.1002mol/L）滴定，消耗滴定液 21.87ml。每 1ml 亚硝酸钠滴定液（0.1mol/L）相当于 27.28mg 的 $C_{13}H_{20}N_2O_2 \cdot HCl$。2015 年版《中国药典》规定：本品按干燥品计算，含 $C_{13}H_{20}N_2O_2 \cdot HCl$ 不得少于 99.0%。请问本品含量测定结果是否符合规定？

解

$$含量(\%) = \frac{V \times T \times F \times 10^{-3}}{m} \times 100\%$$

$$= \frac{21.87 \times 27.28 \times 10^{-3} \times \frac{0.1002}{0.1}}{0.5988} \times 100\% = 99.8\%$$

99.8%＞99.0%，故本品含量符合规定。

第二节 酰胺类药物的分析

一、典型药物结构

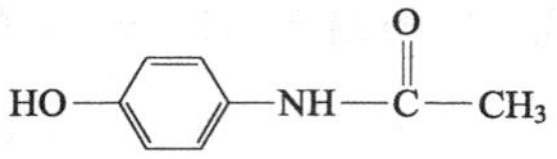

对乙酰氨基酚

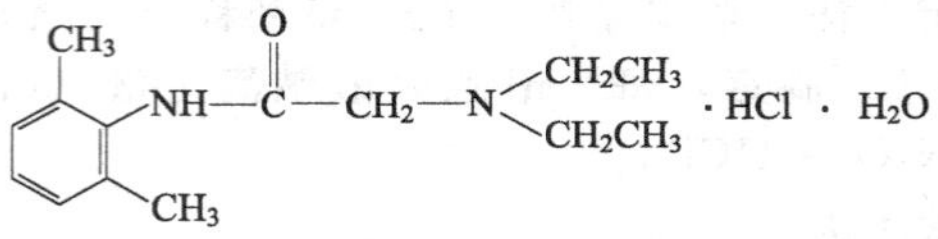

盐酸利多卡因

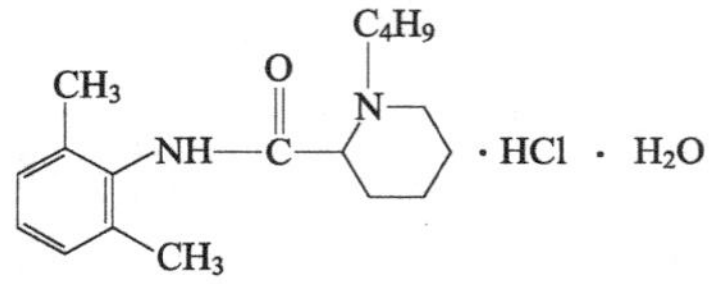

盐酸布比卡因

二、主要理化性质与鉴别

1. 理化性质

（1）**芳伯氨基特性** 本类药物分子结构中具有芳酰氨基，在酸性溶液中易水解为芳伯氨基化合物，并显重氮化偶合反应；其水解反应速度对乙酰氨基酚比较快。盐酸利多卡因和盐酸布比卡因在酰氨基邻位存在两个甲基，由于空间位阻影响，较难水解，所以其盐的水溶液比较稳定。

（2）**水解产物易酯化** 对乙酰氨基酚水解后生成醋酸，可在硫酸介质中与乙醇反应，产生醋酸乙酯的香味。

（3）**酚羟基特性** 对乙酰氨基酚具有酚羟基，与三氯化铁发生显色反应。

（4）**弱碱性** 利多卡因和布比卡因的脂烃氨基侧链叔胺氮原子，具有一定碱性可以成盐。

（5）**与重金属离子发生沉淀反应**：利多卡因和布比卡因酰氨基上的氮可在水溶液中与铜离子或钴离子发生配位反应，生成有色的配位化合物沉淀。此沉淀可溶于氯仿等有机溶剂中。

2. 鉴别

（1）三氯化铁反应　含有酚羟基的药物，可与三氯化铁反应显蓝紫色。对乙酰氨基酚的鉴别：本品的水溶液加三氯化铁溶液，即显蓝紫色。

（2）重氮化偶合反应　含有芳伯氨基或者潜在芳伯氨基的药物可以发生重氮化偶合反应。本类药物均具有潜在芳伯氨基，在盐酸酸性介质中受热水解生成芳伯氨基，可发生重氮化偶合反应。

对乙酰氨基酚的鉴别：取本品约 0.1g，加稀盐酸 5ml，置水浴加热 40min，放冷；取 0.5ml，滴加亚硝酸钠试液 5 滴，摇匀，用水 3ml 稀释后，加碱性 β-萘酚试液 2ml 振摇，即显紫红色。

（3）红外光谱法　本品的红外吸收图谱与对照图谱应一致。

如对乙酰氨基酚具有酰氨基、酚羟基和苯环，其红外光谱有相应的特征吸收，《中国药典》（2015年版）规定其红外光谱图应与对照图谱（光谱集 131 图）一致。

三、杂质检查

对乙酰氨基酚是以对硝基氯苯为原料，经水解后制得对硝基酚，经还原生成对氨基酚，再经乙酰化后制得；也可以苯酚为原料经亚硝化和还原反应制得对氨基酚。在生产中易引入特殊杂质。因此，《中国药典》（2015年版）规定本品要检查乙醇溶液的澄清度与颜色、对氨基酚及有关物质、对氯苯乙酰胺等。

1. 乙醇溶液的澄清度与颜色

取本品 1.0g，加乙醇 10ml 溶解后，溶液应澄清无色；如显浑浊，与 1 号浊度标准液比较，不得更浓；如显色，与棕红色 2 号或橙红色 2 号标准比色液比较，不得更深。

2. 对氨基酚及有关物质

精密称定对乙酰氨基酚适量，加溶剂［甲醇：水（4:6）］制成每 1ml 中约含 20mg 的溶液，作为供试品溶液；另取对氨基酚对照品和对乙酰氨基酚对照品适量，精密称定，加上述溶剂溶解并制成每 1ml 中约含对氨基酚 1μg 和对乙酰氨基酚 20μg 的混合溶液，作为对照品溶液。照高效液相色谱法（通则 0512）试验。用辛烷基硅烷键合硅胶为填充剂；以磷酸盐缓冲液（取磷酸氢二钠 8.95g、磷酸二氢钠 3.9g，加水溶解至 1000ml，加 10% 四丁基氢氧化铵溶液 12ml）-甲醇（90:10）为流动相；检测波长为 245nm；柱温为 40℃；理论板数按对乙酰氨基酚峰计算不低于 2000，对氨基酚峰与对乙酰氨基酚峰的分离度应符合要求。取对照品溶液 20μl，注入液相色谱仪，调节检测灵敏度，使对氨基酚色谱峰的峰高约为满量程的 10%，再精密量取供试品溶液与对照品溶液各 20μl，分别注入液相色谱仪，记录色谱图至主成分峰保留时间的 4 倍；供试品溶液的色谱图中如有与对照品溶液中对氨基酚保留时间一致的色谱峰，按外标法以峰面积计算，含对氨基酚不得过 0.005%；其他杂质峰面积均不得大于对照品溶液中对乙酰氨基酚的峰面积（0.1%）；杂质总量不得过 0.5%。

3. 对氯苯乙酰胺

取对氨基酚及有关物质项下的供试品溶液作为供试品溶液；另取对氯苯乙酰胺对照品适量，精密称定，加上述溶剂溶解并制成每 1ml 中约含 1μg 的溶液，作为对照品溶液。照高效液相色谱法（通则 0512）试验。用辛烷基硅烷键合硅胶为填充剂；以磷酸盐缓冲液（取磷酸氢二钠 8.95g、磷酸二氢钠 3.9g，加水溶解至 1000ml，加 10% 四丁基氢氧化铵溶液 12ml）-甲醇（60:40）为流动相；检测波长为 245nm；柱温为 40℃；理论板数按对乙酰氨基酚峰计算不低于 2000，对氯苯乙酰胺峰与对乙酰氨基酚峰的分离度应符合要求。取对照品溶液 20μl，注入液相色谱仪，调节检测灵敏度，使对氯苯乙酰胺色谱峰的峰高约为满量程的 10%，再精密量取供试品溶液与对照品溶液各 20μl，分别注入液相色谱仪，记录色谱图；按外标法以峰面积计算，含对氯苯乙酰胺不得过 0.005%。

四、含量测定

1. 对乙酰氨基酚原料药含量测定

对乙酰氨基酚结构中有苯环，在 0.4% 氢氧化钠溶液中，于 257nm 波长处有最大吸收。《中国药典》（2015年版）采用紫外-可见分光光度法中的吸收系数法测定其原料、片剂、咀嚼片、注射剂、栓剂、胶囊剂及颗粒剂的含量。以下介绍对乙酰氨基酚原料药的含量测定方法。

取本品约 40mg，精密称定，置 250ml 量瓶中，加 0.4％氢氧化钠溶液 50ml 溶解后，加水至刻度，摇匀，精密量取 5ml，置 100ml 量瓶中，加 0.4％氢氧化钠溶液 10ml，加水至刻度，摇匀，按照紫外-可见分光光度法，在 257nm 的波长处测定吸光度，按对乙酰氨基酚（$C_8H_9NO_2$）的吸收系数为 715 计算，即得。

含量计算：

$$含量(\%)=\frac{\dfrac{A}{E_{1cm}^{1\%}}\times\dfrac{1}{100}\times V\times D}{m}\times 100\%$$

式中　A——供试品溶液的吸光度；

　　　$E_{1cm}^{1\%}$——百分吸收系数；

　　　V——供试品溶液初始体积，ml；

　　　D——稀释倍数；

　　　m——供试品的取样量，g。

2. 对乙酰氨基酚制剂的含量测定

对乙酰氨基酚泡腾片、滴剂及凝胶剂均采用高效液相色谱法测定含量。对乙酰氨基酚泡腾片的含量测定方法如下。

色谱条件与系统适用性试验：用十八烷基硅烷键合硅胶为填充剂；以磷酸盐缓冲液（pH4.5）（取磷酸二氢钠二水合物 15.04g、磷酸氢二钠 0.0627g，加水溶解并稀释至 1000ml，调节 pH 值至 4.5）-甲醇（80∶20）为流动相；检测波长为 254nm。取对氨基酚对照品和对乙酰氨基酚对照品适量；加流动相溶解并稀释成每 1ml 中含对氨基酚 10μg 和对乙酰氨基酚 0.1mg 的溶液，取 10μl 注入液相色谱仪，记录色谱图，理论塔板数按对乙酰氨基酚峰计不低于 5000，对乙酰氨基酚峰与对氨基酚峰的分离度应符合要求。

测定法：取本品 10 片，精密称定，研细，精密称取适量（约相当于对乙酰氨基酚 25mg），置 50ml 量瓶中，加流动相稀释至刻度，摇匀，滤过，精密量取续滤液 10ml，置 50ml 量瓶中，用流动相稀释至刻度，摇匀，作为供试品溶液。精密量取供试品溶液 10μl 注入液相色谱仪，记录色谱图，另取对乙酰氨基酚对照品适量，精密称定，加流动相溶解并定量稀释制成每 1ml 中约含 0.1mg 的溶液，同法测定。按外标法以峰面积计算，即得。

> **课堂活动**
>
> 思考区别盐酸利多卡因和盐酸普鲁卡因的鉴别反应是什么？
> 答：是与重金属离子的反应。具有芳酰氨基的盐酸利多卡因在碳酸钠试液中，与硫酸铜反应生成蓝紫色的配合物。而盐酸普鲁卡因在相同条件下不发生此反应。

第三节　苯乙胺类药物的分析

一、典型药物结构

肾上腺素

盐酸异丙肾上腺素

盐酸多巴胺　　　　　　　　　　　　盐酸克伦特罗

二、主要理化性质与鉴别

1. 主要理化性质

（1）碱性　本类药物分子结构中具有脂烃氨基侧链，其氮为仲胺氮，故显弱碱性。其游离碱难溶于水，易溶于有机溶剂，其盐可溶于水。

（2）酚羟基特性　本类药物分子结构中具有邻苯二酚（或苯酚）结构，可与重金属离子配位呈色；露置空气中或遇光、热易氧化，色渐变深，在碱性溶液中更易氧化变色。

（3）光学活性　多数药物分子结构中具有手性碳原子，具有旋光性。

（4）其他性质　药物分子结构中的苯环上有其他取代基，各具特性，可供分析。如盐酸克伦特罗具有芳伯氨基的结构。

2. 鉴别

（1）三氯化铁反应　肾上腺素、盐酸异丙肾上腺素、盐酸多巴胺药物分子中具有邻二酚羟基结构，在弱酸性下可与三价铁离子配位显色；碱化后，肾上腺素酚羟基还原性增强，极易被 Fe^{3+} 氧化而显色，最终生成紫红色醌类化合物。

如肾上腺素的鉴别：取本品约 2mg，加盐酸溶液（9→1000）2～3 滴溶解后，加水 2ml 与三氯化铁试液 1 滴，即显翠绿色；再加氨试液 1 滴，即变紫色，最后变为紫红色。

（2）氧化反应　具有酚羟基结构的苯乙胺类药物，易被碘、过氧化氢、铁氰化钾等氧化剂氧化而呈现不同颜色。肾上腺素在中性或酸性条件下，被过氧化氢氧化，生成肾上腺素红，显血红色。

如肾上腺素的鉴别：取本品 10mg，加盐酸溶液（9→1000）2ml 溶解后，加过氧化氢试液 10 滴，煮沸，即显血红色。

三、杂质检查

肾上腺素在生产中由其酮体经氢化还原制得，若氢化不完全，则易产生酮体等相关杂质。《中国药典》（2015 年版）规定，需要对酮体及有关物质进行限量检查。

1. 酮体

检查方法为紫外-可见分光光度法，即利用酮体在 310nm 波长处有最大吸收，而肾上腺素主成分在此波长处几乎没有吸收，因此，通过限制在 310nm 波长处的吸光度值达到限制酮体的含量，酮体的限量为 0.06％。

取本品，加盐酸溶液（9→1000）制成每 1ml 中含 2.0mg 的溶液，在 310nm 波长处测定，吸光度不大于 0.05。

2. 有关物质

取肾上腺素约 10mg，精密称定，置 10ml 量瓶中，加盐酸 0.1ml 使溶解，用流动相稀释至刻度，摇匀，作为供试品溶液；精密量取供试品溶液 1ml，置 500ml 量瓶中，用流动相稀释至刻度，摇匀，作为对照溶液。另取本品 50mg，置 50ml 量瓶中，加浓过氧化氢溶液 1ml，放置过夜，加盐酸 0.5ml，加流动相稀释至刻度，摇匀，作为氧化破坏溶液；取重酒石酸去甲肾上腺素对照品适量，加氧化破坏溶液溶解并稀释制成每 1ml 中含 20μg 的溶液，作为系统适用性试验溶液。照高效液相色谱法（通则 0512）试验。用十八烷基硅烷键合硅胶为填充剂；以硫酸氢四甲基铵溶液（取硫酸氢四甲基铵 4.0g，庚烷磺酸钠 1.1g，0.1mol/L 乙二胺四醋酸二钠溶液 2ml，用水溶解并稀释至 950ml）-甲醇（95：5）（用 1mol/L 氢氧化钠溶液调节 pH 至 3.5）为流动相；流速为每分钟 2ml；检测波长为

205nm。取系统适用性试验溶液 20μl，注入液相色谱仪，去甲肾上腺素峰与肾上腺素峰之间应出现两个未知杂质峰，理论塔板数按去甲肾上腺素计算不低于3000，去甲肾上腺素峰、肾上腺素峰与相邻杂质峰的分离度均应符合要求。取对照溶液 20μl，注入液相色谱仪，调节检测灵敏度，使主成分色谱峰的峰高约为满量程的 20%；再精密量取供试品溶液和对照溶液各 20μl，分别注入液相色谱仪，记录色谱图。供试品溶液色谱图中如有杂质峰，单个杂质峰面积不得大于对照溶液的主峰面积（0.2%），各杂质峰面积的和不得大于对照溶液主峰面积的 2.5 倍（0.5%）。

四、含量测定

1. 肾上腺素原料的含量测定

肾上腺素的烃胺侧链具有弱碱性，《中国药典》（2015 年版）采用非水溶液法测定含量。

测定方法：取本品约 0.15g，精密称定，加冰醋酸 10ml，振摇溶解后，加结晶紫指示液 1 滴，用高氯酸滴定液（0.1mol/L）滴定至溶液显蓝绿色，并将滴定结果用空白试验校正。每 1ml 高氯酸滴定液（0.1mol/L）相当于 18.32mg 的肾上腺素（$C_9H_{13}NO_3$）。

含量计算：

$$含量(\%) = \frac{(V_0 - V) \times T \times F \times 10^{-3}}{m} \times 100\%$$

式中 V——滴定时消耗高氯酸滴定液的体积，ml；

V_0——空白试验消耗高氯酸滴定液的体积，ml；

F——高氯酸滴定液的浓度校正系数；

T——滴定度，mg/ml；

m——供试品的取样量，g。

2. 盐酸肾上腺素注射液的含量测定

《中国药典》（2015 年版）采用高效液相色谱法测定盐酸肾上腺素注射液的含量。

测定方法：精密量取本品适量，用流动相稀释成每 1ml 中含肾上腺素 0.2mg 的溶液，作为供试品溶液；另取肾上腺素对照品适量，精密称定，加流动相适量，加冰醋酸 2~3 滴，振摇使溶解，用流动相定量稀释制成每 1ml 中含肾上腺素 0.2mg 的溶液，摇匀，作为对照品溶液。除检测波长为 280nm 外，照肾上腺素有关物质项下的色谱条件，精密量取供试品溶液和对照品溶液各 20μl，分别注入液相色谱仪，记录色谱图，按外标法以峰面积计算，即得。

本章小结

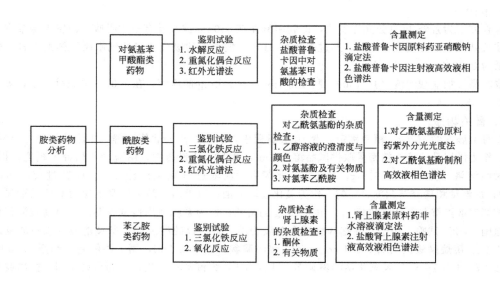

同步测试

一、A 型题（单选题）

1. 重氮化偶合反应所用的偶合试剂为（   ）。
   A. 碱性 β-萘粉　　B. 酚酞　　C. 碱性酒石酸铜　　D. 三硝基酚　　E. 溴酚蓝
2. 对乙酰氨基酚的化学鉴别反应，下列哪一项是正确的（   ）。
   A. 直接重氮化偶合反应　　　　B. 直接重氮化反应
   C. 重铬酸钾氧化反应　　　　　D. 水解后重氮化偶合反应
   E. 以上都不对
3. 盐酸普鲁卡因属于（   ）。
   A. 酰胺类药物　　　　　　　　B. 杂环类药物
   C. 生物碱类药物　　　　　　　D. 对氨基苯甲酸酯类药物
   E. 芳香酸类药物
4. 关于亚硝酸钠滴定法的叙述，错误的有（   ）。
   A. 对有酚羟基的药物，均可用此方法测定含量
   B. 水解后呈芳伯氨基的药物，可用此方法测定含量
   C. 芳伯氨基在碱性溶液中与亚硝酸钠定量反应，生成重氮盐
   D. 在强酸性介质中，可加速反应的进行
   E. 反应终点多用永停法指示
5. 肾上腺素中酮体的检查，所采用的方法为（   ）。
   A. HPLC 法　　B. TLC 法　　C. GC 法　　D. UV 法　　E. IR 法
6. 盐酸普鲁卡因注射液易水解产生特殊杂质（   ）。
   A. ASAN　　B. EATC　　C. ASA　　D. SA　　E. 以上都不对
7. 肾上腺素属于以下哪类药物。（   ）
   A. 苯乙胺类　　　　　　　　　B. 甾体激素类
   C. 氨基醚衍生物类　　　　　　D. 苯甲酸类
   E. 杂环类
8. 重氮化反应的速度受多种因素的影响，测定中的主要条件有以下几种，其中不正确的条件是（   ）。
   A. 加入适当的溴化钾加快反应速度　　B. 加过量的盐酸加速反应
   C. 室温（10~30℃）条件下滴定　　　D. 滴定管尖端插入液面下滴定
   E. 滴定管尖端不插入液面下滴定

二、鉴别题

用化学方法区别下列药物：
1. 盐酸普鲁卡因
2. 盐酸丁卡因
3. 对乙酰氨基酚
4. 肾上腺素

三、问答题

1. 胺类药物包括哪几类？并举出几个典型药物。
2. 区别盐酸利多卡因和盐酸普鲁卡因的鉴别反应是什么？
3. 对乙酰氨基酚的特殊杂质是什么？用什么方法对其进行鉴别？

第七章 巴比妥类药物分析

Chapter 07

【知识目标】
1. 掌握巴比妥类药物的结构特征、性质与分析方法之间的联系。
2. 熟悉苯巴比妥、司可巴比妥、硫喷妥钠等同类药物的鉴别试验、杂质检查及含量测定原理与方法。

【能力目标】
1. 能根据巴比妥类药物的性质理解巴比妥类药物质量分析的原理。
2. 能通过对药物质量标准的解析学会巴比妥类药物质量分析的方法。
3. 能进行分析结果的判断和计算。

巴比妥类药物是常用的镇静催眠药,也可用作抗癫痫药。现行版《中国药典》收载的临床常用药物有苯巴比妥、苯巴比妥钠、异戊巴比妥、异戊巴比妥钠、司可巴比妥钠和注射用硫喷妥钠等。本章主要讨论巴比妥类及其钠盐类药物的分析。

课堂互动
1. 巴比妥类药物的药理作用及临床应用有哪些?
2. 若服用巴比妥类药物中毒,如何解救?

一、典型药物结构特点

巴比妥类药物均为巴比妥酸的衍生物,本类药物为环状酰脲类镇静催眠药,其结构特征具有典型的环状丙二酰脲母核结构:

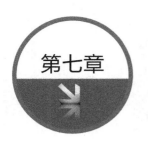

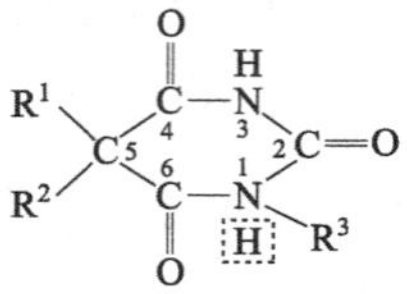

随着 5 位取代基 R^1 和 R^2 的不同,形成不同的巴比妥类药物,具有不同的理化性质。临床上常用的本类药物多为巴比妥酸的 5,5-二取代衍生物,少数为 1,5,5-三取代或 C2 位羰基上的氧为硫取代的硫代巴比妥酸的 5,5-二取代衍生物。本类药物,临床常用的有六种,分别是:

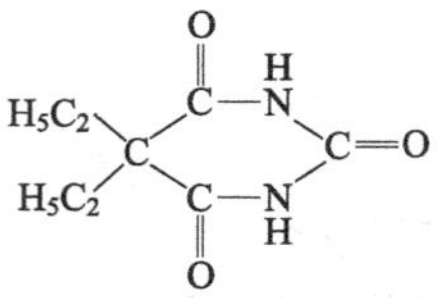

巴比妥 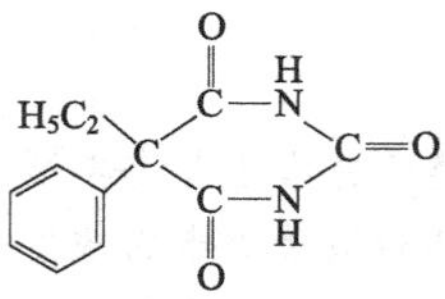   苯巴比妥

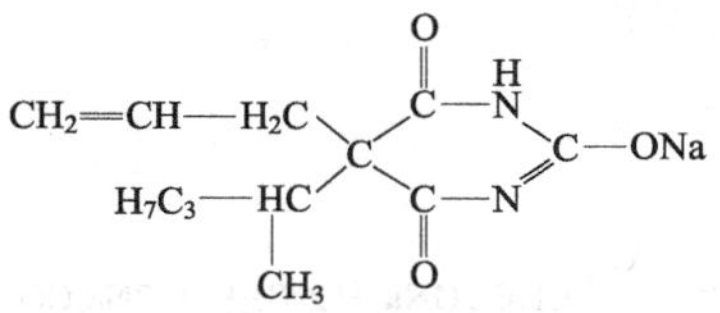

可可巴比妥钠 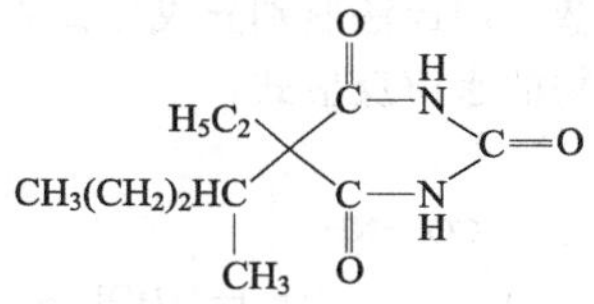　　　　　　　　　戊巴比妥

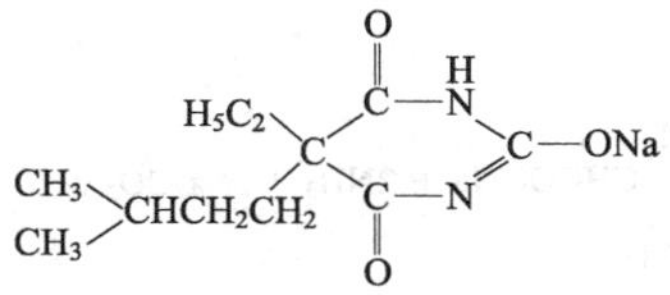

异戊巴比妥钠 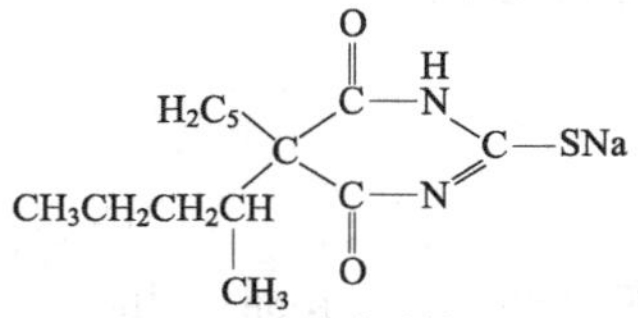　　　　　　　　　硫喷妥钠

由上述结构可知，巴比妥类药物的基本结构可分为两部分：一部分为母核巴比妥酸环状丙二酰脲结构，此结构是巴比妥类药物的共同部分，决定巴比妥类药物的共性，用于与其他药物的区别。另一部分是5位取代基部分，即R^1、R^2，随R^1、R^2的不同，形成不同的巴比妥类药物，并具有不同的理化性质，这些理化性质可用于各种巴比妥类药物之间的相互区分。

二、主要理化性质与鉴别

1. 主要理化性质

（1）性状　本类药物多为白色结晶性颗粒或粉末（注射用硫喷妥钠为淡黄色粉末）。具有一定的熔点。在空气中较稳定，加热多能升华。

（2）溶解性　游离巴比妥类药物微溶或极微溶于水，易溶于有机溶剂（乙醇或乙醚）。临床上常用的其钠盐则易溶于水，难溶于有机溶剂。

（3）弱酸性　巴比妥类药物分子结构中均有1,3-二酰亚胺基团（—NH—CO—NH—），能发生酮式-烯醇式互变异构，在水溶液中可二级电离显弱酸性（pK_a为7.3～8.4），其酸性弱于碳酸（pK_a为6.37）。

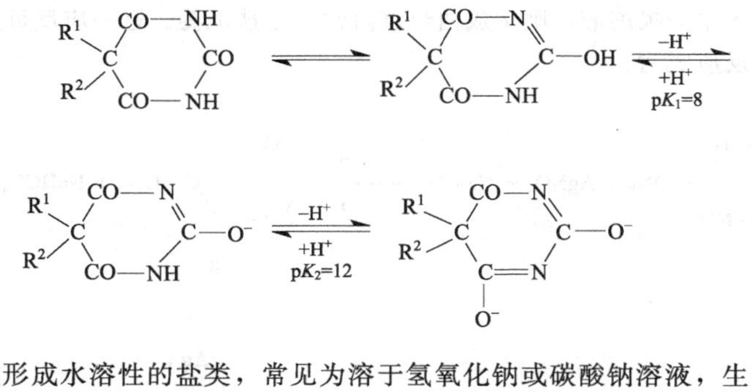

因此，可与强碱形成水溶性的盐类，常见为溶于氢氧化钠或碳酸钠溶液，生成巴比妥类钠盐。

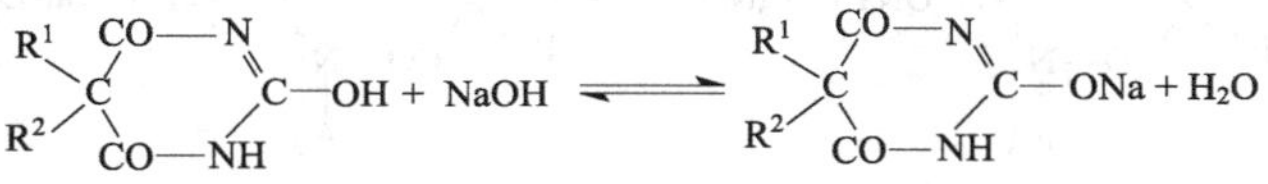

其钠盐的水溶液显碱性，若加酸酸化，则析出结晶性的巴比妥类药物，可用有机溶剂将其提取出来。利用这一性质可分离、鉴别、检查和含量测定该类药物。

（4）水解反应　本类药物分子中的六元环结构比较稳定，遇酸、氧化剂、还原剂时，一般不会开环。但与碱溶液共沸即发生水解反应，分子结构中的酰亚胺键断裂（—CONH—），释放出氨气，可使红色石蕊试纸变蓝，用此法鉴别异戊巴比妥和巴比妥。

游离巴比妥药物的水解反应式：

$$\begin{matrix} R^1 \\ R^2 \end{matrix}\!\!\begin{matrix} CO-NH \\ C \\ CO-NH \end{matrix}\!\!C=O + 5NaOH \rightleftharpoons \begin{matrix} R^1 \\ R^2 \end{matrix}\!\!CHCOONa + 2NH_3\uparrow + 2Na_2CO_3$$

异戊巴比妥的水解反应：

（异戊巴比妥） $\xrightarrow{NaOH}$ 产物 $+ 2NH_3 + 2Na_2CO_3$ 及相应二钠盐 $+ 2NH_3 + Na_2CO_3$

在吸湿的情况下，本类药物的钠盐，也能水解成无效物质。一般情况，在室温和pH在10以下，水解较慢；pH在11以上温度升高，水解加快。反应式如下：

$$\begin{matrix}R^1\\R^2\end{matrix}\!\!\begin{matrix}CO-NH\\C\\CO-N\end{matrix}\!\!C-ONa \xrightarrow{H_2O} \begin{matrix}R^1\\R^2\end{matrix}\!\!\begin{matrix}COONa\\CONHCONH_2\end{matrix} \xrightarrow{H_2O} \begin{matrix}R^1\\R^2\end{matrix}\!\!CHCONHCONH_2$$

由于本类药物的钠盐的这一性质，临床上巴比妥钠注射液不能预先配制进行加热灭菌，须制成粉针剂，临用时溶解。

（5）与重金属的沉淀反应　本类药物分子结构中含有环状丙二酰脲结构（—CONHCONHCO—）或酰亚胺（—CONH—）基团，在碱性条件下，—CONHCONHCO—片段或酰亚胺结构可与重金属离子，如Ag^+、Cu^{2+}、Hg^{2+}等反应生成有特征颜色的物质，用于鉴别和含量测定。

① 与银盐的反应　巴比妥类药物在碳酸钠溶液中，可与硝酸银溶液反应，首先生成可溶性白色的一银盐；若继续加入硝酸银溶液，则生成白色难溶性二银盐沉淀。这一反应可用于巴比妥类药物的鉴别和含量测定。其反应式为：

$$\begin{matrix}R^1\\R^2\end{matrix}\!\!\begin{matrix}CO-N\\C\\CO-NH\end{matrix}\!\!C-ONa + AgNO_3 + Na_2CO_3 \longrightarrow \begin{matrix}R^1\\R^2\end{matrix}\!\!\begin{matrix}CO-N\\C\\CO-N\\|\\Ag\end{matrix}\!\!C-ONa + NaHCO_3 + NaNO_3$$

$$\begin{matrix}R^1\\R^2\end{matrix}\!\!\begin{matrix}CO-N\\C\\CO-N\\|\\Ag\end{matrix}\!\!C-ONa + AgNO_3 \longrightarrow \begin{matrix}R^1\\R^2\end{matrix}\!\!\begin{matrix}CO-N\!-\!Ag\\C\\CO-N\\|\\Ag\end{matrix}\!\!C=O\downarrow + NaNO_3$$

② 与铜盐反应　巴比妥类药物先在水-吡啶溶液烯醇化，生成烯醇式异构体，部分解离为负离子，再与吡啶硫酸铜反应，生成稳定的有色配合物（紫堇色或难溶性紫色），产生类似双缩脲的呈色反应。其反应式如下：

$$\begin{matrix} R^1 \\ R^2 \end{matrix} C \begin{matrix} CO-NH \\ CO-NH \end{matrix} C=O \xrightleftharpoons{\text{水-吡啶}} \begin{matrix} R^1 \\ R^2 \end{matrix} C \begin{matrix} CO-N \\ CO-NH \end{matrix} C-OH \xrightleftharpoons{\text{部分质子化}} \left[\begin{matrix} R^1 \\ R^2 \end{matrix} C \begin{matrix} CO-N \\ CO-NH \end{matrix} C-O \right]^- + H^+$$

$$2 \bigcirc_N + CuSO_4 \rightleftharpoons \left[\begin{matrix} N \\ N \end{matrix} Cu \right]^{2+} + SO_4^{2-}$$

在此反应中，含氧巴比妥类药物呈紫堇色或紫色沉淀，含硫巴比妥类药物显绿色。因此，可用这一反应区别或鉴别巴比妥类药物和硫代巴比妥类药物。该反应已收录于药典通则，作为丙二酰脲类的鉴别试验。

注意：铜吡啶试液应临用新配。具体配制方法：取硫酸铜 4g，加水 90ml 使溶解后，加吡啶 30ml，生成硫酸二吡啶络铜，即铜吡啶试液。

③ 与钴盐反应　巴比妥类药物在碱性溶液中可与钴盐反应生成紫堇色配位化合物，可用于鉴别和含量测定。其反应式如下：

$$\begin{matrix} R^1 \\ R^2 \end{matrix} C \begin{matrix} CO-NH \\ CO-NH \end{matrix} CO + Co^{2+} + 4(CH_3)_2CHNH_2 \longrightarrow \text{[紫堇色配合物]} + 2(CH_3)_2CHN^+H_3$$

紫堇色

注意：本反应在无水条件下比较灵敏，而且生成的有色产物也较稳定。因此，所用试剂应不含水分。常用试剂为无水甲醇或乙醇。所用钴盐为醋酸钴、硝酸钴或氧化钴。所用碱以有机碱为好，一般采用异丙胺。

④ 与汞盐反应　巴比妥类药物与硝酸汞或氯化汞试液反应，可生成白色汞盐沉淀，沉淀能溶于氨试液中。其反应式为：

$$\begin{matrix} R^1 \\ R^2 \end{matrix} C \begin{matrix} CO-NH \\ CO-NH \end{matrix} CO \xrightarrow{Hg(NO_3)_2} \begin{matrix} R^1 \\ R^2 \end{matrix} C \begin{matrix} CO-NH \\ CO-N \\ HgNO_3 \end{matrix} CO \rightleftharpoons \begin{matrix} R^1 \\ R^2 \end{matrix} C \begin{matrix} CO-N \\ CO-N \\ HgNO_3 \end{matrix} C-OH \downarrow$$

$$\begin{matrix} R^1 \\ R^2 \end{matrix} C \begin{matrix} CO-N \\ CO-N \\ HgNO_3 \end{matrix} C-OH + NH_3 + H_2O \longrightarrow \begin{matrix} R^1 \\ R^2 \end{matrix} C \begin{matrix} CO-N \\ CO-N \\ HgOH \end{matrix} C-O^-NH_4^+ + HNO_3$$

注意：本法因汞的毒性不被药典采用，但毒物分析的系统鉴别中常用此法。

(6) 与香草醛（Vanilin）反应　因巴比妥类药物分子结构中具有活泼氢（丙二脲基团中1,3位的氢），可与香草醛在浓硫酸存在下发生缩合反应，产生棕红色产物。测定方法如下：在瓷盘中放入戊巴比妥 10μg 和香草醛 10mg，加浓硫酸 0.15ml，混合后，放在水浴上加热 30s，即产生棕红色。放冷，加 95% 的乙醇 0.5ml，颜色则转变为暗蓝色。其反应式为：

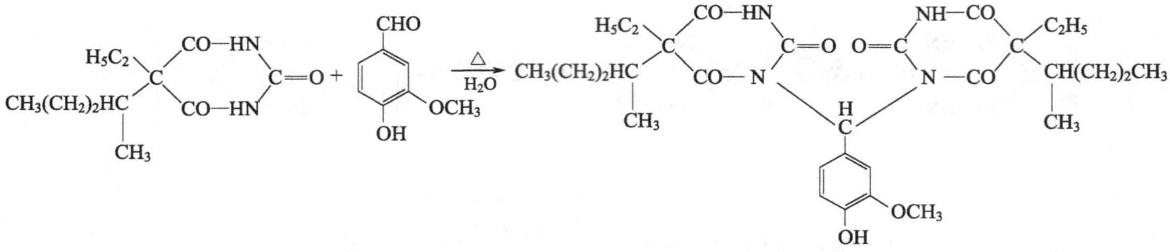

加 95% 的乙醇后产物可转变为：

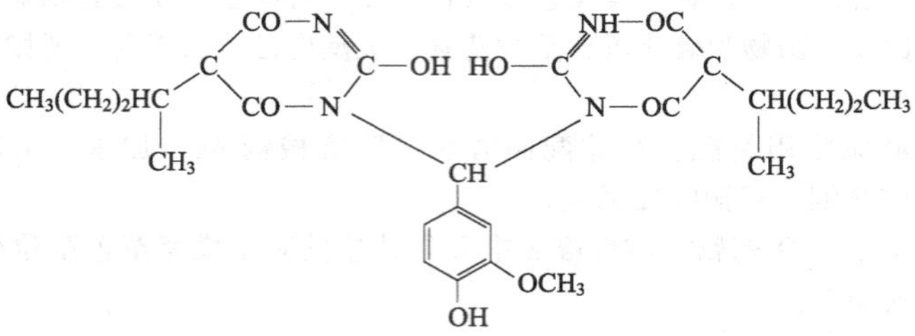

加入乙醇后，2 个巴比妥母核发生互变形成烯醇式，因而棕红色变为蓝色。

> **知识拓展**
>
> ### BP2015 戊巴比妥的鉴别
>
> 取戊巴比妥 10mg，加香草醛约 10mg 和硫酸 2ml，混合后在水浴上加热 2min，显棕红色，放冷，小心加入乙醇 5ml，即显紫色并变蓝色。

(7) 共轭体系的紫外吸收特性

巴比妥类药物的紫外吸收光谱随着其电离级数不同，而发生显著的变化，在酸性溶液中，5,5-二取代和 1,5,5-三取代的巴比妥类药物因不电离，而无明显的紫外吸收；在 pH＝10 的碱性溶液中，发生一级电离，产生共轭体系，于 240nm 处出现最大吸收峰；在 pH＝13 的碱性溶液中，5,5-二取代巴比妥类药物发生二级电离，引起共轭体系延长，最大吸收峰红移至 255nm 波长处。1,5,5-三取代的巴比妥类药物，因 1 位取代基的存在，不发生二级电离，最大吸收峰不变，仍在 240nm。

硫喷妥钠在酸性和碱性条件下均有紫外吸收，在盐酸溶液（0.1mol/L）中，于 287nm 和 238nm 有最大吸收。在 NaOH 溶液（0.1mol/L）中，两个吸收峰分别移至 304nm 和 255nm。另外在 pH＝13 的强碱溶液中，硫代巴比妥类药物在 255nm 处的吸收峰消失，只存在 304nm 处的吸收峰。利用此特性可进行本类药物的鉴别、检查和含量鉴定。

(8) 薄层色谱行为特征　巴比妥类药物的结构不同，其薄层色谱行为也自然不同，可借以进行鉴别。

其方法为：取巴比妥类药物约 50μg，点于硅胶 $60F_{254}$ 薄层板上，以氯仿-丙酮（4∶1）混合液作流动相，展开后，薄层板用温热空气流进行干燥，然后喷洒 2% 的氯化汞乙醇溶液，继之再喷洒 2% 的 1,5-苯卡巴腙乙醇溶液。此时则在紫色的背景上观察到巴比妥类药物的白色斑点。

(9) 显微结晶　大部分巴比妥类药物本身或与某种试剂的反应产物，具有特殊的晶形，因此可根据结晶形状进行鉴别。

(10) 巴比妥类钠盐的特性

① 性质不稳定，接触水分后母核开环，水解失效，温度升高以及碱性条件可加速水解。

② 可根据钠离子的性质进行鉴别，方法见药典四部"一般鉴别试验"。
③ 在过量稀酸条件下可析出具有一定熔点的白色晶体，用于鉴别。
(11) 特殊取代基性质
① 司可巴比妥钠结构中的丙烯基，可与溴、碘发生加成反应，用于鉴别及含量测定。
② 硫喷妥钠在氢氧化钠试液中与醋酸铅反应生成白色沉淀，用于鉴别。

2. 鉴别

(1) 丙二酰脲类的鉴别试验　丙二酰脲类反应是巴比妥类药物母核的反应，因而是本类药物共有的反应，收载于《中国药典》通则 0301"一般鉴别试验"项下，包括银盐反应和铜盐反应。
① 银盐的反应　方法：供试品约 0.1g，加碳酸钠试液 1ml 与水 10ml，振摇 2min，滤过，滤液中逐滴加入硝酸银试液，即生成白色沉淀，振摇，沉淀即溶解；继续滴加过量的硝酸银试液，沉淀不再溶解。
② 与铜盐的反应　方法：取供试品约 50mg，加吡啶溶液（1→10）5ml，溶解后，加铜吡啶试液（硫酸铜 4g，加水 90ml 溶解后，加吡啶 30ml，即得）1ml，即显紫色或生成紫堇色。

(2) 利用特殊取代基或元素的鉴别试验
① 芳香环的反应　含有芳香环的药物，如苯巴比妥，可用下法进行鉴别。
a. 与硫酸-亚硝酸钠的反应。含芳香环取代基的巴比妥类药物，可与硫酸-亚硝酸钠作用，在苯环上发生亚硝基化反应，显橙黄色，随即变为橙红色。
b. 与甲醛-硫酸的反应。具有芳香环取代基的巴比妥类药物，与甲醛-硫酸反应，生成玫瑰红色产物。巴比妥和其他无苯基取代的巴比妥类药物无此反应，可供区别。
苯巴比妥的鉴别方法为：取本品 50mg，置试管中，加甲醛试液 1mL，加热煮沸，冷却，沿管壁缓缓加硫酸 0.5mL，使成两液层，置水浴中加热，界面显玫瑰红色。
② 含不饱和取代基的反应　含有不饱和取代基的药物，如司可巴比妥，可用下法进行鉴别。
a. 与碘或溴试液的反应。含有不饱和取代基的巴比妥类药物，分子中含有丙烯基，可与碘（或溴）试液发生加成反应，使碘（或溴）的颜色消退。其反应式为：

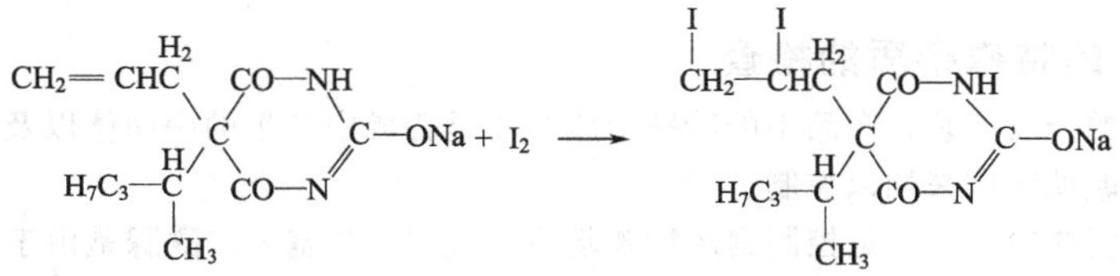

《中国药典》收载的司可巴比妥钠的鉴别方法为：取本品 0.10g，加水 10ml 溶解后，加碘试液 2ml，所显棕黄色在 5min 内消失。
b. 与高锰酸钾的反应。巴比妥类药物分子结构中含不饱和取代基时，具有还原性。可在碱性溶液中与高锰酸钾反应，由于不饱和键被氧化断裂，使紫色的高锰酸钾还原为棕色的二氧化锰。反应式为：

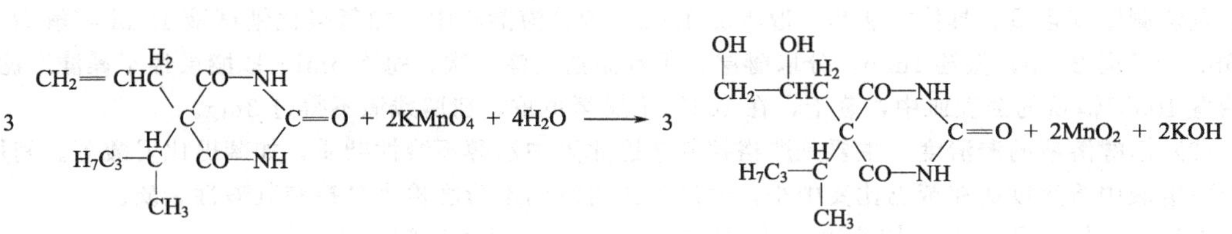

③ 硫元素的反应　分子结构中含有硫的药物，经有机破坏后，变为硫离子，可显硫化物反应。硫喷妥钠在氢氧化钠试液中与铅离子反应，生成白色铅盐沉淀；加热后，有机硫生成无机硫离子，白色铅沉淀转变为黑色硫化铅沉淀。本试验可供区别硫代巴比妥类与巴比妥类药物。

$$\underset{H_5C_2}{\overset{H_5C_2}{\diagdown}}\!\!\!\!\!\bigcirc\!\!\!\!\!\!\underset{NH}{\diagdown}\!\!\!\!\!-SNa + Pb^{2+} \longrightarrow \cdots\!-S-Pb-S-\cdots \downarrow + 2Na^+$$

$$\downarrow \Delta$$
$$PbS \downarrow$$

知识拓展

硫喷妥钠的鉴别

取本品约 0.2g，加氢氧化钠试液 5ml 与醋酸铅试液 2ml，生成白色沉淀，加热后沉淀变为黑色。

(3) 钠盐的鉴别反应　以苯巴比妥钠为例介绍钠盐的鉴别反应。

① 焰色反应：《中国药典》（通则 0301）。

方法：取铂丝，用盐酸湿润，蘸取供试品，在无色火焰中燃烧，火焰即显鲜黄色。

② 取本品适量（相当于苯巴比妥约 100mg），置 10ml 试管中，加水 2ml 溶解，加 15% 碳酸钾溶液 2ml，加热至沸，应不得有沉淀生成；加焦锑酸钾试液 4ml，加热至沸；置冰水中冷却，必要时，用玻棒摩擦试管内壁，应有致密的沉淀生成。

(4) 红外分光光度法　红外分光光度法是一种有效可靠的定性分析手段，《中国药典》收载的巴比妥类药物，几乎都采用红外分光光度法作为鉴别方法，《中国药典》规定其红外光吸收图谱应与对照图谱（光谱集 227 图）一致。

三、杂质检查

1. 苯巴比妥的特殊杂质的检查

根据苯巴比妥的合成工艺，产品中的特殊杂质主要是合成中产生的中间体以及副反应产物，通过检查酸度及中性或碱性物质来加以控制。

(1) 酸度　酸度的检查主要是控制副产物苯基丙二酰脲。苯基丙二酰脲是由于中间体的乙基化反应不完全而产生的，其分子中 5 位碳原子上的氢受相邻两羰基的影响，酸性较苯巴比妥强，能使甲基橙指示剂显红色。

方法：取本品 0.20g，加水 10ml，煮沸搅拌 1min，放冷，滤过，取滤液 5ml，加甲基橙指示液 1 滴，不得显红色。

(2) 中性或碱性物质　中性或碱性物质是由中间体形成的 2-苯基丁酰胺、2-苯基丁酰脲或分解产物等杂质，不溶于氢氧化钠试液但溶于乙醚；而苯巴比妥具有酸性，溶于氢氧化钠试液，所以采用提取重量法测定其含量。具体方法是：取本品 1.0g，置分液漏斗中，加氢氧化钠试液 10ml 溶解后，加水 5ml 与乙醚 25ml，振摇 1min，分取醚层，用水振摇洗涤三次，每次 5ml，取醚层经干燥滤纸滤过，滤液置 105℃ 恒重的蒸发皿中，蒸干，在 105℃ 干燥至恒重，遗留残渣不得过 3mg。

(3) 乙醇溶液的澄清度　主要是严格控制苯巴比妥中乙醇不溶性杂质，如苯巴比妥酸等。利用其在乙醇溶液中溶解度比苯巴比妥中小，通过乙醇溶液的澄清度检查来控制其酸性杂质。

方法：取供试品 1.0g，加乙醇 5ml，加热回流 3min，溶液应澄清。

苯巴比妥可在乙醇中溶解，加热是为了增加其溶解度。

(4) 有关物质　《中国药典》规定采用高效液相色谱法（通则 0512）。

取本品，加流动相溶解并稀释制成每 1ml 中含 1mg 溶液，作为供试品溶液。精密量取 1ml，置

200ml 量瓶中，用流动相稀释至刻度，摇匀，作为对照溶液。用辛烷基硅烷键合硅胶为填充剂，以乙腈-水（25∶75）为流动相，检测波长为 220nm；理论塔板数按苯巴比妥峰计算不低于 2500，苯巴比妥峰与相邻杂质峰的分离度应符合要求。取对照溶液 5μl 注入液相色谱仪，调节检测器的灵敏度，使主成分色谱峰的峰高约为满量程的 15%。精密量取供试品溶液与对照溶液各 5μl，分别注入液相色谱仪，记录色谱图至主成分峰保留时间的 3 倍，供试品溶液色谱图中如有杂质峰，单个杂质峰面积不得大于对照溶液主峰面积（0.5%），各杂质峰面积的和不得大于对照溶液主峰面积的 2 倍（1.0%）。

2. 司可巴比妥钠的特殊杂质检查

（1）溶液的澄清度　司可巴比妥钠在水中极易溶解，水溶液应澄清，否则表明含有水不溶性杂质。因本品的水溶液易与空气中的二氧化碳作用，析出母体药物司可巴比妥，故进行该任务检查时，溶解样品的水应新煮沸放冷以消除水中二氧化碳的干扰。

方法：取本品 1.0g，加新沸过的冷水 10ml 溶解后，溶液应澄清。

（2）中性或碱性物质　中性或碱性物质是合成过程中产生的中性或碱性副产物以及司可巴比妥钠的分解产物，如酰脲和酰胺类化合物。这些物质不溶于氢氧化钠试液而溶于乙醚，可于碱性条件下用乙醚提取后，称重，检查其限量。检查方法与苯巴比妥相同（方法：取本品 1.0g 照苯巴比妥项下的方法检查应符合规定）。

> **课堂活动**
>
> 现有 3 种药物粉末，可能为苯巴比妥钠、注射用硫喷妥钠和司可巴比妥钠，请阐述如何利用简单的方法来鉴别。试验现象如何？

四、含量测定

巴比妥类药物的含量测定方法较多，有银量法、溴量法、酸碱滴定法、紫外分光光度法、高效液相色谱法等。本节重点讲解银量法和溴量法，其他方法如紫外分光光度法及高效液相色谱法将在典型药物的分析中进行讲解。

1. 银量法

将供试品溶于碳酸钠溶液中，保持温度在 15～20℃，用硝酸银直接滴定，在滴定过程中，首先形成可溶性一银盐，当被滴定的巴比妥类药物完全形成一银盐后，继续用硝酸银溶液滴定，稍过量的银离子就和巴比妥类药物形成难溶性的二银盐沉淀，使溶液变为浑浊，以此指示终点。

药典规定采用银量法测定苯巴比妥及其钠盐、异戊巴比妥及其钠盐以及它们制剂的含量。测定苯巴比妥的方法如下：取本品约 0.2g，精密称定，加甲醇 40ml 使溶解，再加新鲜配制的 3% 无水碳酸钠溶液 15ml，用电位滴定法，以硝酸银滴定液（0.1mol/L）滴定，即得。每 1ml 硝酸银滴定液（0.1mol/L）相当于 23.22mg 的 $C_{12}H_{12}N_2O_3$。

含量测定结果的计算公式为：

$$含量(\%) = \frac{V \times T \times F \times 10^{-3}}{W} \times 100\%$$

式中　V——消耗硝酸银滴定液的体积，ml；

T——滴定度，mg/ml；

F——滴定液浓度校正因子，$F = c_{AgNO_3}/0.1$；

W——待测药物的称样量，g。

注意事项：

① 反应的摩尔比为 1∶1。

② $AgNO_3$ 滴定液应新鲜配制。

③ 银电极在临用前需用硝酸浸洗 1～2min，再用水淋洗干净后使用。

④ 无水碳酸钠溶液应新配，因碳酸钠溶液久置后可吸收空气中 CO_2，产生碳酸氢钠，使含量明显下降导致测定时溶液的酸度不够。

【例 7-1】 测定异戊巴比妥钠的含量。

药典规定，称取异戊巴比妥钠供试品 0.2015g，按上述方法测定，消耗硝酸银滴定液的体积为 7.18ml，硝酸银滴定液的实际浓度为 0.1122mol/L，每 1ml 硝酸银滴定液（0.1mol/L）相当于 24.83mg 的 $C_{11}H_{17}N_2O_3Na$，则含量为：

$$C_{11}H_{17}N_2O_3Na(\%) = \frac{7.18 \times 24.83 \times \frac{0.1122}{0.1} \times 10^{-3}}{0.2010} \times 100\% = 99.5\%$$

2. 溴量法

凡取代基中含有双键的巴比妥类药物，如司可巴比妥，其不饱和键可与溴定量地发生加成反应，故可采用溴量法进行测定。本方法操作简单，专属性强，针对结构中双键特征，可与其他巴比妥药物区分。

药典中测定司可巴比妥钠的方法为：取本品约 0.1g，精密称定，置 250ml 碘量瓶中，加水 10ml，振摇使溶解，精密加溴滴定液（0.1mol/L）25ml，再加盐酸 5ml，立即密塞并振摇 1min，在暗处静置 15min 后，注意微开瓶塞，加碘化钾试液（碘化钾 16.5g，加水使溶解成 100ml）10ml，立即密塞，振摇均匀后，用硫代硫酸钠滴定液（0.1mol/L）滴定，至近终点时，加淀粉指示液，继续滴定至蓝色消失，并将滴定结果用空白试验校正，即得。每 1ml 溴滴定液（0.1mol/L）相当于 13.01mg 的 $C_{12}H_{17}N_2NaO_3$（司可巴比妥钠分子量为 260.27）。

滴定反应式为：

$$Br_2 + 2KI \longrightarrow 2KBr + I_2$$
（剩余）
$$I_2 + 2Na_2S_2O_3 \longrightarrow 2NaI + Na_2S_4O_6$$

含量测定结果的计算公式为：

$$含量(\%) = \frac{(V_0 - V) \times \frac{c}{0.1} \times 13.01 \times 10^{-3}}{W} \times 100\%$$

式中 V_0——空白试验消耗硫代硫酸钠滴定液的体积，ml；

V——回滴时所消耗硫代硫酸钠滴定液的体积，ml；

c——硫代硫酸钠滴定液的实际浓度，mol/L；

0.1——滴定度中规定的硫代硫酸钠滴定液的浓度，mol/L；

W——待测药物的称样量，g。

注意事项：

① 在实际工作中，由于溴易挥发，影响滴定液浓度的准确性，且腐蚀性强，不宜直接配成标准溶液。而是用定量的溴酸钾与过量的溴化钾配制成的混合溶液作为溴滴定液，亦称液溴。

溴滴定液（0.1mol/L）的配制：取溴酸钾 3.0g 与溴化钾 15g，加水适量使溶解成 1000ml，摇匀。滴定时，在供试品溶液中加入适量盐酸，在酸性条件下，溴酸钾和溴化钾反应生成新生态的溴，再与被测药物发生作用。

$$KBrO_3 + 5KBr + 6HCl \longrightarrow 3Br_2 + 6KCl + 3H_2O$$

② 滴定时采用返滴定法。滴定时，过量的溴与司可巴比妥定量反应完成后，剩余溴滴定液将碘

化钾中的碘离子氧化为碘,碘再与硫代硫酸钠滴定液反应。在整个操作中,应注意溴和碘的损失。

③ 空白试验是为消除因反应多、过程长而产生的系统误差,也是为了不标定 Br_2 滴定液的浓度。

3. 紫外分光光度法

巴比妥类药物在碱性溶液中电离为具有紫外吸收特征的结构,在紫外光区产生特征吸收,可用紫外分光光度法测定其含量。本法专属性强,灵敏度高,被广泛应用于巴比妥类药物及其制剂含量的测定,以及固体制剂的溶出度含量均匀度检查。

直接紫外分光光度法测定注射用硫喷妥钠的含量测定:本品为硫喷妥钠100份与无水碳酸钠6份混合的灭菌粉末。按平均装量计算,含硫喷妥钠($C_{11}H_{17}N_2Na_2O_2S$)应为标示量的93.0%~107.0%。

取装量差异下的内容物,混合均匀,精密称取适量(约相当于硫喷妥钠0.25g),置500ml量瓶中,加水使硫喷妥钠溶解并稀释至刻度,摇匀,精密称取适量,用0.4%氢氧化钠溶液定量稀释制成每1ml中约含5μg的溶液,作为供试品溶液。照紫外-可见分光光度法(通则0401),在304nm的波长处测定吸光度;另取硫喷妥钠对照品适量,精密称定,加0.4%氢氧化钠溶液溶解并定量稀释制成每1ml中约含5μg的溶液,作为对照品溶液,同法测定。根据每支的平均装量计算。每1ml硫喷妥钠相当于1.091mg的硫喷妥钠($C_{11}H_{17}N_2Na_2O_2S$)。

硫喷妥钠的紫外吸收比较特殊,在酸性和碱性条件下,均有显著的紫外吸收。酸性条件下,具有287nm和238nm两个吸收峰;pH=10时,吸收峰红移至304nm和255nm;pH=13时,只有304nm的吸收峰。

《中国药典》即采用紫外-可见分光光度法测定注射用硫喷妥钠的含量,碱性条件下在304nm波长处测定吸光度。

$$标示量(\%)=\frac{c_R \times \dfrac{A_X}{A_R} \times D \times 每只容量}{m \times S} \times 100\%$$

$$硫喷妥钠的量(mg)=1.091 \times c_R \times (A_X/A_R) \times D \times 10^{-3}$$

式中 A_X——供试品溶液的吸光度;

c_R——对照品溶液的浓度,g/ml;

A_R——对照品溶液的吸光度;

m——供试品取样量,g 或 ml;

D——供试品的稀释倍数;

S——注射剂的标示量,g。

4. 高效液相色谱法

苯巴比妥片原采用银量法测定含量,但由于辅料等因素的影响,易产生平行误差。《中国药典》改为高效液相色谱法。该法具有柱效高、灵敏度高、分离速度快、适用范围广、重复性好和操作方便等特点,已成为药物分析研究中不可缺少的主要方法之一,主要用于制剂及体液中巴比妥类药物的含量测定。

《中国药典》采用高效液相色谱法测定苯巴比妥片剂的含量(通则0513)。

(1)色谱条件与系统适用性实验 用辛烷基硅烷键合硅胶为填充剂;以乙腈-水(30:70),为流动相;检测波长为220nm。理论塔板数按苯巴比妥峰计算不低于2000,苯巴比妥峰与相邻色谱峰的分离度应符合要求。

(2)测定法 取本品20片,精密称定,研细,精密称取适量(约相当于苯巴比妥30mg),置50ml量瓶中,加流动相适量,超声处理20min使苯巴比妥溶解,放冷,用流动相稀释至刻度,摇匀,滤过,精密量取续滤液1ml,置10ml量瓶中,用流动相稀释至刻度,摇匀,精密量取10μl,注入液相色谱仪,记录色谱图。另取苯巴比妥对照品,精密称定,加流动相溶解并定量稀释制成每1ml中约含苯巴比妥60μg的溶液,同法测定。按外标法以峰面积计算,即得。采用外标法计算片剂中苯巴比妥的含量。

$$标示量(\%) = \frac{\frac{A_X}{A_R} \times c_R \times D \times V \times \overline{w} \times 10^{-3}}{m \times S} \times 100\%$$

式中　A_X——供试品峰面积；

　　　A_R——对照品峰面积；

　　　c_R——对照品溶液浓度，$\mu g/ml$；

　　　D——苯巴比妥片供试品的稀释倍数；

　　　V——苯巴比妥供试品的原始体积，ml；

　　　$\overline{w}$——20片平均片重，mg；

　　　m——苯巴比妥片供试品取样量，mg；

　　　S——苯巴比妥片标示量，mg。

《中国药典》中巴比妥类药物的质量分析见表7-1。

表7-1　《中国药典》中巴比妥类药物的质量分析

药物名称	鉴别	检查	含量测定
苯巴比妥钠	1. 熔点测定 2. 丙二酰脲类的鉴别反应 3. 苯环的鉴别反应 4. 红外光谱鉴别 5. 钠盐鉴别反应	1. 碱度 2. 溶液澄清度 3. 有关物质（高效液相色谱法） 4. 干燥失重 5. 重金属 6. 细菌内毒素 7. 无菌检查	银量法 [电位滴定法《中国药典》（通则0701）]
司可巴比妥钠	1. 熔点测定 2. 使碘试液褪色 3. 丙二酰脲类的鉴别反应 4. 红外光谱鉴别	1. 溶液的澄清度 2. 中性或碱性物质 3. 干燥失重 4. 重金属	溴量法
异戊巴比妥	1. 丙二酰脲类的鉴别反应 2. 红外光谱鉴别	1. 碱性溶液的澄清度 2. 有关物质（高效液相色谱法） 3. 氯化物 4. 干燥失重 5. 炽灼残渣	银量法 [电位滴定法《中国药典》（通则0701）]
异戊巴比妥钠	1. 丙二酰脲类的鉴别反应 2. 红外光谱鉴别 3. 钠盐鉴别	1. 碱度 2. 有关物质（高效液相色谱法） 3. 干燥失重 4. 重金属 5. 注射剂项下有关检查	银量法 [电位滴定法《中国药典》（通则0701）]
注射用硫喷妥钠	1. 熔点测定 2. 铜盐反应 3. 钠盐鉴别 4. 铅盐反应	1. 碱度 2. 澄清度 3. 有关物质（薄层色谱法） 4. 干燥失重 5. 硫酸盐	紫外-可见分光光度法

本章小结

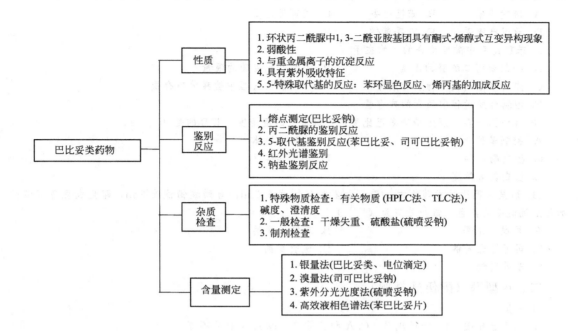

同步测试

一、A型题（单选题）

1. 与铜-吡啶试液反应，生成绿色沉淀的药物是（　　）。
   A. 异戊巴比妥　　B. 司可巴比妥　　C. 硫喷妥钠　　D. 苯巴比妥

2. 与亚硝酸钠-硫酸的反应用于鉴定（　　）。
   A. 硫喷妥钠　　B. 司可巴比妥　　C. 巴比妥　　D. 苯巴比妥　　E. 异戊巴比妥

3. 银量法测定苯巴比妥含量时，1ml硝酸银滴定液（0.1mol/L）相当于苯巴比妥的量是（苯巴比妥的分子量是232.24）（　　）。
   A. 23.22　　B. 232.24　　C. 11.61　　D. 5.85　　E. 2.322

4. 下列药物中使碘褪色的有（　　）。
   A. 司可巴比妥　　B. 苯巴比妥　　C. 戊巴比妥　　D. 硫喷妥钠　　E. 异戊巴比妥

5. 巴比妥类药物的同反应是（　　）。
   A. 与铜-吡啶试液的反应　　　　B. 与三氯化铁的反应
   C. 与亚硝酸钠-硫酸的反应　　　D. 与甲醛-硫酸的反应
   E. 与碘试液的反应

6. 银量法测定苯巴比妥含量时，所用溶剂系统为（　　）。
   A. 3%的碳酸钠溶液　　　　B. 甲醇
   C. 乙醇　　　　　　　　　D. 丙酮
   E. 甲醇及3%无水碳酸钠溶液

7. 紫外分光光度法测定注射用硫喷妥钠的具体方法为（　　）。
   A. 吸收系数法　　　　　B. 对照品对照法
   C. 标准曲线法　　　　　D. 差示分光法

E. 解线性方程法

8. 取某一巴比妥药物约50mg，置试管中，加甲醛试液（或甲醛溶液）1ml，加热煮沸，放冷，沿管壁缓缓加硫酸0.5ml，使成两层，置水浴中加热，界面显玫瑰红色。该药物应为（　　）。
   A. 硫喷妥钠　　　B. 苯巴比妥　　　C. 司可巴比妥
   D. 异戊巴比妥　　E. 苯妥英钠

9. 苯巴比妥中酸度检查的目的在于（　　）。
   A. 控制苯丙二酰脲的限量　　　B. 控制巴比妥酸的限量
   C. 控制中性或碱性物质的限量　D. 控制合成过程中盐酸的残存量
   E. 控制合成过程中尿素的残存量

10. 《中国药典》规定检查苯巴比妥的乙醇溶液的澄清度，其目的是（　　）。
    A. 控制苯巴比妥酸杂质　　　B. 控制中间体
    C. 控制副产物　　　　　　　D. 控制其纯度
    E. 检查其溶解度

11. 取某一巴比妥类药物约0.2g，加氢氧化钠试液5ml，与醋酸铅试液2ml，即生成白色沉淀；加热后沉淀变为黑色，该药物应为（　　）。
    A. 异戊巴比妥　　　　　　　B. 苯巴比妥钠
    C. 司可巴比妥钠　　　　　　D. 硫喷妥钠
    E. 苯妥英钠

二、B型题（配伍选择题）

【1~5】
A. 司可巴比妥　B. 苯巴比妥　C. A和B均可　D. A和B均不可
以下反应用于鉴别的药物是：
1. 与碱溶液共沸产生氨气（　　）。
2. 在碱性溶液中与硝酸银试液反应产生白色沉淀（　　）。
3. 在碱性溶液中与高锰酸钾反应，使高锰酸钾褪色（　　）。
4. 与甲醛-硫酸反应生成玫瑰红色环（　　）。
5. 在酸性溶液中与三氯化铁反应显紫堇色（　　）。

【6~8】
A. 司可巴比妥钠　B. 苯巴比妥　C. 盐酸利多卡因　D. 对乙酰氨基酚　E. 注射用硫喷妥钠
以下反应用于鉴别的药物是：
6. 加碘试液，试液的棕黄色消失（　　）。
7. 加硫酸与亚硝酸钠，即显橙黄色，随即转为橙红色（　　）。
8. 加氢氧化钠试液溶解后，加醋酸铅试液，生成白色沉淀，加热后，沉淀转为黑色（　　）。

【9~12】
A. 紫外分光光度法　B. 溴量法　C. 银量法　D. 非水溶液滴定法　E. 高效液相色谱法
以下药物《中国药典》采用的含量测定方法是：
9. 苯巴比妥（　　）。
10. 司可巴比妥钠（　　）。
11. 注射用硫喷妥钠（　　）。
12. 苯巴比妥片（　　）。

三、简答题

《中国药典》异戊巴比妥采用银量法进行含量测定，试查阅资料并根据性质分析，异戊巴比妥定量分析还有其他含量测定方法吗？

四、计算题

司可巴比妥钠胶囊含量测定，精密称取内容物 0.1385g，置碘量瓶中，加水 10ml，振摇使溶解，精密加溴滴定液（0.05mol/L）25ml，再加盐酸 5ml，立即密塞并振摇 1min，暗处静置 15min 后，加碘化钾试液 10ml，立即密塞，摇匀，用硫代硫酸钠滴定液（0.1mol/L，$F=0.992$）滴定至近终点时加淀粉指示液，继续滴定至蓝色消失，并将滴定结果用空白试验校正。已知：样品消耗硫代硫酸钠滴定液（0.1mol/L）17.05ml，空白试验消耗 25.22ml，每 1ml 溴滴定液（0.05mol/L）相当于 13.01mg 的司可巴比妥钠。

问：(1) 溴滴定液是如何配制的？在本方法中需要标定吗？在滴定反应中，加盐酸后溴滴定液起了怎样的化学反应？

(2) 空白试验在本方法中起什么作用？

(3) 计算本品相当于标示量的百分含量（规格 0.1g，20 粒胶囊内容物重 2.7506g）。

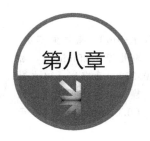

第八章 杂环类药物分析

Chapter 08

【知识目标】

1. 掌握吡啶类、吩噻嗪类、苯并二氮杂䓬类和喹诺酮类药物的结构特征、性质与分析方法之间的联系。
2. 熟悉异烟肼、盐酸氯丙嗪、地西泮和左氧氟沙星的鉴别、杂质检查及含量测定的原理与方法。
3. 了解咪唑类药物的结构与性质。

【能力目标】

1. 正确理解异烟肼及其制剂、盐酸氯丙嗪及其制剂、地西泮及其制剂和左氧氟沙星及其制剂典型药物的质量分析。
2. 能运用药品质量标准进行溴酸钾法、非水溶液滴定法的操作及计算;学会紫外-可见分光光度法和高效液相色谱法的含量测定及计算方法。
3. 应用旋光度法检测左氧氟沙星的纯度。

各国药典收载的杂环类药物种类众多,此类药物分子结构中含有非碳原子参与成环的杂环,其非碳原子为杂原子,一般是氮、氧、硫等。根据药物分子母核所含杂原子种类与数目、环元数与环数不同可将杂环类药物分成不同类别,如分为吡啶类、吩噻嗪类、苯并二氮杂䓬类、喹诺酮类、咪唑类等大类。各类药物又可根据环上取代基类型、数目、位置不同,衍生出数目众多的同系列药物。本章将介绍杂环类药物的结构及性质特点,并重点介绍吡啶类、吩噻嗪类、苯并二氮杂䓬类、喹诺酮类代表性药物的质量分析方法。

> **课堂互动**
>
> 1. 杂环类化合物的结构有什么特点,如何进行分类?
> 2. 如何根据杂环类化合物的理化性质进行相关的鉴别和含量测定?

第一节 吡啶类药物的分析

吡啶类药物分子的基本结构是含氮杂元的不饱和六元单环。《中国药典》收载的本类药物有异烟肼、硝苯地平、尼可刹米和尼群地平等。

一、典型药物的结构

典型药物的结构与性质见表 8-1。

二、主要理化性质与鉴别

1. 主要理化性质

(1) 性状 异烟肼为无色晶体,白色或类白色的结晶性粉末,无臭,味微甜后苦;遇光渐变质。

尼可刹米为无色至淡黄色的澄清油状液体,放置冷处,即成结晶,有轻微的特臭,味苦,有引湿性。

(2) 溶解性　异烟肼在水中易溶,在乙醇中微溶,在乙醚中极微溶解;尼可刹米能与水、乙醇、三氯甲烷或乙醚任意混合。

(3) 吡啶环的特性　本类药物分子结构中都含有吡啶环母核,若环上 α 和 α' 位未被取代,β 或 γ 位被羧基衍生物取代的,可发生开环反应,如尼可刹米、异烟肼等。

(4) 弱碱性　母核吡啶环上的氮原子是碱性氮原子,吡啶环的 pK_a 值为 8.8（水中）,因此本类药物具有弱碱性。尼可刹米分子中,除了吡啶环上的氮原子,吡啶环 β 位被酰氨基取代,酰氨基遇碱水解后释放出具有碱性的乙二胺,可用于鉴别。同时利用此性质采用非水溶液滴定法可进行含量测定。

(5) 还原性　异烟肼分子结构中,吡啶环 γ 位上具有较强还原性的酰肼取代基,能被氧化剂氧化;也可与某些含羰基的试剂发生缩合反应,产物是有特定熔点和颜色的腙,利用此性质可进行药物鉴别和含量测定。硝苯地平由于苯环邻位的取代,具光不稳定性和易发生自身氧化还原反应性。

(6) 紫外吸收特性　吡啶环的芳香性在紫外光区有特征吸收,利用此性质可进行药物的鉴别和含量测定。

表 8-1　吡啶类典型药物的结构与性质

药物	结构式	性质
异烟肼（Isoniazid）		1. 吡啶环特性 (1)吡啶环特征　本类药物分子结构中都含有吡啶环母核,若环上 α 和 α' 位未被取代,β 或 γ 位被羧基衍生物取代的,可发生开环反应,如尼可刹米、异烟肼等。 (2)弱碱性　母核吡啶环上的氮原子是碱性氮原子,吡啶环的 pK_a 值为8.8(水中),利用此性质采用非水溶液滴定法可进行含量测定。 (3)紫外吸收光谱特性　吡啶环的芳香性在紫外光区有特征吸收,利用此性质可进行药物的鉴别和含量测定
硝苯地平（Nifedipine）		
尼可刹米（Nikethamide）		2. 取代基的特征 (1)水解性　分子结构中含酰肼基的异烟肼,含酯键的硝苯地平、尼群地平,含酰氨基的尼可刹米,在一定条件下可发生水解反应,利用此性质可进行药物鉴别。 (2)还原性异烟肼吡啶环 γ 位上具有较强还原性的酰肼取代基,能被氧化剂氧化。硝苯地平由于苯环邻位的取代,具光不稳定性和易发生自身氧化还原反应性。 (3)缩合反应性　异烟肼分子结构中含酰肼基,可与某些含羰基的试剂发生缩合反应,产物是有特定熔点和颜色的腙,利用此性质可进行药物鉴别和含量测定
尼群地平（Nitredipine）		

2. 鉴别

(1) 吡啶环的开环反应　本反应适用于吡啶环的 β 或 γ 位被羧基衍生物取代的如尼可刹米、异烟肼等。

① 戊烯二醛反应（koning 反应）

【原理】戊烯二醛反应是指溴化氰作用于吡啶环,使环上氮原子由三价态转变为五价态,吡啶环发生水解反应生成戊烯二醛,再与芳伯胺缩合生成有色的戊烯二醛衍生物的反应。其颜色随所用芳伯胺的不同有所差异,如与苯胺缩合呈黄色至黄棕色,与联苯胺缩合则呈粉红色至红色。《中国药典》只用于尼可刹米的鉴别,所用芳伯胺为苯胺。鉴别反应如下:

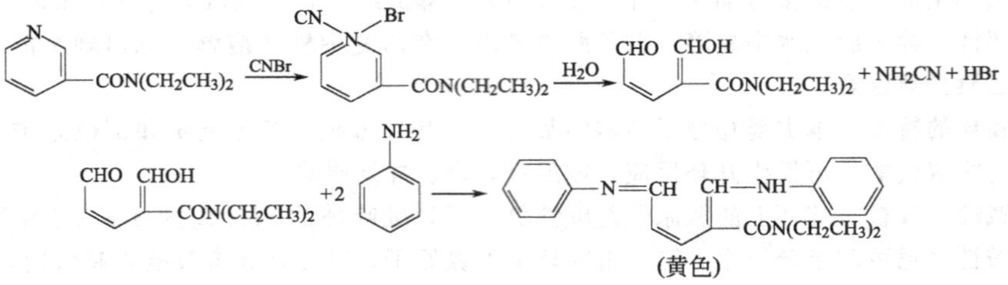

【方法】 取尼可刹米 1 滴，加水 50ml，摇匀，分取 2ml，加溴化氰试液 2ml 与 2.5%苯胺溶液 3ml，摇匀，溶液渐显黄色。

② 二硝基氯苯反应（Vongerichten 反应）

【原理】 是指在无水条件下，将吡啶及其衍生物与 2,4-二硝基氯苯混合，共热或使其热至熔融，冷却后，加醇制氢氧化钾溶液将残渣溶解，溶液呈紫红色的反应。《中国药典》将其用于托吡卡胺的鉴别，鉴别反应如下：

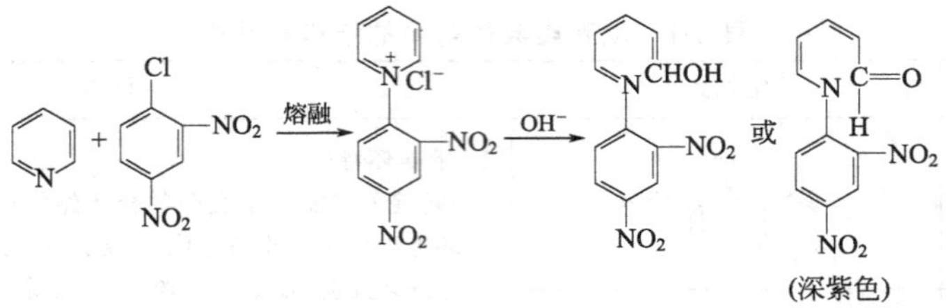

利用本法鉴别异烟肼和尼可刹米时，需经适当处理，即将酰肼氧化成羧基或将酰胺水解为羧基后才有此反应。

(2) 酰肼基的反应

① 还原反应

【原理】 异烟肼具有酰肼基，酰肼基的还原性较强，当与氨制硝酸银试液作用时，即被氧化为异烟酸铵，并生成金属银黑色浑浊和气泡（氮气），在玻璃试管壁上产生银镜。《中国药典》将其用于异烟肼的鉴别，鉴别反应如下：

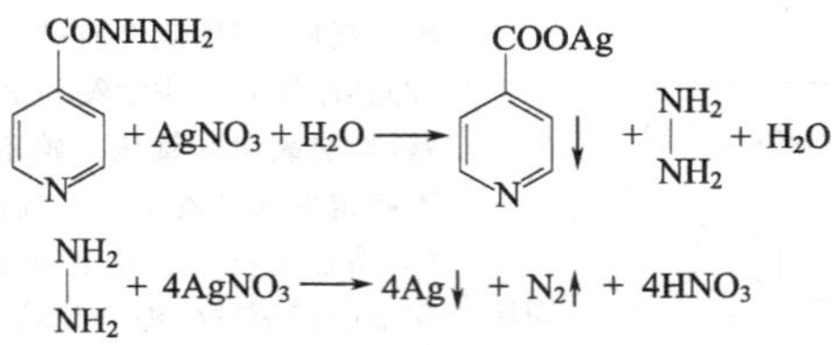

【方法】 取异烟肼约 10mg，置试管中，加水 2ml 溶解后，加氨制硝酸银试液 1ml，即产生气泡与黑色浑浊，并在试管壁上生成银镜。

② 缩合反应

【原理】 异烟肼具有末端的酰肼基，可与芳香醛进行缩合反应生成脎，析出晶体，可测定其熔点用于鉴别。最常用的芳香醛为香草醛，其次是对二甲氨基苯甲醛、水杨醛等。鉴别反应如下：

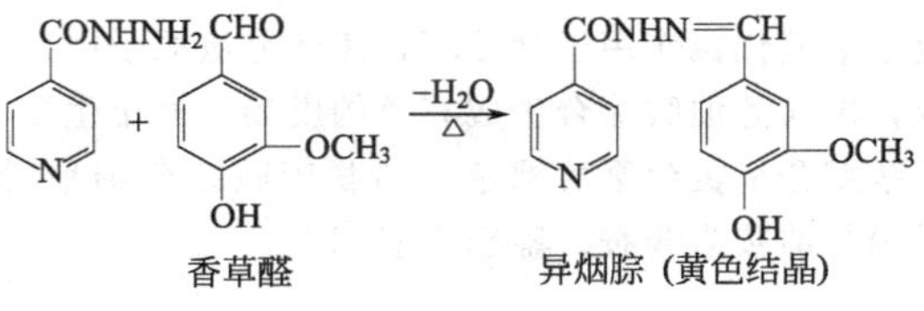

【方法】 取本品约 0.1g，加水 5ml 溶解后，加 10％香草醛的乙醇溶液 1ml，摇匀，微热，放冷，即析出黄色晶体；滤过，用稀乙醇重结晶，在 105℃干燥后，测定熔点，其熔点为 228～231℃，熔融时同时分解。

(3) 沉淀反应

【原理】 本类药物具有吡啶环结构，吡啶环上的氮原子可与重金属盐类（如氯化汞、硫酸铜、碘化铋钾）及苦味酸等形成沉淀。《中国药典》通过尼可刹米与硫酸铜及硫氰酸铵作用生成草绿色配合物沉淀鉴别尼可刹米，鉴别反应如下：

$$2\ \text{Py-CON(CH}_2\text{CH}_3)_2 + \text{CuSO}_4 + 2\text{NH}_4\text{SCN} \longrightarrow [\text{Py-CON(CH}_2\text{CH}_3)_2]_2 \cdot \text{Cu(SCN)}_2 \downarrow + (\text{NH}_4)_2\text{SO}_4$$

又如，异烟肼、尼可刹米可与氯化汞形成白色沉淀。

$$2\ \text{Py-CONHNH}_2 + \text{HgCl}_2 \longrightarrow [\text{Py-CONHNH}_2]_2 \cdot \text{HgCl}_2 \downarrow$$

【方法】 取尼可刹米 2 滴，加水 1ml，摇匀，加硫酸铜试液 2 滴与硫氰酸铵试液 3 滴，即生成草绿色沉淀。

(4) 分解产物的反应

① 与氢氧化钠试液共热

【原理】 尼可刹米与氢氧化钠试液加热，酰胺键水解，即可有乙二胺臭味逸出，能使湿润的红色石蕊试纸变蓝。《中国药典》采用此法鉴别尼可刹米。

【方法】 取尼可刹米 10 滴，加氢氧化钠试液 3ml，加热，即可发生乙二胺的臭气，能使湿润的石蕊试纸变蓝色。

② 与无水碳酸钠或氢氧化钙共热 异烟肼、尼可刹米等与无水碳酸钠或氢氧化钙共热，可发生脱羧降解，并有吡啶臭味逸出。

(5) 紫外-可见分光光度法与红外分光光度法 本类药物的分子结构中均含有芳杂环，在紫外光区有特征吸收，利用其最大吸收波长及百分吸收系数可进行鉴别。典型吡啶类药物的紫外吸收特征见表 8-2。

表 8-2 典型吡啶类药物的紫外吸收特征

药物	溶剂	λ_{max}/nm	$E_{1cm}^{1\%}$
异烟肼	HCl(0.01mol/L)	265	约 420
	H_2O	266	378
尼可刹米	HCl(0.01mol/L)	263	285
	NaOH(0.1mol/L)	255/260	840/860

红外吸收光谱特征性强，能专属性地反映分子结构中的官能团信息，常用于原料药的鉴别。《中国药典》对异烟肼、尼可刹米等吡啶类药物均用红外分光光度法进行鉴别，利用供试品的红外吸收图谱与对照品图谱一致进行鉴别。

(6) 高效液相色谱法 高效液相色谱法具有高压、高速、高效、高灵敏性等优点，适用于分析含有较多有关物质的杂环类药物。《中国药典》利用该法对异烟肼、异烟肼片进行鉴别。规定：在含量测定项下记录的色谱图中，供试品溶液主峰保留时间一致。

三、特殊杂质的检查

异烟肼的检查任务除"酸碱度"、"溶液的澄清度与颜色"、"干燥失重"、"炽热残渣"、"重金属"等一般杂质外,还要进行"游离肼"和"无菌"特殊检查。

1. 游离肼的检查

【方法】 取异烟肼,加丙酮-水(1:1)溶解并稀释制成每 1ml 中约含 100mg 的溶液,作为供试品溶液,另取硫酸肼对照品,加丙酮-水(1:1)溶解并稀释制成每 1ml 中含 0.08mg(相当于游离肼 20μg)溶液,作为对照品溶液;取异烟肼和硫酸肼各适量,加丙酮-水(1:1)溶解并稀释制成每 1ml 中分别含异烟肼 100mg 及硫酸肼 0.08mg 的混合溶液,作为系统适用性试验溶液。照薄层色谱法(通则 0502)试验,吸取上述 3 种溶液各 5μl,分别点于同一硅胶 G 薄层板上,以异丙醇-丙酮(3:2)为展开剂,展开,晾干,喷以乙醇制对二甲氨基苯甲醛试液,15min 后检视。系统适用性试验溶液所显游离肼与异烟肼的斑点应完全分离,游离肼的 R_f 值约为 0.75,异烟肼的 R_f 值约为 0.56。在供试品溶液主斑点前方与对照品溶液主斑点相应的位置上,不得显黄色斑点。

【解析】 经展开,显色后的薄层板上,异烟肼应呈棕橙色斑点,R_f 值约为 0.56。游离肼应呈鲜黄色斑点,R_f 值约为 0.75。此操作方法以试验条件下检不出游离肼的鲜黄色斑点为合格。肼的检测限度为 0.1μg,控制限量是 0.02%。

2. 有关物质的检查

【方法】 取异烟肼,加水溶解并稀释制成每 1ml 中约含 0.5mg 的溶液,作为供试品溶液,精密量取 1ml,置 100ml 量瓶中,用水稀释至刻度,摇匀,作为对照溶液。照含量测定项下的色谱条件,取对照溶液 10μl 注入液相色谱仪,调节检测灵敏度,使主成分色谱峰的峰高约为满量程的 20%;再精密量取供试品溶液与对照溶液各 10μl,分别注入液相色谱仪,记录色谱图至主成分峰保留时间的 3.5 倍。供试品溶液的色谱图中如有杂质峰,单个杂质峰面积不得大于对照溶液主峰面积的 0.35 倍(0.35%),各杂质峰面积的和不得大于对照溶液主峰面积(1.0%)。

【解析】 有关物质检查是《中国药典》新增的杂质检查任务,目的是为了控制杂质的限量。

3. 无菌

取注射用异烟肼,按"无菌检查法"(《中国药典》通则 1101)进行检查,结果应符合规定。

四、含量测定

以异烟肼及异烟肼片的含量测定为例进行讨论。其测定方法主要有高效液相色谱法和氧化还原滴定法(即溴酸钾法)。

1. 高效液相色谱法

《中国药典》收载的异烟肼原料药和片剂均采用此法测定含量。规定异烟肼的含量按干燥品计算,含异烟肼($C_6H_7N_3O$)应为 98.0%~102.0%。

【色谱条件与系统适用性试验】 用十八烷基硅烷键合硅胶为填充剂;以 0.02mol/L 磷酸氢二钠溶液(用磷酸调 pH 至 6.0)-甲醇(85:15)为流动相;检测波长为 262nm。理论塔板数按异烟肼峰计算不低于 4000。

【方法】 取异烟肼,精密称定,加水溶解并稀释制成每 1ml 中约含 0.1mg 的溶液,精密量取 10μl 注入液相色谱仪,记录色谱图;另取异烟肼对照品,同法测定。按外标法以峰面积计算,即得。

$$含量(\%) = \frac{c_R \times \dfrac{A_X}{A_R} \times V \times D}{m} \times 100\%$$

式中 c_R——对照溶液的浓度,mol/L;

A_X——供试品溶液的峰面积;

A_R——对照品溶液的峰面积;

V——供试品溶液的初始体积,ml;

D——供试品的稀释倍数；

m——供试品的取样量，g。

2. 溴酸钾法

《中国药典》（2015年版）采用溴酸钾法测定注射用异烟肼的含量。规定注射用异烟肼的含量按平均装量计算，含异烟肼（$C_6H_7N_3O$）应为标示量的95.0%～105.0%。

【方法】 取注射用异烟肼装量差异项下的内容物，混合均匀，精密称取约0.2g，置100ml量瓶中，加水溶解并稀释至刻度，摇匀；精密量取25ml，加水50ml、盐酸20ml与甲基橙指示液1滴，用溴酸钾滴定液（0.01667mol/L）缓慢滴定（温度保持在18～25℃）至粉红色消失。每1ml溴酸钾滴定液（0.01667mol/L）相当于3.429mg的异烟肼（$C_6H_7N_3O$）。

反应式：

$$BrO_3^- + 5Br^- + 6H^+ \longrightarrow 3Br_2 + 3H_2O$$

计算公式：

$$C_6H_7N_3O(\%) = \frac{V \times T \times F}{m \times \frac{25}{100}} \times 100\% = \frac{V \times 0.003429 \times F}{m \times \frac{25}{100}} \times 100\%$$

式中 V——消耗的溴酸钾滴定液的体积，ml；

T——滴定度，mg/ml；

F——溴酸钾滴定液的校正因子；

m——供试品的取样量，g。

【解析】 溴酸钾法属于氧化还原滴定法，为提高溴酸钾的氧化能力，反应中往往需要加入盐酸等强酸。测定过程中使用甲基橙指示剂，变色原理不同于酸碱滴定法指示剂的变色原理，而是不可逆的氧化破坏，当反应达到终点后，稍过量的溴酸钾滴定液立刻氧化甲基橙致使其粉红色消失从而指示终点。

课堂互动

说出溴酸钾法的测定原理、测定条件、注意事项和终点的变色原理；含量测定结果如何计算？

【例8-1】 注射用异烟肼的含量分析

精密称取注射用异烟肼装量差异项下混合均匀的内容物0.2018g，置100ml量瓶中，加水适量，溶解并稀释至刻度，摇匀，过滤。精密量取续滤液25.00ml，加水50ml、盐酸20ml，加甲基橙指示液1滴，用溴酸钾滴定液（0.01698mol/L）滴定至终点，消耗溴酸钾滴定液14.32ml。已知每1ml溴酸钾滴定液（0.01667mol/L）相当于3.429mg的异烟肼（$C_6H_7N_3O$）。计算异烟肼的百分含量并判断含量是否符合《中国药典》的规定。

解

$$C_6H_7N_3O(\%) = \frac{V \times T \times F}{m \times \frac{25}{100}} \times 100\% = \frac{V \times 0.003429 \times F}{m \times \frac{25}{100}} \times 100\%$$

$$= \frac{14.32 \times 0.003429 \times \frac{0.01698}{0.01667}}{0.2018 \times \frac{25}{100}} \times 100\% = 99.14\%$$

根据《中国药典》规定，本品按平均装量计算，含异烟肼（$C_6H_7N_3O$）应为标示量的95.0%～105.0%，故本品含量测定结果符合规定。

第二节　吩噻嗪类药物的分析

吩噻嗪类药物是苯并噻嗪的衍生物，此类药物结构上具有共同的硫氮杂蒽的基本母核。区别主要是在第10位氮上的R取代基和第2位上的R′取代基的不同。侧链R′常连接—H、—Cl、—CF_3、—COOH、—SCH_3等原子或基团。R取代基则是含有2～3个碳链的二甲氨基或二乙氨基，或者是哌嗪、哌啶的衍生物等含氮杂环。本类药物的基本结构为：

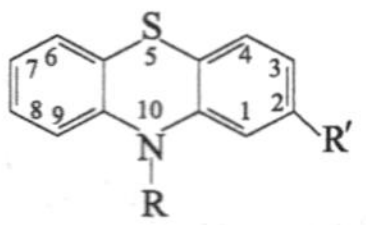

临床上常用的本类药物多为其盐酸盐。现行版《中国药典》收载的本类典型药物有盐酸氯丙嗪、盐酸异丙嗪、盐酸氟奋乃静等。结构与性质如下。

一、典型药物的结构

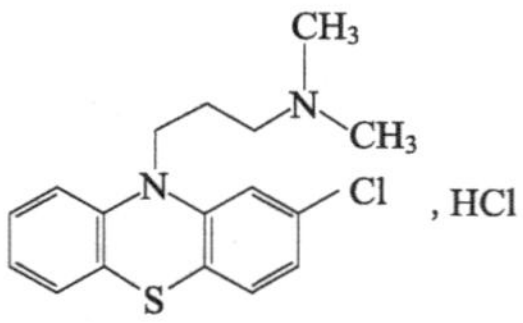

盐酸氯丙嗪 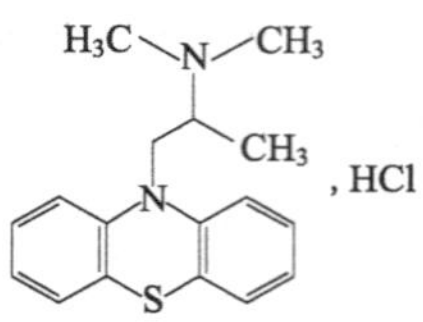　　　　　盐酸异丙嗪 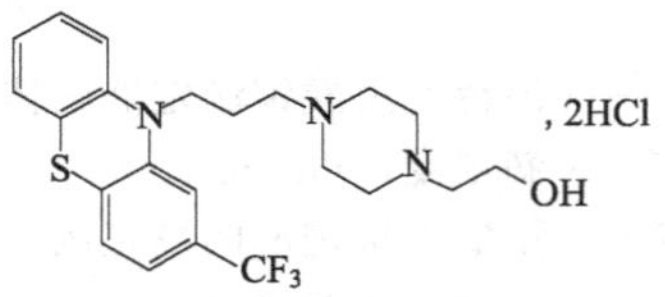　　　　　盐酸氟奋乃静

二、主要理化性质与鉴别

1. 主要理化性质

（1）**性状和溶解性**　典型吩噻嗪类药物的性状和溶解性见表8-3。

表8-3　典型吩噻嗪类药物的性状和溶解性

药物	性状	溶解性
盐酸氯丙嗪	白色或乳白色结晶粉末；有微臭，味极苦；有引湿性；遇光渐变色；水溶液显酸性反应	在水、乙醇或三氯甲烷中易溶，在乙醚或苯中不溶
盐酸异丙嗪	白色或类白色的粉末或颗粒；几乎无臭，味苦；在空气中日久变质，显蓝色	在水中极易溶解，在乙醇或三氯甲烷中易溶，在丙酮或乙醚中几乎不溶
盐酸氟奋乃静	白色或乳白色结晶粉末；无臭，味微苦，遇光易变色	在水中易溶，在乙醇中略溶在丙酮中极微溶，在乙醚中不溶

（2）**紫外吸收特性**　吩噻嗪类药物母核分子三环共轭的π体系在紫外光区有较强的特征吸收，分别在205nm、254nm和300nm波长处有最大紫外吸收。通常在254nm波长处的紫外吸收最强。由于2和10位取代基不同，可使最大吸收峰的峰位和峰强发生变化。因此利用本类药物的紫外吸收特征可进行鉴别和含量测定。

（3）**强还原性**　硫氮杂蒽母核中硫为二价，有较强的还原性，易被氧化。本类药物遇硫酸、硝酸、过氧化氢、三氯化铁试液等氧化剂时易被氧化成砜、亚砜等不同产物。当取代基不同时氧化产物呈不同的颜色，可用于药物的鉴别。在酸性介质中可被硫酸铈定量氧化，用于药物的含量测定。由于本类药物见光易氧化变色,应避光贮存。

(4) 与金属离子络合　吩噻嗪母核中未被氧化的硫原子,可与金属离子(如 Pb^{2+} 等)形成有色配合物,利用此性质可用于药物的鉴别和含量测定。

(5) 弱碱性　吩噻嗪类药物母核中氮原子呈弱碱性,不能直接进行滴定,10 位的 R 取代基多为烃胺,碱性较强,可用非水溶液滴定法进行药物的含量测定。

(6) 红外光吸收特征　吩噻嗪类药物红外吸收图谱随硫氮杂蒽母核上的取代基的不同而异,可用于鉴别。

2. 鉴别

(1) 氧化显色反应　吩噻嗪类药物遇硫酸、硝酸、过氧化氢、三氯化铁试液等氧化剂时,根据药物取代基和氧化剂的不同,产物会呈现不同颜色,见表 8-4。《中国药典》对盐酸氯丙嗪原料药及其制剂、盐酸异丙嗪原料药及其制剂、奋乃静原料药及其制剂、盐酸氟奋乃静原料药及其制剂等均采用氧化显色反应进行鉴别。

表 8-4　典型吩噻嗪类药物的氧化显色反应

药物	硝酸	硫酸	过氧化氢
盐酸氯丙嗪	显红色,渐变淡黄色	—	
盐酸异丙嗪	生成红色沉淀;加热,沉淀即溶解,溶液由红色变为橙黄色	显樱桃红色;放置后,色渐变深	—
盐酸氟奋乃静	—	显淡红色,温热后变为红褐色	
奋乃静	—	—	显深红色;放置后,红色渐褪去

【方法】　取盐酸氯丙嗪约 10mg,加水 1ml 溶解后,加硝酸 5 滴即显红色,渐变淡黄色。

【解析】　盐酸氯丙嗪可被具有氧化性的硫酸、硝酸、过氧化氢及三氯化铁等氧化剂氧化,此类药物可被氧化成自由基型产物和非离子型产物等,随着取代基的不同,而呈现不同的颜色。该反应用于鉴别。

(2) 紫外-可见分光光度法　盐酸氯丙嗪的 UV 鉴别:取本品,加盐酸溶液(9→1000)制成每 1ml 中含 5μg 的溶液,按照紫外-可见分光光度法(《中药药典》通则 0401)测定,在 254nm 与 306nm 波长处有最大吸收,在 254nm 波长处吸光度约为 0.46。

【解析】　盐酸氯丙嗪等吩噻嗪类药物分子结构中呈现三环共轭的 π 系统,有较强的紫外吸收,《中国药典》利用紫外-可见分光光度法对盐酸氯丙嗪进行鉴别。

(3) 氯离子的反应　盐酸氯丙嗪、盐酸异丙嗪为盐酸盐,其水溶液显氯化物的鉴别反应。《中国药典》(通则 0301)要求对吩噻嗪类盐酸盐药物及其制剂进行氯化物鉴别。

① 取盐酸氯丙嗪供试品溶液,加稀硝酸使呈酸性后,滴加硝酸银试液,即生成白色凝乳状沉淀;分离,沉淀加氨试液即溶解,再加稀硝酸酸化后,沉淀复生成。

② 取盐酸氯丙嗪供试品少量,置试管中,加等量的二氧化锰,混匀,加硫酸湿润,缓缓加热,即产生氯气,能使水湿润的碘化钾淀粉试纸显蓝色。

【解析】　盐酸氯丙嗪是盐酸盐,含氯离子,显氯离子的鉴别反应。

(4) 红外分光光度法

【原理】　吩噻嗪类药物由于 2 位和 10 位的取代基不同,可通过红外光谱法对原料药进行鉴别。本类药物的制剂可通过提取分离后再进行红外分光光度法鉴别。

【方法】　盐酸异丙嗪片的 IR 鉴别:取本品细粉适量(约相当于盐酸异丙嗪 100mg),加三氯甲烷 10ml,研磨溶解,滤过,滤液水浴蒸干,残渣经减压干燥。依法测定。本品的红外光图谱应与对照的图谱(光谱集 350 图)一致。

第八章　杂环类药物分析

又如，盐酸氯丙嗪分子结构中有苯环和特征性官能团，其红外光谱有相应的特征吸收。《中国药典》规定本品的红外吸收图谱应与对照的图谱（光谱集391图）一致。

(5) 高效液相色谱法　《中国药典》利用高效液相色谱法对盐酸异丙嗪片及注射液、盐酸氟奋乃静及其制剂等进行鉴别。规定：在含量测定项下记录的色谱图中，供试品溶液主峰的保留时间应与对照品溶液的主峰保留时间一致。

三、有关物质检查

吩噻嗪类药物的有关物质主要包括：氧化产物、在合成过程中的残留原料、中间产物和副产物。现以盐酸氯丙嗪及其制剂为例介绍有关物质检查。

1. 溶液的澄清度与颜色

【方法】　取盐酸氯丙嗪0.5g，加水10ml，振摇使溶解后，溶液应澄清无色；如显浑浊，与1号浊度标准液（《中国药典》通则0901）比较，不得更浓；如显色，与黄色3号或黄绿色33号标准比色液（《中国药典》通则0901第一法）比较，不得更深，并不得显其他颜色。

【解析】　对盐酸氯丙嗪进行溶液的澄清度检查，目的主要是控制其中的游离氯丙嗪。由于吩噻嗪类药物容易被氧化剂氧化呈色，所以对盐酸氯丙嗪进行溶液的颜色检查以控制其氧化产物的量。

2. 有关物质

(1) 盐酸氯丙嗪原料药的有关物质检查

【方法】　避光操作。取盐酸氯丙嗪20mg，置50ml量瓶中，加流动相溶解并稀释至刻度，摇匀，作为供试品溶液；精密量取适量，用流动相定量稀释制成每1ml中含2μg的溶液，作为对照溶液。照高效液相色谱法（《中国药典》通则0512）试验，用辛烷基硅烷键合硅胶为填充剂；以乙腈-0.5%三氯乙酸（用四甲基乙二胺调节pH至5.3）（50∶50）为流动相；检测波长为254nm。取对照溶液10μl注入液相色谱仪，调节检测灵敏度，使主成分色谱峰的峰高约为满量程的20%。精密量取供试品溶液和对照溶液各10μl，分别注入液相色谱仪，记录色谱图至主成分峰保留时间的4倍。供试品溶液的色谱图中如有杂质峰，单个杂质峰面积不得大于对照溶液主峰面积（0.5%），各杂质峰面积的和不得大于对照溶液主峰面积的2倍（1.0%）。

(2) 盐酸氯丙嗪片的有关物质检查

【方法】　避光操作。取本品细粉适量（约相当于盐酸氯丙嗪20mg），置50ml量瓶中，加流动相使盐酸氯丙嗪溶解并稀释至刻度，摇匀，滤过，取续滤液作为供试品溶液；精密量取适量，用流动相定量稀释制成每1ml含2μg的溶液，作为对照溶液。照盐酸氯丙嗪有关物质项下的方法测定，供试品溶液的色谱图中如含有杂质峰，单个杂质峰面积不得大于对照溶液主峰面积（0.5%）。

(3) 盐酸氯丙嗪注射液的有关物质检查

【方法】　避光操作。精密量取本品适量，用流动相稀释制成每1ml中含盐酸氯丙嗪0.4mg的溶液，作为供试品溶液；精密量取适量，用流动相定量稀释制成每1ml含2μg的溶液，作为对照溶液。照盐酸氯丙嗪有关物质项下的方法测定，供试品溶液的色谱图中如含有杂质峰，大于对照溶液主峰面积（0.5%）且小于对照溶液主峰面积10倍（5%）的杂质峰不得多于一个。其他单个杂质峰面积均不得大于对照溶液主峰面积（0.5%）。

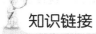
知识链接

盐酸氯丙嗪的合成与杂质

工业上生产盐酸氯丙嗪大多采用先合成2-氯吩噻嗪主环，然后再与侧链N,N-二甲氨基丙基的衍生物缩合。2-氯吩噻嗪主环的合成是由间氯二苯胺在碘催化下与升华硫作用生成。因此，在生产过程中，除引入一般杂质外，还可能残留有未反应完全的原料药等特殊杂质。

四、含量测定

1. 非水溶液滴定法

吩噻嗪类药物母核上的氮原子碱性极弱,不能进行滴定,但盐酸氯丙嗪结构的 10 位侧链上连接显碱性的烃胺—NR_2,可在非水介质中,以高氯酸液滴定,冰醋酸为溶剂,以结晶紫为指示剂;也可以采用丙酮为介质,甲基橙(丙酮饱和溶液)为指示剂或改用电位法指示终点。《中国药典》采用非水滴定法测定盐酸氯丙嗪原料药物的含量,规定盐酸氯丙嗪按干燥品计算,含盐酸氯丙嗪($C_{17}H_{19}ClN_2S \cdot HCl$)不得少于 99.0%。

【方法】 取盐酸氯丙嗪约 0.2g,精密称定,加冰醋酸 10ml 与醋酐 30ml,振摇溶解后,照电位滴定法(《中国药典》通则 0701),用高氯酸滴定液(0.1mol/L)滴定至溶液显玫瑰红色,并将滴定的结果用空白试液校正。每 1ml 高氯酸滴定液(0.1mol/L)相当于 35.53mg 的盐酸氯丙嗪($C_{17}H_{19}ClN_2S \cdot HCl$)。

$$C_{17}H_{19}ClN_2S \cdot HCl \text{ 含量}(\%) = \frac{(V-V_0) \times T \times F \times 10^{-3}}{m} \times 100\%$$

式中 V——供试品测定消耗高氯酸滴定液的体积,ml;
V_0——空白试验消耗高氯酸滴定液的体积,ml;
T——为滴定度,mg/ml;
F——为高氯酸滴定液的浓度校正因子;
m——为供试品取样量,g。

【解析】 盐酸氯丙嗪分子母核上的氮原子碱性极弱,可以采用非水溶液滴定法测定含量,电位滴定法指示终点,滴定结果用空白试验校正。

【例 8-2】 盐酸氯丙嗪含量测定

精密称取本品 0.2092g,加冰醋酸 10ml 与酸酐 30ml 溶解后,照电位滴定法,用 0.09960mol/L 高氯酸滴定液滴定,消耗高氯酸滴定液 6.02ml,另取冰醋酸 10ml 和酸酐 30ml,同法测定,消耗高氯酸滴定液 0.06ml,请计算盐酸氯丙嗪的含量。每 1ml 高氯酸滴定液(0.1mol/L)相当于 35.53mg 的 $C_{17}H_{19}ClN_2S \cdot HCl$。

解

$$\text{含量}(\%) = \frac{(V-V_0) \times F \times T}{m} \times 100\%$$

$$= \frac{(6.02-0.06) \times \frac{0.09960}{0.1} \times 35.53}{0.2092 \times 10^3} \times 100\% = 100.8\%$$

2. 紫外-可见分光光度法

《中国药典》(2015 年版)采用灵敏度高的紫外-可见分光光度法测定盐酸氯丙嗪片和盐酸氯丙嗪注射液等制剂的含量。规定盐酸氯丙嗪片含盐酸氯丙嗪($C_{17}H_{19}ClN_2S \cdot HCl$)应为标示量的 93.0%~107.0%。

【方法】 避光操作。取盐酸氯丙嗪片 10 片,除去包衣后,精密称定、研细,精密称取适量(约相当于盐酸氯丙嗪 10mg),置 100ml 量瓶中,加盐酸溶液(9→1000)70ml,振摇使盐酸氯丙嗪溶解,用溶剂稀释至刻度,摇匀,滤过,精密量取续滤液 5ml,置 100ml 量瓶中,加溶剂稀释至刻度,摇匀,照紫外-可见分光光度法(《中国药典》通则 0401),在 254nm 的波长处测定吸光度。按盐酸氯丙嗪($C_{17}H_{19}ClN_2S \cdot HCl$)的吸光系数($E_{1cm}^{1\%}$)为 915 计算,即得。

$$\text{标示量}(\%) = \frac{\frac{A}{E_{1cm}^{1\%}} \times \frac{1}{100} \times V \times D \times \overline{w}}{m \times S} \times 100\%$$

式中 A——供试品溶液测得的吸光度;

$E_{1cm}^{1\%}$——百分吸收系数；
V——供试品溶液的初始体积，ml；
D——稀释倍数；
$\overline{w}$——平均片重，g；
m——供试品的取样量，g；
S——标示量，g。

【解析】 盐酸氯丙嗪分子结构中的吩噻嗪环呈现三环共轭的 π 系统，其盐酸溶液（9→1000）在 254nm 波长处有最大吸收，《中国药典》利用紫外-可见分光光度法对盐酸氯丙嗪片和盐酸氯丙嗪注射液进行含量测定。

第三节　苯并二氮杂䓬类药物的分析

苯并二氮杂䓬类药物为苯环和七元含氮杂环稠合而成的有机药物。本类药物中的 1,4-苯并二氮杂䓬类是目前临床上应用最广泛的抗焦虑、抗惊厥药物。《中国药典》收载的本类药物有地西泮、氯氮䓬、奥沙西泮、艾司唑仑、阿普唑仑等。

一、典型药物结构

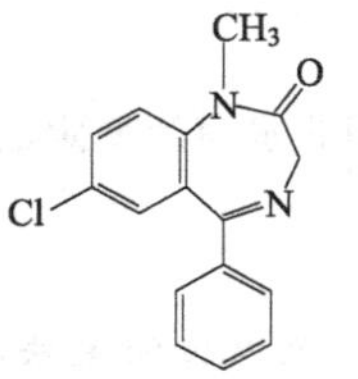

地西泮 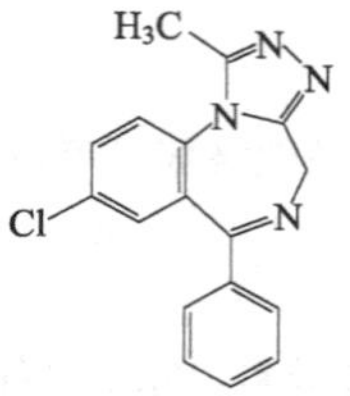　　阿普唑仑 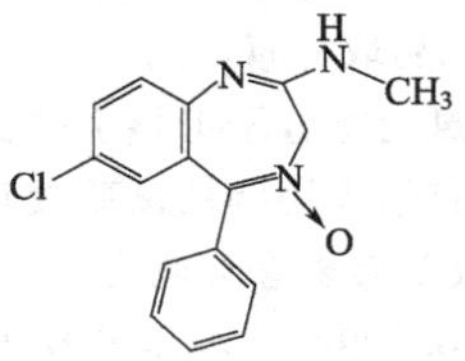　　氯氮䓬

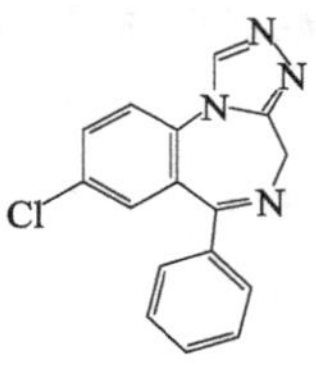

艾司唑仑 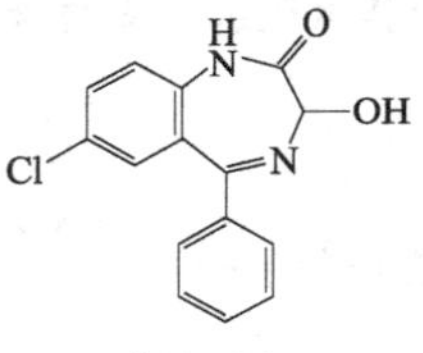　　奥沙西泮

二、主要理化性质与鉴别

1. 主要理化性质

（1）药物性状和溶解性　临床上常用的苯并二氮杂䓬类药物的性状及溶解性见表 8-5。

表 8-5　苯并二氮杂䓬类药物的性状和溶解性

药物	性状	溶解性
地西泮	白色或类白色的结晶性粉末；无臭。味微苦	在丙酮或三氯甲烷中易溶，在乙醇中溶解，在水中几乎不溶
奥沙西泮	白色或类白色的结晶性粉末；无臭。味微苦	在乙醇、三氯甲烷或丙酮中微溶，在乙醚中极微溶解，在水中几乎不溶
阿普唑仑	白色或类白色的结晶性粉末	在三氯甲烷中易溶，在乙醇或丙酮中略溶，在水或乙醚中几乎不溶
氯氮䓬	淡黄色结晶性粉末；无臭	在乙醚、三氯甲烷或二氯甲烷中溶解，在水中微溶

(2) 弱碱性　苯并二氮杂䓬类药物是1,4-二氮杂䓬七元环与苯环并合结构的药物，1,4-二氮杂䓬七元环上的氮原子具有碱性，因与苯环的共轭而使碱性降低，可用非水溶液滴定法进行药物含量的测定。

(3) 水解性　地西泮、奥沙西泮、氯氮䓬等苯并二氮杂䓬类药物，因具有酰氨基或烯氨基，在强酸性溶液中可水解，生成相应的二苯甲酮衍生物。利用其水解产物的某些特性，可进行本类药物的鉴别和含量测定。

(4) 紫外吸收特性　苯并二氮杂䓬类药物分子结构中因具有较大的共轭体系，所以具有特征的紫外吸收，可用于该类药物的鉴别和含量测定。照紫外-可见分光光度法（《中国药典》通则0401），$10\mu g/ml$ 地西泮的0.5%甲醇溶液在284nm波长处具有最大吸收对应的百分吸收系数（$E_{1cm}^{1\%}$）为440～468。

2. 鉴别

(1) 沉淀反应

【原理】　1,4-二苯并二氮杂䓬类药物具有生物碱的性质，可以和一些生物碱沉淀试剂发生沉淀反应。《中国药典》对地西泮注射液、氯氮䓬及其片剂、阿普唑仑及其片剂等采用沉淀反应进行鉴别。

地西泮注射液的鉴别：取本品2ml，滴加稀碘化铋钾试液，即生成橙红色沉淀。

阿普唑仑的鉴别：取本品约5mg，加盐酸溶液（9→1000）2ml溶解后，分为两份。一份加硅钨酸试液1滴，即生成白色沉淀；另一份加稀碘化铋钾试液，即生成橙红色沉淀。

(2) 硫酸-荧光反应

【原理】　1,4-二苯并二氮杂䓬类药物溶于硫酸后，在紫外光灯（365nm）下，呈现不同颜色的荧光。《中国药典》对地西泮及片剂采用该法进行鉴别。

【方法】　取地西泮约10mg，加硫酸3ml，振摇使溶解，在紫外光灯（365nm）下检视，呈黄绿色荧光。

(3) 紫外-可见分光光度法

【原理】　苯并二氮杂䓬类药物含有较大共轭体系，具有特征紫外吸收，可以根据紫外最大吸收波长以及最大吸收波长处的吸光度或吸光度比值进行鉴别。《中国药典》对地西泮、奥沙西泮原料药及其片剂、氯氮䓬等均采用紫外光谱法进行鉴别。

【方法】　地西泮的UV鉴别法：取地西泮，加0.5%硫酸的甲醇溶液制成每1ml中含5μg的溶液，照紫外-可见分光光度法（通则0401）测定，在242nm、284nm与366nm的波长处有最大吸收；在242nm波长处的吸光度约为0.51，在284nm波长处的吸光度约为0.23。

【解析】　地西泮分子结构中含有较长的共轭体系，在紫外光区有相应的特征吸收。介质的pH值不同，紫外吸收光谱也相异。溶于硫酸后在365nm波长处显黄绿色银光。

(4) 红外分光光度法

地西泮分子结构中存在苯环和特征性官能团，其红外光谱中显相应的吸收峰。《中国药典》规定本品的红外吸收图谱应与对照图谱（光谱集138）一致。

(5) 氯化物的鉴别反应

【原理】　1,4-二苯并二氮杂䓬类药物大多为有机氯化物，用氧瓶燃烧法破坏，生成氯化氢，以氢氧化钠试液吸收，加稀硝酸酸化，显氯化物反应。《中国药典》对地西泮采用该法进行鉴别。

【方法】　取地西泮20mg，用氧燃烧法（通则0703）进行有机破坏，以5%氢氧化钠溶液5ml为吸收液，燃烧完全后，经稀硝酸酸化，并缓慢煮沸2min，溶液显氯化物的鉴别反应（通则0801）。

【解析】　地西泮分子结构中C7位连接的氯原子和苯环以牢固程度较高的共价键相连，必须先用氧燃烧法破坏共价键，将有机结合的氯原子转为游离的无机氯离子，再采用氯化物的鉴别反应进行鉴别。

知识链接

苯并二氮杂䓬类代表药物与硫酸的呈色反应列表

药物	与硫酸呈色	与稀硫酸呈色
地西泮	黄绿色	黄色
氯氮䓬	黄色	紫色
艾司唑仑	亮绿色	天蓝色
硝西泮	淡蓝色	蓝绿色

三、有关物质检查

《中国药典》规定,地西泮应检查"乙醇溶液的澄清度与颜色"、"氯化物"、"干燥失重"和"炽灼残渣"等一般杂质,还需要进行"相关物质"的检查。

【方法】 取地西泮,加甲醇溶解并稀释制成每1ml含1mg的溶液作为供试品溶液;精密量取1ml,置200ml量瓶中,用甲醇稀释至刻度,摇匀,作为对照溶液。照高效液相色谱法(通则0512)试验。用十八烷基硅烷键合硅胶为填充剂;以甲醇-水(70:30)为流动相;检测波长为254nm。理论塔板数按地西泮峰计算不低于1500。取对照溶液10μl注入液相色谱仪,调节检测灵敏度,使主成分色谱峰的峰高约为满量程的25%;再精密量取供试品溶液与对照溶液各10μl,分别注入液相色谱仪,记录色谱图至主成分峰保留时间的4倍。供试品溶液色谱图中若有杂质峰,各杂质峰面积的和不得大于对照溶液主峰面积的0.6倍(0.3%)。

【解析】 在合成地西泮的过程中,如果N^1位的甲基化不完全,可能会产生去甲基地西泮杂质,去甲基地西泮再分解可得2-甲氨基-5-氯二苯酮等杂质。结构如下:

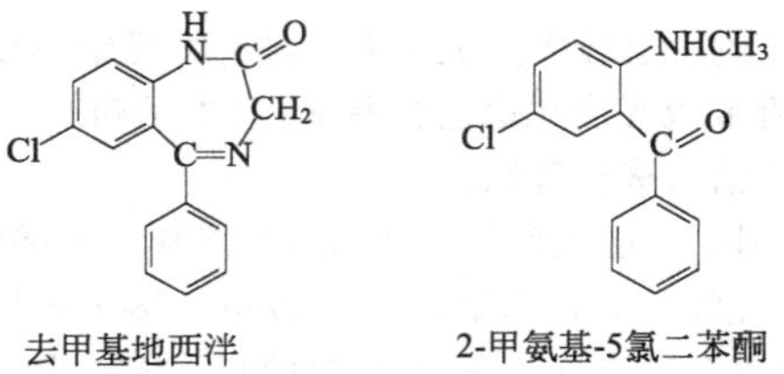

去甲基地西泮   2-甲氨基-5氯二苯酮

为控制药物的纯度,国内外药典都要求检查去甲基地西泮和2-甲氨基-5-氯二苯酮。

《中国药典》(2015年版)采用高效液相色谱法的不加校正因子的主成分自身对照法对地西泮及其片剂的有关物质进行检查。

四、含量测定

1. 非水溶液滴定法

【原理】 苯并二氮杂䓬类药物多为弱碱性,不能在水溶液中直接滴定,可以在非水介质中进行直接滴定。《中国药典》对地西泮、奥沙西泮、氯氮䓬、阿普唑仑等均采用非水滴定法测定含量,滴定剂是高氯酸的冰醋酸溶液,溶剂为冰醋酸、酸酐或冰醋酸和酸酐的混合溶剂等,以电位或指示剂法指示终点。

《中国药典》(2015年版)采用非水溶液滴定法测定地西泮原料药的含量。规定地西泮按干燥品计算,含地西泮($C_{16}H_{13}ClN_2O$)不得少于98.5%。

【方法】 取地西泮约0.2g,精密称定,加冰醋酸与酸酐各10ml使溶解,加结晶紫指示液1滴,用高氯酸滴定液(0.1mol/L)滴定至溶液显绿色。每1ml高氯酸滴定液(0.1mol/L)相当于

28.47mg 的地西泮（$C_{16}H_{13}ClN_2O$）。

$$含量(\%) = \frac{V \times T \times F \times 10^{-3}}{m} \times 100\%$$

式中　V——滴定时消耗高氯酸滴定液的体积，ml；
　　　T——滴定度，mg/ml；
　　　F——高氯酸滴定液的校正因子；
　　　m——供试品的取样量，g。

【解析】　地西泮等苯并二氮杂䓬类药物分子中由于苯基与二氮杂䓬七元环直接相连，大大降低了七元环中亚胺氮原子的碱性，含量测定时用酸碱滴定法在水溶液中不能直接滴定，以非水溶剂冰醋酸和酸酐混合液作为滴定介质，可提高药物的碱性程度，增加药物的溶解度，从而进行滴定。

课堂活动

采用非水溶液滴定法测定药物及其制剂的含量时，操作过程中的注意事项有哪些？

知识链接

非水溶液滴定法在杂环类药物含量测定中的应用

吡啶类和苯并二氮杂䓬类药物，临床用药多以游离碱形式，两者分子结构中的氮原子碱性较弱，可采用非水溶液滴定法进行药物含量的测定。由于各药物的碱性强弱不一致，在测定时宜选用合适的溶剂、指示剂和指示终点的方法。吩噻嗪类药物，临床上多用其盐酸盐，测定时，以冰醋酸作溶剂。但氢卤酸在冰醋酸中显较强酸性，对测定会产生干扰，故应先加入过量的醋酸汞冰醋酸溶液，使氢卤酸形成难电离的卤化汞，氢卤酸盐药物则转变为可以测定的醋酸盐，再用高氯酸滴定液进行滴定，可以获得比较满意的结果。

2. 高效液相色谱法

《中国药典》采用高效液相色谱法测定地西泮片和地西泮注射液等制剂的含量。规定地西泮注射液的含量应为标示量的 90.0%～110.0%。

（1）色谱条件与系统适用性试验　用十八烷基硅烷键合硅胶为填充剂；以甲醇-水（70∶30）为流动相；检测波长为 254nm，理论塔板数按地西泮峰计算不低于 1500。

（2）测定方法　精密量取地西泮注射液适量（约相当于地西泮 10mg），置 50ml 量瓶中，用甲醇稀释至刻度，摇匀，精密量取 $10\mu l$ 注入液相色谱仪，记录色谱图；另取地西泮对照品约 10mg，精密称定，同法测定。按外标法以峰面积计算，即得。

$$标示量(\%) = \frac{c_R \times \dfrac{A_X}{A_R} \times D \times 每支容量}{m \times S} \times 100\%$$

式中　c_R——对照品溶液的浓度，mol/L；
　　　A_X——供试品溶液的峰面积；
　　　A_R——对照品溶液的峰面积；
　　　D——供试品的稀释倍数；
　　　m——供试品的取样量，g；
　　　S——注射液的标示量，g；
每支容量——注射剂的标示体积，ml。

【解析】 地西泮片和地西泮注射液等制剂中都含有能够影响滴定分析和紫外-可见分光光度法的附加剂，比如注射剂中的苯甲酸、苯甲酸钠等。因此，《中国药典》（2015 年版）采用高效液相色谱法，利用反相高效液相色谱法在上述条件下的分离能力，将药物红外附加剂、分解产物等完全分离后测定含量。

第四节　喹诺酮类药物的分析

喹诺酮类药物产生于 20 世纪 70 年代，是一类人工合成的含有 4-喹诺酮母核的抗菌药，具有抗菌活性强、抗菌谱广且不良反应和耐药性小的特点，临床上应用广泛。《中国药典》收载的本类药物有左氧氟沙星、诺氟沙星、环丙沙星等药。

一、典型药物的结构

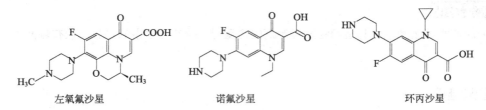

左氧氟沙星　　　　　　诺氟沙星　　　　　　环丙沙星

二、主要理化性质与鉴别

1. 主要理化性质

（1）性状与溶解性　左氧氟沙星为类白色至淡黄色结晶粉末；无臭、味苦；在水中微溶，在乙醇中极微溶，在乙醚中不溶，在冰醋酸中易溶，在 0.1mol/L 盐酸溶液中略溶。

（2）紫外光谱吸收特性　喹诺酮类药物分子结构中含有共轭体系，在紫外光区有相应的特征吸收，利用此性质可进行药物的鉴别和含量测定。

（3）酸碱两性　喹诺酮类药物分子结构中既含羧基又含哌嗪基，具有酸碱两性，易溶于氢氧化钠、盐酸、醋酸等溶液中。哌嗪基还能与酸酐、丙二酸等反应生成有色产物，可用于药物鉴别。

（4）还原性　哌嗪基有还原性，见光易被氧化，导致颜色逐渐加深。

（5）分解反应　喹诺酮类药物 7 位所连含氮杂环在酸性条件下，水溶液经光照可发生分解反应。

（6）与金属离子反应　喹诺酮类药物分子结构含羧基和哌嗪基，极易和金属离子形成螯合物。

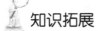

知识拓展

细菌的杀手——"沙星"类药物

喹诺酮类药物就是人们常说的"沙星"类药物，系临床常用的广谱、高效、使用方便不良反应少的抗生素。按其发明时间及抗菌性能的不同共分为四代，主要用于泌尿生殖系统、呼吸系统、消化系统感染性疾病的治疗。其作用机制是抑制细菌核酸的合成，且不与其他抗生素形成交叉耐药性，对其他抗生素产生的耐药菌株仍有较好的抗菌活性。因此，目前喹诺酮类已成为临床应用最广泛、研发迅速发展的一类药物。

（7）旋光性

【比旋度的测定】 取左氧氟沙星适量，精密称定，加甲醇溶解并定量稀释制成每 1ml 中约含 10mg 的溶液，依法测定（通则 0621）比旋度应为 $-92°\sim-99°$。

【解析】 左氧氟沙星为氧氟沙星的左旋异构体，其体外抗菌活性比氧氟沙星强，在制备过程中有可能存在右氧氟沙星等光学异构体杂质。通过测定左氧氟沙星的比旋度可以起到了解、控制其纯度的作用。

2. 鉴别

（1）高效液相色谱法

【方法】 取左氧氟沙星及氧氟沙星对照品适量，分别加光学异构体项下的流动相溶解并稀释制成每 1ml 中各含 0.02mg 与 0.04mg 的溶液，作为供试品溶液与对照品溶液。照光学异构体项下的方法试验，供试品溶液主峰的保留时间与对照品溶液主峰中左氧氟沙星（后）的保留时间一致。

【解析】 左氧氟沙星等喹诺酮类药物的鉴别，《中国药典》都采用高效液相色谱法。

（2）紫外-可见分光光度法

【方法】 取左氧氟沙星适量，加 0.1mol/L 盐酸溶液溶解并稀释制成每 1ml 中含 5μg 的溶液，照紫外-可见分光光度法（通则 0401）测定，在 226nm 与 294nm 波长处有最大吸收，在 263nm 波长处有最小吸收。

【解析】 左氧氟沙星分子结构中存在共轭体系，在紫外光区呈现相应的特征吸收，可以利用最大、最小吸收波长进行定性鉴别。

（3）红外光谱法 《中国药典》规定左氧氟沙星的红外吸收图谱应与其对照的图谱一致。

【解析】 利用左氧氟沙星分子结构中的喹诺酮环在红外光谱中有相应的特征吸收，用于定性鉴别。

三、相关杂质检查

左氧氟沙星需要检查"酸碱度"、"溶液的澄清度"、"残留溶剂"、"水分"、"炽灼残渣"、"重金属"等一般杂质外，还应检查以下特殊杂质。

1. 吸光度

【方法】 取本品 5 份，分别加水溶解并定量稀释制成每 1ml 中含 10mg 溶液，照紫外-可见分光光度法（通则 0401）在 450nm 波长处测定吸光度，均不得超过 0.1。

【解析】 左氧氟沙星在合成和降解过程中都可能产生有色的光学杂质，限定 450nm 波长处的吸光度值可以控制这些光学杂质。

2. 有关物质

【方法】 取本品适量，精密称定，加 0.1mol/L 盐酸溶液溶解并定量稀释制成每 1ml 中约含 6.0mg 的溶液，作为供试品溶液；精密量取适量，用 0.1mol/L 盐酸溶液定量稀释制成每 1ml 中含 12μg 的溶液，作为对照溶液。另精密称取杂质 A 对照品约 18mg，置 100ml 量瓶中，加 6mol/L 氨溶液 1ml 与水适量使溶解，用水稀释至刻度，摇匀，精密量取 1ml，置 10ml 量瓶中，加水稀释至刻度，摇匀，作为杂质 A 对照品溶液。照高效液相色谱法（通则 0512）测定，用十八烷基硅烷键合硅胶为填充剂；以醋酸铵高氯酸钠溶液（取醋酸铵 4.0g 和高氯酸钠 7.0g，加水 1300ml 使溶解，用磷酸调节 pH 至 2.2）-乙腈（85:15）为流动相 A，乙腈为流动相 B；按表 8-6 进行线性梯度洗脱。检测波长为 294nm，柱温为 40℃；流速为 1ml/min。取左氧氟沙星对照品、环丙沙星对照品和杂质 E 对照品各适量，加 0.1mol/L 盐酸溶液溶解并稀释制成每 1ml 中约含左氧氟沙星 6.0mg、环丙沙星和杂质 E 各 30μg 的混合溶液，取 10μl 注入液相色谱仪，记录色谱图，左氧氟沙星峰的保留时间约为 15min。左氧氟沙星峰与杂质 E 峰和左氧氟沙星与环丙沙星峰的分离度应分别大于 2.0 与 2.5。量取对照溶液 10μl 注入液相色谱仪，调节检测灵敏度，使主成分色谱峰的峰高约为满量程的 25%。精密量取供试品溶液、对照溶液和杂质 A 对照品溶液各 10μl，分别注入液相色谱仪，记录色谱图。供试品溶液色谱图中如有杂质峰，杂质 A 按外标法以峰面积计算，不得超过 0.3%，其他单个杂质峰面积的和不得大于对照溶液主峰面积（0.2%），其他各杂质峰的面积和不得大于对照溶液主峰面积的 2.5 倍（0.5%）。供试品溶液色谱图中任何小于对照溶液主峰面积 0.1 倍的峰可忽略不计。

注：杂质 A 为（±）9,10-二氟-3-甲基-7-氧代-2,3-二氢-7H-吡啶并 [1,2,3-de]-1,4-苯并噁嗪-6-羧酸。

杂质 E 为（±）9-氟-3-甲基-7-氧代-10-(1-哌嗪基)-2,3-二氢-7H-吡啶并 [1,2,3-de]-1,4-苯并噁嗪-6-羧酸。

表 8-6　左氧氟沙星流动相线性梯度洗脱表

时间/min	流动相 A/%	流动相 B/%
0	100	0
18	100	0
25	70	30
39	70	30
40	100	0
50	100	0

【解析】《中国药典》(2015 年版) 对左氧氟沙星等喹诺酮类药物的有关物质检查主要用高效液相色谱法，十八烷基硅烷键合硅胶色谱柱 (C_{18}柱)，流动相采用线性梯度洗脱，紫外检测器检测。

3. 光学异构体

【方法】 取左氧氟沙星适量，加流动相溶解并稀释制成每 1ml 中约含 1.0mg 的溶液，作为供试品溶液，精密量取适量，用流动相定量稀释制成每 1ml 中约含 10μg 溶液，作为对照溶液，按高效液相色谱法（通则 0512）测定。用十八烷基硅烷键合硅胶为填充剂；用硫酸铜 D-苯丙氨酸溶液（取 D-苯丙酸氨 1.32g 与硫酸铜 1g，加水 1000ml 溶解后，用氢氧化钠试液调节 pH 至 3.5)-甲醇（82：18）为流动相；柱温 40℃，检测波长 294nm。取氧氟沙星对照品适量，加流动相溶解并定量稀释制成每 1ml 中约含 0.2mg 的溶液，取 20μl 注入液相色谱仪，记录色谱图，右氧氟沙星与左氧氟沙星依次流出，右旋、左旋异构体峰的分离度应符合要求。取对照液 20μl 注入液相色谱仪，调节检测灵敏度，使主成分色谱峰的峰高约为满量程的 25%，再精密量取供试品溶液和对照溶液各 20μl，分别注入液相色谱仪，记录色谱图，供试品溶液色谱图中右氧氟沙星峰面积不得大于对照溶液主峰面积（1.0%）。

【解析】 左氧氟沙星和右氧氟沙星是光学异构体，药物在制备过程中除了有效成分左氧氟沙星外，还可能存在无效的光学异构体杂质右氧氟沙星。利用高效液相色谱的高效分离特性可以实现有效控制右氧氟沙星杂质质量的目的。

四、含量测定——高效液相色谱法

《中国药典》收载的左氧氟沙星原料药和左氧氟沙星片剂均采用此法测定含量。规定左氧氟沙星（$C_{17}H_{20}FN_3O_4$）不得少于 98.5%。

【色谱条件与系统适用性试验】 用十八烷基硅烷键合硅胶为填充剂；以醋酸铵高氯酸钠溶液（取醋酸铵 4.0g 和高氯酸钠 7.0g，加水 1300ml 使溶解，用磷酸调 pH 至 2.2)-乙腈（85：15）为流动相；检测波长 294nm。称取左氧氟沙星对照品、环丙沙星对照品和杂质 E 各适量，加 0.1mol/L 盐酸溶液溶解并稀释制成每 1ml 中约含左氧氟沙星 0.12mg，环丙沙星、杂质 E 各 6μg 的混合溶液，取 10μl 注入液相色谱仪，记录色谱图，左氧氟沙星峰的保留时间约为 15min，左氧氟沙星峰与杂质 E 峰和左氧氟沙星峰与环丙沙星峰的分离度应分别大于 2.0 与 2.5。

【方法】 取左氧氟沙星约 60mg，精密称定，置 50ml 量瓶中，加 0.1mol/L 盐酸溶液溶解并定量稀释至刻度，摇匀，精密量取 5ml，置 50ml 量瓶中，用 0.1mol/L 盐酸溶液溶解并定量稀释至刻度，摇匀，精密量取 10μl 注入液相色谱仪，记录色谱图；另取左氧氟沙星对照品适量，同法测定，按外标法以峰面积计算，即得。

$$含量(\%) = \frac{c_R \times \dfrac{A_X}{A_R} \times V \times D}{m} \times 100\%$$

式中　c_R——对照品溶液的浓度，g/ml；
　　　A_X——供试品溶液的峰面积；
　　　A_R——对照品溶液的峰面积；
　　　V——供试品溶液的初始体积，ml；
　　　D——供试品的稀释倍数；

m——供试品的取样量，g。

【解析】 左氧氟沙星既含有显酸性的羧基又含有显碱性的哌嗪基，是酸碱两性化合物，在水溶液中能够解离，采用常规的甲醇-水系统或乙腈-水系统作为流动相洗脱时，会出现拖尾峰、不对称峰增多、分离度低等现象。本法的流动相中加入醋酸铵高氯酸钠溶液，可以有效克服以上缺点，是离子对色谱技术的有效应用。

> **课堂活动**
>
> 采用高效液相色谱法测定左氧氟沙星的含量，流动相中为什么要加入醋酸铵高氯酸钠溶液？ 试以此例分析离子对色谱的原理。

第五节　咪唑类药物的分析

咪唑类药物是一类分子结构中有咪唑环的高效光谱驱虫药和抗厌氧菌药物。《中国药典》收载的本类药物有甲硝唑、替硝唑和阿苯达唑等药。

一、典型药物的结构

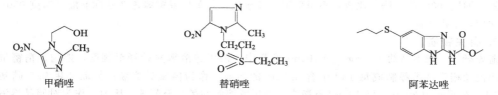

甲硝唑　　　　　　　　　替硝唑　　　　　　　　　阿苯达唑

二、主要理化性质与鉴别

1. 理化性质

（1）性状与溶解性　咪唑类药物的形状与溶解性见表 8-7。

表 8-7　咪唑类药物的性状和溶解性

药物	性状	溶解性
甲硝唑	白色至微黄色结晶或结晶性粉末；有微臭	在乙醇中略溶，在水或三氯甲烷中微溶，在乙醚中极微溶解
替硝唑	白色至淡黄色结晶或结晶性粉末	在丙酮或三氯甲烷中溶解，在水或乙醇中微溶解
阿苯达唑	白色或类白色粉末；无臭	在丙酮或三氯甲烷中微溶，在乙醇中几乎不溶，在水中不溶，在冰醋酸中溶解

（2）碱性　咪唑类药物分子结构中含碱性的咪唑环，酸性条件下能与某些沉淀试剂如碘化铋钾、三硝基苯酚等发生沉淀反应，生成有色沉淀，用于药物的鉴别；由于咪唑环中氮原子处于共轭体系中，碱性较弱，不能直接进行滴定，可用非水溶液滴定法进行药物含量测定。

（3）紫外吸收光谱特性　咪唑类药物分子结构中的咪唑环是共轭体系，在紫外光区有相应的特征吸收，利用此性质可用于药物的鉴别和含量测定。

（4）显色反应　某些咪唑类药物在酸碱性溶液中加热可呈现不同颜色，用于药物的鉴别，含硫原子的药物，用醋酸铅试纸可以鉴别硫元素的存在。

2. 鉴别

（1）显色反应　本类药物因结构上的特点，在硫酸存在下与某些试剂作用产生具有一定颜色的沉淀,利用这一性质可进行鉴别。

① 甲硝唑的显色反应　取本品约 0.1g,加硫酸溶液（3→100）4ml,使溶解,加三硝基苯酚试液 10ml,放置后,即生成黄色沉淀。

② 替硝唑的显色反应　取本品约 0.1g,加硫酸溶液（3→100）5ml,使溶解,加三硝基苯酚试液 2ml,放置后,即生成黄色沉淀。

③ 阿苯达唑的显色反应　取本品约 0.1g,溶于微温的稀硫酸溶液中,滴加碘化铋钾试液,即生成红棕色沉淀。

(2) 紫外分光光度法　该类药物分子结构中的咪唑环是共轭体系,在紫外光区有相应的特征吸收,因此可用于药物的鉴别和含量测定。

取吸收系数项下的溶液,照紫外-可见分光光度法（通则 0401）测定,甲硝唑在 277nm 的波长处有最大吸收,在 214nm 处有最小吸收。

(3) 红外光谱法　《中国药典》规定甲硝唑的红外吸收图谱应与对照的图谱一致（光谱集 112 图）。

三、检查

甲硝唑除需要检查"酸碱度"、"残留溶剂"、"水分"、"炽灼残渣"、"重金属"等一般杂质外,还应检查澄清度与颜色及有关物质。

1. 乙醇溶液的澄清度与颜色

取本品,加乙醇溶解并稀释制成 1ml 中约含 5mg 的溶液,溶液应澄清;如显浑浊,与 1 号浊度标准液（通则 0901 第一法）比较,不得更浓;如显色,与黄色或黄绿色 2 号标准液（通则 0901 第一法）比较,不得更深。

2. 有关物质

避光操作。取本品约 100mg,置 100ml 量瓶中,加甲醇溶解并稀释至刻度,摇匀,精密量取适量,用流动相定量稀释制成每 1ml 中含 0.2mg 的溶液,作为供试品溶液;另取 2-甲基-5-硝基咪唑（杂质 1）对照品约 20mg,置 100ml 量瓶中,加甲醇溶解并稀释至刻度,摇匀,作为对照品溶液;分别精密量取供试品溶液 2ml 与对照品溶液 1ml,置同一 100ml 量瓶中,用流动相稀释至刻度,摇匀,精密量取 5ml,置 50ml 量瓶中,用流动相稀释至刻度,摇匀,作为对照溶液。照高效液相色谱法（通则 0512）试验,用十八烷基硅烷键合硅胶为填充剂;以甲醇-水（20：80）为流动相,检测波长为 315nm。取对照溶液 20μl,注入液相色谱仪,记录色谱图,理论板数按甲硝唑峰计算不低于 2000,甲硝唑峰与杂质 1 峰的分离度应大于 2.0。精密量取供试品溶液与对照品溶液各 20μl,分别注入液相色谱仪记录色谱图至主成分峰保留时间的 2 倍。供试品溶液的色谱图中如有与对照溶液中杂质 1 峰保留时间一致的色谱峰,其峰面积不得大于对照溶液中甲硝唑峰面积的 0.5 倍（0.1%）;各杂质峰面积的和不得大于对照溶液中甲硝唑峰面积（0.2%）。

四、含量测定

《中国药典》规定用非水溶液滴定法测定甲硝唑含量。

取本品约 0.13g,精密称定,加冰醋酸 10ml 溶解后,加萘酚苯甲醇指示液 2 滴,用高氯酸滴定液（0.1mol/L）滴定至溶液显绿色,并将滴定结果用空白试验校正,每 1ml 高氯酸滴定液（0.1mol/L）相当于 17.12mg 的 $C_6H_9N_3O_3$。

$$含量(\%) = \frac{V \times T \times F \times 10^{-3}}{m} \times 100\%$$

式中　V——滴定时消耗高氯酸滴定液的体积,ml;

T——滴定度,mg/ml;

F——高氯酸滴定液的校正因子;

m——供试品的取样量,g。

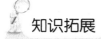

知识拓展

甲硝唑的临床应用及分析

甲硝唑是临床上常用的抗滴虫和抗阿米巴原虫的药物，此外，还广泛应用于抗厌氧菌感染，对需氧菌或兼性需氧菌则无效。目前市场上常见甲硝唑的剂型有片剂、阴道泡腾片、注射液、栓剂、胶囊剂、葡萄糖注射液和氯化钠注射液几种。

甲硝唑分子结构中的咪唑基具弱碱性，可采用非水溶液滴定法进行含量测定；分子中存在共轭体系，在紫外光区有相应的特征吸收，可用于甲硝唑的鉴别和测定；甲硝唑在碱性溶液中微温可呈现不同颜色，以此用于药物的鉴别。

本章小结

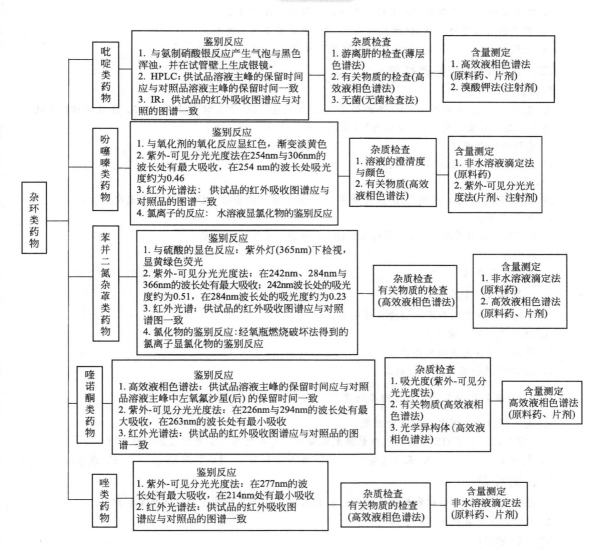

同步测试

一、A型题（单选题）

1. 《中国药典》规定鉴别药物方法为：取药物约10mg，置试管中，加水2ml溶解后，加氨制硝酸银试液1ml，即发生气泡和黑色浑浊，并在试管壁上形成银镜。问该药物是（　　）。
   A. 地西泮　　B. 奥沙西泮　　C. 异烟肼　　D. 奋乃静　　E. 盐酸氯丙嗪

2. 《中国药典》采用高效液相色谱法测定含量的药物是（　　）。
   A. 盐酸氯丙嗪注射液　B. 硝苯地平　　C. 地西泮　　D. 左氧氟沙星　　E. 氟康唑

3. 能和硫酸铜及硫氰酸铵反应，生成草绿色沉淀的药物是（　　）。
   A. 尼可刹米　　B. 异烟肼　　C. 对乙酰氨基酚　　D. 维生素E　　E. 地西泮

4. 异烟肼可由原料反应不完全或储藏中的降解反应而引入哪种杂质。（　　）
   A. 间氨基酚　　B. 水杨酸　　C. 对氨基苯甲酸　　D. 硝基苯　　E. 游离肼

5. 检查盐酸氯丙嗪中的"有关物质"时，采用的对照溶液是（　　）。
   A. 杂质的标准溶液　　B. 供试品溶液　　C. 供试品溶液的稀释液
   D. 对照溶液　　E. 标准"有关物质"溶液

二、B型题（配伍选择题）

【1,2】
A. 紫外-可见分光光度法　　B. 溴酸钾法　　C. 铈量法　　D. 非水溶液滴定法　　E. 高效液相色谱法
下列药物的含量测定，《中国药典》（2015年版）采用的方法是：
1. 地西泮注射液（　　）。
2. 盐酸氯丙嗪注射液（　　）。

【3,4】
A. 紫外-可见分光光度法　　B. 溴酸钾法　　C. 高效液相色谱法　　D. 红外分光光度法
E. 薄层色谱法
下列药物检查有关物质，《中国药典》（2015年版）采用的方法是：
3. 地西泮（　　）。
4. 盐酸氯丙嗪（　　）。

三、X型题（多选题）

1. 溴酸钾法测定注射用异烟肼含量的方法（　　）。
   A. 属于氧化还原滴定法
   B. 采用永停滴定法确定终点
   C. 在HCl酸性条件下进行滴定
   D. 1mol溴酸钾相当于$\frac{3}{2}$mol的异烟肼
   E. 还可以用于异烟肼片的含量测定

2. 《中国药典》（2015年版）检查盐酸氯丙嗪中"有关物质"杂质的组分主要有（　　）。
   A. 氯丙嗪　　B. 氯吩噻嗪　　C. 间氯二苯胺　　D. 二苯胺　　E. 氯苯胺

四、简答题

1. 吩噻嗪类药物的结构和性质有何特点？利用这些性质怎样进行鉴别和含量测定？
2. 如何进行异烟肼中游离肼的检查？

五、计算题

精密称定奥沙西泮0.0149g，置200ml量瓶中，加乙醇150ml，置温水浴中加热，并时时振摇，使奥沙西泮溶解，放冷，用乙醇稀释至刻度，摇匀，精密量取 5ml，置 100ml 量瓶中，用乙醇稀释至刻度，摇匀，照紫外-可见分光光度法，在 229nm 波长处测定吸光度值为 0.491；另精密称取奥沙西泮对照品 0.0152g，同法操作并测定，测得 229nm 波长处的吸光度值为 0.507。《中国药典》（2015 年版）规定，本品按干燥计算，含奥沙西泮（$C_{15}H_{11}ClN_2O_2$）应为 98.0%～102.0%。请计算该供试品的含量测定结果是否符合规定？

第九章 生物碱类药物分析

Chapter 09

【知识目标】
1. 掌握生物碱类药物的结构特征、性质与分析方法之间的联系。
2. 熟悉苯烃胺类、托烷类、喹啉类及异喹啉类生物碱典型药物的质量分析。
3. 了解吲哚类、黄嘌呤类生物碱典型药物的质量分析。

【能力目标】
1. 正确理解盐酸麻黄碱及其制剂、硫酸阿托品及其制剂、硫酸奎宁和盐酸吗啡及其制剂典型药物的质量分析。
2. 能运用药品质量标准学会非水溶液滴定法、酸性染料比色法的操作及计算；学会紫外-可见分光光度法和高效液相色谱法含量测定及计算方法。
3. 运用所学知识检查氢溴酸山莨菪碱片质量及结果判断。

生物碱（alkaloids）是广泛存在于生物有机体中的一类含氮的有机化合物，大多呈碱性，故称生物碱。自19世纪初从阿片中分离出第一个生物碱（吗啡，morphine）以来，目前通过提取或人工合成方式得到的生物碱已有10000种，其中近百种具有特殊而显著的疗效，已广泛用于临床。由于生物碱大多具有毒性，治疗剂量与中毒剂量较接近，因此，临床应用须十分慎重，必须严格控制其质量，以确保用药的安全有效。

第一节 生物碱类药物结构与共性

一、典型药物的结构

生物碱类药物结构复杂、种类繁多，一般按母核的化学结构分类。根据化学结构可将生物碱类药物分为苯烃胺类、托烷类、喹啉类、异喹啉类、吲哚类和黄嘌呤类六类。

现行版《中国药典》重点讨论以上六类常见的生物碱类药物，其中常用典型药物有盐酸麻黄碱（ephedrine hydrochloride）、硫酸阿托品（atropine sulfate）、氢溴酸山莨菪碱（anisodamine hydrobromide）、硫酸奎宁（quinine sulfate）、盐酸吗啡（morphine hydrochloride）、磷酸可待因（codeine phosphate）、硝酸士的宁（strychnine nitrate）、咖啡因（caffeine）等。典型药物的结构如下。

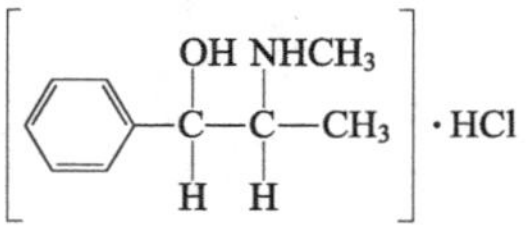

盐酸麻黄碱 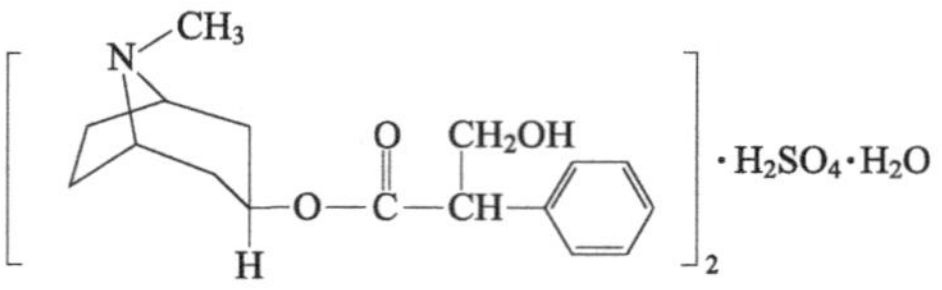　　　　　　硫酸阿托品 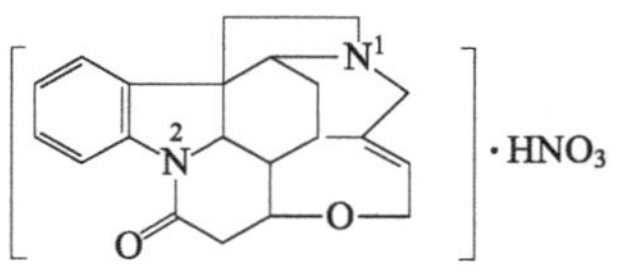　　　　　　硝酸士的宁

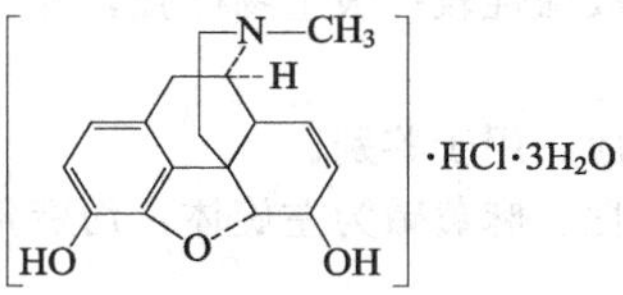

盐酸吗啡 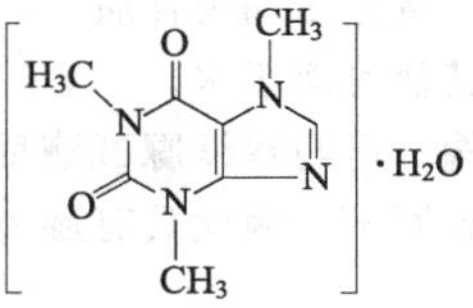　　　　　咖啡因 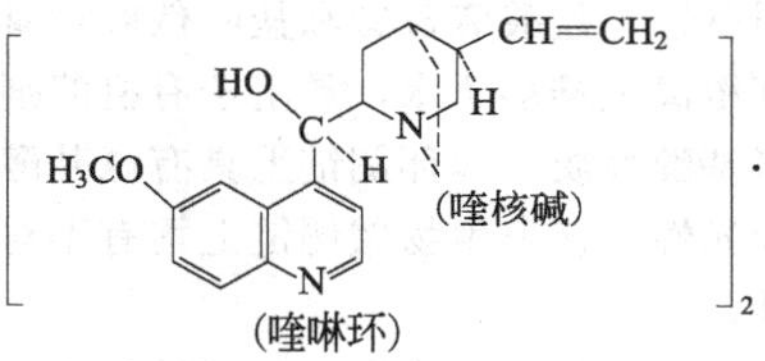　　　　　　硫酸奎宁

二、生物碱类药物的一般理化性质

生物碱绝大部分来源于植物，多以有机酸盐或无机酸盐的形式存在；极少数碱性弱者以游离状态存在；某些生物碱可与糖结合以苷的形式存在。多数生物碱呈结晶型固体或非晶型粉末，无色或白色状，不溶或难溶于水而溶于甲醇、乙醇、丙酮、氯仿等有机溶剂。固体生物碱多具有确定的熔点，少数具有升华性，如咖啡因。少数生物碱是液体，如烟碱。液体生物碱以及某些固体生物碱如麻黄碱等，常压下可随水蒸气蒸馏而溢出。生物碱多具苦味，有些味极苦，如盐酸小檗碱（berberine hydrochloride）。

有些生物碱含有手性碳原子而具有旋光性，其旋光性易受 pH、溶剂等因素的影响。生物碱的生理活性与旋光性密切相关。

生物碱都具有碱性，其碱性的强弱受诱导效应、共轭效应、空间效应以及杂化程度等多种因素的影响。一般来说，氮原子在生物碱中以季铵结构者碱性最强，而酰胺型生物碱碱性很弱甚至消失。绝大多数生物碱可与酸成盐，形成盐的酸有草酸、柠檬酸、盐酸、硫酸、硝酸等。生物碱的盐类多易溶于水、不溶于有机溶剂。利用游离碱和生物碱的盐之间的不同性质可进行相应分析。

第二节　苯烃胺类生物碱类药物的分析

本类药物结构特点是氮原子不在环状结构内，而在侧链上，常见药物有盐酸麻黄碱、盐酸伪麻黄碱和秋水仙碱等。

一、典型药物的结构

以盐酸麻黄碱为例，其结构如下：

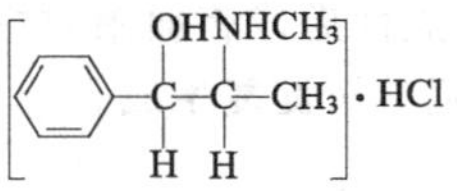

盐酸麻黄碱 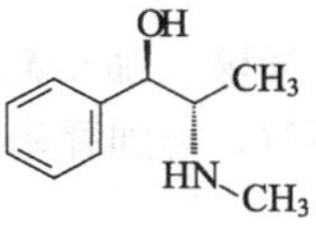　　　　盐酸伪麻黄碱

二、主要理化性质与鉴别

1. 主要理化性质

（1）药物性状与溶解性　本类典型药物的性状和溶解性见表 9-1。

表 9-1　典型药物的性状和溶解性

药物	性状	溶解性
盐酸麻黄碱	白色针状结晶或结晶粉末；无臭，味苦	在水中易溶,在乙醇中溶解,在三氯甲烷或乙醚中不溶
盐酸伪麻黄碱	白色结晶性粉末；无臭	在水中易溶,在乙醇中溶解,在三氯甲烷或乙醚中不溶
盐酸氨溴索	白色至微黄色结晶性粉末；几乎无臭	在甲醇中溶解,在水中略溶,在乙醇中微溶

第九章　生物碱类药物分析

(2) **弱碱性** 盐酸麻黄碱和盐酸伪麻黄碱中，氮原子均为仲胺氮，故碱性较一般生物碱强，易与酸成盐。其游离碱难溶于水，易溶于有机溶剂；其盐可溶于水。

(3) **氨基醇性质** 苯环侧链上具有氨基醇结构，可与双缩脲试液反应，用于鉴别。

(4) **旋光性** 该类生物碱侧链上均有不对称碳原子，因此具有旋光性。麻黄碱为左旋体，伪麻黄碱为右旋体。

(5) **吸收光谱特性** 该类生物碱结构中含有芳香环结构，具有紫外和红外吸收光谱特征，可用于鉴别和含量测定。

2. 鉴别

(1) 双缩脲反应

【方法】 取盐酸麻黄碱约10mg，加水1ml溶解后，加硫酸铜试液2滴与20%氢氧化钠溶液1ml，即显蓝紫色；加乙醚1ml，振摇后，放置，乙醚层即显紫红色，水层变蓝色。

基本原理为：双缩脲反应是芳香环侧链具有氨基醇结构生物碱的特征反应。在碱性溶液中，盐酸麻黄碱所含仲氨基与Cu^{2+}形成含不同结晶水的紫堇色配位化合物，无水铜配位化合物及含有2分子结晶水的铜配合物均易溶于乙醚显紫红色，具有4分子结晶水的铜配合物则易溶于水显蓝色。

反应式为：

$$2\left[\text{Ph-CH(OH)-CH(NHCH}_3\text{)-CH}_3\right]\cdot\text{HCl} + \text{CuSO}_4 + 4\text{NaOH} \longrightarrow$$

$$\left[\begin{array}{c}\text{Ph-CH(OH)-CH(CH}_3\text{)-NHCH}_3\\ \text{Cu}\\ \text{Ph-CH(OH)-CH(CH}_3\text{)-NHCH}_3\end{array}\right](\text{OH})_2 + \text{Na}_2\text{SO}_4 + 2\text{NaCl} + 2\text{H}_2\text{O}$$

(2) **红外光谱法** 盐酸麻黄碱分子结构中存在苯环、氨基醇等基团，其红外光谱中显示相应的吸收峰。《中国药典》规定本品原料药的红外光吸收图谱应与对照图谱（光谱集387图）一致。

(3) 氯化物的反应

① 沉淀反应

【方法】 取盐酸麻黄碱水溶液，加稀硝酸使成酸性后，滴加硝酸银试液，即生成白色凝乳状沉淀；分离，沉淀加氨试液即溶解，再加稀硝酸酸化后，沉淀复生成。

反应式：

$$Cl^- + Ag \xrightarrow{HNO_3} AgCl\downarrow$$

$$AgCl + 2NH_3\cdot H_2O \longrightarrow Ag(NH_3)_2^+Cl^- + H_2O$$

$$Ag(NH_3)_2^+Cl^- + H^+ \longrightarrow AgCl\downarrow + NH_4^+$$

② 氧化还原反应

【方法】 取少量盐酸麻黄碱，置试管中，加等量的二氧化锰，混匀，加硫酸润湿，缓缓加热，即生成氯气，能使湿润的淀粉碘化钾试纸显蓝色。

反应式：

$$Cl^- + MnO_2 \xrightarrow{H_2SO_4} Cl_2 + Mn^{2+}$$

$$Cl_2 + 2I^- \longrightarrow 2Cl^- + I_2$$

【解析】 盐酸麻黄碱为盐酸盐，按《中国药典》通则0301"一般鉴别试验"中"氯化物"项下的沉淀反应和氧化还原反应进行鉴别。

三、杂质检查

《中国药典》规定盐酸麻黄碱除了要检查"溶液澄清度"、"酸碱度"、"硫酸盐"、"干燥失重"、"炽灼残渣"和"重金属",还需检查特殊杂质"有关物质"。

【方法】 取本品约 50mg,置 50ml 量瓶中,加流动相溶解并稀释至刻度,摇匀,并作为供试品溶液;精密量取 1ml,置 100ml 量瓶中,用流动相溶解并稀释至刻度,摇匀,作为对照溶液。照高效液相色谱法(通则 0512)试验,用十八烷基硅烷键合硅胶为填充剂;以磷酸盐缓冲溶液(取磷酸二氢钾 6.8g、三乙胺 5ml、磷酸 4ml 加水至 1000ml,用稀磷酸或三乙胺调节 pH 至 3.0±0.1)-乙腈(90:10)为流动相;检测波长为 210nm,理论塔板数按盐酸麻黄碱峰计算不低于 3000。取对照溶液 10μl 注入液相色谱仪,调节检测灵敏度,使主成分色谱峰的峰高约为满量程的 20%;再精密量取供试品溶液与对照品溶液各 10μl,分别注入液相色谱仪,记录色谱图至主成分峰保留时间的 2 倍。供试品溶液的色谱图中如有杂质,各杂质峰面积的和不得大于对照溶液主峰面积的 0.5 倍(0.5%)。

【解析】 在提取或合成盐酸麻黄碱的工艺过程中,可能会带进光学异构体盐酸伪麻黄碱、其他麻黄碱或降解产物等有关物质,《中国药典》采用高效液相色谱法进行检查。

四、含量测定

1. 非水溶液滴定法

《中国药典》收载的盐酸麻黄碱原料药采用此法测定含量。

【方法】 取本品约 0.15g,精密称定,加冰醋酸 10ml,加热溶解后,加醋酸汞溶液 4ml 与结晶紫指示液 1 滴,用高氯酸滴定液(0.1mol/L)滴定至溶液显翠绿色,并将滴定结果用空白试验校正。每 1ml 高氯酸滴定液(0.1mol/L)相当于 20.17mg 的盐酸麻黄碱 $C_{10}H_{15}NO \cdot HCl$。

$$含量(\%) = \frac{(V-V_0) \times T \times F \times 10^{-3}}{m} \times 100\%$$

式中 V——供试品溶液消耗的体积,ml;
V_0——空白试液消耗高氯酸的体积,ml;
T——滴定度,mg/ml;
F——高氯酸的浓度校正因子;
m——供试品的取样量,g。

【解析】 生物碱类药物通常具有弱碱性,在水溶液中用酸直接滴定没有明显突跃,得不到满意结果,而在非水酸性介质(如冰醋酸、酸酐)中,碱强度明显增强,可用高氯酸顺利滴定,以指示剂或电位法指示终点。除咖啡因以游离碱形式与高氯酸直接反应外,大部分生物碱为盐类,那么生物碱盐类药物的高氯酸滴定过程实际上是一个置换滴定过程,即强酸(高氯酸)滴定液置换出与生物碱结合的较弱的酸,反应式为:

$$2BH^+ \cdot X^- + Hg(AC)_2 \longrightarrow 2BH^+ \cdot AC^- + HgX_2 \downarrow$$

课堂互动

说出非水溶液滴定法的测定原理、测定条件和指示终点方法,以及结果如何计算?

2. 高效液相色谱法

《中国药典》采用高效液相色谱法测定盐酸麻黄碱注射液和滴鼻剂的含量。现以盐酸麻黄碱注射液的含量测定为例进行讨论。

【色谱条件与系统适用性试验】 用十八烷基硅烷键合硅胶为填充剂;以磷酸盐缓冲溶液(取磷酸二氢钾 6.8g、三乙胺 5ml、磷酸 4ml 加水至 1000ml,用稀磷酸或三乙胺调节 pH 至 3.0±0.1)-乙腈(90:10)为流动相;检测波长为 210nm,理论塔板数按盐酸麻黄碱峰计算不低于 3000。盐酸麻黄碱峰与相邻杂质峰的分离度应符合要求。

【测定方法】 精密量取本品适量,用流动相稀释制成每 1ml 中约含 30μg 的溶液,精密量取 10μl 注入液相色谱仪,记录色谱图;另取盐酸麻黄碱对照品,同法测定。按外标法以峰面积计算,即得。

$$标示量(\%)=\frac{c_R\times\dfrac{A_X}{A_R}\times D\times 每支容量}{m\times S}\times 100\%$$

式中 c_R——对照品溶液的浓度,mol/L;
　　　A_X——供试品溶液的峰面积;
　　　A_R——对照品溶液的峰面积;
　　　D——供试品的稀释倍数;
　　　m——供试品的取样量,g;
　　　S——注射液的标示量,g;
每支容量——注射剂的标示体积,ml。

【解析】 盐酸麻黄碱注射液在生产制备过程中受高温灭菌、时间、pH 等因素影响,容易产生异构体等有关杂质,会干扰非水溶液滴定法。高效液相色谱法具有选择性高、灵敏度高、专属性强、适用范围广等特点,在生物碱类制剂中的应用非产广泛。

知识链接

严格管理的麻黄碱

麻黄碱又称麻黄素,是从中药麻黄中分离的一种生物碱,具有松弛支气管平滑肌、收缩血管、兴奋中枢等作用,但服用麻黄碱后可以明显增加运动员的兴奋程度,属于国际奥委会严格禁止的兴奋剂。同时,由于麻黄碱与冰毒的化学结构的相似性,是制造冰毒的重要原料,已被纳入易制毒化学品管理。有不法分子通过提炼感冒药中的麻黄碱成分用来制造冰毒。2012 年 9 月《关于加强麻黄碱类复方制剂管理有关事宜的通知》将单位剂量麻黄碱类药物含量大于 30mg(不含 30mg)的含麻黄碱类复方制剂列为处方药,药品零售企业销售时要登记买者姓名及身份证号;除处方药按处方剂量销售外,一次销售不得超过 2 个最小包装。

第三节　托烷类生物碱药物的分析

一、典型药物的结构

托烷类又称莨菪烷类,是由莨菪烷衍生的莨菪醇和不同有机酸缩合成酯类的生物碱,常见的有颠茄生物碱类和古柯生物碱类,现以硫酸阿托品和氢溴酸山莨菪碱为例讨论该类药物的结构与性质。

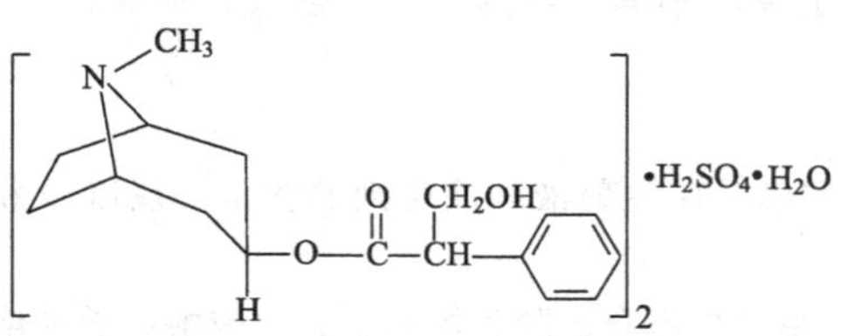

硫酸阿托品 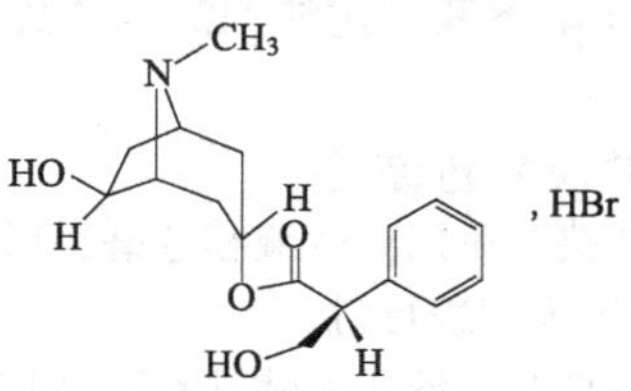　　　　　　氢溴酸山莨菪碱

二、理化性质与鉴别

1. 主要理化性质

（1）性状与溶解性　本类药物的典型药物的性状和溶解性见表 9-2。

表 9-2　典型药物的性状与溶解性

药物	性状	溶解性
硫酸阿托品	无色结晶或白色结晶粉末；无臭	在水中极易溶解，在乙醇中易溶
氢溴酸山莨菪碱	白色结晶或结晶粉末；无臭	在水中极易溶解，在乙醇中略溶，在丙酮中微溶
氢溴酸东莨菪碱	无色结晶或白色结晶粉末；无臭；微有风化性	在水中易溶解，在乙醇中略溶，在三氯甲烷中极微溶，在乙醚中不溶

（2）碱性　阿托品和山莨菪碱的五元环分子结构中均有叔胺氮原子，故碱性较强，易与酸成盐。

（3）水解性　该类生物碱是由莨菪醇和莨菪酸组合成的酯类化合物，易水解。

（4）维他立（Vitali）反应　酯键水解后生成莨菪酸能发生维他立反应，可用于鉴别。

（5）旋光性　山莨菪碱中有不对称碳原子，呈左旋体；阿托品虽也有不对称碳原子，但为消旋体，无旋光性。

（6）吸收光谱特征　药物结构中含有苯环结构和特征官能团，具有紫外和红外吸收光谱特征。

2. 鉴别

（1）红外光谱法　硫酸阿托品的红外光谱图应与对照图谱（光谱集 487 图）一致。

（2）维他立（Vitali）反应　取本品约 10mg，加发烟硝酸 5 滴，置水浴上蒸干，得黄色残渣，放冷，加乙醇 2～3 滴湿润，加固体氢氧化钾一小粒，即显深紫色。

【解析】　该反应是托烷类生物碱的特征反应。该类药物分子结构中的酯键水解后生成莨菪酸，经发烟硝酸热处理后生成黄色的三硝酸及衍生物，再与醇制氢氧化钾溶液或固体氢氧化钾作用，生成深紫色的醌型化合物，该反应称为 Vitali 反应。《中国药典》对硫酸阿托品、氢溴酸东莨菪碱、氢溴酸山莨菪碱等均采用该反应进行鉴别。

（3）硫酸盐反应　硫酸阿托品是硫酸盐，水溶液显硫酸盐的鉴别反应。鉴别反应如下。

① 取硫酸阿托品溶液，滴加氯化钡试液，即生成白色沉淀；分离，沉淀在盐酸或硝酸中均不溶解。

反应式：

$$SO_4^{2-} + Ba^{2+} \xrightarrow{HCl} BaSO_4 \downarrow$$

② 取硫酸阿托品溶液，滴加醋酸铅试液，即生成白色沉淀；分离，沉淀在醋酸铵试液或氢氧化

钠试液中溶解。

反应式：

$$SO_4^{2-} + Pb^{2+} \xrightarrow{HCl} PbSO_4 \downarrow$$

$$PbSO_4 + 2(NH_4Ac) \longrightarrow Pb(Ac)_2 + (NH_4)_2SO_4$$

③ 取硫酸阿托品溶液，加盐酸，不生成白色沉淀（与硫代硫酸盐区别）。

【解析】 硫酸阿托品含有硫酸根，按《中国药典》通则0301"一般鉴别试验"中"硫酸盐"项下的沉淀反应和氧化还原反应进行鉴别。

三、杂质检查

《中国药典》规定硫酸阿托品除了要检查"酸度"、"干燥失重"和"炽灼残渣"，还需检查以下特殊杂质。

1. 莨菪碱

【方法】 取硫酸阿托品，按干燥品计算，加水溶液并制成每1ml中含50mg的溶液，依《中国药典》（通则0621）测定，旋光度不得过 $-0.40°$。

【解析】 莨菪碱是阿托品在制备过程中消旋化不完全而引入杂质，毒性较大，应予检查。检查原理是硫酸阿托品为外消旋体，无旋光性，而莨菪碱为左旋体，因此可以利用旋光法来检查莨菪碱杂质。

2. 有关物质

【方法】 取本品，加水溶解并稀释制成每1ml中含0.5mg的溶液，作为供试品溶液；精密量取1ml，置100ml量瓶中，用水稀释至刻度，摇匀，作为对照溶液。照高效液相色谱法（通则0512）试验。用十八烷基硅烷键合硅胶为填充剂，以 0.05mol/L 磷酸二氢钾溶液（含 0.0025mol/L 庚烷磺酸钠）-乙腈（84:16）（用磷酸或氢氧化钠试液调节 pH 至5.0）为流动相，检测波长为225nm，阿托品峰与相邻杂质峰的分离度应符合要求。取对照溶液20μl注入液相色谱仪，调节检测灵敏度，使主成分色谱峰的峰高约为满量程的20%；再精密量取供试品溶液与对照品溶液各10μl，分别注入液相色谱仪，记录色谱图至主成分峰保留时间的2倍。供试品溶液的色谱图中如有杂质，除相对主峰保留时间 0.17 前的溶剂峰外，各杂质峰面积的和不得大于对照溶液主峰面积（1.0%）。

【解析】 硫酸阿托品的生产过程中，可能会引入中间体、分解产物及副产物，如莨菪碱、颠茄碱等有关物质，《中国药典》规定采用高效液相色谱法检查有关物质的量。

四、含量测定

1. 非水溶液滴定法

《中国药典》采用非水溶液滴定法测定硫酸阿托品原料药的含量。

【测定方法】 取硫酸阿托品约0.5g，精密称定，加冰醋酸与酸酐各10ml，溶解后，加结晶紫指示液1~2滴，用高氯酸滴定液（0.1mol/L）滴定至溶液显纯蓝色，将滴定结果用空白试验校正。每1ml 高氯酸滴定液（0.1mol/L）相当于67.68mg的硫酸阿托品 $(C_{17}H_{23}NO_3)_2 \cdot H_2SO_4$。

$$(BH^+)_2 \cdot SO_4^{2-} + HClO_4 \longrightarrow BH^+ \cdot ClO_4^- + BH^+ \cdot HSO_4^-$$

$$含量(\%) = \frac{(V-V_0) \times T \times F \times 10^{-3}}{m} \times 100\%$$

式中 V——供试液消耗高氯酸的体积，ml；

V_0——空白试验消耗高氯酸的体积，ml；

T——滴定度，mg/ml；

F——高氯酸滴定液浓度校正因子；

m——供试品的取样量，g。

【解析】 硫酸是二元酸，水溶液可以发生二级电离，但在冰醋酸溶液中的酸性很强，只能发生一级电离，因此生物碱的硫酸盐用高氯酸滴定时，只能滴定至 HSO_4^-。

2. 酸性染料比色法

《中国药典》采用酸性染料比色法测定硫酸阿托品片及其注射液、氢溴酸山莨菪碱片及其注射液等的含量。现以硫酸阿托品片的含量测定为例进行讨论。

（1）供试品液与对照品液的制备　取本品 20 片，精密称定，研细，精密称取适量（约相当于硫酸阿托品 2.5mg），置 50ml 量瓶中，加水振荡使硫酸阿托品溶解并稀释至刻度，滤过，取续滤液，作为供试品溶液。另取硫酸阿托品对照品约 25mg，精密称定，置 25ml 量瓶中，加水溶解并稀释至刻度，摇匀；精密量取 5ml，置 100ml 量瓶中，用水稀释至刻度，摇匀，作为对照品溶液。

（2）测定方法　精密量取供试品溶液与对照品溶液各 2ml，分别置预先精密加入三氯甲烷 10ml 的分液漏斗中，各加溴甲酚绿溶液（取溴甲酚绿 50mg 与邻苯二甲酸氢钾 1.021g，加 0.2mol/L 氢氧化钠溶液 6.0ml 使溶解，再用水稀释至 100ml，摇匀，必要时滤过）2.0ml，振摇提取 2min 后，静置使分层，分取澄清的三氯甲烷液，按照紫外-可见分光光度法，在 420nm 波长处分别测定吸光度，计算，并将结果乘 1.027，即得。

$$标示量(\%) = \frac{c_R \times \dfrac{A_X}{A_R} \times V \times 1.027 \times \overline{W}}{m \times S} \times 100\%$$

式中　c_R——对照品溶液的浓度，mg/ml；

　　　A_X——供试品溶液的吸光度；

　　　A_R——对照品溶液的吸光度；

　　　V——供试品溶液的体积，ml；

　　　1.027——带有结晶水的硫酸阿托品和无水硫酸阿托品的相对分子质量换算因数；

　　　$\overline{W}$——平均片重，g；

　　　m——供试品的取样量，g；

　　　S——供试品标示量，mg。

【解析】　生物碱药物在适当 pH 下可与一些酸性染料定量结合显色，故采用酸性染料比色法测定其含量。《中国药典》对硫酸阿托品和氢溴酸山莨菪碱的制剂均采用此法测定。

【例 9-1】　硫酸阿托品片（规格：0.3mg/片）的含量测定

对照品溶液的制备：精密称取在 120℃ 干燥至恒重的硫酸阿托品对照品 25.5mg，置 25ml 量瓶中，加水溶解并稀释至刻度，摇匀，精密量取 5ml，置 100ml 量瓶中，用水稀释至刻度，摇匀，即得。

供试品溶液的制备：取本品 20 片，精密称定，研细，精密称取适量（约相当于硫酸阿托品 2.5mg），置 50ml 量瓶中，加水振摇使硫酸阿托品溶解并稀释至刻度，滤过，取续滤液，即得。

测定法：精密量取供试品溶液与对照品溶液各 2ml，分别置预先精密加入三氯甲烷 10ml 的分液漏斗中，各加溴甲酚绿溶液 2.0ml，振摇提取 2min 后，静置使分层，分取澄清的三氯甲烷液，在 420nm 的波长处分别测定吸光度，计算，并将结果乘以 1.027，即得。

已知：供试品溶液和对照品溶液的吸光度分别为 0.370 和 0.350；供试品的取样量为 1.6950g，20 片总重为 4.0168g。试求硫酸阿托品片的标示百分含量。

解　对照品溶液浓度为 $c_R = \dfrac{25.5}{25} \times \dfrac{5}{100} = 0.0510(\text{mg/ml})$

平均片重 $\overline{W} = 0.2008\text{g}$；稀释体积 $V = 50\text{ml}$

质量校正因子为 $RF = \dfrac{M_{(C_{17}H_{23}NO_3)_2 \cdot H_2SO_4 \cdot H_2O}}{M_{(C_{17}H_{23}NO_3)_2 \cdot H_2SO_4}} = \dfrac{694.83}{676.81} = 1.027$

$$标示量(\%) = \dfrac{\dfrac{A_X}{A_R} \times c_R \times V \times RF \times \overline{W}}{m \times S} \times 100\% = \dfrac{\dfrac{0.370}{0.350} \times 0.0510 \times 50 \times 1.027 \times 0.2008}{1.6950 \times 0.3} \times 100\% = 109.3\%$$

> ### 知识链接
>
> **酸性染料比色法**
>
> 在适当的pH介质中，生物碱类药物（B）可与氢离子结合成阳离子（BH^+），一些酸性染料在此介质中能解离为阴离子（In^-），上述阳离子和阴离子可定量地结合成有色配合物（BH^+In^-），即离子对，可被某些有机溶剂定量地提取，形成有色溶液。在一定波长处测定该有机相中有色离子对的吸光度，即可计算出生物碱药物的含量。反应式如下：
>
> $$BH^+ + In^- \longrightarrow [BH^+ \cdot In^-]_{水相} \longrightarrow [BH^+ \cdot In^-]_{有机相}$$
>
> 该法具有样品用量少、灵敏度高、专属性和准确性较好的特点，常选用溴甲酚绿为酸性染料，三氯甲烷为有机溶剂，适合小剂量的有机碱药物及其制剂或体内有机碱性药物的定量分析。

第四节 喹啉类药物的分析

一、典型药物的结构

喹啉类生物碱分子结构中含有苯环与吡啶稠合而成的喹啉杂环，常见药物有硫酸奎宁、硫酸奎尼丁、二盐酸奎宁等，现以硫酸奎宁和硫酸奎尼丁为代表，其结构与性质如下。

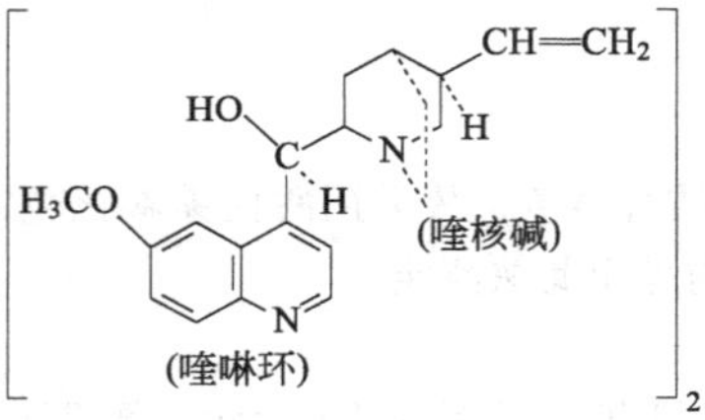

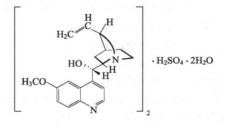

硫酸奎宁　　　　　　　　　　　　硫酸奎尼丁

二、主要理化性质与鉴别

1. 主要理化性质

（1）性状与溶解性　本类典型药物的性状和溶解性见表9-3。

表9-3　典型药物的性状和溶解性

药物	性状	溶解性
硫酸奎宁	白色细微的针状结晶；轻柔、易压碎；无臭，味极苦；遇光渐变色；水溶液显中性反应	在三氯甲烷-无水乙醇（2∶1）中易溶，在水、乙醇、三氯甲烷或乙醚中微溶
硫酸奎尼丁	白色细针状；无臭，味极苦；遇光渐变色	在沸水中易溶解，在三氯甲烷或乙醇中溶解，在水中微溶，在乙醚中几乎不溶
二盐酸奎宁	白色粉末；无臭，味极苦；水溶液显酸性反应	在水中易溶解，在乙醇中溶解，在三氯甲烷中微溶，在乙醚中极微溶解

（2）碱性　奎宁和奎尼丁结构中含喹啉环和喹核碱两部分，各含一个氮原子，其中喹核碱含脂环氮，碱性强，能与硫酸成盐；而喹啉环是芳香环氮，碱性较弱，不能与硫酸成盐。奎宁的碱性大于奎尼丁。

(3) 旋光性　两种生物碱的分子式完全相同，但喹核碱部分立体结构不同，因此其旋光性也不同，奎宁为左旋体，奎尼丁为右旋体。

(4) 荧光特性　奎宁和奎尼丁在稀硫酸溶液中均显蓝色荧光。

(5) 吸收光谱特性　该类生物碱结构中含有苯环和氮杂环结构，具有紫外和红外吸收光谱特征可用于鉴别和含量测定。

2. 鉴别

(1) 荧光反应

【方法】　取硫酸奎宁约 20mg，加水 20ml 溶解后，分取溶液 10ml，加稀硫酸使成酸性，即显蓝色荧光。

【解析】　利用奎宁和奎尼丁在稀硫酸溶液中均显蓝色荧光的特性进行鉴别。

(2) 绿奎宁反应

【方法】　取"鉴别1"项剩余的溶液 5ml，加溴试液 3 滴与氨试液 1ml，即显翠绿色。

【解析】　该反应为含氧喹啉衍生物的专属特征反应。硫酸奎宁和硫酸奎尼丁（quinidine sulfate）均为含氧喹啉衍生物，在弱酸性溶液中可被微过量的溴水或氯水氧化后，与氨水缩合，生成绿色的二醌基亚胺的铵盐，显翠绿色。

(3) 硫酸根的反应　取"鉴别1"项剩余的溶液 5ml，加盐酸使成酸性后，加氯化钡试液 1ml，即发生白色沉淀。

(4) 红外光谱法　本品的红外吸收图谱应与对照图谱一致。

三、杂质检查

硫酸奎宁除需要检查"酸度"、"干燥失重"和"炽灼残渣"等杂质，还需要检查以下杂质。

1. 三氯甲烷-二乙醇中不溶物

【方法】　取硫酸奎宁 2.0g，加三氯甲烷-无水乙醇（2∶1）的混合液 15ml，50℃加热 10min，用称定重量的垂熔坩埚滤过，滤渣用上述混合液分 5 次洗涤，每次 10ml，在 105℃干燥至恒重，遗留残渣不得过 2mg。

【解析】　此项检查主要是控制药物中醇不溶物或无机盐类等杂质。

2. 其他——金鸡纳碱

【方法】　取硫酸奎宁，加稀乙醇制成每 1ml 中含 10mg 的溶液，作为供试品溶液；精密量取适量，加稀乙醇稀释制成每 1ml 中约含 50μg 的溶液，作为对照溶液。照薄层色谱法（通则 0502）试验，吸取上述两种溶液各 5μl，分别点于同一硅胶 G 薄层板上，以三氯甲烷-丙酮-二乙胺（5∶4∶1.25）为展开剂，展开，微热使展开剂挥散，喷以碘铂酸钾试液使显色。供试品溶液如显杂质斑点，与对照溶液的主斑点比较，不得更深。

【解析】　此项检查主要控制硫酸奎宁在生产过程中可能引入的其他金鸡纳碱。《中国药典》采用薄层色谱法以供试品溶液自身稀释对照法（高低浓度相对法）检查。

四、含量测定

《中国药典》规定，硫酸奎宁原料药及片剂均采用非水溶液滴定法测定含量，现以硫酸奎宁原料药为例。

【测定方法】　取硫酸奎宁约 0.2g，精密称定，加冰醋酸 10ml 溶解后，加酸酐 5ml 与结晶紫指示液 1~2 滴，用高氯酸滴定液（0.1mol/L）滴定至溶液显蓝绿色，并将滴定的结果用空白试验校正。每 1ml 高氯酸滴定液（0.1mol/L）相当于 24.90mg 的硫酸奎宁（$C_{20}H_{24}N_2O_2$）·H_2SO_4。

反应式：

$$(C_{20}H_{24}N_2O_2 \cdot H^+)_2 \cdot SO_4^{2-} + 3HClO_4 \longrightarrow (C_{20}H_{24}N_2O_2 \cdot 2H^+) \cdot 2ClO_4^- + (C_{20}H_{24}N_2O_2 \cdot 2H^+) \cdot HSO_4^- \cdot ClO_4^-$$

$$含量(\%) = \frac{(V-V_0) \times T \times F \times 10^{-3}}{m} \times 100\%$$

式中　　V——供试液消耗高氯酸的体积，ml；

　　　　V_0——空白试验消耗高氯酸的体积，ml；

　　　　T——滴定度，mg/ml；

　　　　F——高氯酸滴定液浓度校正因子；

　　　　m——供试品的取样量，g。

【解析】　硫酸奎宁是二元碱，喹核碱的碱性较强，可以与硫酸成盐；而喹啉环的碱性极弱，不能与硫酸成盐而保持游离状态。硫酸奎宁原料与高氯酸滴定液的化学计量摩尔比为 1∶3，即其中的 2mol 奎宁可以结合 4mol 质子（1mol 质子是由硫酸提供，其他 3mol 质子是由高氯酸提供的）。

> **知识链接**
>
> **硫酸奎宁片剂的含量测定**
>
> 　　测定时需事先经强碱氢氧化钠溶液碱处理，生成奎宁游离碱后再用高氯酸滴定液滴定，1mol 硫酸奎宁可转化为 2mol 奎宁，每 1mol 奎宁消耗 2mol 高氯酸，因此，硫酸奎宁片与高氯酸滴定液的化学计量摩尔比为 1∶4。硫酸奎宁片的滴定度为 19.57mg/ml。

【例 9-2】　硫酸奎宁片的含量测定

取本品 20 片，除去包衣后，精密称定，研细，精密称取适量（约相当于硫酸奎宁 0.3g），置分液漏斗中，加氯化钠 0.5g 与 0.1mol/L 氢氧化钠溶液 10ml，混匀，精密加三氯甲烷 50ml，振摇 10min，静置，分取三氯甲烷液，用干燥滤纸滤过，精密量取续滤液 25ml，加酸酐 5ml 与二甲基黄指示液 2 滴，用高氯酸滴定液（0.1mol/L）滴定至溶液显玫瑰红色，并将滴定的结果用空白试验校正。每 1ml 高氯酸滴定液（0.1mol/L）相当于 19.57mg 的硫酸奎宁（$C_{20}H_{24}N_2O_2$）·H_2SO_4·$2H_2O$。

已知：片剂的规格为 0.3g/片，20 片总重为 6.2460g，取样量为 0.3150g，高氯酸滴定液浓度为 0.1018mol/L，滴定体积为 7.42ml，空白校正试验所用高氯酸滴定液的体积为 0.03ml，求：硫酸奎宁片的标示百分含量。

解　$$标示量(\%)=\frac{T\times F\times(V-V_0)}{m}\times \overline{W}\times \frac{1}{S}\times 100\%$$

$$=\frac{19.57\times \frac{0.1018}{0.1}\times(7.42-0.03)\times 10^{-3}}{0.3150\times \frac{25}{50}}\times \frac{6.2460}{20}\times \frac{1}{0.3}\times 100\%=97.3\%$$

第五节　异喹啉类药物的分析

一、典型药物的结构

异喹啉类生物碱结构类型较多，生理活性广泛，常见药物有盐酸吗啡、磷酸可待因、罂粟碱和盐酸小檗碱等，现以盐酸吗啡和磷酸可待因为例，其结构和性质如下。

盐酸吗啡　　　　　　磷酸可待因　　　　　　盐酸小檗碱

二、主要理化性质与鉴别

1. 主要理化性质

(1) 药物的性状与溶解性　本类典型药物的性状和溶解性见表 9-4。

表 9-4　典型药物的性状和溶解性

药物	性状	溶解性
盐酸吗啡	白色、有丝光的针状结晶或结晶粉末;无臭;遇光易变质	在水中溶解,在乙醇中略溶,在三氯甲烷或乙醚中几乎不溶
磷酸可待因	白色细微的针状结晶粉末;无臭;有风化性;水溶液显酸性反应	在水中易溶,在乙醇中微溶,在三氯甲烷或乙醚中极微溶解
盐酸小檗碱	黄色结晶性粉末;无臭	在热水中溶解,在水或乙醇中极微溶解,在乙醚中不溶

(2) 酸碱两性　吗啡分子中含有酚羟基和叔胺基团,属两性化合物,但碱性略强于酸性。可待因分子中仅有叔胺基团,无酚羟基,碱性比吗啡强,不溶于氢氧化钠溶液。

(3) 旋光性　盐酸吗啡和磷酸可待因分子结构中均含有不对称碳原子,为左旋体。

盐酸吗啡比旋度的测定:取本品约 1g,精密称定,置 50ml 量瓶中,加适量水使溶解后,用水稀释至刻度,依法测定,比旋度为 $-110.0°\sim-115.0°$(依照通则 0621)。

吗啡结构中 3 位有酚羟基,呈弱酸性。17 位有叔胺氮原子,呈碱性,属酸碱两性生物碱,但碱性略强于酸性,临床上常用其盐酸盐。

(4) 显色反应　盐酸吗啡与甲醛硫酸、钼硫酸试液反应为显色反应,可用于鉴别。也可与铁氰化钾试液显色,可待因则无此反应。

(5) 吸收光谱特性　药物分子结构中均含有共轭体系和特征官能团,具有紫外吸收和红外吸收光谱特征。

2. 鉴别

(1) 甲醛-硫酸反应(Marquis 反应)

【方法】　取盐酸吗啡约 1mg,加甲醛硫酸试液 1 滴,即显紫堇色。

【解析】　此反应为含苯环的异喹啉类生物碱的特征反应,该类药物与甲醛硫酸可生成具有醌式结构的有色化合物。

(2) 钼硫酸反应(Frohde 反应)

【方法】　取盐酸吗啡约 1mg,加钼硫酸试液 0.5ml,即显紫色,继变为蓝色,最后变为棕绿色。

【解析】　此反应为盐酸吗啡的专属鉴别反应,盐酸吗啡可与生物碱显色剂(钼硫酸)发生显色反应。

(3) 还原反应

【方法】　取盐酸吗啡约 1mg,加水 1ml 溶解后,加稀铁氰化钾试液 1 滴,即显蓝绿色(与可待因的区别)。

反应式:

$$4C_{17}H_{19}NO_3+4K_3Fe(CN)_6\longrightarrow H_4Fe(CN)_6+2C_{34}H_{36}N_2O_6+3K_4Fe(CN)_6$$

$$3K_4Fe(CN)_6+4FeCl_3\longrightarrow Fe_4[Fe(CN)_6]_3+12KCl$$

【解析】　吗啡分子中含有酚羟基,具弱还原性。向吗啡水溶液中加入稀铁氰化钾试液,吗啡将与铁氰化钾发生氧化还原反应,铁氰化钾被还原为亚铁氰化钾,亚铁氰化钾与试液中的三氯化铁反应生成亚铁氰化铁(普鲁士蓝)。磷酸可待因不含酚羟基,无还原性,故无此反应。

(4) 红外光谱法　盐酸吗啡的红外吸收光谱应与对照图谱(光谱集 334 图)一致。

(5) 氯化物的反应　盐酸吗啡的水溶液显氯化物的鉴别反应。

三、杂质检查

《中国药典》规定盐酸吗啡除了要检查"酸度"、"溶液的澄清度与颜色"、"铵盐"、"干燥失重"和"炽灼残渣"等一般杂质外,还需检查以下特殊杂质。

1. 阿扑吗啡

【方法】 取本品 50mg,加水 4ml 溶解后,加碳酸氢钠 0.10g 与 0.1mol 碘溶液 1 滴,加乙醚 5ml,振摇提取,静置分层后,乙醚层不得显红色,水层不得显绿色。

【解析】 吗啡在酸性溶液中经加热、脱水、分子重排生成具还原性的阿扑吗啡,其水溶液在碳酸氢钠碱性条件下经碘试液氧化生成水溶性的绿色化合物,此产物能溶于乙醚,乙醚层显深宝石红色,水层仍显绿色。

2. 罂粟酸

【方法】 取本品 0.15g,加水 5ml 溶解后,加稀盐酸 5ml 与三氯化铁试液 2 滴不得显红色。

【解析】 从阿片中提取吗啡时可能引入罂粟酸。罂粟酸在微酸性溶液中与三氯化铁生成红色的罂粟酸铁。

3. 有关物质

【方法】 取盐酸吗啡适量,加流动相溶解并稀释制成每 1ml 中约含盐酸吗啡 0.5mg 的溶液,作为供试品溶液;精密量取适量,用流动相定量稀释制成每 1ml 中含 5μg 的溶液作为对照液,另取盐酸吗啡对照品适量,加水溶解,制成每 1ml 中含 0.2mg 的溶液,量取 5ml,加 0.4% 的三氯化铁溶液 1ml,置沸水浴中加热 10min,放冷;量取该溶液 1ml,加磷酸可待因对照品溶液(取磷酸可待因对照品适量,加流动相溶解并稀释制成每 1ml 中约含磷酸可待因对照品 25μg 的溶液)1ml,摇匀,作为系统适用性试验溶液。照高效液相色谱法(通则 0512)试验。用十八烷基硅烷键合硅胶为填充剂;以 0.0025mol/L 庚烷磺酸钠的 0.01mol/L 磷酸二氢钾水溶液(含 0.1%三乙胺,用磷酸调 pH 至 2.5±0.1)-乙腈(85:15)为流动相;检测波长为 210nm;柱温为 30℃。取系统适用性试验溶液 20μl 注入液相色谱仪,记录色谱图,主要色谱峰的出峰顺序为:吗啡、伪吗啡和可待因。吗啡的保留时间约为 7~8min,伪吗啡的相对保留时间为 1.2~1.5min,可待因的相对保留时间为 2.0~2.3min;各色谱峰之间的分离度均应符合要求。取对照溶液 20μl 注入液相色谱仪,调节检测灵敏度,使主成分色谱峰的峰高约为满量程的 20%。精密量取对照溶液和供试品溶液各 20μl,分别注入液相色谱仪,记录色谱图至主成分色谱峰保留时间的 4 倍。供试品溶液中如有与伪吗啡峰保留时间一致的色谱峰,其峰面积乘以校正因子 2 后,不得大于对照溶液主峰面积的 0.4 倍(0.4%),可待因和其他单个杂质峰均不得大于对照溶液主峰面积的 0.25 倍(0.25%),各杂质峰面积的和不得大于对照溶液主峰面积(1.0%)。供试品溶液色谱图中任何小于对照溶液主峰面积 0.05 倍的峰忽略不计。

【解析】 盐酸吗啡在生产储藏过程中易引入伪吗啡、可待因、罂粟酸等有关物质,《中国药典》采用高效液相色谱法控制这些有关物质的量。

四、含量测定

1. 非水溶液滴定法

《中国药典》非水碱量法测定盐酸吗啡原料的含量。

【测定方法】 取本品约 0.2g,精密称定,加冰醋酸 10ml 与醋酸汞试液 4ml 溶解后,加结晶紫指示液 1 滴,用高氯酸滴定液(0.1mol/L)滴定至溶液显绿色,并将滴定结果用空白试验校正。每 1ml 高氯酸滴定液(0.1mol/L)相当于 32.18mg 的盐酸吗啡($C_{17}H_{19}NO_3 \cdot HCl$)。

$$含量(\%) = \frac{(V-V_0) \times T \times F \times 10^{-3}}{m} \times 100\%$$

式中 V——供试液消耗高氯酸的体积,ml;

V_0——空白试验消耗高氯酸的体积,ml;

T——滴定度,mg/ml;

F——高氯酸滴定液浓度校正因子；

m——供试品的取样量，g。

【解析】 盐酸吗啡的碱性强于酸性，且为氢卤酸盐，在冰醋酸和醋酸汞介质中，能顺利被高氯酸滴定。

2. 紫外-可见分光光度法

《中国药典》规定：盐酸吗啡片剂及其注射剂的含量测定采用紫外-可见分光光度法。

【测定方法】 取本品 20 片，精密称定，研细，精密称取适量（约相当于盐酸吗啡 10mg），置 100ml 量瓶中，加水 50ml，振摇，使盐酸吗啡溶解，用水稀释至刻度，摇匀，滤过，精密量取续滤液 15ml，置 50ml 量瓶中，加 0.2mol/L 氢氧化钠溶液 25ml，用水稀释至刻度，摇匀，照紫外-可见分光光度法，在 250nm 波长处测定吸光度；另取吗啡对照品适量，精密称定，用 0.1mol/L 氢氧化钠溶液溶解并定量稀释制成每 1ml 中约含 $20\mu g$ 的溶液，同法测定。计算，结果乘以 1.317，即得盐酸吗啡（$C_{17}H_{19}NO_3 \cdot HCl \cdot 3H_2O$）的含量。

$$标示量(\%) = \frac{c_R \times \dfrac{A_X}{A_R} \times V \times 1.317 \times \overline{W}}{m \times S} \times 100\%$$

式中 c_R——对照品溶液的浓度，mg/ml；

A_X——供试品溶液的吸光度；

A_R——对照品溶液的吸光度；

V——供试品溶液的初始体积，ml；

1.317——对分子质量换算因数；

$\overline{W}$——平均片重，g；

m——供试品的取样量，g；

S——标示量，mg。

【解析】 盐酸吗啡分子结构中有苯环共轭体系，其氢氧化钠水溶液在 250nm 波长处有最大吸收。《中国药典》采用对照品比较法测定可消除测定中的各种误差，使准确度更高。

第六节 吲哚类药物分析

一、典型药物的结构

该类生物碱结构中含有苯环和吡咯环稠合而成的吲哚环，药物数目繁多，结构复杂且有显著或重要的生理活性，常见药物有硝酸士的宁、利血平、长春碱、长春新碱、麦角新碱、毒扁豆碱、钩藤碱等。现以硫酸长春碱和利血平为例，结构与性质如下。

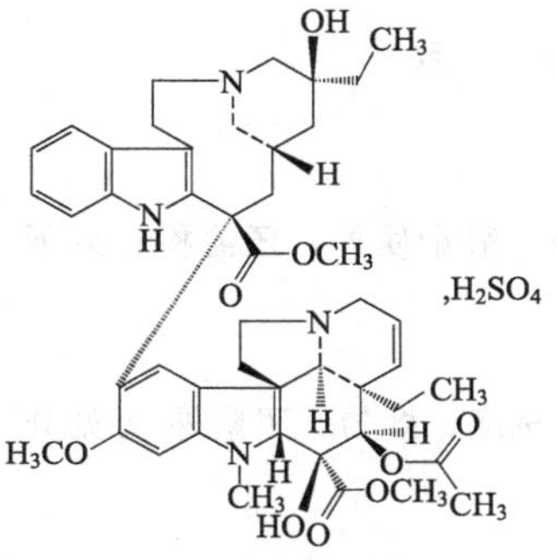

硫酸长春碱 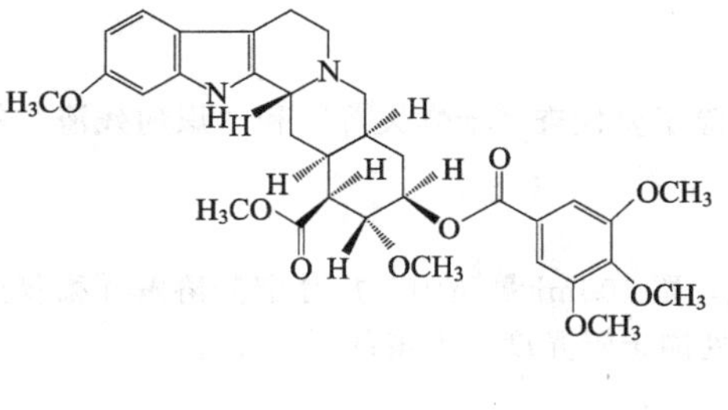　　　　利血平 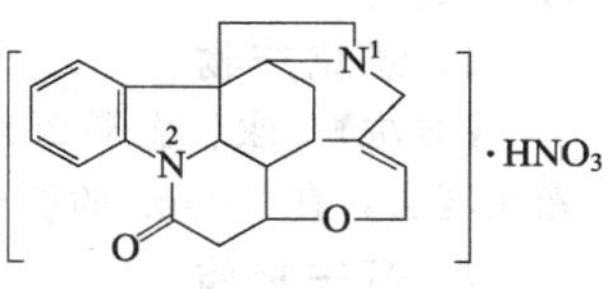　　　　硝酸士的宁

二、主要理化性质与鉴别

1. 主要理化性质

(1) **性状与溶解性** 本类典型药物的性状和溶解性见表9-5。

表9-5 典型药物的性状和溶解性

药物	性状	溶解性
硫酸长春碱	白色或类白色的结晶粉末;无臭;有引湿性;遇光或热易变黄	在水中易溶,在甲醇或三氯甲烷中溶解,在乙醇中微溶
利血平	白色至淡黄色褐色的结晶或结晶粉末;无臭,几乎无味,遇光色渐变深	在三氯甲烷中易溶,在丙酮中微溶,在水、甲醇、乙醇或乙醚中几乎不溶
硝酸士的宁	无色针状结晶或白色结晶性粉末;无臭,味极苦	在沸水中易溶,在水中略溶,在乙醇或氯仿中微溶解,在乙醚中几乎不溶

加三氯甲烷中配制成10mg/ml溶液依法测得的比旋度为$-115°\sim-131°$。

(2) **氮原子的碱性** 本类药物分子结构吲哚环中的N由于与芳香环共轭,氮原子上电子云密度小,几乎无碱性,硫酸长春碱结构中脂环叔胺氮原子碱性较强,可与硫酸成盐。而利血平脂环叔胺氮由于受空间位阻的影响,碱性极弱,不能与酸结合成稳定的盐,故以游离状态存在。

(3) **酯键的水解性** 利血平有酯键,在弱碱或受热条件下易水解。

(4) **还原性和荧光性** 利血平在光照和氧气存在情况下极易被氧化,氧化产物为黄色的3,4-二去氢利血平,并带有黄绿色荧光,进一步氧化为3,4,5,6-四去氢利血平,具有蓝色荧光。

(5) **吸收光谱特性** 该类药物都具有苯环和杂环,具有紫外吸收和红外吸收光谱特征。

2. 鉴别

(1) 钼硫酸的显色反应

【方法】 取利血平约1mg,加0.1%钼酸钠的硫酸溶液0.3ml,即显黄色,约5min后转变为蓝色。

【解析】 利血平可与生物碱显色剂(钼硫酸)反应显色。

(2) 芳香醛的特征反应

① 与香草醛反应

【方法】 取利血平约1mg,加新制的香草醛试液0.2ml,约2min后显玫瑰红色。

② 与对二甲氨基苯甲醛反应

【方法】 取利血平约0.5mg,加对二甲氨基苯甲醛5mg、冰醋酸0.2ml与硫酸0.2ml,混匀,即显绿色;再加冰醋酸1ml,转变为红色。

【解析】 "鉴别(1)"与"鉴别(2)"项属于芳香醛缩合反应,是吲哚类生物碱的特征反应。利血平结构中吲哚环上的β位氢原子较活泼,能与芳香醛缩合显色。

(3) 红外光谱法 本品红外吸收图谱应与对照的图谱(光谱集195图)一致。

三、杂质检查

《中国药典》规定利血平除了要检查"干燥失重"和"炽灼残渣"等一般杂质外,还需检查以下特殊杂质。

1. 氧化产物

【方法】 取利血平25mg,置100ml量瓶中,加冰醋酸溶解并稀释至刻度,摇匀,照紫外-可见分光光度法,在388nm的波长处测定吸光度,不得超过0.10。

2. 有关物质

【方法】 避光操作。取利血平约10mg,置10ml量瓶中,加冰醋酸1ml使溶解,加甲醇稀释至刻度，摇匀，作为供试品溶液；精密量取 1ml，置 100ml 量瓶中，用流动相稀释至刻度，摇匀，作为对照溶液。照含量测定项下的色谱条件，取对照溶液 10μl 注入液相色谱仪调节检测灵敏度，使主成分色谱峰的峰高约为满量程的 20%。再精密量取对照溶液和供试品溶液各 10μl，分别注入液相色谱仪，记录色谱图至主成分色谱峰保留时间的 2 倍。供试品溶液中如有杂质峰，各杂质峰面积的和不得大于对照溶液主峰面积 1.5 倍（1.5%）。

【解析】 利血平在光照、氧气存在的情况下极易被氧化；其结构中含有酯键，受热容易水解。

四、含量测定

1. 高效液相色谱法

《中国药典》规定，利血平原料药与利血平注射剂的含量测定均采用高效液相色谱法。现以利血平原料药为例进行讨论。

【色谱条件与系统适用性试验】 用十八烷基硅烷键合硅胶为填充剂；以乙腈-1%醋酸铵溶液（46:54）为流动相，检测波长为 268nm。理论塔板数按利血平峰计算不低于 4000；利血平峰与相邻峰的分离度应符合要求。

【测定方法】 避光操作。取利血平原料约 50mg，置 100ml 量瓶中，加冰醋酸 3ml 使溶解，用甲醇稀释至刻度，摇匀，精密量取适量，用甲醇定量稀释制成每 1ml 约含 40μg 的溶液，精密量取 20μl，注入液相色谱仪，记录色谱图；另取利血平对照品，同法测定。按外标法以峰面积计算，即得。

$$含量(\%) = \frac{c_R \times \frac{A_X}{A_R} \times V \times D}{m} \times 100\%$$

式中 c_R——对照品溶液的浓度，mg/ml；

A_X——供试品的峰面积；

A_R——对照品的峰面积；

V——供试品初次配制的体积，ml；

D——供试品的稀释倍数；

m——供试品的取样量，mg。

【解析】 利血平在制备和储藏过程中，易受光线、空气、pH 及加热条件的影响，容易发生氧化反应和水解反应引入杂质，若不经分离则会干扰化学滴定法的结果。

2. 荧光分析法

《中国药典》规定采用荧光分析法测定利血平片剂的含量。

【测定方法】 避光操作。取本品 20 片，如为糖衣片应除去包衣，精密称定，研细，精密量取（约相当于利血平 0.5mg），置 100ml 棕色瓶中，加热水 10ml，摇匀后，加三氯甲烷 10ml，振摇，用乙醇定量稀释至刻度，摇匀，滤过，精密称取续滤液，用乙醇定量稀释成每 1ml 约含利血平 2μg 的溶液，作为供试品溶液。另精密称取利血平对照品 10mg，置 100ml 棕色瓶中，加三氯甲烷 10ml 溶解后，再用乙醇稀释至刻度，摇匀，精密量取 2ml，置 100ml 棕色瓶中，用乙醇稀释至刻度，摇匀，作为对照溶液。精密量取对照溶液和供试品溶液各 5ml，分别置具塞试管中，加五氧化二钒试液 2.0ml，激烈振摇后，在 30℃放置 1h，照荧光分析法，在激发波长 400nm、发射光波长 500nm 处测定荧光强度，计算，即得。

$$标示量(\%) = \frac{\frac{R_x - R_{x0}}{R_r - R_{x0}} \times c_r \times D \times \overline{W}}{m \times S} \times 100\%$$

式中 R_x——供试品溶液的读数；

R_r——对照品溶液的读数；

R_{x0}——供试品溶液试剂空白的读数；

c_r——对照品溶液的浓度，μg/ml；

D——供试品的稀释倍数;
$\overline{W}$——平均片重,g;
m——供试品的取样量,g;
S——供试品规格,μg。

【解析】 利血平易被氧化,氧化产物具有荧光特性,而荧光分析法的灵敏度较紫外分光光度法高。

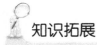
知识拓展

荧光分析法

某些物质受紫外光或可见光照射后能发射出比激发光波长更长的光,当激发光强度、波长、所用溶剂及温度等条件固定时,物质在一定浓度范围内,其荧光强度(发射光强度)与溶液中该物质的浓度成正比关系,从而可用于定量分析。较之紫外-可见分光光度法,荧光分析法的灵敏度高、选择性好,但干扰因素多、浓度-响应线性范围窄,限制了其广泛应用。

第七节 黄嘌呤类药物分析

一、典型药物的结构

常用黄嘌呤类生物碱药物有咖啡因和茶碱。

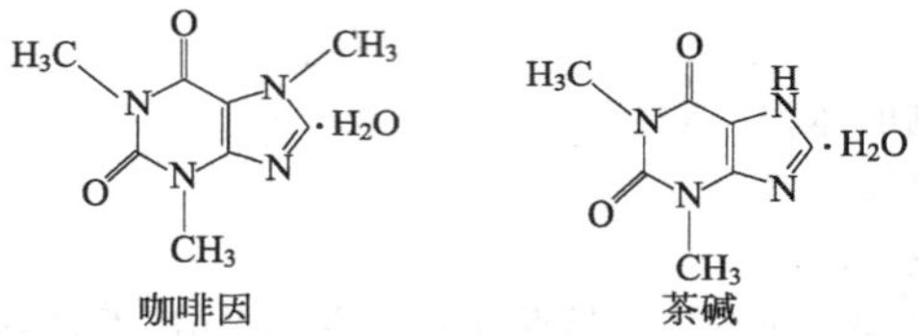

咖啡因　　　　茶碱

二、主要理化性质与鉴别

1. 主要理化性质

(1) 性状与溶解性　本类典型药物的性状和溶解性见表9-6。

表9-6 典型药物的性状和溶解性

药物	性状	溶解性
咖啡因	白色或带极微黄绿色、有丝光的针状结晶;无臭、味苦;有风化性	在热水或三氯甲烷中易溶,在水、乙醇或丙酮中略溶,在乙醚中极微溶
茶碱	白色结晶粉末;无臭	在乙醇或三氯甲烷中微溶,在乙醚中几乎不溶;在氢氧化钾或氨溶液中易溶

(2) 酸碱性　本类药物结构中含有4个氮原子,但受邻位羰基的影响,碱性极弱。咖啡因 pK_b 为14.15,不易与酸成盐,以游离碱供药用;茶碱分子中具有活泼氢,呈酸性,可溶于碱的水溶液中,临床上使用的氨茶碱即为乙二胺与氨茶碱形成的盐。

(3) 紫脲酸铵特征反应　咖啡因和茶碱具有黄嘌呤结构,加盐酸和氯酸钾水浴蒸干后的残渣遇氨气生成甲基紫脲酸铵,显紫色,再加氢氧化钠,则紫色消失。

(4) 吸收光谱特性　该类药物都具有苯环和杂环,具有紫外吸收和红外吸收光谱特征。

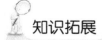
知识拓展

天然植物中的生物碱

生物碱类化合物是许多中草药及药用植物的有效成分之一，大多数具有相应的生理活性，如黄连、黄柏中的小檗碱具有抗菌作用；麻黄中的麻黄碱具有平喘作用；曼陀罗、颠茄中的莨菪碱具有解痉和解有机磷中毒的作用等；鸦片中的吗啡具有强烈的镇痛作用；可待因具有止咳作用；罂粟碱具有松弛平滑肌作用等。

2. 鉴别

（1）紫脲酸铵反应

【方法】 取咖啡因约10mg，加盐酸1ml与氯酸钾0.1g，置水浴中蒸干，残渣遇氨气即显紫色；再加氢氧化钠试液数滴，紫色即消失。

反应式：

<chemical reaction scheme>

【解析】 此反应为咖啡因、茶碱等黄嘌呤类生物碱的特征反应。药物加盐酸和氯酸钾，在水浴上共热蒸干，残渣遇氨气即生成紫色的四甲基紫脲酸铵，再加氢氧化钠溶液紫色即消失。

（2）沉淀反应

【方法】 取咖啡因的饱和水溶液5ml，加碘试液5滴，不生成沉淀；再加稀盐酸3滴，即生成红棕色沉淀，并能在稍过量的氢氧化钠试液中溶解。

【解析】 咖啡因在酸性溶液中，遇生物碱沉淀剂反应生成沉淀。

（3）红外光谱法 本品的红外吸收图谱应与对照的图谱（光谱集1289图）一致。

三、杂质检查

《中国药典》规定咖啡因除需检查"溶液的澄清度"、"干燥失重"、"炽灼残渣"、"重金属"等一般杂质外，还需检查特殊杂质"有关物质"。

【方法】 取咖啡因加三氯甲烷-甲醇（3:2）溶解制成每1ml中约含20mg的溶液，作为供试品溶液。精密量取适量，加上述溶剂定量稀释成每1ml中约含0.10mg的溶液，作为对照溶液。照薄层色谱法试验，吸取上述两种溶液各$10\mu l$，分别点于同一硅胶GF_{245}薄层板上，以正丁醇-丙酮-三氯甲烷-浓氨溶液（40:30:30:10）为展开剂，展开，晾干，在紫外灯（254nm）下检视。供试品溶液如显杂质斑点，与对照溶液的主斑点比较，不得更深。

【解析】 利用药物与杂质各组分吸附性质的差异，采用硅胶G薄层色谱分离后，主成分自身对照法检查。

四、含量测定

《中国药典》规定采用非水溶液法测定咖啡因的含量。

【方法】 取咖啡因约0.15g，精密称定，加醋酸-冰醋酸（5:1）的混合液25ml，微温使溶解，放冷，加结晶紫指示液1滴，用高氯酸滴定液（0.1mol/L）滴定至溶液显黄色，并将滴定结果用空白试验校正。每1ml高氯酸滴定液（0.1mol/L）相当于19.42mg的$C_{18}H_{10}N_4O_2$。

$$含量(\%) = \frac{(V-V_0) \times T \times F \times 10^{-3}}{m} \times 100\%$$

式中　V——供试液消耗高氯酸的体积，ml；

　　　V_0——空白试验消耗高氯酸的体积，ml；

　　　T——滴定度，mg/ml；

　　　F——高氯酸滴定液浓度校正因子；

　　　m——供试品的取样量，g。

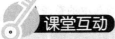 课堂互动

用化学方法区别盐酸麻黄碱、硫酸阿托品、硫酸奎宁、盐酸吗啡、利血平和咖啡因。

本章小结

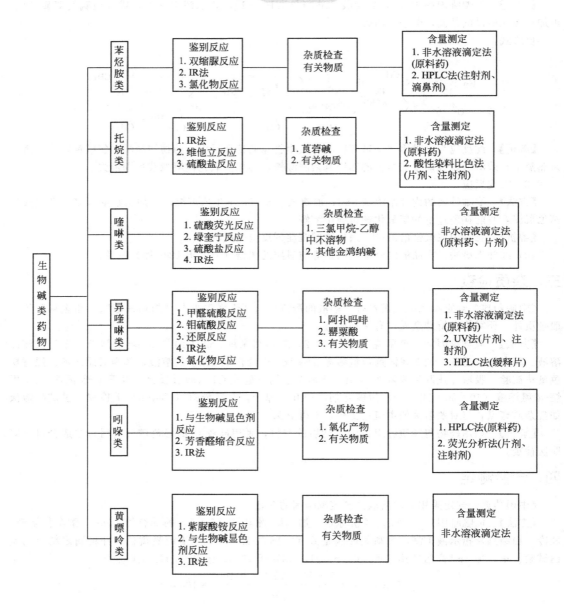

同步测试

一、A 型题（单选题）

1. 取某药物约 10mg，加水 1ml 溶解后，加硫酸铜试液 2 滴与 20％NaOH 溶液 1ml，即显蓝紫色，加乙醚 1ml，振摇后，放置，乙醚层即显紫红色，水层变成蓝色。该药物是（　　）。
    A. 盐酸麻黄碱　　　　　B. 硫酸奎宁　　　　C. 硫酸阿托品
    D. 盐酸吗啡　　　　　　E. 硝酸士的宁
2. 检查阿托品中的莨菪碱采用的方法为（　　）。
    A. 薄层色谱法　　　　　B. 高效液相色谱法　　C. 比色法
    D. 旋光法　　　　　　　E. 紫外分光光度法
3. 能与铁氰化钾反应显色的物质是（　　）。
    A. 盐酸麻黄碱　　　　　B. 盐酸吗啡　　　　　C. 硫酸阿托品
    D. 硫酸可待因　　　　　E. 咖啡因
4. 下列哪个药物在光照和空气中易被氧化呈黄绿色荧光（　　）。
    A. 磷酸可待因　　　　　B. 利血平　　　　　　C. 硫酸阿托品
    D. 硫酸奎宁　　　　　　E. 茶碱
5. 《中国药典》对生物碱的原料药的含量测定大多采用（　　）。
    A. 高效液相色谱法　　　B. 非水溶液滴定法　　C. 比色法
    D. 旋光法　　　　　　　E. 紫外分光光度法

二、B 型题（配伍选择题）

【1～5】
　　A. 双缩脲反应　B. 紫脲酸铵反应　C. 绿奎宁反应　D. 甲醛-硫酸反应　E. 维他立反应
1. 鉴别麻黄碱可用（　　）。
2. 鉴别咖啡因可用（　　）。
3. 鉴别吗啡可用（　　）。
4. 鉴别奎尼丁可用（　　）。
5. 鉴别阿托品可用（　　）。

三、X 型题（多选题）

1. 属于生物碱的药物有（　　）。
    A. 盐酸麻黄碱　　　　B. 磺胺嘧啶　　　　C. 硫酸阿托品　D. 盐酸吗啡　E. 盐酸异丙嗪
2. 用非水溶液滴定法测定盐酸吗啡含量时，应使用的试剂是（　　）。
    A. 磷酸可待因　　　　B. 咖啡因　　　　　C. 硫酸阿托品　D. 盐酸吗啡　E. 茶碱

四、简答题

1. 简述酸性染料比色法的基本原理。
2. 简述生物碱的氢卤酸根对非水溶液滴定法的影响及排除方法。

五、计算题

盐酸麻黄碱的含量测定：精密称定本品 0.1450g，加冰醋酸 10ml，加热溶解后，加醋酸汞溶液 4ml 与结晶紫指示液 1 滴，用高氯酸滴定液（0.1010mol/L）滴定至溶液显翠绿色，消耗高氯酸滴定液 7.08ml，空白试验消耗高氯酸滴定液 0.03ml。每 1ml 高氯酸滴定液（0.1mol/L）相当于 20.17mg 的盐酸麻黄碱 $C_{10}H_{15}NO \cdot HCl$。计算盐酸麻黄碱的含量。

糖类和苷类药物分析

Chapter 10

【知识目标】
1. 掌握糖类和苷类药物的结构特征、性质与分析方法之间的联系。
2. 熟悉糖类、苷类典型药物的质量分析。

【能力目标】
1. 正确理解葡萄糖及其制剂、地高辛及其制剂典型药物的质量分析。
2. 能运用药品质量标准学会非水溶液滴定法、酸性染料比色法的操作及计算;学会紫外-可见分光光度法和高效液相色谱法含量测定及计算方法。

糖类化合物是一切生命体维持生命活动所需能量的主要来源,是生物体合成其他化合物的主要原料。糖类药物毒副作用低,应用范围广泛,未来发展前景广阔。

苷类化合物又称配糖体,是糖与糖的衍生物与另一类非糖物质通过糖的端基氧原子连接而成的一类化合物。苷的共性在糖的部分,二苷元部分几乎包罗各种类型的天然成分,故其性质各异。

本章以葡萄糖、地高辛及其制剂为代表解析糖类和苷类药物的质量分析。

第一节 糖类药物的分析

糖类药物常用的品种有葡萄糖(glucose)、蔗糖(sucrose)、乳糖(lactose)及淀粉(starch)等。葡萄糖属于单糖,是临床上常用的营养药。蔗糖、乳糖属于双糖,淀粉属于多糖,它们常作为药的辅料,用于药物制剂的赋形剂或矫味剂。

一、典型药物的结构

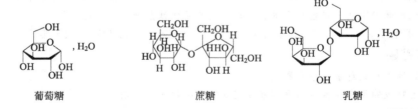

葡萄糖　　　　　　　蔗糖　　　　　　　乳糖

二、主要理化性质和鉴别

以葡萄糖及其制剂为例讨论糖类药物的分析。

1. 主要理化性质

(1) 典型药物的性状和溶解性　单糖为无色结晶或白色结晶的松散粉末或颗粒性粉末,易溶于水,微溶于乙醇,不溶于三氯甲烷或乙醚等有机溶剂。葡萄糖为无色结晶或白色结晶性或颗粒性粉末,易溶于水;微溶于乙醇,不溶于乙醚。味甜,甜度是蔗糖的0.74倍,熔点为83℃。葡萄糖具有多个不对称碳原子,为右旋体,具有旋光性。

(2) 手性碳原子具有旋光性　由于结构中含有多个手性碳原子,又具备手性碳原子的特性,故具有光学活性。

(3) 半缩醛的环状结构具有还原性　加入弱氧化剂,如碱性酒石酸铜试液即生成氧化亚铜的红色沉淀。

蔗糖无还原性,与碱性酒石酸铜试液不反应。

 知识链接

葡萄糖的互变异构体

葡萄糖的化学名为 D-(+)-吡喃葡萄糖,在水溶液中存在 3 种互变异构体,即半缩醛环状结构的 α-D-葡萄糖、开链的醛式-D-葡萄糖和 β-D-葡萄糖。现行版《中国药典》收载的葡萄糖为 D-(+)-吡喃葡萄糖的一水合物,葡萄糖为醛糖,具有还原性。

2. 鉴别

(1) 与碱性酒石酸铜试液的反应

【方法】　与碱性酒石酸铜试液的反应　取本品约 0.2g,加水 5ml 溶解后,缓缓加入微温的碱性酒石酸铜试液中,即生成氧化亚铜的红色沉淀。

反应式:

$$\text{葡萄糖} + 2 \begin{pmatrix} \text{COONa} \\ \text{CHO} \\ \text{CHO} \\ \text{COOK} \end{pmatrix} \xrightarrow[\triangle]{Cu \ OH^-} \text{葡萄糖酸} + 2 \begin{pmatrix} \text{COONa} \\ \text{CHOH} \\ \text{CHOH} \\ \text{COOK} \end{pmatrix} + Cu_2O\downarrow(\text{红色}) + H_2O$$

【解析】　葡萄糖的醛基具有还原性,在碱性条件下可将铜离子还原成氧化亚铜,生成红色的氧化亚铜沉淀。

(2) 红外光谱法　本品的红外吸收图谱应与对照的图谱(光谱集 702 图)一致。

三、检查

葡萄糖除需检查"溶液的澄清度与颜色"、"氯化物"、"硫酸盐"、"干燥失重"、"炽灼残渣"、"钡盐"、"钙盐"、"铁盐"、"重金属"及"砷盐"等一般杂质外,还应做以下检查。

1. 酸度

取本品 2.0g,加水 20ml 溶解后,加酚酞指示液 3 滴与氢氧化钠滴定液(0.02mol/L)0.20ml,应显粉红色。

【解析】　为控制本品的酸性杂质,需进行酸度的检查。即要求样品中的酸性杂质可被 0.20ml (0.02mol/L)的氢氧化钠滴定液所中和。

2. 乙醇溶液的澄清度

取本品 1.0g,加乙醇 20ml,置水浴上加热回流约 40min,溶液应澄清。

【解析】　葡萄糖可溶于热乙醇,而糊精在热乙醇中溶解度小,使澄清度变差。此项检查用于控制葡萄糖中的糊精。

3. 亚硫酸盐与可溶性淀粉

取本品 1.0g,加水 10ml 溶解后,加碘试液 1 滴,应即显黄色。

【解析】 在用硫酸水解淀粉制备葡萄糖的过程中,由于部分硫酸被还原,可能产生亚硫酸盐;而可溶性淀粉则是生产过程中产生的中间体。供试品中如有亚硫酸盐存在,由于亚硫酸盐有还原性,会使碘褪色;如有可溶性淀粉存在,则遇碘显蓝色。

4. 蛋白质

取本品1.0g,加水10ml溶解后,加磺基水杨酸溶液(1:5)3ml,不得发生沉淀。

【解析】 制备葡萄糖的原料多为淀粉,它来自于植物的根、茎或种子,因而在提取过程中常有蛋白质被同时提出。利用蛋白质类杂质与酸产生沉淀的性质可对其进行检查。

5. 微生物限度

取本品10g,用pH=7.0无菌氯化钠-蛋白胨缓冲溶液制成1:10的供试液。依法(通则11055平皿法)检查需氧菌总数、霉菌和酵母菌总数。每1g供试品中需氧菌总数不得过1000cfu,霉菌和酵母菌总数不得过100cfu。依法(通则1106)检查大肠埃希菌,取1:10的供试液10ml,1g供试品中不得检出。

四、含量测定

葡萄糖分子结构中含有多个手性碳原子,具有旋光性。现行版《中国药典》采用旋光度法测定葡萄糖注射液的含量。

【方法】 精密称取本品适量(约相当于葡萄糖10g),置100ml量瓶中,加氨试液0.2ml(10%或10%以下规格的本品可直接取样测定),用水稀释至刻度,摇匀,静置10min,依法测定旋光度,与2.0852相乘,即得供试品中含葡萄糖($C_6H_{12}O_6 \cdot H_2O$)的含量(g)。

【解析】 测定前加入氨试液的作用是由于葡萄糖有α及β两种互变异构体,在水溶液中存在下列互变平衡。

α-D-葡萄糖 占36%　　D-葡萄糖 占0.024%　　β-D-葡萄糖 占64%

α和β两种互变异构体的比旋度分别为$[\alpha]_D^{25}=+113.4°$、$[\alpha]_D^{25}=+19.7°$,相差甚远而在水溶液中两者互变,逐渐达平衡,此时的比旋度也趋于恒定,为+52°~+53°,这种现象称为葡萄糖的变旋现象。因此,测定葡萄糖旋光度时,应首先使上述反应达平衡,一般放置至少6h。若加热、加酸或加弱碱,均可加速平衡的到达。现行版《中国药典》采用加氨试液的方法,加速变旋平衡的到达。

知识拓展

换算因数 2.0852 的由来是什么?

无水葡萄糖的比旋度为+52.75°,按下式计算无水葡萄糖的浓度:

无水葡萄糖浓度 $(c) = \dfrac{100 \times \alpha}{[\alpha]_D^{25} \times L}$

如果换算成含水葡萄糖浓度(c')时,则应为:

$c' = c \times \dfrac{198.17(含水葡萄糖的分子量)}{180.16(无水葡萄糖的分子量)} = \alpha \times \dfrac{100}{52.75 \times 1} \times \dfrac{198.17}{180.16} = \alpha \times 2.0852$

第二节 苷类药物的分析

苷类药物是一类强心药，大多数是无色无臭的结晶或粉末，味苦或无味；多能溶于水，亦能溶于其他溶剂；苷类可根据苷键原子不同而分为氧苷、硫苷、氮苷和碳苷，其中氧苷最为常见。现行版《中国药典》收载的苷类药物主要有洋地黄毒苷、地高辛、甲地高辛和乙酰毛花苷等。

一、苷类典型药物的结构

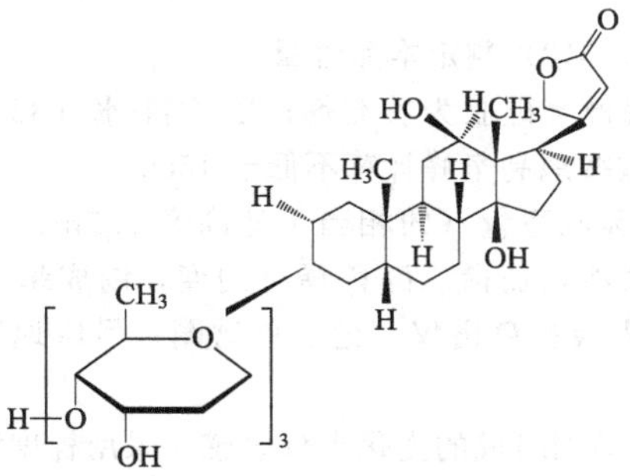

地高辛 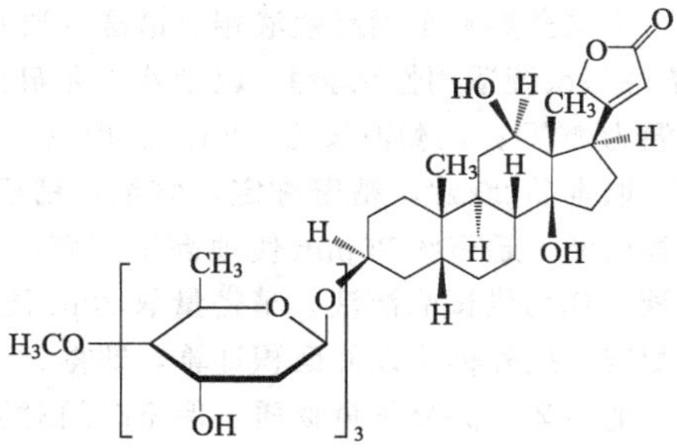　　　　　　　　　甲地高辛

以地高辛及其制剂为例讨论苷类药物的分析。

二、主要理化性质和鉴别

1. 主要理化性质

地高辛是一种从洋地黄属植物中提取的强心苷，被广泛用于治疗心脏病。本品为白色结晶或结晶性粉末；无臭，味苦。在吡啶中易溶，在稀醇中微溶，在三氯甲烷中极微溶解，在水或乙醚中不溶。

2. 鉴别

（1）显色反应　取本品细粉适量（约相当于地高辛0.25mg）置小试管中，加三氯化铁的冰醋酸（取冰醋酸10ml，加三氯化铁试液1滴制成）1ml，振摇数分钟，用垂熔玻璃漏斗滤过，滤液置小试管中，沿管壁缓缓加硫酸1ml，使成两液层，接界面处即显棕色；放置后，上层显靛蓝色。

【解析】 此反应为keller-Kiliani（K-K）反应，所用试剂是三氯化铁、冰醋酸、浓硫酸；适用范围为含游离或可水解的2-去氧糖；现象为醋酸层呈蓝色或蓝绿色。界面的呈色是由于浓硫酸对苷元所起的作用逐渐向下层扩散，其显色随苷元羟基、双键的位置和数目不同而异，可显红色、绿色、黄色等，但久置后因炭化作用，均转为暗色。

（2）高效液相色谱法　在含量测定项下记录的色谱图中，供试品溶液主峰的保留时间应与对照品溶液主峰的保留时间一致。

【解析】 地高辛的对照品为洋地黄毒苷。

三、检查

地高辛除需检查"溶液的澄清度"、"干燥失重"等一般杂质外，还应做"有关物质"的检查，具体方法如下。

【有关物质】 取本品适量（约相当于地高辛10mg），精密称定，置具塞锥形瓶中，精密加入稀乙醇10ml，密塞，超声约30min使地高辛溶解，放冷，摇匀，滤过，取续滤液作为供试品溶液；精密量取2ml，置100ml量瓶中，加稀乙醇稀释至刻度，摇匀，作为对照溶液。另取洋地黄毒苷对照品适量，精密称定，加稀乙醇溶解，并定量稀释制成每1ml中约含0.02mg的溶液作为对照溶液。照地高辛有关物质含量测定项下的色谱条件，取对照溶液 20μl，注入液相色谱仪，调节检测灵敏度，使主成分色谱峰的峰高约为满量程的 20%；再精密量取供试品溶液与对照溶液、对照品溶液各 20μl，分别注入液相色谱仪，记录色谱图至主成分峰保留时间的 3 倍。供试品溶液色谱图中如有与洋地黄毒苷峰保留时间一致的色谱峰，按外标法以峰面积计算，含洋地黄毒苷的量不得超过 2.0%；如有其他杂质峰（除溶剂峰外），单个杂质峰面积不得大于对照溶液主峰面积（2.0%），杂质总量不得过 4.0%。

【解析】 地高辛的糖基部分由 3 个 β-D-洋地黄毒苷组成，在生产过程中作为中间体杂质引入。为控制产品的质量，各国药典均规定了有关物质的检查。现行版《中国药典》采用高效液相色谱法检查。

四、含量测定

现行版《中国药典》采用高效液相色谱法（通则 0512）测定本品含量。

【色谱条件与系统适用性试验】 以十八烷基硅烷键合硅胶为填充剂；以乙腈-水（32：68）为流动相 A，柱温为 30℃；检测波长为 230nm。理论板数按地高辛峰计算不低于 1500。

【方法】 取本品 20 片，精密称定，研细，精密称取适量（约相当于地高辛 2.5mg）置 25ml 量瓶，加稀乙醇适量，超声约 30min 使地高辛溶解，放冷，加稀乙醇稀释至刻度，制成每 1ml 中约含 0.1mg 的溶液，作为供试品溶液，精密量取 20μl 注入液相色谱仪，记录色谱图；另取地高辛对照品适量，同法测定。按外标法以峰面积计算，即得。

【解析】 地高辛为高分子量物质，保留时间对流动相组成的变化十分敏感，采用梯度洗脱可获得较好的重现性。

知识拓展

1. 葡萄糖为醛糖，具有还原性，可被碱性酒石酸铜氧化显色；葡萄糖有多个不对称碳原子，为右旋体，具有旋光性。现行版《中国药典》采用旋光度法测定葡萄糖注射液含量。

2. 地高辛是由 3 个 β-D-洋地黄毒苷组成的糖基与甾烷通过苷键相连形成的糖苷；在三氯化铁的冰醋酸溶液中加硫酸呈色，用于鉴别。现行版《中国药典》采用高效液相色谱法测定地高辛原料药及片剂含量，采用紫外-可见分光光度法测定其注射液含量。

本章小结

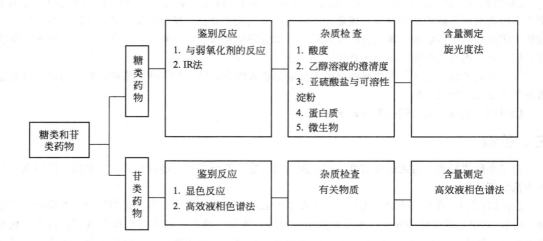

同步测试

一、A 型题（单选题）

1. 加入碱性酒石酸铜试液后，出现红色氧化亚铜沉淀的药物是（   ）。
   A. 蔗糖　　　　B. 葡萄糖　　　　C. 洋地黄毒苷　　　　D. 地高辛　　　　E. 去乙酰毛花苷

2. 斐林试液系指（   ）。
   A. 氨制硝酸银试液　　　　B. 硫酸铜吡啶试液
   C. 碱性酒石酸铜试液　　　D. 硫酸-乙醇溶液
   E. 二硝基苯甲酸试液

3. 葡萄糖注射液需检查的特殊杂质是（   ）。
   A. 对氨基苯甲酸　　B. 游离水杨酸　　C. 游离肼　　D. 酮体　　E. 5-羟基糠醛

4. 精密量取相当于该药品 0.1g 的注射液，置 100ml 量瓶中，加水溶解并稀释至刻度，摇匀，置 1cm 吸收池中，于 284nm 波长处测得的吸光度不得大于 0.32，该注射液为（   ）。
   A. 葡萄糖注射液　　　　B. 硫酸阿托品注射液
   C. 地西泮注射液　　　　D. 维生素 C 注射液
   E. 葡萄糖酸钙注射液

5. 葡萄糖杂质检查中"乙醇溶液的澄清度"检查是利用药物与杂质（   ）的差异进行的。
   A. 旋光性　　B. 溶解行为　　C. 色谱行为　　D. 紫外吸收特性　　E. 化学行为

6. 现行版《中国药典》规定葡萄糖注射液含量测定方法是（   ）。
   A. 紫外-可见分光光度法　　　B. 高效液相色谱法
   C. 旋光度测定法　　　　　　D. 电位法
   E. 气相色谱法

7. 下列哪种方法是地高辛的鉴别反应（   ）。
   A. Keller-Kiliani（K-K）反应　　B. Marquis 反应
   C. Frohde 反应　　　　　　　　D. Vitali 反应
   E. 硫色素反应

8. 葡萄糖与碱性酒石酸铜试液的反应是由于葡萄糖具有（   ）。
   A. 羧基　　B. 不饱和键　　C. 羟基　　D. 酮基　　E. 醛基

二、X 型题（多选题）

1. 《中国药典》（2015 年版）中采用高效液相色谱法测定含量的药物是（   ）。
   A. 地高辛　　B. 甲地高辛　　C. 去乙酰毛花苷　　D. 葡萄糖

2. 下列哪些属于地高辛的含量测定内容。（   ）
   A. 紫外检测器　　　　B. 高效液相色谱法
   C. 内标法　　　　　　D. 梯度洗脱
   E. 外标法

3. 《中国药典》（2015 年版）中葡萄糖注射液的检查任务包括（   ）。
   A. 5-羟基糠醛　　B. pH　　C. 重金属　　D. 不溶性微粒

4. 《中国药典》（2015 年版）中葡萄糖的检查任务包括（   ）。
   A. 5-羟基糠醛　　　　B. 乙醇溶液的澄清度与颜色
   C. 酸度　　　　　　　D. 溶液的澄清度与颜色

5. 《中国药典》（2015 年版）采用 Fehling 反应进行鉴别的药物有（   ）。
   A. 地高辛　　B. 葡萄糖　　C. 甲地高辛　　D. 莪术油葡萄糖注射液

三、简答题

采用旋光法测定葡萄糖含量时，配制好的葡萄糖供试品为何需放置 6h 后才能测其比旋度？

四、计算题

1. 取葡萄糖 10.22g，精密称定，置 100ml 量瓶中，加水适量与氨试液 0.2ml，溶解后，用水稀释至刻度，摇匀，放置 10min，在 25℃时，依法测定旋光度，测定用旋光管长度为 1dm，求该葡萄糖的比旋度。

2. 精密量取葡萄糖注射液（规格为 10ml：2g）50ml，置 100ml 量瓶中，加氨试液 0.2ml，用水稀释至刻度，摇匀，放置 10min，依法测定旋光度为 4.75°，$C_6H_{12}O_6 \cdot H_2O$ 的质量换算系数为 2.0852，求该供试品中葡萄糖的含量（g/100ml）。

甾体激素类药物分析

Chapter 11

【知识目标】
1. 掌握甾体激素类药物常用的鉴别方法、含量测定方法。
2. 熟悉甾体激素类药物中杂质的检查方法。
3. 了解甾体类药物的基本结构。

【能力目标】
学会使用药典，分析此类药物的质量。

甾体激素是一类重要的内分泌激素，在维持生命、机体发育、生育和体内平衡等方面有着十分重要的作用。甾体激素类药物是指分子结构中含有甾体结构的激素类药物，在临床上具有重要的药用价值。

一、基本结构与特点

1. 基本结构

甾体激素类药物种类较多，一些为天然药物，一些为人工合成品。但无论是天然的还是人工合成的甾体激素类药物，均具有环戊烷并多氢菲母核。其基本结构如下：

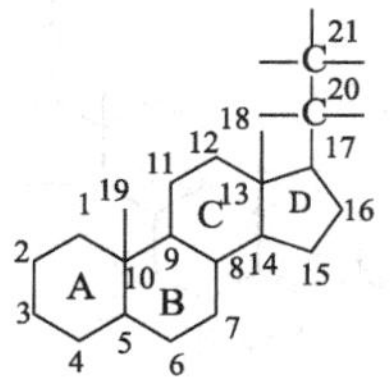

2. 典型药物及其特点

甾体激素类药物主要包括肾上腺皮质激素和性激素两大类。性激素又分为雌激素、雄激素及蛋白同化激素和孕激素等。

（1）肾上腺皮质激素

① 典型药物　肾上腺皮质激素，简称皮质激素。天然和人工合成的各种皮质激素可视为皮质酮的衍生物，代表药物有氢化可的松、醋酸地塞米松、地塞米松磷酸钠等。氢化可的松和醋酸地塞米松的结构式为：

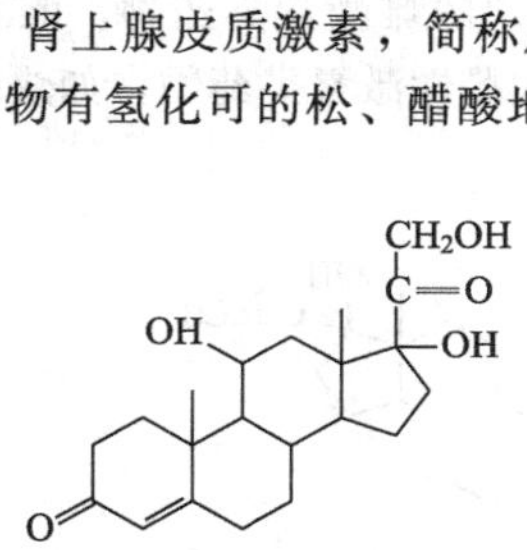

氢化可的松 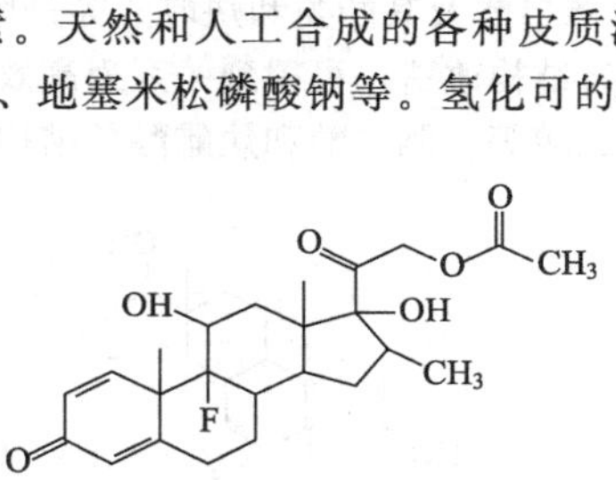　　　　　　　　　　醋酸地塞米松

氢化可的松为天然的皮质激素。醋酸地塞米松为地塞米松 C21 位上的羟基所形成的醋酸酯，亲脂性增加，肌注时可延长作用时间。也有些皮质激素类药物为了增加其水溶性，C21 位上的羟基与磷酸先形成酯，再制成磷酸酯的钠盐，例如地塞米松磷酸钠。

② 主要特点　该类药物的结构特点是：C4 与 C5 间有双键，并与 C3 酮基共轭，称为 α,β 不饱和酮，标记为 Δ^4-3-酮，具有紫外吸收；C17 位上有 α-醇酮基，具有还原性。多数药物 C17 位上有 α-羟基，如氢化可的松、地塞米松磷酸钠；部分药物 C11 位上有酮基或羟基，如氢化可的松；部分药物 C6 或 C9 位由卤素取代，如丙酸倍氯米松、地塞米松、哈西奈德等，具有氟化物或氯化物反应。

(2) 雄激素和蛋白同化激素

① 典型药物　临床上常用的雄性激素为睾酮的衍生物，经结构改造的合成品有丙酸睾酮、甲睾酮等。雄性激素一般同时具有蛋白同化激素的作用，经改造后可使其雄性激素作用大大减弱，而同化作用仍然保留或增强，成为蛋白同化激素类药物，如苯丙酸诺龙。其结构式为：

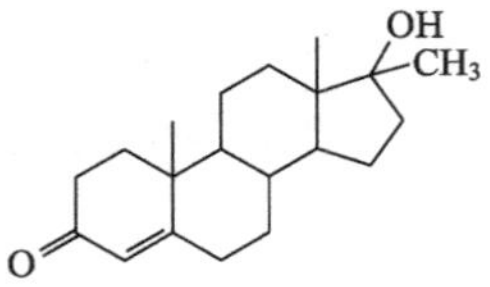

甲睾酮 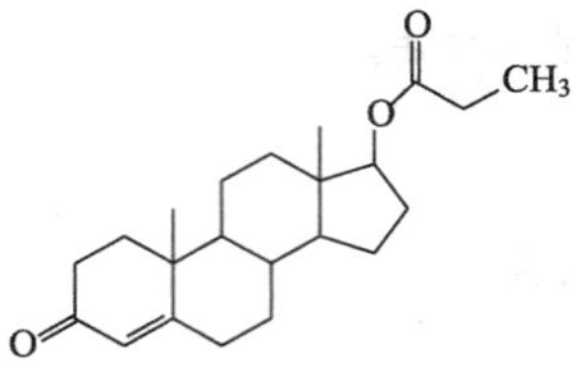　　　　　丙酸睾酮 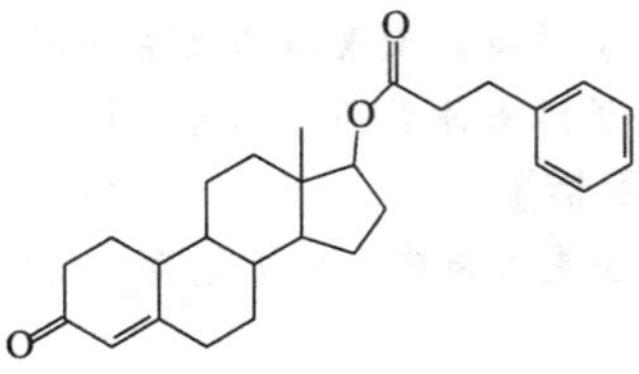　　　　　苯丙酸诺龙

② 主要特点　该类药物的结构特点是：A 环上有共轭体系 Δ^4-3 酮基，具有紫外和红外吸收；D 环 C17 位上无侧链，多为羟基取代（如甲睾酮），或由羟基形成的酯（如丙酸睾酮）；蛋白同化激素 C10 位上无甲基（如苯丙酸诺龙）。

(3) 孕激素

① 典型药物　孕激素也称为黄体激素或孕酮。临床上常用的孕激素类药物主要有黄体酮及其衍生物，如醋酸甲羟孕酮、醋酸甲地孕酮等。黄体酮的结构式为：

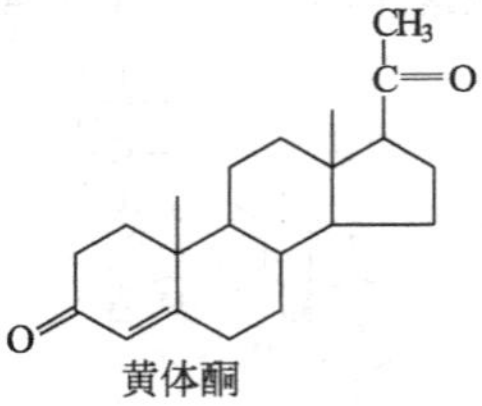

黄体酮

② 主要特点　孕激素类药物的结构特点是：A 环上有 Δ^4-3 酮基，具有紫外和红外吸收；D 环 C17 位上有甲酮基，可发生酮基显色反应，有些具有羟基，有些是由羟基形成的酯，还有些具有乙炔基。

(4) 雌激素

① 典型药物　雌二醇及其酯类和炔雌醇等是临床上常用的雌激素类药物。雌二醇为天然的雌性激素，对雌二醇进行结构改造，可得到一系列高效和长效的雌性激素类药物，如炔雌醇、炔雌醚、尼二雌醇及苯甲酸雌二醇等。雌二醇和炔雌醇的结构式为：

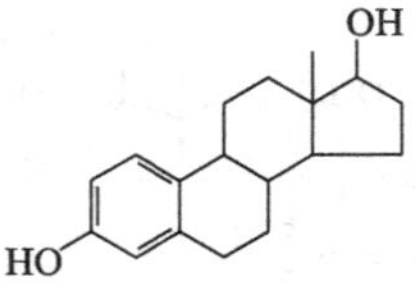

雌二醇 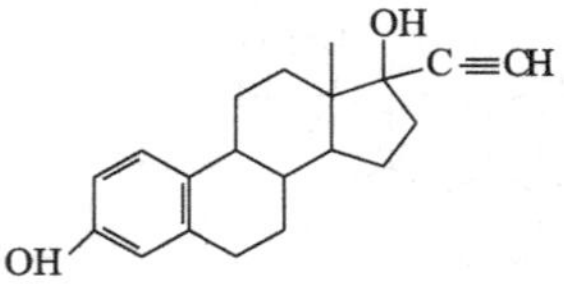　　　　　炔雌醇

② 主要特点 雌激素类药物的结构特点是：A 环为苯环，具有紫外吸收；C3 位有酚羟基且有些形成了酯或醚；C10 位无甲基；C13 位上有甲基；D 环 C17 位上有羟基或羰基，有些羟基形成了酯，还有些有乙炔基（如炔雌醇），可与硝酸银发生沉淀反应。

除了上述 4 种甾体激素类药物外，一些口服避孕药具有类似的结构。《中国药典》（2015 年版）收载的口服避孕药有炔诺酮、炔诺孕酮等。

> **课堂活动**
>
> 雌激素类药物与其他三类药物结构的主要区别是什么？
> 答：雌激素类药物的结构特点是：A 环为苯环，C3 位有酚羟基。其他三类药物 A 环为脂环，且 C4 与 C5 间有双键，并与 C3 酮基共轭，称为 α，β 不饱和酮，标记为 Δ^4-3-酮。

二、鉴别

甾体激素类药物主要是根据它们的甾体结构以及各种官能团的特征反应进行鉴别的。红外吸收光谱法特征性强，本类药物的原料药几乎都采用红外吸收光谱法进行鉴别。用来鉴别本类药物的还有高效液相色谱法、薄层色谱法、紫外分光光度法等。也可以利用药典中本类药物性状下的药物熔点、比旋度、吸收系数等物理常数的测定任务，来区别不同的药物。

1. 化学鉴别法

（1）与强酸的呈色反应 许多甾体激素能与硫酸、磷酸、高氯酸、盐酸等反应显色，其中以与硫酸的显色反应应用较广。表 11-1 列出了不同甾体激素遇硫酸等试剂后的显色反应、荧光现象以及加水稀释后的变化情况。

表 11-1　甾体激素药物遇硫酸后的变化

药品名称	溶液颜色	溶液荧光	加水稀释后现象
醋酸可的松	黄色或微带橙色	无	颜色消失，溶液澄清
氢化可的松	棕黄色至红色	绿色	黄至橙黄，微带绿色荧光，有少量絮状沉淀
泼尼松	橙色	无	黄色，渐变蓝绿色
地塞米松磷酸钠	黄色或红棕色	无	黄色絮状沉淀
炔雌醇	橙红色	黄绿色	玫瑰红色絮状沉淀
炔雌醚	橙红色	黄绿色	红色沉淀
己酸羟孕酮	微黄色	无	由绿色经红色至带蓝色荧光的红紫色

甾体激素与硫酸的显色反应操作简便，不同的药物可形成不同的颜色或荧光而能相互区别，反应灵敏，目前为各国药典所采用。例如《中国药典》（2015 年版）中氢化可的松的鉴别：取本品约 2mg，加硫酸 2ml 使溶解，放置 5min，显棕黄色至红色，并显绿色荧光；将此溶液倾入 10ml 水中，即变成黄色至橙黄色，并微带绿色荧光，同时生成少量絮状沉淀。

此外，某些甾体激素药物与硫酸-乙醇或硫酸-甲醇作用而显色。如甲睾酮的鉴别：取本品 5mg，加硫酸-乙醇（2∶1）1ml 使溶解，即显黄色并带有黄绿色荧光。

某些甾体激素药物与硫酸显色后，再与三氯化铁作用显色，加水稀释后发生颜色改变。如雌二醇的鉴别：取供试品约 2mg 时，加硫酸 2ml 溶解，有黄绿色荧光，加三氯化铁试液 2 滴，呈草绿色，再加水稀释，则变为红色。

（2）官能团的反应

① 酮基的显色反应 甾体激素分子结构中含有酮基，如 C 3-酮基和 C 20-酮基，均能与异烟肼、硫酸苯肼、2,4-二硝基苯肼等羰基试剂显色。

例如，醋酸可的松的鉴别：取本品约 0.1mg，加甲醇 1ml 溶解后，加临用新制的硫酸苯肼试液 8ml，在 70℃水浴中加热 15min，即显黄色。又如黄体酮的鉴别：取本品约 0.5mg，加异烟肼 1mg 与甲醇 1ml 溶解后，加稀盐酸 1 滴，即显黄色。

② C17-α-醇酮基的显色反应　皮质激素类药物分子结构中 C17 位上的 α-醇酮基，具有还原性，能与碱性酒石酸铜试液（斐林试剂）、氨制硝酸银以及四氮唑盐反应而显色。其中四氮唑盐具有氧化性，该显色反应不仅能用作皮质激素类药物的鉴别，还可用于检查和含量测定。

例如丁酸氢化可的松的鉴别方法为：取本品约 10mg，加甲醇 1ml 溶解后，加碱性酒石酸铜试液 1ml，加热，即产生红色氧化亚铜沉淀。又如醋酸泼尼松的鉴别：取本品约 1mg，加乙醇 2ml 溶解后，加 10%氢氧化钠溶液 2 滴与氯化三苯四氮唑试液 1ml，即显红色。

③ 甲酮基的显色反应　分子结构中含有甲酮基以及活泼亚甲基的甾体激素类药物，能与亚硝基铁氰化钠、芳香醛类等反应显色。其中亚硝基铁氰化钠反应可认为是黄体酮的灵敏、专属的鉴别方法。在一定条件下，亚硝基铁氰化钠与黄体酮甲醇溶液反应显蓝紫色，而其他常用甾体激素显淡橙色或不显色。

例如黄体酮的鉴别：取本品约 5mg，加甲醇 0.2ml 溶解后，加亚硝基铁氰化钠的细粉约 3mg、碳酸钠与醋酸铵各约 50mg，摇匀，放置 10～30min，应显蓝紫色。

④ 炔基的沉淀反应　含炔基的甾体激素药物，如炔雌醇、炔诺酮，遇硝酸银试液，即生成白色的炔银盐沉淀。

$$R—C\equiv CH+AgNO_3\longrightarrow R—C\equiv CAg\downarrow（白色）+HNO_3$$

例如炔雌醇的鉴别：取本品 10mg，加乙醇 1ml 溶解后，加硝酸银试液 5～6 滴，即生成白色沉淀。

⑤ 卤素的反应　有的甾体激素药物在 C6、C9 或其他位置上有氟或氯取代，鉴别时经氧瓶燃烧后或回流水解法将有机结合的卤原子转换为无机离子后再进行鉴别。

例如哈西奈德分子中氯原子呈有机状态，照氧瓶燃烧法（通则 0703）进行有机破坏生成无机氯化物后，可于硝酸酸性条件下与硝酸银作用，生成氯化银的白色沉淀（通则 0301）。

一些含氟的甾体激素药物（如醋酸氟轻松、地塞米松等），经氧瓶燃烧后生成无机氟化物，在 12%醋酸钠的稀醋酸中与茜素氟蓝及硝酸亚铈起反应，即显蓝紫色。

⑥ 酯的反应　一些甾体激素类药物具有羧酸酯的结构，可先水解，再根据水解产物来鉴别。如醋酸地塞米松的鉴别：取供试品约 50mg，加乙醇制氢氧化钾试液 2ml，置水浴中加热 5min，放冷，加硫酸溶液（1→2）2ml，缓缓煮沸 1min，即产生乙酸乙酯的香气。

2. 紫外分光光度法

甾体激素药物的分子中存在 C=C—C=O 和 C=C—C=C 共轭体系，在紫外光区有特征吸收，可用紫外分光光度法进行鉴别。

例如丙酸倍氯米松的鉴别：取本品，精密称定，加乙醇溶解并定量稀释制成每 1ml 中约含 20μg 的溶液，在 239nm 波长处有最大吸收，吸光度为 0.57～0.60，在 239nm 与 263nm 波长处的吸光度比值为 2.25～2.45。

3. 红外吸收光谱法

甾体激素类药物结构复杂，红外吸收光谱是鉴别该类药物有效而可靠的方法。目前，各国药典收载的甾体激素药物普遍采用红外光谱法作为一项鉴别方法。《中国药典》收载的甾体激素原料药，大多采用该法鉴别。

以炔雌醇为例，该药物分子具有苯环、酚羟基、醇羟基和炔基，因此在其红外光谱图（图 11-1）中有以下几个主要特征峰（单位 cm^{-1}）：

ν_{C-C}　1615、1590、1505　　苯环的骨架振动

$\nu_{=CH}$　3300　　　　　　　　炔基的特征峰

ν_{-OH}　3610　　　　　　　　酚羟基的伸缩振动

ν_{-OH}　3505　　　　　　　　C17-羟基的伸缩振动

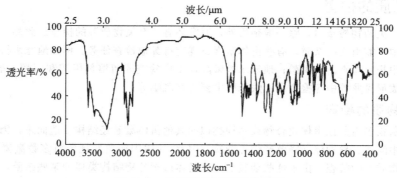

图 11-1 炔雌醇的红外吸收光谱

甾体激素药物分子中某些基团的红外特征吸收频率列于表 11-2。

表 11-2 甾体激素药物某些基团的特征吸收频率

振动类型	基团	频率/cm^{-1}
ν_{O-H}	OH	3200～3600
ν_{C-H}	CH, CH_2, CH_3	2970～2850
	=C—H	3010～3030
$\nu_{C=O}$	六元环（饱和酮）	1705～1720
	五元环（饱和酮）	1742～1749
	C20—	1706～1710
	—OCOCH$_3$	1725～1742
	—C=C—C=O	1620～1684
$\nu_{C=C}$	—C=C—	1600～1660
ν_{C-O}	—C—OH（醇）	1050～1150
	—C—OH（酚）	1300～1200
	—OCOR	1300～1000
δ_{C-H}	=C—H	1000～650

4. 薄层色谱法

薄层色谱法具有简便、快速、分离效能高等特点，适用于甾体激素类药物，特别是甾体激素类药物制剂的鉴别。《中国药典》（2015 年版）收载的倍他米松磷酸钠、醋酸氯地孕酮、醋酸甲羟孕酮片、复方己酸羟孕酮注射液、复方炔诺酮片、复方炔诺酮膜、复方炔诺孕酮片、复方炔诺孕酮滴丸、哈西奈德软膏等甾体激素药物均采用了薄层色谱法与标准品对照法进行鉴别。

例如醋酸甲羟孕酮片的鉴别：取本品细粉适量（约相当于醋酸甲羟孕酮 10mg），加三氯甲烷 20ml，振摇提取，滤过，取滤液作为供试品溶液；另取醋酸甲羟孕酮对照品，加三氯甲烷溶解并稀释制成每 1ml 中约含 5mg 的溶液，作为对照品溶液。照薄层色谱法（通则 0502）试验，吸取上述两种溶液各 10μl，分别点于同一硅胶 G 薄层板上，以三氯甲烷-乙酸乙酯（10：1）为展开剂，展开，晾干，在 120℃加热 30min，放冷，喷以硫酸-无水乙醇（1：1），再在 120℃加热 10min，放冷，置紫外灯（365nm）下检视。供试品溶液所显主斑点的位置和颜色应与对照品溶液的主斑点相同。

5. 高效液相色谱法（HPLC）

在一定的色谱条件下，比较甾体激素供试品与其对照品色谱峰的保留时间，可以鉴别这些化合物。一般方法是：规定在含量测定项下的高效液相色谱图中，供试品峰的保留时间应与对照品峰的保留时间一致。《中国药典》（2015 年版）中大多数甾体药物的原料药及制剂的鉴别采用了此方法，如对炔诺孕酮、丙酸睾酮、戊酸雌二醇、醋酸氟轻松软膏、醋酸氟氢可的松软膏、醋酸曲安奈德软膏、丙酸倍氯米松软膏、地塞米松磷酸钠滴眼液、哈西奈德乳膏等的鉴别均采用高效液相色谱法。

三、特殊杂质的检查

在甾体激素类药物检查时，除一般杂质外，通常还有"有关物质"的检查。此外，根据药物在生产和贮存过程中可能引入的杂质，有些甾体激素还规定有其他检查任务。例如地塞米松磷酸钠、氢化可的松磷酸钠中规定检查游离磷酸；地塞米松磷酸钠中应检查残留溶剂甲醇和丙酮；醋酸地塞米松、醋酸氟轻松、泼尼松龙等中应检查硒；炔雌醇中要检查雌酮等。

1. 有关物质的检查

甾体激素药物多由其他甾体化合物或结构类似的其他甾体激素经结构改造而来，因此药品中可能含有原料药、中间体、异构体、降解产物等杂质。因此，《中国药典》规定对多数激素类药物的原料药进行"有关物质"的检查。由于这些杂质是与该甾体激素药物结构类似的某些杂质，所以需要采用色谱法进行检查，薄层色谱法、高效液相色谱法是各国药典常用的检查方法。

（1）薄层色谱法　薄层色谱法多采用主成分自身对照法，即将供试品制成高、低两种溶液，高浓度作供试液，低浓度作对照液，检查有关物质。

例如醋酸去氧皮质酮中"有关物质"的检查方法为：取本品，加氯仿-甲醇（9:1）溶解并稀释制成每1ml含10mg的溶液，作为供试品溶液；精密量取适量，加氯仿-甲醇（9:1）稀释成每1ml中含0.1mg的溶液，作为对照溶液①与每1ml中约含0.2mg的对照溶液②。照薄层色谱法（通则0502）试验，吸取上述两种溶液各5μl，分别点于同一硅胶GF_{254}薄层板上，以二氯甲烷-乙醚-甲醇-水（77:15:8:1.2）为展开剂，展开，晾干，在紫外光灯（254nm）下检视。供试品溶液如显杂质斑点，与对照溶液①所显示的主斑点比较，不得更深，如有1个杂质斑点深于对照溶液①的主斑点，与对照溶液②的主斑点比较，不得更深。

（2）高效液相色谱法　高效液相色谱法分离效能高、灵敏，能准确测出有关物质的量。很多甾体激素类药物采用高效液相色谱法测定含量，一般可在相同条件下检查有关物质。检查的方法多采用主成分自身对照法。

例如《中国药典》（2015年版）对黄体酮中"有关物质"的检查方法为：取本品，加甲醇溶解并稀释制成每1ml约含1mg的溶液，作为供试品溶液；精密量取1ml，置于100ml量瓶中，用甲醇稀释至刻度，摇匀，作为对照溶液。用辛烷基硅烷键合硅胶为填充剂；以甲醇-乙腈-水（25:35:40）为流动相；检测波长为241nm。精密量取供试品溶液与对照溶液各10μl，分别注入液相色谱仪，记录色谱图至主成分峰保留时间的2倍。供试品溶液色谱图如有杂质峰，单个杂质峰面积不得大于对照溶液主峰面积0.5倍（0.5%），各杂质峰面积的和不得大于对照溶液主峰面积（1.0%）。供试品溶液色谱图中小于对照溶液主峰面积0.05倍的色谱峰忽略不计。

2. 残留溶剂的检查

某些在生产工艺中使用了有机溶剂的甾体激素类药物一般需要进行残留溶剂的检查。例如地塞米松磷酸钠在生成过程中使用了甲醇和丙酮，需进行检查。《中国药典》（2015年版）检查方法为：取本品约1.0g，精密称定，置于10ml量瓶中，加内标溶液［取正丙醇，用水稀释制成0.02%（ml/ml）的溶液］溶解并稀释至刻度，摇匀，精密量取5ml，置顶空瓶中，密封，作为供试品溶液；另取甲醇约0.3g、乙醇约0.5g与丙酮约0.5g，精密称定，置100ml量瓶中，用上述内标溶液稀释至刻度，摇匀，精密量取1ml，置10ml量瓶中，用上述内标溶液稀释至刻度，摇匀，精密量取5ml，置顶空瓶中，密封，作为对照品溶液。照残留溶剂测定法（通则0861第一法）试验，用6%氰丙基苯基-94%二甲基聚硅氧烷毛细管色谱柱，起始温度40℃，以每分钟5℃的速率升温至120℃，维持1min，顶空瓶平衡温度为90℃，平衡时间为60min，理论板数按正丙醇峰计算不低于10000，各成分峰间的分离度均应符合要求，分别量取供试品溶液与对照品溶液顶空瓶上层气体1ml，注入气相色谱仪，记录色谱图。按内标法以峰面积计算，甲醇、乙醇与丙酮的残留量均应符合规定。

3. 硒

硒主要来自生产中使用的试剂二氧化硒，二氧化硒对人体有剧毒，因此必须对其残留量进行限量检查。检查原理是利用氧瓶燃烧法进行有机破坏，使硒转化为高价氧化物（SeO_3），以硝酸溶液吸收；再用盐酸羟胺将 Se^{6+} 还原为 Se^{4+}；在 pH=2.0 的条件下与二氨基萘试液作用，生成 4,5-苯并硒二唑，经环己烷提取后，在 378nm 波长处有最大吸收。测定供试品溶液和对照品溶液的吸光度，规定供试品溶液的吸光度不得大于硒对照液的吸光度。如醋酸地塞米松中硒的检查：取本品 0.10g，依硒检查法（通则 0804）进行，应符合规定（0.005%）。

4. 游离磷酸盐

游离磷酸盐是在甾体激素类药物制备过程中，由磷酸酯化时残存的过量磷酸盐。例如地塞米松磷酸钠中游离磷酸盐的检查方法如下：精密称取本品 20mg，置 25ml 量瓶中，加水 15ml 使溶解；另取标准磷酸盐溶液［精密称取经 105℃ 干燥 2h 的磷酸二氢钾 0.35g，置 1000ml 量瓶中，加硫酸溶液（3→10）10ml 与水适量使溶解，并稀释至刻度，摇匀；临用时再稀释 10 倍］4.0ml，置另一 25ml 量瓶中，加水 11ml；各精密加钼酸铵硫酸试液 2.5ml 与 1-氨基-2-萘酚-4-磺酸溶液（取无水亚硫酸钠 5g、亚硫酸氢钠 94.3g 与 1-氨基-2-萘酚-4-磺酸 0.7g 充分混合，临用时取此混合物 1.5g 加水 10ml 使溶解，必要时过滤）1ml，加水至刻度，摇匀，在 20℃ 放置 30~50min。用紫外-可见分光光度法（通则 0401），在 740nm 的波长处测定吸光度。供试品溶液的吸光度不得大于对照溶液的吸光度。

> **课堂活动**
>
> 甾体激素药物中对"有关物质"进行检查时，检查方法为什么常采用薄层色谱法和高效液相色谱法？
>
> 答："有关物质"是与甾体激素药物结构类似的某些杂质，薄层色谱法和高效液相色谱法具有分离效能好的特点，采用薄层色谱法和高效液相色谱法可以将其他甾体与甾体激素药物相分离，然后再进一步进行检查。

四、含量测定

根据甾体激素药物具有的官能团和整个分子结构特征，可采用容量法、比色法、紫外分光光度法、高效液相色谱法等对该类药物进行含量测定。本节讨论常用的高效液相色谱法、紫外分光光度法、四氮唑比色法。

（一）高效液相色谱法

高效液相色谱法具有分离效能好、样品用量少、灵敏度高、准确等优点，因此被各国药典广泛用于分析甾体激素原料药和制剂。《中国药典》（2015 年版）收载的甾体激素类药物中，大多数采用反相高效液相色谱法测定含量。如《中国药典》（2015 年版）收载的醋酸泼尼松龙的含量测定。

照高效液相色谱法［《中国药典》（2015 年版）四部通则 0512］。

1. 色谱条件与系统适用性试验

用十八烷基硅烷键合硅胶为填充剂；乙腈-水（35：65）为流动相；检测波长为 246nm。取泼尼松龙、醋酸氢化可的松对照品适量，加甲醇溶解并稀释制成 1ml 中各含 0.1mg 的溶液，精密量取 1ml，至 10ml 量瓶中，用醋酸泼尼松龙对照品浓溶液稀释至刻度，摇匀，作为系统适用性溶液，取 10μl 注入液相色谱仪，理论板数按醋酸泼尼松龙峰计算应不低于 3000，醋酸泼尼松龙峰和醋酸氢化可的松峰的分离度应大于 2.0。

2. 测定方法

取本品，精密称定，用甲醇溶解并定量稀释制成每 1ml 中约含 1mg 的溶液，精密量取 5ml 置 100ml 量瓶中，用甲醇稀释至刻度，摇匀，作为供试品溶液，精密量取 10μl 注入液相色谱仪，记录色谱图；另取醋酸泼尼松龙对照品适量 25mg，精密称定，置 25ml 量瓶中，用甲醇溶解并稀释至刻度，摇匀，作为对照品浓溶液，精密量取 5ml，置 100ml 量瓶中，用甲醇稀释至刻度，摇匀，作为对照品溶液，同法测定，按外标法以峰面积计算，即得。

（二）紫外分光光度法

甾体激素分子中存在 Δ^4-3-酮（C=C—C=O）或苯环（C=C—C=C）共轭系统，因而在紫外光区有特征吸收。具有 Δ^4-3 酮基结构的皮质激素、雄性激素、孕激素以及许多口服避孕药在240nm附近有最大吸收。具有苯环的雌激素在280nm附近有最大吸收。这些特征吸收都可用于含量测定。

紫外分光光度法准确、简便，但因其专属性不强，原料药中的其他甾体杂质、制剂中的一些辅料对测定均有干扰，正逐步被高效液相色谱法所取代，但目前仍有部分药物及制剂采用紫外分光光度法测定含量。

照紫外-可见分光光度法［《中国药典》（2015年版）四部通则0401］。

《中国药典》（2015版）对收载的醋酸可的松片即采用紫外分光光度法测定含量。方法为：取本供试品20片，精密称定，研细，精密称取适量（约相当于醋酸可的松20mg），置100ml量瓶中，加无水乙醇75ml，时时振摇约1h，使醋酸可的松溶解，用无水乙醇稀释至刻度，摇匀，滤过，精密量取续滤液5ml，置另一100ml量瓶中，加无水乙醇稀释至刻度，摇匀，在238nm的波长处测定吸光度，按 $C_{23}H_{30}O_6$ 的吸收系数（$E_{1cm}^{1\%}$）为390计算，即得。

（三）比色法

1. 四氮唑比色法

（1）四氮唑盐的种类　常用的四氮唑盐有两种：①2,3,5-三苯基氯化四氮唑（TTC），简称氯化三苯基四氮唑或红四氮唑（RT），其还原产物为不溶于水的深红色三苯甲臜，λ_{max} 在 480~490nm。②3,3'-二甲氧苯基双-4,4'-(3,5-二苯基)氯化四氮唑，简称蓝四氮唑（BT），即其还原产物为暗蓝色的双甲臜，λ_{max} 在525nm左右。TTC和BT的结构式如下：

（2）原理　皮质激素 C 17上的 α-醇酮基（—CO—CH$_2$OH）具有还原性，在强碱性溶液中能将四氮唑盐定量地还原为有色甲臜，生成的颜色随所用试剂和条件的不同而定，多为红色或蓝色。该有色化合物在可见光区有最大吸收。

（3）测定方法　以氯化三苯四氮唑法测定醋酸泼尼松龙乳膏的含量测定为例。方法如下。

① 对照品溶液的制备　精密称取醋酸泼尼松龙对照品20mg，置100ml量瓶中，加无水乙醇适量，振摇使溶解，并稀释至刻度，摇匀，即得。

② 供试品溶液的制备　精密称取供试品4g（约相当于醋酸泼尼松龙20mg），置烧杯中，加无水乙醇约30ml，置水浴上加热，充分搅拌，使醋酸泼尼松龙溶解，再置冰浴中放冷后，滤过，滤液滤入100ml量瓶中，同法提取3次，滤液并入量瓶中，用无水乙醇稀释至刻度，摇匀，即得。

③ 测定　精密量取对照品溶液及供试品溶液各1ml，分别置于干燥具塞试管中，各精密加无水乙醇9ml与氯化三苯四氮唑试液2ml，摇匀，再分别精密加氢氧化四甲基铵试液1ml，摇匀，在25℃暗处放置40~45min，照紫外-可见分光光度法（通则0401），在485nm的波长处分别测定吸光度，计算，即得。

（4）影响因素　四氮唑盐比色法广泛地用于肾上腺皮质激素类药物的含量测定，但测定时的各种因素，如肾上腺皮质激素的结构、溶剂和水分、显色温度和时间、碱的浓度、空气中氧及光线等，对形成有色甲臜的反应速度、呈色强度、稳定性都有影响。因此，在操作中应严格控制实验条件，才能获得满意的结果。

① 结构影响 一般认为 C11-酮基比 C11-羟基的甾体激素类药物反应速度快；C21-羟基酯化后比其未酯化的母体羟基的反应速度慢；当酯化的基团是三甲基醋酸酯、磷酸酯、琥珀酸酯时，反应速度更慢。

② 溶剂和水分的影响 含水量大时会使呈色速度减慢，但含水量不超过 5% 时，对结果几乎无影响。为了减少整个反应液中水分的含量，一般使用无水乙醇。另外，醛具有一定还原性，会使吸光度增大，故一般应采用无醛醇作溶剂。

③ 温度和时间的影响 一般情况下显色速度随温度增高而加快，但在室温或 30℃ 恒温条件下显色，易得重现性较好的结果。《中国药典》（2015 年版）中反应的温度和时间是 25℃ 暗处反应 40～45min。

④ 碱的影响 在各类有机或无机碱中，以氢氧化四甲基铵最为理想，能得到满意结果，故最为常用。一般用甲醇或乙醇将 10% 的氢氧化四甲基铵溶液稀释后再用，反应完毕后溶液中碱的浓度约为 0.01mol/L。

⑤ 空气中氧与光线的影响 反应及其产物对光和氧皆敏感，因此必须用避光容器且置于暗处，同时在达到最大显色时间后，立即测定吸光度。

2. 柯柏（Kober）反应比色法

（1）原理 Kober 反应是雌激素与硫酸-乙醇共热呈色，加水或稀硫酸稀释后重新加热发生颜色改变，并在 515nm 处有最大吸收。Kober 反应包括两步：①与硫酸-乙醇共热产生黄色，在 465nm 处有最大吸收；②加水或稀硫酸稀释，重新加热显桃红色，在 515nm 处有最大吸收。

（2）测定示例 《中国药典》（2015 年版）采用本法测定复方炔诺孕酮滴丸中炔雌醇的含量。

① 对照品溶液的制备 精密称取炔雌醇对照品，加乙腈溶解并定量稀释至每 1ml 中约含炔雌醇 15μg 的溶液，即得。

② 供试品溶液的制备 取供试品 10 丸，除去包衣后，置 20ml 量瓶中，加乙醇约 12ml，微温使炔雌醇与炔诺孕酮溶解，放冷，用乙醇稀释至刻度，摇匀，滤过，取续滤液，即得。

③ 测定方法 精密量取对照品溶液与供试品溶液各 2ml，分别置具塞锥形瓶中，置冰浴中冷却 30s 后，**各精密加硫酸-乙醇（4∶1）8ml**（速度必须一致），随加随振摇，加完后继续冷却 30s，取出，在室温放置 20min，照紫外-可见分光光度法（通则 0401），在 530nm 波长处分别测定吸光度，计算，即得。

> **课堂活动**
>
> 采用高效液相色谱法测定甾体激素药物含量时检测器为什么多采用紫外检测器？
> 答：由于甾体激素药物多具有 Δ^4-3 酮基，或含有苯环，在紫外光区有吸收，因此多采用紫外检测器，即可得到满意结果。

本章小结

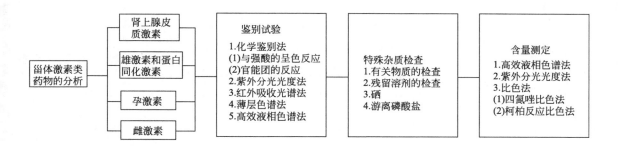

同步测试

一、A型题（单选题）

1. 甾体激素类药物的母核类同，但基团差异明显，通用而特征性强的鉴别方法是下列哪种。（　　）
   A. 紫外光谱　　　B. 核磁共振谱　　　C. 质谱　　　D. 红外光谱　　　E. 旋光法

2. 甾体激素类药物最常用的含量测定方法是下列哪种。（　　）
   A. 气相色谱法　　　B. 高效液相色谱法　　　C. 分光光度法　　　D. B+C　　　E. 旋光法

3. 甾体激素类药物以分光光度法测定，主要是利用（　　）。
   A. C17上的α-醇酮基具有还原性　　　B. C17上的α-醇酮基具有氧化性
   C. Δ^4-3-酮的共轭系统　　　D. Δ^4-3-酮的加成反应

4. 甾体激素类制剂的含量测定、杂质限量检查，简单有效的方法为（　　）。
   A. 薄层色谱法　　　B. 高效液相色谱法
   C. 紫外分光光度法　　　D. 色谱-质谱联用

5. 高效液相色谱法多用于甾体激素制剂的含量测定，常采用（　　）。
   A. 示差折光检测器　　　B. 电化学检测器
   C. 荧光检测器　　　D. 紫外检测器

6. 具有Δ^4-3-酮结构的药物为（　　）。
   A. 醋酸地塞米松　　　B. 雌二醇　　　C. 盐酸普鲁卡因　　　D. 苯甲酸钠

7. 具有C17-α-醇酮基结构的药物为（　　）。
   A. 醋酸地塞米松　　　B. 雌二醇　　　C. 炔诺酮　　　D. 黄体酮　　　E. 睾酮

8. 具有环戊烷并多氢菲母核的药物为（　　）。
   A. 维生素A　　　B. 维生素E　　　C. 四环素　　　D. 黄体酮　　　E. 氯丙嗪

9. 用HPLC法检查甾体激素类药物中的"有关物质"时，常用的方法为（　　）。
   A. 对照药法　　　B. 杂质对照法　　　C. 比色法　　　D. 外标法
   E. 供试品自身对照法

10. 可与亚硝基铁氰化钠反应生成蓝色的药物为（　　）。
    A. 氢化可的松　　　B. 甲睾酮　　　C. 醋酸可的松　　　D. 雌二醇　　　E. 黄体酮

二、问答题

1. 甾体激素类药物常分为哪几类？
2. 常采用哪些官能团的呈色反应进行甾体激素药物的鉴别？
3. 柯柏反应比色法的原理是什么？
4. 采用哪些方法检查"有关物质"？
5. 甾体红外光谱为何成为甾体激素类药物鉴别的重要手段？

维生素类药物分析

Chapter 12

【知识目标】
1. 掌握维生素 A、维生素 B_1、维生素 C、维生素 E 的鉴别试验及含量测定方法。
2. 熟悉维生素类药物的杂质检查方法。
3. 了解维生素 A、维生素 B_1、维生素 C、维生素 E 的结构及主要化学性质。

【能力目标】
学会使用药典,分析此类药物的质量。

维生素(vitamin)是维持人体正常代谢功能所必需的活性物质,人体不能合成,需从食物中摄取,虽然人体需要量很小,但一旦缺乏将引起机体的病理变化。它们的结构各不相同,理化性质和生理功能各异,有些是醇、酯,有些是胺、酸,还有些是酚和醛。维生素种类很多,按其溶解度的不同,可分为脂溶性和水溶性两大类。脂溶性维生素有维生素 A、维生素 D、维生素 E、维生素 K 等,水溶性维生素有维生素 C 和 B 族维生素等。

《中国药典》收载的维生素类原料药和制剂有四十多种,本章仅对常用的维生素 A、维生素 B_1、维生素 C、维生素 E 的结构、性质、鉴别及含量测定方法进行讨论。

第一节 脂溶性维生素类药物的分析

一、维生素 A 的分析

维生素 A(vitamin A)包括维生素 A_1(视黄醇)、维生素 A_2(去氢维生素 A)和维生素 A_3(去水维生素 A)。通常所说的维生素 A 是指维生素 A_1,其活性最高。维生素 A 在自然界中主要来自鱼肝油,目前多用人工合成方法制取。在鱼肝油中维生素 A 是以各种酯类混合物的形式存在。《中国药典》(2015 年版)收载的维生素 A 是指人工合成的维生素 A 醋酸酯结晶加精制植物油制成的油溶液,其制剂有维生素 A 软胶囊、维生素 AD 软胶囊和维生素 AD 滴剂三个品种。

(一)化学结构

维生素 A 分子为含有一个共轭多烯侧链的环己烯,有多种立体异构体。其结构式为:

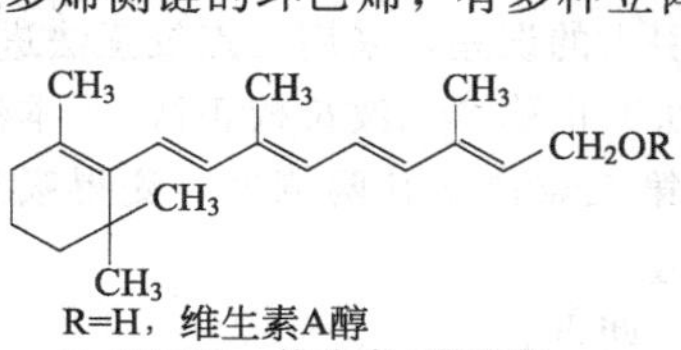

$$\text{R=H,维生素A醇}$$
$$\text{R=COCH}_3\text{,维生素A醋酸酯}$$

(二)主要理化性质与鉴别

1. 主要理化性质

(1)性状 维生素 A 为淡黄色油溶液或结晶与油的混合物(加热至 60℃应为澄清透明溶液);无臭。

(2) 溶解性　维生素 A 可与氯仿、乙醚、环己烷、石油醚任意混合，在异丙醇中易溶，在乙醇中微溶，在水中不溶。

(3) 不稳定性　维生素 A 分子结构中有多个不饱和键，性质不稳定，易被空气中氧或氧化剂氧化，易被紫外光分解。在受热或有金属离子存在时更易氧化变质，生成无活性的环氧化物、维生素 A 醛和维生素 A 酸等。

(4) 三氯化锑反应　维生素 A 在氯仿中与三氯化锑试剂作用，产生不稳定的蓝色。

(5) 紫外吸收特性　维生素 A 分子中具有共轭多烯侧链结构，对紫外光有吸收，最大吸收位于 325~328nm。

2. 鉴别

维生素 A 在饱和无水三氯化锑的无醇氯仿溶液中反应，即显蓝色，渐变成紫红色。

操作方法：取本品 1 滴，加氯仿 10ml 振摇使溶解；取出 2 滴，加氯仿 2ml 与 25% 三氯化锑的氯仿溶液 0.5ml，即显蓝色，渐变成紫红色。

（三）检查

供试品为维生素 A 醋酸酯结晶加精制植物油制成的油溶液，为了考察油脂等物质的变化情况，应检查酸值、过氧化值。

1. 酸值

维生素 A 在制备过程中酯化不完全，或在贮藏过程中水解，均可生成醋酸。而酸度大，不利于维生素 A 的稳定，通过检查游离酸的含量来检查酸值。检查方法：取乙醇与乙醚各 15ml，置锥形瓶中，加酚酞指示液 5 滴，滴加氢氧化钠滴定溶液（0.1mol/L）至微显粉红色，中和溶剂所含酸性杂质。再加本品 2g，振摇使完全溶解，用氢氧化钠滴定液滴定，酸值不得超过 2.0。

2. 过氧化值

维生素 A 分子结构中含有共轭双键，易被氧化生成过氧化物杂质。该杂质在酸性溶液中可将碘化钾氧化为碘，碘遇淀粉液显蓝色。

检查方法：取本品 1.0g，加冰醋酸-氯仿（6：4）30ml，振摇使溶解，加碘化钾饱和溶液 1ml，振摇 1min，加水 100ml 与淀粉指示液 1ml，用硫代硫酸钠滴定液（0.01mol/L）滴至紫蓝色消失，并将滴定结果用空白试验校正。消耗硫代硫酸钠滴定溶液不得超过 1.5ml。

（四）含量测定

测定维生素 A 含量的方法有三氯化锑比色法、紫外分光光度法和高效液相色谱法，《中国药典》采用紫外分光光度法和高效液相色谱法。早期应用的三氯化锑比色法，由于呈色极不稳定，测定结果受水、温度影响较大，反应专属性差等缺点，已被紫外-可见分光光度法所代替，但由于三氯化锑比色法操作简便、快速，目前仍为食品或饲料中维生素 A 含量测定的常用方法。

1. 紫外-可见分光光度法

紫外-可见分光光度法在《中国药典》（2015 年版）通则 0721 "维生素 A 测定法"中列为第一法。维生素 A 在 325~328nm 波长之间具有最大吸收峰，可用于含量测定。但由于维生素 A 制剂中含有的稀释用油，维生素 A 原料药中混有的其他杂质，在 325~328nm 波长之间也有吸收，对维生素 A 的测定有干扰。为了消除干扰物质引入的误差，采用三点校正法进行测定。

(1) 三点校正法　"三点校正法"也称"三波长校正法"。本法是在三个波长（其中第一点为维生素 A 的最大吸收波长，第二点、第三点位于其两侧处）测得吸光度后，根据校正公式计算吸光度校正值 $A_{max校正}$。校正后，再计算含量。

其吸光度校正原理主要基于如下两点。

① 物质对光的吸收具有加和性。即在供试品溶液的吸收曲线上，各波长的吸光度是维生素 A 与干扰杂质吸光度的加和值，因而其吸收曲线是供试品溶液与干扰杂质吸收曲线的叠加。

② 供试品中干扰杂质引起的吸收在 310~340nm 波长范围内呈线性，且随波长的增大吸光度变小。

(2) 测定方法 《中国药典》维生素 A 紫外-可见分光光度法项下有两种方法，即"直接测定法"和"皂化法"。合成维生素 A 和天然鱼肝油中维生素 A 是酯式维生素 A，如供试品中干扰测定的杂质较少，能符合直接测定法的规定时，可直接用溶剂溶解供试品后直接测定。否则应按皂化法，经皂化提取，除去干扰后测定。

① 直接测定法 直接测定法是直接用溶剂溶解供试品后进行含量测定的方法。适用于纯度高、干扰杂质少的维生素 A 醋酸酯的测定。

操作方法：取供试品适量，精密称定，加环己烷溶解并定量稀释制成每 1ml 中含 9～15 单位的溶液，照紫外-可见分光光度法（通则 0401）测定其最大吸收波长，并按表 12-1 所列波长测定吸光度。计算各吸光度与波长 328nm 处吸光度的比值（A_i/A_{328}）和波长 328nm 处的 $E_{1cm}^{1\%}$，并与表 12-1 中规定的理论值比较。

表 12-1　测定波长处的吸光度与 328nm 波长处的吸光度理论比值

波长/nm	吸光度比值(A_i/A_{328})	波长/nm	吸光度比值(A_i/A_{328})
300	0.555	340	0.811
316	0.907	360	0.299
328	1.000		

数据处理，求 $E_{1cm}^{1\%}$：

$$E_{1cm}^{1\%}=\frac{A}{cL}$$

求含量：每 1g 供试品中含维生素 A 单位数（U）= $E_{1cm}^{1\%}$(328nm)×1900。　　　　　　(12-1)

求制剂标示量的含量百分比：

$$标示量(\%)=\frac{E_{1cm}^{1\%}\times1900\times\overline{W}}{标示量}\times100\%=\frac{A\times D\times1900\times\overline{W}}{W\times100\times L\times标示量}\times100\%$$

$$D=\frac{各步稀释后体积的乘积}{各步稀释时所取溶液的体积的乘积}\times100\%$$

式中　1900——维生素 A 效价换算因数；
　　　W——供试品取样量；
　　　D——稀释倍数；
　　　$\overline{W}$——单位制剂中用于测定部分的平均质量；
　　　L——比色皿厚度，cm。

A 值按如下原则计算。

a. 如果最大吸收波长在 326～329nm 之间，且所测得的各波长处吸光度比值不超过表 12-1 中规定的±0.02，则可直接用 A_{328} 求出 $E_{1cm}^{1\%}$，再计算含量。

b. 如果最大吸收波长在 326～329nm 之间，但所测得各波长处吸光度与 328nm 波长处测得吸光度的比值超过表 12-1 中规定的±0.02，应按下式求出 328nm 波长处的校正吸光度，并计算校正吸光度与实测吸光度的差值对实测吸光度的百分率 d（即 $d=\frac{A_{328校正}-A_{328实测}}{A_{328实测}}\times100\%$），再计算。

$$A_{328校正}=3.52(2A_{328}-A_{316}-A_{340})$$

若 d 不超过±3.0%，则不用校正吸光度，仍用 A_{328} 计算含量。

若 d 在 −15%～−3% 之间，则用 $A_{328校正}$ 计算含量。

若 d 超出 −15%～−3% 的范围，或吸收峰波长不在 326～329nm 之间，则供试品应采用皂化法测定。

② 皂化法　皂化法指经皂化提取，除去干扰杂质后再进行含量测定的方法。适用于含干扰杂质较多的维生素 A 醇的测定。

测定方法：精密称取供试品适量（约相当于维生素 A 总量 500 单位以上，质量不多于 2g），置皂化瓶中，加乙醇 30ml 与 50%（g/g）氢氧化钾溶液 3ml，置水浴中煮沸回流 30min，冷却后，自冷凝管顶端加水 10ml 冲洗冷凝管内部，将皂化液移至分液漏斗中（分液漏斗活塞涂以甘油淀粉润滑剂），皂化瓶用水 60～100ml 分数次洗涤，洗液并入分液漏斗中，用不含过氧化物的乙醚振摇提取 4 次，每次振摇约 5min，第一次 60ml，以后各次 40ml，合并乙醚液，用水洗涤数次，每次约 100ml，洗涤时应缓缓旋动，避免乳化，直至水层遇酚酞指示液不显红色，乙醚液用铺有脱脂棉与无水硫酸钠的过滤器过滤，滤器用乙醚洗涤，洗液与乙醚液合并，置于 250ml 量瓶中，用乙醚稀释至刻度，摇匀；精密量取适量，置蒸发皿内，微温挥去乙醚，迅速加异丙醇溶解并定量稀释制成每 1ml 中含维生素 A 9～15 单位，按照分光光度法，在 300nm、310nm、325nm 与 334nm 四个波长处测定吸光度，并测定其最大吸收波长。

数据处理，求 $E_{1cm}^{1\%}$：

$$E_{1cm}^{1\%} = \frac{A}{cL}$$

求含量：每 1g 供试品中含维生素 A 单位数（U）＝ $E_{1cm}^{1\%} \times 1830$。

求制剂标示量的含量百分比：

$$标示量(\%) = \frac{E_{1cm}^{1\%} \times 1830 \times \overline{W}}{标示量} \times 100\% = \frac{A \times D \times 1830 \times \overline{W}}{W \times 100 \times L \times 标示量} \times 100\%$$

式中　1830——维生素 A 醇效价换算因数；

其他符号含义同前。

A 值按如下原则计算。

a. 如果测得的最大吸收波长在 323～327nm 之间，且在 300nm 处的吸光度与 325nm 处的吸光度的比值（A_{300}/A_{325}）不超过 0.73，则按下式计算校正吸光度。

$$A_{325校正} = 6.815 A_{325} - 2.555 A_{310} - 4.260 A_{334}$$

b. 如果 $\frac{A_{325校正} - A_{325实测}}{A_{325实测}} \times 100\%$ 的值在 ±3.0% 以内，仍以未校正吸光度计算含量。

c. 如果 $\frac{A_{325校正} - A_{325实测}}{A_{325实测}} \times 100\%$ 的值超过 ±3.0%，则应以校正吸光度计算含量。

d. 如果测得的最大吸收波长不在 323～327nm 之间，或 A_{300}/A_{325} 的比值大于 0.73，则表示供试品溶液中杂质含量过高，应采用色谱法将未皂化部分纯化后再进行测定。

课堂活动

采用三点校正法测定维生素 A 时，仪器是否需要校正波长，还需注意什么？

答：在应用三点校正法时，除其中一点在最大吸收波长处测定外，其余两点均在最大吸收峰两侧进行测定，如果仪器波长精度不准确时，会产生较大误差。因此在测定前务必要校正波长。在测定时应注意室内光线要暗些，操作速度要快，以避免维生素 A 在测定过程中氧化破坏。

【例 12-1】 维生素 AD 胶丸的测定方法：精密称取本品（标示量为每丸含维生素 A 为 10000 单位）装量差异项下的内容物为 0.1287g（每丸内容物的平均装量为 0.07985），置 10ml 烧杯中，加环己烷溶解并定量转移至 50ml 量瓶中，用环己烷稀释至刻度，摇匀；精密量取 2ml，置另一个 50ml 量瓶中，用环己烷稀释至刻度，摇匀。以溶剂环己烷作空白，用分光光度法测定，测得最大吸收波长为 328nm，再分别测定 300nm、316nm、328nm、340nm 和 360nm 波长处的吸光度（见表 12-2）。试计算胶丸中维生素 A 标示量的百分数。

表 12-2　维生素 AD 胶丸分光光度法测定数据

波长/nm	300	316	328	340	360
吸光度(A)	0.374	0.592	0.664	0.553	0.228
吸光度比值(A_i/A_{328})	0.563	0.892	1.000	0.833	0.343
规定比值	0.555	0.907	1.000	0.811	0.299
比值之差	+0.008	−0.015	0	+0.022	+0.044

解　该操作采用直接测定法。

① 计算各波长处吸光度与328nm波长处吸光度的比值 (A_i/A_{328})，并与规定比值比较（见表12-2）。其中，比值 (A_{360}/A_{328}) 与规定比值之差为+0.044，超过了规定的限度±0.02，所以应计算校正吸光度。

② 计算校正吸光度，并与实测值比较。

$$A_{328校正}=3.52(2A_{328}-A_{316}-A_{340})=3.52\times(2\times0.664-0.592-0.553)=0.644$$

$$\frac{A_{328校正}-A_{328实测}}{A_{328实测}}\times100\%=-3.01\%$$

校正吸光度与实测值之差对实测吸光度的百分率已超过−3.0%，故应以 $A_{328校正}$ 计算。

③ 计算胶丸中维生素A标示量的百分数：

$$\text{维生素 A 标示量}(\%)=\frac{A\times D\times 1900\times \overline{W}}{W\times 100\times L\times 标示量}\times100\%$$

$$=\frac{0.644\times\dfrac{50\times50}{2}\times1900\times0.07985}{0.1287\times100\times1\times10000}\times100\%=94.90\%$$

2. 高效液相色谱法

高效液相色谱法是《中国药典》（2015年版）通则0721"维生素A测定"方法中的第二法。本法适用于维生素A醋酸酯原料药及其制剂中维生素A的含量测定。

（1）色谱条件与系统适用性试验　用硅胶为填充剂；以正己烷-异丙醇（997∶3）为流动相；检测波长为325nm。取系统适用性试验溶液10μl，注入液相色谱仪，调整色谱系统，维生素A醋酸酯峰与其顺式异构体峰的分离度应大于3.0。精密量取对照品溶液10μl，注入液相色谱仪，连续进样5次，主成分峰面积的相对标准偏差不得过3.0%。

（2）系统适用性溶液制备　取维生素A对照品适量（约相当于维生素A醋酸酯300mg），置烧杯中，加入碘试液0.2ml，混匀，放置约10min，定量转移置200ml量瓶中，用正己烷稀释至刻度，再精密量取1ml，置100ml量瓶中，用正己烷稀释至刻度，摇匀。

（3）测定方法　精密称定供试品适量（约相当于15mg维生素A醋酸酯），置100ml量瓶中，用正己烷稀释至刻度，摇匀，精密量取5ml，置50ml量瓶中，用正己烷稀释至刻度，摇匀，作为供试品溶液。另精密称取维生素A对照品适量，同法制成对照品溶液。精密量取供试品溶液与对照品溶液各10μl，分别注入液相色谱仪，记录色谱图，按外标法以峰面积计算，即得。

（4）注意事项

① 甘油淀粉润滑剂。取甘油22g，加入可溶性淀粉9g，加热至140℃，保持30min并不断搅拌，放冷，即得。

② 不含过氧化物的乙醚。照麻醉乙醚项下的过氧化物检查，如不符合规定，可用5%硫代硫酸钠溶液振摇，静置，分取乙醚层，再用水振摇洗涤1次，重蒸，弃去首尾5%部分，馏出的乙醚再检查过氧化物，应符合规定。

③ 若维生素A对照品中含有维生素A醋酸酯顺式异构体，则可直接用作系统适用性分离度考察，不必再做破坏性实验。

二、维生素 E 的分析

维生素 E（vitaminE）指 α-生育酚及其各种酯类。天然型为右旋体，合成型为消旋体，药用品多为合成型。《中国药典》（2015 年版）收载合成型或天然型维生素和维生素 E 片剂、软胶囊、注射液和粉剂等。

（一）化学结构

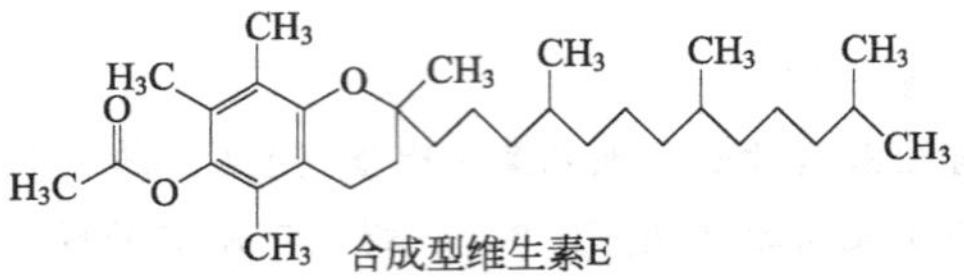

维生素 E 为苯并二氢吡喃醇的衍生物，主要有 α、β、γ 及 δ 等多种异构体，其中以 α-生育酚生理活性最强。维生素 E 苯环上的羟基被乙酰化成酯，故维生素 E 又称为生育酚醋酸酯。

（二）主要理化性质与鉴别

1. 主要理化性质

（1）性状及溶解性　维生素 E 为微黄色或黄色透明的黏稠液体；几乎无臭；遇光色渐变深。易溶于无水乙醇、丙酮、乙醚或植物油，不溶于水。

（2）易被氧化　维生素 E 在无氧条件下对热比较稳定，但对氧十分敏感，遇光、空气即可被氧化。其氧化产物是 α-生育醌和 α-生育酚二聚体。

（3）酯的水解　维生素 E 的醋酸酯，在酸性或碱性溶液中，加热可水解生成游离生育酚，是维生素 E 的特殊杂质。

（4）紫外吸收特性　维生素 E 结构中具有苯环，故有紫外吸收。维生素 E 用无水乙醇制成每 1ml 中含 0.1mg 的溶液，照紫外-可见分光光度法（通则 0401）在 284nm 的波长处测定吸光度，吸收系数（$E_{1cm}^{1\%}$）为 41.0～45.0。

2. 鉴别

（1）与硝酸反应　维生素 E 在酸性条件下，水解生成生育酚，生育酚被硝酸氧化成具邻醌结构的生育红而显橙红色。

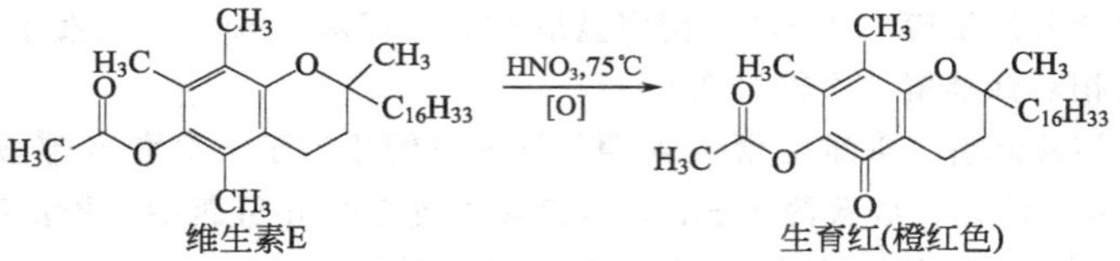

操作方法：取供试品约 30mg，加无水乙醇 10ml 溶解后，加硝酸 2ml，摇匀，在 75℃加热约 15min，溶液显橙红色。

（2）气相色谱法　《中国药典》（2015 年版）对维生素 E 原料药及所有制剂均采用气相色谱法鉴别。规定在含量测定项下记录的色谱图中，供试品溶液主峰的保留时间应与对照品溶液主峰的保留时间一致。

（3）红外光谱法　本品的红外吸收图谱应与对照的谱图（光谱集 1206 图）一致。

（三）杂质检查

维生素 E 醋酸酯在合成时，可能残留未能完全酯化的酸，或发生水解反应，生成游离生育酚。因此，《中国药典》在维生素 E 的原料药项下要求检查酸度和游离生育酚。

1. 酸度

《中国药典》采用酸碱滴定法检查维生素 E 醋酸酯合成时未能完全酯化的酸。

检查方法：取乙醇和乙醚各 15ml，置锥形瓶中，加酚酞指示液 0.5ml，滴加氢氧化钠滴定液（0.1mol/L）至显粉红色，加本品 1.0g，溶解后，用氢氧化钠滴定液滴定，不得超过 0.5ml。

2. 生育酚（天然型）

原理是利用游离生育酚具有还原性，可被硫酸铈定量氧化，通过限制硫酸铈滴定液消耗的体积，控制游离生育酚的限量。因维生素 E 的酚羟基被乙酰化，故对游离生育酚的检查无干扰。

检查方法：取本品 0.10g，加无水乙醇 5ml 溶解后，加二苯胺试液 1 滴，用硫酸铈滴定液（0.01mol/L）滴定，消耗硫酸铈滴定液（0.01mol/L）不得超过 1.0ml。

3. 有关物质（合成型）

检查方法：取本品，用正己烷稀释制成每 1ml 中含维生素 E 2.5mg 的溶液，作为供试品溶液；精密量取适量，加正己烷制成每 1ml 中含维生素 E 25μg 的溶液，作为对照溶液。照含量测定项下的色谱条件，精密量取供试品与对照溶液各 1μl，分别注入气相色谱仪，记录色谱图至主成分峰保留时间的 2 倍，供试品溶液的色谱图中如有杂质峰，α-生育酚（杂质 I）（相对保留时间约为 0.87）的峰面积不得大于对照溶液主峰面积（1.0%），其他单个杂质峰面积不得大于对照溶液主峰面积的 1.5 倍（1.5%），各杂质峰面积的和不得大于对照溶液主峰面积的 2.5 倍（2.5%）。

4. 残留溶剂正己烷

检查方法：取本品，精密称定，加 N,N-二甲基甲酰胺溶解并定量稀释制成每 1ml 中约含 50mg 的溶液，作为供试品溶液；另取正己烷，加 N,N-二甲基甲酰胺定量稀释制成每 1ml 中约含 10μg 的溶液，作为对照品溶液。按照残留溶剂测定法（通则 0861 第一法）试验，以 5% 苯基甲基聚硅氧烷为固定液（或极性相近的固定液），起始柱温为 50℃，维持 8min，然后以每分钟 45℃ 的速率升温至 260℃，维持 15min。正己烷的残留量应符合规定（天然型）。

> **课堂活动**
>
> 维生素 E 在检查酸度时为什么先滴加氢氧化钠至酚酞变色后，再用氢氧化钠检查酸度？
>
> 答：维生素 E 进行酸度检查时以乙醇或乙醚为溶剂，先滴加氢氧化钠是为了消除乙醇或乙醚中的酸性杂质的干扰。

（四）含量测定

维生素 E 含量测定的方法有很多，主要利用其水解产物游离生育酚的还原性，可用硫酸铈滴定液直接滴定；或采用三氯化铁-2,2-联吡啶比色法，即将 Fe^{3+} 还原为 Fe^{2+} 后，再与 2,2-联吡啶生成有色配位化合物后进行比色测定，但这些方法均存在着不足。近年来，各国药典多采用气相色谱法（GC），该法简便、快速、专属性强。《中国药典》（2015 年版）收载的维生素 E 原料药、维生素 E 片剂、注射剂、胶丸及粉剂均采用气相色谱法测定含量。

1. 气相色谱法

维生素 E 的沸点为 350℃，可直接用气相色谱法测定含量。由于气相色谱法选择性高，可分离维生素 E 及其异构体，故可选择性地测定维生素 E，尤其适用于维生素 E 制剂的含量测定。

照气相色谱法［《中国药典》（2015 年版）四部通则 0521］测定。

（1）色谱条件与系统适用性试验　载气为氮气；以硅酮（OV-17）为固定液，涂布浓度为 2% 的填充柱，或用 100% 二甲基聚硅氧烷为固定液的毛细管柱；柱温为 265℃。理论塔板数按维生素 E 峰计算应不低于 500（填充柱）或 5000（毛细管柱），维生素 E 峰与内标物质峰的分离度应符合要求。

（2）校正因子测定　取正三十二烷适量，加正己烷溶解并稀释制成每 1ml 中含 1.0mg 的溶液，作为内标溶液。另取维生素 E 对照品约 20mg，精密称定，置棕色具塞锥形瓶中，精密加入内标溶液 10ml，密塞，振摇使溶解，作为对照品溶液，取 1~3μl 注入气相色谱仪，计算校正因子。

（3）测定方法　取本品约 20mg，精密称定，置棕色具塞锥形瓶中，精密加入内标溶液 10ml，密塞，振摇使溶解，作为供试品溶液，取 1~3μl 注入气相色谱仪，测定，计算，即得。

（4）数据处理

① 校正因子（f）

第十二章　维生素类药物分析

$$f=\frac{\dfrac{A_S}{m_S}}{\dfrac{A_R}{m_R}}$$

式中　A_S——内标物质的峰面积或峰高；

A_R——对照品的峰面积或峰高；

m_S——加入内标物质的量，mg；

m_R——加入对照品的量，mg。

② 含量（m_X）：

$$m_X = f\frac{A_X}{A_S/m_S}$$

式中　A_X——供试品的峰面积或峰高；

m_X——供试品的量，mg；

f、A_S和m_S的意义同上。

(5) 注意事项

① 维生素E对氧十分敏感，遇光、空气可被氧化。

② 氮气必须是最先开，最后关。

③ 进样操作时，为获得良好的精密度和色谱峰形状，进样时速度要快而果断，并且每次进样速度、留针时间应保持一致。

④ 严禁在高温下打开柱温箱门，以免固定相流失。若要开柱温箱门，必须先降柱温至50℃以下。

⑤ 内标法的准确性较高，操作条件和进样量的稍许变动对定量结果的影响不大。但每个试样的分析，都要进行两次称量，不适合大批量试样的快速分析。

2. 高效液相色谱法

(1) 色谱条件　色谱柱为内径4mm、长15～30cm的不锈钢柱，以填充粒径为5～10μm的十八烷基硅烷键合硅胶为固定相；甲醇-水（49∶1）为流动相；紫外检测器，检测波长为292nm。生育酚与其醋酸酯的分离度应大于2.6，峰高的相对标准偏差应小于0.8%（$n=3$）。

(2) 测定方法　取供试品维生素E和对照品生育酚各约0.05g，精密称定，分别溶于无水乙醇中，并准确稀释至50.0ml，制成供试品溶液和对照品溶液。精密吸取两种溶液各20μl注入色谱仪，记录色谱图。

(3) 计算　供试品中生育酚的含量（m_X）：

$$m_X = m_R \frac{h_X}{h_R}$$

式中　m_R——对照品的量，mg；

h_R——对照品的峰高；

h_X——供试品中生育酚的峰高。

由于供试品和对照品是在平行条件下按同法操作，溶液的稀释过程相同，故计算时可不考虑溶液的稀释体积，使计算简便。

课堂活动

为什么维生素E多采用气相色谱法测定含量？

答：由于气相色谱法具有选择性高、简便、快速的特点，对于沸点不是很高的样品可以进行分析。维生素E的沸点为350℃，可直接用气相色谱法测定含量。利用气相色谱法可分离维生素E及其异构体，故可选择性地测定维生素E，尤其适用于维生素E制剂的含量测定。

第二节 水溶性维生素类药物的分析

一、维生素 B_1 的分析

维生素 B_1 具有维持糖代谢及神经传导与消化的正常功能，主要用于治疗维生素 B_1 缺乏症、多发性神经炎和胃肠道疾病。其广泛存在于米糠、麦麸和酵母中，目前多采用人工合成。《中国药典》（2015 年版）收载有维生素 B_1 及其片剂和注射液。

（一）化学结构

维生素 B_1（vitamin B_1），又名盐酸硫胺，是由氨基嘧啶环和噻唑环通过亚甲基连接而成的季铵化合物的盐酸盐。

（二）主要理化性质与鉴别

1. 主要理化性质

（1）**性状及溶解性** 维生素 B_1 为白色结晶或结晶性粉末；有微弱的特臭，味苦；干燥品在空气中迅即吸收约 4% 的水分。易溶于水，在乙醇中微溶，在乙醚中不溶。水溶液显酸性，且在酸性溶液中较稳定。

（2）**硫色素反应** 维生素 B_1 在碱性溶液中，可被铁氰化钾等氧化剂氧化生成具有荧光的硫色素。硫色素溶于正丁醇（或异丁醇）中，显蓝色荧光。

（3）**与生物碱沉淀剂反应** 维生素 B_1 分子中有碱性 N 原子，可与硅钨酸等生物碱沉淀试剂反应生成沉淀。

（4）**紫外吸收特性** 维生素 B_1 分子结构中含有的嘧啶环为一芳香环，对紫外光有吸收。取维生素 B_1 精密称定，加盐酸溶液（9→1000）溶解并定量稀释制成 12.5μg/ml 的溶液，按照紫外-可见分光光度法（通则 0401），在 246nm 波长处测定吸光度，吸收系数（$E_{1cm}^{1\%}$）为 406～436。

（5）**氯化物反应** 供试品水溶液显氯化物的鉴别反应。

2. 鉴别

（1）**硫色素反应** 硫色素反应为维生素 B_1 所特有的专属反应，维生素 B_1 中的噻唑环在碱性介质中可开环，再与嘧啶环上的氨基环合，经铁氰化钾氧化生成硫色素。硫色素溶于正丁醇中，显蓝色荧光。

操作方法：取本品约 5mg，加氢氧化钠试液 2.5ml 溶解后，加铁氰化钾试液 0.5ml 与正丁醇 5ml，强力振摇 2min，放置使分层，上面的醇层显强烈的蓝色荧光；加酸使成酸性，荧光即消失；再加碱使成碱性，荧光又显出。

（2）**红外光谱** 红外光谱法可以鉴别维生素 B_1，取本品适量，加水溶解，水浴蒸干，在 105℃ 干燥 2h 测定。本品的红外吸收图谱应与对照的图谱（光谱集 1205 图）一致。

（3）**氯化物鉴别的反应** 维生素 B_1 是一种盐酸盐，故本品的水溶液显氯化物鉴别的反应。

（三）检查

1. 硝酸盐

维生素 B_1 在合成过程中需使用硝酸盐，所以对其进行检查。检查方法：取本品 1.0g，加水溶解并稀释至 100ml，取 1.0ml，加水 4.0ml 与 10% 氯化钠溶液 0.5ml，摇匀，精密加稀靛胭脂试液 [取靛胭脂试液，加等量的水稀释。临用前，量取本液 1.0ml，用水稀释至 50ml，照紫外-可见分光光度法（通则 0401），在 610nm 的波长处测定，吸光度应为 0.3～0.4]1ml，摇匀，沿管壁缓缓加硫酸 5.0ml，立即缓缓振摇 1min，放置 10min，与标准硝酸钾溶液（精密称取在 105℃ 干燥至恒重的硝酸钾 81.5mg，置 50ml 量瓶中，加水溶解并稀释至刻度，摇匀，精密量取 5ml，置 100ml 量瓶中，用水稀释至刻度，摇匀。每 1ml 相当于 50μg 的 NO_3）0.50ml 用同法制成的对照液比较，不得更浅（0.25%）。

2. 有关物质

维生素 B_1 原料药及其制剂均采用高效液相色谱法进行有关物质的检查。检查方法：取本品，精密称定，用流动相稀释制成每 1ml 中含维生素 B_1 1mg 的溶液，作为供试品溶液；精密量取 1ml，置 100ml 量瓶中，用流动相稀释至刻度，摇匀，作为对照溶液。照高效液相色谱法（通则 0512）试验，用十八烷基硅烷键合硅胶为填充剂；以甲醇-乙腈-0.02mol/L 庚烷磺酸钠溶液（含 1‰ 三乙胺，用磷酸调 pH 至 5.5）（9：9：82）为流动相，检测波长为 254nm，理论板数按维生素 B_1 计算不低于 2000，主峰与相邻峰的分离度应符合要求。精密量取供试品溶液与对照溶液各 20μl，分别注入液相色谱仪，记录色谱图至主峰保留时间的 3 倍。供试品溶液色谱图如有杂质峰，各杂质峰面积的和不得大于对照溶液主峰面积 0.5 倍（0.5%）。

3. 总氯量

取本品约 0.2g，精密称定，加水 20ml 溶解后，加稀醋酸 2ml 与溴酚蓝指示液 8~10 滴，用硝酸银滴定液（0.1mol/L）滴定至显蓝紫色。每 1ml 硝酸银滴定液（0.1mol/L）相当于 3.54mg 的氯（Cl）。按干燥品计算，含总氯量应为 20.6%~21.2%。

（四）含量测定

维生素 B_1 及其制剂常用的含量测定方法有电位滴定法及紫外分光光度法等。《中国药典》（2015年版）用电位滴定法测定原料药，片剂和注射剂采用紫外分光光度法。

1. 电位滴定法

照电位滴定法［《中国药典》（2015年版）四部通则 0701］。

（1）测定原理　维生素 B_1 分子结构中含有两个碱性基团，即已成盐的氨基和季铵基团，在非水溶液中，均可被高氯酸滴定。反应系数比为 1：2。故每 1ml 的高氯酸滴定液（0.1mol/L）相当于 16.86mg 的维生素 B_1（$C_{12}H_{17}ClN_4OS \cdot HCl$）。可用于弱酸性和弱碱性药物及其盐类的含量测定。含量测定采用电位滴定法。

电位滴定法是滴定分析法中用以确定终点的方法。电位滴定法选用两支不同的电极。一支为指示电极，其电极电位随溶液中被分析成分的离子浓度的变化而变化；另一支为参比电极，其电极电位固定不变。在到达滴定终点时，因被分析成分离子浓度的急剧变化，而引起指示电极的电位突然变化，从而判断终点的到达。

（2）测定方法　取本品约 0.12g，精密称定，加冰醋酸 20ml 微热使溶解后，放冷，加醋酐 30ml，照电位滴定法（通则 0701），用高氯酸滴定液（0.1mol/L）滴定，并将滴定结果用空白试验校正。

2. 紫外分光光度法

按照紫外-可见分光光度法［《中国药典》（2015年版）四部通则 0401］。

（1）测定原理　维生素 B_1 分子结构中具有共轭双键，在紫外有吸收，可在 246nm 波长处测定吸光度，进行含量测定。《中国药典》（2015年版）收载的维生素 B_1 片和注射液均采用本法测定含量。如维生素 B_1 片的含量测定。

（2）测定方法　取维生素 B_1 片 20 片，精密称定，研细，精密称取适量（约相当于维生素 B_1 25mg），置 100ml 量瓶中，加盐酸溶液（9→1000）约 70ml，振摇 15min 使维生素 B_1 溶解，用盐酸溶液（9→1000）稀释至刻度，摇匀，用干燥滤纸过滤，精密量取滤液 5ml，置另一个 100ml 量瓶中，再加盐酸溶液（9→1000）稀释至刻度，在 246nm 波长处测定吸光度，按 $C_{12}H_{17}ClN_4OS \cdot HCl$ 的吸收系数（$E_{1cm}^{1\%}$）为 421 计算，即得。

（3）数据处理

$$标示量(\%) = \frac{\frac{A}{E_{1cm}^{1\%}} \times \frac{1}{100} \times D \times \overline{W}}{W \times 标示量} \times 100\%$$

$$D = \frac{\text{各步稀释后体积的乘积}}{\text{各步稀释时所取溶液的体积的乘积}} \times 100\%$$

式中　A——吸光度；
　　　D——供试品的稀释倍数；
　　　W——称取维生素 B_1 片的质量，mg；
　　　$\overline{W}$——平均片重，mg。

二、维生素 C 的分析

维生素 C（vitamin C）又称抗坏血酸，在化学结构上和糖类十分相似，有四种光学异构体，其中以 L-构型右旋体的生物活性最强。《中国药典》(2015 年版) 收载有维生素 C 原料药及其片剂、泡腾片、泡腾颗粒、颗粒剂和注射剂。

（一）化学结构

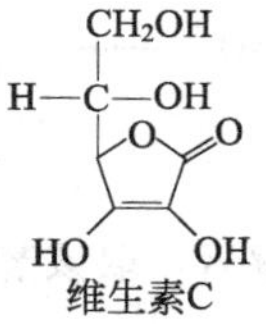

维生素 C 分子中具有烯二醇结构和内酯环，化学性质极为活泼，且有两个手性碳原子，因此具有旋光性。

（二）主要理化性质与鉴别

1. 主要理化性质

（1）**性状及溶解性**　本品为白色结晶或结晶性粉末，熔点为 190～192℃，熔融时同时分解；无臭，味酸；久置色渐变微黄。在水中易溶，水溶液显酸性，在乙醇中略溶，在氯仿或乙醚中不溶。

（2）**旋光性**　分子中有两个手性碳原子，因而具有旋光性。本品的 0.10g/ml 的水溶液，比旋度为 +20.5°～+21.5°。

（3）**糖类的性质**　维生素 C 结构与糖类类似，具有糖类性质。

（4）**还原性**　分子结构中的烯二醇具有极强的还原性，易被氧化为二酮基而成为去氢维生素 C，加碱又可还原为维生素 C。去氢维生素 C 在碱性溶液或强酸性溶液中，可进一步水解生成二酮古罗糖酸而失去活性。

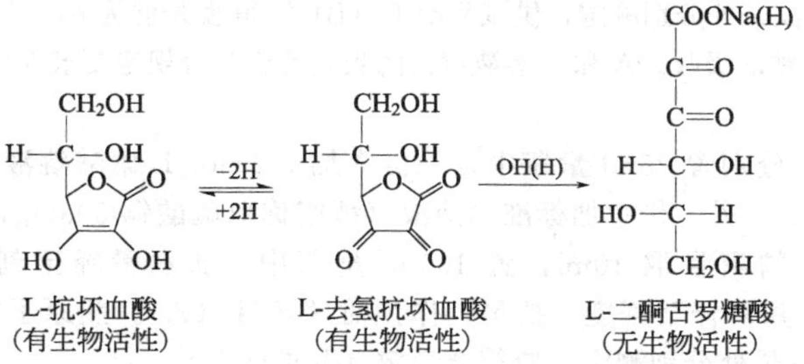

（5）**酸性**　维生素 C 分子中具有烯二醇结构，C_2—OH 由于受共轭效应影响酸性极弱（$pK_2 = 11.5$）；C_3—OH 酸性较强（$pK_1 = 4.17$）。故维生素 C 一般表现为一元酸，能与碳酸氢钠作用生成钠盐。

（6）**水解性**　维生素 C 分子中的内酯受到双键影响，变得较一般内酯稳定，但在强碱中，内酯环可水解，生成酮酸盐。

（7）**紫外吸收特性**　维生素 C 分子结构中具有共轭双键，在稀盐酸溶液中，在 243nm 波长处有最大吸收；若在中性或碱性条件下，则波长红移至 265nm。

2. 鉴别

(1) **与硝酸银反应** 维生素C分子中有烯二醇的结构,具有极强的还原性,可被硝酸银氧化为去氢维生素C,同时产生黑色银沉淀。

操作方法:取本品0.2g加水10ml溶解后,取该溶液5ml,加硝酸银试液0.5ml,即生成银的黑色沉淀。

(2) **与2,6-二氯靛酚反应** 2,6-二氯靛酚为一氧化性的染料,其氧化型在酸性介质中为玫瑰红色,碱性介质中为蓝色。当2,6-二氯靛酚钠与维生素C作用后,被还原成无色的酚亚胺。

操作方法:取本品0.2g,加水10ml溶解后,取该溶液5ml,加二氯靛酚钠试液1~2滴,试液的颜色即消失。

(3) **红外光谱** 本品的红外光谱图应与对照的图谱(光谱集450图)一致。

(三) 杂质检查

维生素C及其制剂性质不稳定,久置颜色逐渐变黄,尤其在水溶液中更易变质。当有微量的铁、铜离子存在时,可加速其颜色变化。

1. 溶液澄清度与颜色的检查

取本品3.0g,加水15ml振摇使溶解,溶液应澄清无色;如显色,将溶液经4号垂熔玻璃漏斗滤过,取滤液,照紫外-可见分光光度法,以水为参比,在420nm的波长处测定吸光度,不得超过0.03。

2. 铁离子的检查(标准加入法)

取本品5.0g两份,分别置25ml的量瓶中,一份中加0.1mol/L硝酸溶液溶解并稀释至刻度,摇匀,作为供试品溶液(B);另一份中加标准铁溶液(精密称取硫酸铁铵863mg,置1000ml量瓶中,加1mol/L硫酸溶液25ml,用水稀释至刻度,摇匀,精密量取10ml,置100ml量瓶中,用水稀释至刻度,摇匀)1.0ml,加0.1mol/L硝酸溶液溶解并稀释至刻度,摇匀,作为对照溶液(A)。照原子吸收分光光度法(通则0406),在248.3nm的波长处分别测定,供试品溶液(B)测得吸光度为b,对照溶液(A)测得吸光度为a,则$(a-b)$为标准铁的吸收。A和B溶液测得的吸光度应符合规定要求$b<(a-b)$。

3. 铜离子的检查

取本品2.0g两份,分别置25ml量瓶中,一份中加0.1mol/L硝酸溶液溶解并稀释至刻度,摇匀,作为供试品溶液(B)。另一份中加标准铜溶液(精密称取硫酸铜393mg,置1000ml量瓶中,用水稀释至刻度,摇匀,精密量取10ml,置100ml量瓶中,加水稀释至刻度,摇匀)1.0ml,加0.1mol/L硝酸溶液溶解并稀释至刻度,摇匀,作为对照溶液(A)。照原子吸收分光光度法(通则0406),在324.8nm的波长处分别测定,应符合规定(要求同上)。

(四) 含量测定

利用维生素C具有强还原性,进行含量测定的方法有很多:碘量法、2,6-二氯靛酚法、碘酸钾法、铈量法、溴酸钾法、铁氰化钾法等,其他还有比色法、紫外分光光度法、荧光法及高效液相色谱法等。《中国药典》采用碘量法测定维生素C原料药、片剂、泡腾片、注射剂、颗粒的含量。

1. 测定原理

维生素C具有强的还原性,在稀醋酸溶液中,可被碘定量氧化,以淀粉为指示剂,终点溶液显蓝色。根据碘滴定液消耗的体积，可计算出维生素 C 的含量。

$$\text{(维生素C)} + I_2 \xrightarrow{H^+} \text{(脱氢维生素C)} + 2HI$$

2. 测定方法

取本品约 0.2g，精密称定，加新煮沸并冷却的蒸馏水 100ml 与稀醋酸 10ml 使溶解，加淀粉指示液 1ml，立即用碘滴定液（0.05mol/L）滴定，至溶液显蓝色并在 30s 内不褪色。每 1ml 碘滴定液（0.05mol/L）相当于 8.806mg 的 $C_6H_8O_6$。

3. 数据处理

由上述滴定反应可知，1mol 维生素 C 与 1mol I_2 反应，故滴定度：

$$T = 0.05 \times 176.13 = 8.806 (\text{mg/ml})$$

含量百分比：

$$C_6H_8O_6(\%) = \frac{V \times T \times F}{W_{样}} \times 100\%$$

式中　V——样品消耗的碘滴定液的体积，ml；

　　　T——碘滴定液滴定度，mg/ml；

　　　F——碘滴定液的浓度校正因子；

　　　$W_{样}$——待测药物的称样量，g。

课堂活动

采用碘量法测定维生素 C 时为什么加新煮沸并冷却的蒸馏水与稀醋酸？

答：维生素 C 具有强还原性，滴定时易被空气中的氧氧化，而影响滴定反应。加新煮沸并冷却的蒸馏水也是为了减少水中溶解氧对测定的影响。在稀醋酸介质中维生素 C 受空气中氧的氧化速度较慢，但供试品溶于稀醋酸后仍应立即进行滴定。

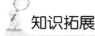

知识拓展

1. 酸值

酸值是指中和脂肪、脂肪油或其他类似物质 1g 中含有的游离脂肪酸所需氢氧化钾的质量（mg），但在测定时可采用氢氧化钠滴定液（0.1mol/L）进行滴定。

表 12-3　酸值测定质量表

酸值	0.5	1	10	50	100	200	300
称重/g	10	5	4	2	1	0.5	0.4

除另有规定外，按表 12-3 中规定的质量，精密称取供试品，置 250ml 锥形瓶中，加乙醇-乙醚（1∶1）混合液［临用前加酚酞指示液 1.0ml，用氢氧化钠滴定液（0.1mol/L）调至微显粉红色］50ml，振摇使完全溶解（如不易溶解，可缓慢加热回流使溶解），用氢氧化钠滴定液（0.1mol/L）滴定，至粉红色持续 30s 不褪。以消耗氢氧化钠滴定液（0.1mol/L）的体积（ml）为 A，供试品的质量（g）为 W，照下式计算酸值：

$$\text{供试品的酸值} = \frac{A \times 5.61}{W}$$

滴定酸值在 10 以下的油脂时，可用 10ml 的半微量滴定管。

2. 过氧化值的测定

过氧化值系指每 1000g 供试品中含有的其氧化能力与一定量的氧相当的过氧化物量。

除另有规定外,取供试品 5g,精密称定,置 250ml 碘量瓶中,加三氯甲烷-冰醋酸 (2:3) 混合液 30ml,振摇溶解后,加入碘化钾试液 0.5ml,准确振摇萃取 1min,然后加水 30ml,用硫代硫酸钠滴定液 (0.01mol/L) 滴定,滴定时,注意缓慢加入滴定液,并充分振摇直至黄色几乎消失,加淀粉指示液 5ml,继续滴定并充分振摇至蓝色消失,同时做空白试验。空白试验中硫代硫酸钠滴定液 (0.01mol/L) 的消耗量不得过 0.1ml。供试品消耗硫代硫酸钠滴定液 (0.01mol/L) 的体积 (ml) 为 A,空白试验消耗硫代硫酸钠滴定液 (0.01mol/L) 的体积 (ml) 为 B,供试品的质量 (g) 为 W,照下式计算过氧化值:

$$供试品的过氧化值 = \frac{10(A-B)}{W}$$

3. 三点校正法计算公式中生物效价和换算因数的计算方法

维生素 A 的含量是用生物效价(单位,U)表示,维生素的单位规定如下。

1 个维生素 A 单位 = 0.300μg 的全反式维生素 A 醇

1 个维生素 A 单位 = 0.344μg 的全反式维生素 A 醋酸酯

换算因数定义为每 1 个 $E_{1cm}^{1\%}$ 数值所相当的效价。即:

$$换算因数 = \frac{效价(U/g)}{E_{1cm}^{1\%}(\lambda_{max})}$$

因此,1g 维生素 A 醋酸酯相当的单位为:$\frac{1 \times 10^6 \mu g}{0.344 \mu g/U} = 2907000(U)$

环己烷中 328nm 处维生素 A 醋酸酯吸收系数 $E_{1cm}^{1\%}$ 为 1530,则:

维生素 A 醋酸酯的换算因数 = $\frac{2907000}{1530} = 1900$

同理可算得维生素 A 醇的换算因数 F 为 1830。

本章小结

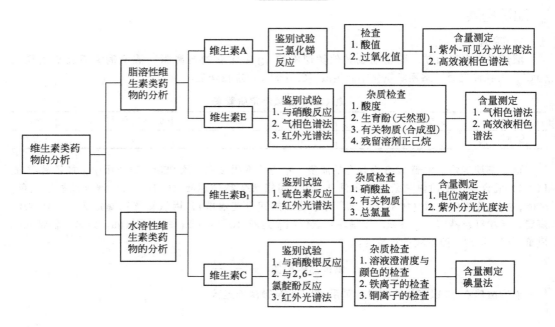

同步测试

一、A型题（单选题）

1. 可用三氯化锑反应进行鉴别的药物为（　　）。
   A. 维生素 E　　　　　　　B. 尼克刹米　　　　　　　C. 维生素 A
   D. 氨苄西林　　　　　　　E. 异烟肼

2. 可与 2,6-二氯靛酚试液反应的药物是（　　）。
   A. 维生素 A　　　　　　　B. 维生素 B_1　　　　　　C. 维生素 C
   D. 维生素 D　　　　　　　E. 维生素 E

3. 三点校正紫外分光光度法测定维生素 A 醋酸酯含量时，λ_{max} 为（　　）。
   A. 316nm　　　B. 340nm　　　C. 360nm　　　D. 328nm　　　E. 382nm

4. 具有硫色素反应的药物为（　　）。
   A. 维生素 B_1　　　　　　B. 阿托品　　　　　　　　C. 硫酸奎宁
   D. 异烟肼　　　　　　　　E. 链霉素

5. 具有二烯醇与内酯结构的药物是（　　）。
   A. 尼克刹米　　　　　　　B. 维生素 E　　　　　　　C. 抗坏血酸
   D. 青霉素钠　　　　　　　E. 链霉素

6. 维生素 E 应检查的特殊杂质为（　　）。
   A. 游离肼　　　　　　　　B. 游离水杨酸　　　　　　C. 游离生育酚
   D. 间氨基酚　　　　　　　E. 聚合物

二、B型题（配伍选择题）

【1~4】
   A. 三氯化锑反应　　　　　　　　B. 硝酸反应
   C. 与 2,6-二氯靛酚反应　　　　　D. 硫色素反应

1. 维生素 E 可采用的鉴别反应为（　　）。
2. 维生素 A 可采用的鉴别反应为（　　）。
3. 维生素 C 可采用的鉴别反应为（　　）。
4. 维生素 B_1 可采用的鉴别反应为（　　）。

【5~8】
   A. 氨基嘧啶环和噻唑环　　　　　B. 共轭多烯侧链
   C. 二烯醇和内酯环　　　　　　　D. 苯并二氢吡喃醇

5. 维生素 A 具有的结构为（　　）。
6. 维生素 B_1 具有的结构为（　　）。
7. 维生素 C 具有的结构为（　　）。
8. 维生素 E 具有的结构为（　　）。

三、X型题（多选题）

1. 维生素 E 鉴别反应包括（　　）。
   A. 三氯化锑反应　　　　　B. 气相色谱法　　　　　　C. 硝酸反应
   D. 硫色素反应　　　　　　E. 红外光谱法

2. 维生素 A 含量测定法为（　　）。
   A. 汞量法　　　　　　　　B. 三点校正紫外分光光度法　　　C. 碘量法
   D. 高效液相色谱法　　　　E. 三氯化锑比色法

四、简答题

1. 简述维生素类药物的分类及各类型的代表药物。
2. 简述维生素C及其制剂的含量测定方法、注意事项。

五、计算题

1. 称取标示量为每1g含维生素A 50万单位的供试品0.1810g，用环己烷配成100ml溶液，精密量取此溶液1ml，用环己烷稀释为100ml。其最大吸收峰波长为328nm，该波长处的吸光度为0.4737。在300nm、316nm、340nm和360nm波长处的吸光度与波长328nm处吸光度的比值符合药典规定不需校正吸光度的数值，求该供试品的含量为标示量的百分比？

2. 取标示量为10mg的维生素B_1片15片，总重为1.2156g，研细，称出0.4082g，按药典规定用紫外分光光度法测定。先配成100ml溶液，滤过后，取续滤液1ml稀释为50ml，照紫外分光光度法在246nm波长处测定吸光度为0.407。按$C_{12}H_{17}ClN_4OS \cdot HCl$的吸收系数（$E_{1cm}^{1\%}$）为425计算，求该片剂按标示量表示的百分含量？

第十三章 抗生素类药物分析

Chapter 13

【知识目标】
1. 掌握本类药物的化学结构特点与分析方法间的关系。
2. 掌握 β-内酰胺类抗生素的鉴别和含量测定方法。
3. 掌握氨基糖苷类抗生素的鉴别和含量测定方法。
4. 熟悉四环素类抗生素有关物质的来源、检查方法（包括降解产物及异构体）。

【能力目标】
学会使用药典，分析此类药物的质量。

第一节 概 述

抗生素是指在低微浓度下即可对某些生物（病原微生物）的生命活动有特异抑制作用的化学物质的总称，是临床上常用的一类重要药物。临床应用的抗生素主要来源于生物发酵，也有少数药物是化学全合成、半合成得到的。由于生物发酵的生产技术比较复杂、发酵过程不易控制，异物污染的可能性较大，因此，与化学合成药相比，其结构组成更复杂，具有化学纯度较低、活性组分易发生变异、多数药物稳定性差等特点。

一、抗生素的分类

目前已知天然抗生素的种类超过万种，在临床上常用的亦有几百种，因此对其进行系统分类有一定的困难。对于化学结构明确的抗生素可以按照化学结构的不同分为 β-内酰胺类（青霉素、头孢菌素类）、氨基糖苷类（链霉素、庆大霉素等）、四环素类（四环素、金霉素、土霉素等）、大环内酯类（红霉素、麦迪霉素、螺旋霉素等）以及多烯大环类、多肽类、酰胺醇类、蒽环类及其他抗生素。

本章主要介绍 β-内酰胺类、氨基糖苷类、四环素类药物的结构、理化性质、鉴别反应、杂质检查及含量测定的原理与方法。有关药物的生物效价测定内容因属于生物学范畴，在此不再讨论。

二、抗生素类药物的质量分析方法

抗生素类药物的质量分析方法可分为化学法、物理化学法和生物学法，与一般化学药品分析一样需要通过鉴别、检查、含量测定三个方面来控制质量，但在具体方法和任务上有所不同。下面介绍抗生素药物分析的特点。

1. 鉴别试验
抗生素类药物的鉴别方法仍以理化方法为主，包括官能团的显色反应、光谱法、色谱法等，也可用生物学法，即通过检查抗生素灭活前后的抑菌能力，并与已知含量的对照品对照后进行鉴别。

2. 检查
由于抗生素类药物的特点决定了其常规检查任务较为复杂，主要包括以下方面。
（1）影响产品稳定性的指标 结晶性、酸碱性、水分或干燥失重等。
（2）控制有机和无机杂质的指标 溶液的澄清度与颜色、有关物质、残留溶剂、炽灼残渣等。

(3) 影响安全性的指标　异常毒性、热原或细菌内毒素、降压物质、重金属、无菌等。

(4) 其他指标　由于各种抗生素及其制剂的生产过程和性质不同，规定的任务也不相同，如硫酸庆大霉素规定检查"庆大霉素C组分"，β-内酰胺类抗生素规定检查"聚合物"，四环素类抗生素规定检查"杂质吸光度"等。

3. 含量（或效价）测定方法

抗生素类药物的含量测定方法包括两类：高效液相色谱法（HPLC）和微生物检定法。

(1) 高效液相色谱法（HPLC）　高效液相色谱法属于物理化学法，具有分离能力高、分析速度快、灵敏度高、准确度与专属性较高且操作简便等优点，因此是结构单一、纯度较高的抗生素类药物及其制剂含量的主要测定方法。但要求本法的测定结果必须与微生物检定法效价测定结果相一致。随着抗生素化学研究的进展和仪器方法的进步，物理化学方法正逐步取代微生物检定法，成为抗生素药物测定的方法主流，尤其是高效液相色谱法在抗生素的测定中的应用越来越广。

(2) 微生物检定法　微生物检定法是以抗生素抑制细菌生长能力或杀菌能力作为衡量效价标准的一种生物学方法。微生物检定法具有测定原理与临床应用等要求一致，方法灵敏，对供试品的纯度要求不高，对已知或新发现的抗生素均能应用等特点。但其操作步骤多，测定时间长，误差较大，已逐渐为HPLC法所取代，但对于结构复杂的多组分抗生素药物，微生物检定法仍为首选的效价测定方法。

(3) 抗生素剂量表示方法　抗生素的剂量常用质量和效价来表示。化学合成和半合成的抗生素药物都以质量表示，生物合成的抗生素以效价表示，并同时注明与效价相对应的质量。效价是以抗菌效能（活性部分）作为衡量的标准，因此，效价的高低是衡量抗生素质量的相对标准。效价以"单位"（U）来表示，即每毫升或每毫克中含有某种抗生素的有效成分的多少。如1mg青霉素钠定为1670U，1mg庆大霉素定为590U。

第二节　β-内酰胺类药物的分析

β-内酰胺类抗生素是目前品种最多，临床上最常用的一类抗感染药物。本类抗生素的典型药物包括青霉素类和头孢菌素类，由于其分子结构中均含有β-内酰胺环，故统称为β-内酰胺类抗生素。

一、结构

青霉素
A—β-内酰胺环；B—氢化噻唑环

头孢菌素
A—β-内酰胺环；B—氢化噻嗪环

青霉素和头孢菌素分子结构由母核与酰胺侧链（RCO—）结合而成。β-内酰胺与氢化噻唑环并合的杂环，构成青霉素类分子的母核，称为6-氨基青霉烷酸（简称6-APA）。β-内酰胺与氢化噻嗪环并合的杂环，构成头孢菌素类分子的母核，称为7-氨基头孢菌烷酸（简称7-ACA）。青霉素分子中含有三个手性碳原子（C3，C5，C6），头孢菌素分子中含有两个手性碳原子（C6，C7）。R和R^1的不同，构成了不同的青霉素类和头孢菌素类药物。代表药物有：青霉素钠、氨苄西林、阿莫西林、头孢噻吩钠、头孢氨苄等。《中国药典》（2015年版）收载的青霉素类及头孢菌素类药物分别见表13-1和表13-2。

表13-1　《中国药典》（2015年版）收载的青霉素类药物

药　　物	R基
青霉素钠 benzylpenicillin sodium	⌬—CH₂—

药　　物	R 基
阿莫西林 amoxicillin	HO—⟨benzene⟩—CH(NH₂)—
氨苄西林 ampicillin	⟨benzene⟩—CH(NH₂)—
苯唑西林钠 oxacillin sodium	(phenyl-isoxazole-CH₃ ring)
磺苄西林钠 sulbenicillin sodium	⟨benzene⟩—CH(SO₃Na)—

表 13-2 《中国药典》（2015 年版）收载的头孢菌素类药物

药　　物	R 基	R¹ 基
头孢拉定 cefradine	—CH(NH₂)—⟨cyclohexadiene⟩	H
头孢氨苄 cefalexin	—CH(NH₂)—⟨benzene⟩	H
头孢羟氨苄 cefadroxil	—CH(NH₂)—⟨benzene⟩—OH	H
头孢噻吩钠 cefalotin sodium	—CH₂—⟨thiophene⟩	—OCOCH₃
头孢噻肟钠 cefotaxime sodium	CH₃O—N=C—⟨thiazole-NH₂⟩	—OCOCH₃

二、主要理化性质与鉴别

1. 主要理化性质

（1）酸性　青霉素类和头孢菌素类药物的母核 C2 上均有一个羧基取代基，具有较强的酸性（大多数青霉素的 pK_a 在 2.5~2.8 之间），能与无机碱或某些有机碱作用成盐，如青霉素钠（钾）、氨苄西林钠等。其碱金属盐易溶于水、其有机碱盐难溶于水、易溶于甲醇等有机溶剂。青霉素的碱金属盐水溶液遇酸则析出游离酸的白色沉淀。

（2）旋光性　青霉素类和头孢菌素类药物的母核中均含有手性碳原子，因此都具有旋光性。例如头孢哌酮钠比旋度为 $-25°\sim-15°$。

（3）紫外吸收　头孢菌素类药物由于母核部分具有 $O=C-C=C$ 共轭结构，在紫外光区有特征吸收。如头孢呋辛水溶液在 274nm 处有最大吸收。青霉素类药物分子中的母核不含共轭结构，但其侧链取代基中多数有共轭结构，也有紫外吸收特征。如青霉素钾（钠）的 R 为苄基，其水溶液在 264nm 波长处具有较强吸收，该特征可供鉴别和含量测定。

(4) β-内酰胺的不稳定性　干燥条件下，青霉素类和头孢菌素类药物均较稳定。干燥纯净的青霉素盐在室温可保存 3 年以上，头孢菌素干燥粉末于 25℃密封保存，可贮存 3 年以上。但含水量较大时，本类药物很不稳定，因此，在贮存期内 β-内酰胺类抗生素及其制剂规定要检查水分。青霉素类药物在酸、碱、青霉素酶、高温及某些金属离子（铜、铅、汞、银）的作用下，β-内酰胺环极易开环或发生分子重排，而失去抗菌活性。与青霉素相比头孢菌素较不易发生开环反应，对青霉素酶和稀酸比较稳定，但酸、碱、β-内酰胺酶、胺类（包括胺、氨基酸、羟胺等）均能促使供试品降解。

2. 鉴别

(1) 钾、钠盐的焰色反应　青霉素族、头孢菌素族药物多是制成钾盐或钠盐供临床使用，因而可利用其焰色反应进行鉴别。钾盐在无色火焰中燃烧，火焰即显紫色，若有少量钠盐混存时，须隔蓝色钴玻璃透视辨认。钠盐在无色火焰中燃烧，火焰即显鲜黄色。例如头孢唑啉钠的鉴别，本品显钠盐鉴别的反应。

(2) 显色反应

① 羟肟酸铁反应　青霉素族及头孢菌素在碱性中与羟胺作用，β-内酰胺环破裂生成羟肟酸，在稀酸中与高铁离子呈色。头孢哌酮、哌拉西林（钠）和磺苄西林钠采用此法鉴别。例如头孢哌酮的鉴别：取本品 10mg，加水 2ml 与盐酸羟胺溶液 3ml，振摇溶解后，放置 5min，加酸性硫酸铁铵试液 1ml，摇匀，显红棕色。

② 茚三酮反应　本类药物一些取代基有 α-氨基结构，可与茚三酮反应。《中国药典》(2015 年版)未收载该类药物的茚三酮显色反应，但采用薄层色谱法（TCL）鉴别药物时，如头孢拉定，以茚三酮为显色剂。

(3) 光谱法

① 紫外分光光度法　本法简便易行，头孢菌素类药物均有紫外吸收，《中国药典》对部分头孢菌素类药物及制剂依据该特征进行鉴别。例如头孢唑啉钠的鉴别：每 1ml 含头孢唑啉钠约 16μg 的溶液，在 272nm 的波长处有最大吸光度，吸收系数（$E_{1cm}^{1\%}$）为 264～292。

② 红外光谱法　红外光谱反映了分子的结构特征，各国药典对收载的 β-内酰胺类抗生素几乎均采用了此法进行鉴别。如头孢氨苄（含 1 分子结晶水）的红外光吸收图谱显示的主要特征吸收见表 13-3。《中国药典》主要采用标准图谱对照法鉴别本类药物。例如青霉素钠的鉴别《中国药典》(2015 年版) 要求，本品的红外光吸收图谱应与对照的图谱（光谱集 222 图）一致。

表 13-3　头孢氨苄红外吸收光谱法特征

波数/cm^{-1}	归　　属	
3500～2500	水、酰胺和胺盐	$\nu_{O-N,N-H}$
1740	β-内酰胺	$\nu_{C=O}$
1690	酰胺	$\nu_{C=O}$
1600, 1400	羧酸离子	ν_{COO-}
1550	酰胺	$\delta_{N-H} + \nu_{C-N}$
695	苯环	$\delta_{环}$

(4) 色谱法　β-内酰胺类抗生素可采用高效液相色谱法或薄层色谱法进行鉴别。《中国药典》(2015 年版) 中本类药物绝大多数都采用高效液相色谱法进行鉴别，例如头孢氨苄、头孢噻吩钠、头孢拉定、青霉素钠等药物的鉴别。也可以采用薄层色谱法进行鉴别，例如头孢拉定、头孢克洛的鉴别。

三、特殊杂质的检查

β-内酰胺类抗生素除需要进行酸碱度、溶液澄清度与颜色、水分等一般杂质项的检查外，还要进行特殊杂质的检查。一些特殊杂质的存在，会使药效降低、抗菌活性减弱，甚至引起严重的过敏反应，因此对这些杂质要进行严格有效的控制。本类药物的特殊杂质主要有高分子聚合物、有关物质、异构体等，一般采用高效液相色谱法控制其含量，有时也采用测定杂质的吸光度来控制杂质量。

1. 聚合物

β-内酰胺类抗生素在临床中常见的不良反应是过敏反应，经过研究证明，引发 β-内酰胺类抗生素过敏反应是其中存在的高分子聚合物。抗生素药物中的高分子杂质按其来源通常分为外源性杂质和内源性杂质。外源性杂质一般来源于发酵工艺，随着现代生产工艺的不断改进和提高，外源性杂质日趋减少，因此对内源性杂质的控制是当前抗生素高分子杂质质量控制的重点。内源性杂质是抗生素药物自身聚合产物，来自生产过程、贮存，或在用药时使用不当产生。

《中国药典》（2015 年版）对头孢他啶、头孢噻肟钠、头孢哌酮、青霉素钠等药物的高分子聚合物杂质进行了检查，聚合物的检查方法采用分子排阻色谱法。

例如头孢他啶中头孢他啶聚合物的检查。照分子排阻色谱法《中国药典》（2015 年版）通则 0514 测定。以葡萄糖凝胶 G-10（40～120μm）为填充剂，采用自身对照外标法，含头孢他啶聚合物的量不得超过 0.3%。

2. 有关物质和异构体

有关物质是指在药物制备和贮存过程中，根据药物性质和生产工艺可能产生的杂质，多指有机杂质，包括已知杂质和未知杂质。β-内酰胺类抗生素中的有关物质和异构体通常采用色谱法检查。本类药物多数规定进行有关物质检查，部分还检查异构体杂质。例如头孢氨苄中有关物质的检查，采用高效液相色谱法《中国药典》（2015 年版）通则 0512 测定。以 7-氨基去乙酰氧基头孢烷酸对照品和 α-苯甘氨酸对照品配制杂质对照品溶液，供试品溶液色谱图中如有杂质峰，7-氨基去乙酰氧基头孢烷酸与 α-苯甘氨酸按外标法以峰面积计算，均不得超过 1.0%。其他杂质的检查按主成分自身对照法进行检查。

3. 杂质吸光度的测定

《中国药典》（2015 年版）也采用测定杂质吸光度的方法来控制 β-内酰胺类抗生素的杂质含量。例如青霉素钠吸光度的检查。取本品，精密称定，加水溶解并定量稀释制成每 1ml 中约含 1.80mg 的溶液，照紫外-可见分光光度法（通则 0401），在 280nm 与 325nm 波长测定，吸光度均不得大于 0.10；在 264nm 波长处有最大吸收，吸光度应为 0.80～0.88。

> **课堂活动**
>
> 头孢氨苄为什么要检查 7-氨基去乙酰氧基头孢烷酸与 α-苯甘氨酸？
>
> 答：头孢氨苄是以青霉素钾为原料，经氧化、扩环、裂解得 7-氨基去乙酰氧基头孢烷酸，再与侧链 α-苯甘氨酸缩合而成的。这两种物质都有可能成为主要杂质残留在成品中，所以要进行检查。

四、含量测定

《中国药典》（2015 年版）对 β-内酰胺类药物的含量测定目前大多采用高效液相色谱法（HPLC）。因 β-内酰胺类药物含有杂质，采用 HPLC 不但可快速、高效测定药物含量，更能够将供试品中可能存在的降解产物、原料等杂质分离及定量。

例如头孢唑啉钠的含量测定，照高效液相色谱法［《中国药典》（2015 年版）四部通则 0512］测定。

（1）色谱条件与系统适用性试验　用十八烷基硅烷键合硅胶为填充剂；以磷酸氢二钠、枸橼酸溶液（取无水磷酸氢二钠 1.33g 与枸橼酸 1.12g，加水溶解并稀释成 1000ml）-乙腈（88：12）为流动相；检测波长为 254nm；取本品约 10mg，加 0.2%氢氧化钠溶液 10ml 使溶解，静置 15～30min，精密量取 1ml，置 10ml 量瓶中，用流动相稀释至刻度，摇匀，取 10μl 注入液相色谱仪，记录色谱图，头孢唑林峰的保留时间约为 7.5min。头孢唑林峰和相邻杂质峰的分离度应符合要求。

（2）测定法　取本品适量，精密称定，加流动相溶解并定量制成每 1ml 中约含 0.1mg 的溶液，作为供试品溶液,精密量取 10μl 注入液相色谱仪,记录色谱图;另取头孢唑林对照品适量,加磷酸盐缓冲液(pH7.0)5ml 溶解后,再用流动相定量稀释制成每 1ml 中约含 0.1mg 的溶液,同法测定。按外标法以峰面积计算供试品中 $C_{14}H_{14}N_8O_4S_3$ 的含量。

第三节 氨基糖苷类药物的分析

本类抗生素都是以碱性环己多元醇为苷元,与氨基糖缩合而成的苷,故称为氨基糖苷类抗生素。本类抗生素主要有链霉素、卡那霉素、新霉素、庆大霉素、西索米星、硫酸阿米卡星、奈替米星等,这些药物的抗菌谱和化学性质都有共同之处。本节以链霉素和庆大霉素为例,讨论它们的鉴别和检查方法。这两种抗生素的原料药及制剂均系用微生物检定法测定生物效价。

一、化学结构

1. 链霉素

链霉素是由链霉胍、链霉糖和 N-甲基-L-葡萄糖胺以糖苷键彼此相连结合而成的碱性苷。链霉胍通过苷键与链霉糖相接,此键结合较弱,链霉糖以另一个苷键与 N-甲基-L-葡萄糖胺连接成链霉双糖胺,此键结合较牢。

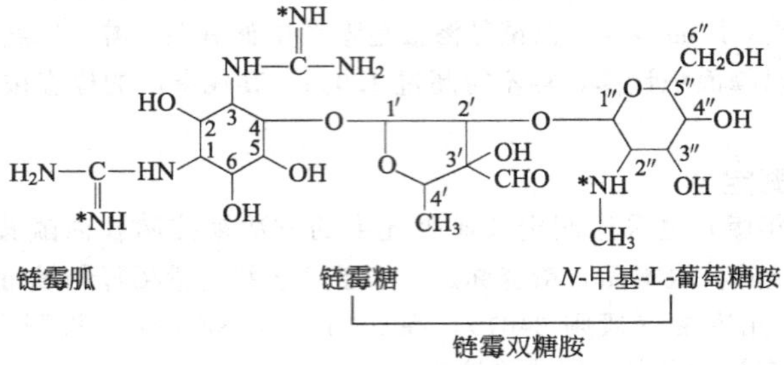

2. 庆大霉素

庆大霉素是由绛红糖胺、脱氧链霉胺和加洛糖胺缩合而成的苷。

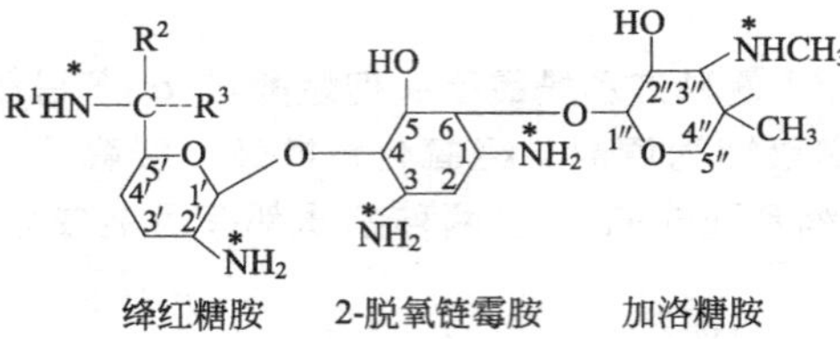

临床应用的庆大霉素是庆大霉素 C 的复合物的硫酸盐,其主要成分为 C_1、C_2、C_{1a}、C_{2a},庆大霉素 C_1、C_2、C_{1a} 三者结构相似,仅在绛红糖胺 C6 位及氨基上甲基化程度不同,C_{2a} 是 C_2 的异构体。具体结构见表 13-4。

表 13-4 庆大霉素 C_1、C_2、C_{1a}、C_{2a} 的结构

庆大霉素	R^1	R^2	R^3	分子式
C_1	CH_3	CH_3	H	$C_{21}H_{43}N_5O_7$
C_2	H	CH_3	H	$C_{20}H_{41}N_5O_7$
C_{1a}	H	H	H	$C_{19}H_{29}N_5O_7$
C_{2a}	H	H	CH_3	$C_{20}H_{41}N_5O_7$

二、主要理化性质与鉴别

1. 主要理化性质

(1) 溶解性与碱性　链霉素分子中有三个碱性中心(式中有 * 号处),其中两个是链霉胍上的

强碱性胍基（pK_a=11.5），另一个是葡萄糖胺上的甲氨基（pK_a=7.7）。庆大霉素有五个碱性中心（式中有 * 号处），其碱性相似（pK_a≈8），它们同属碱性化合物，能与无机酸或有机酸形成盐，临床多用其硫酸盐，易溶于水，不易溶于有机溶剂。

(2) 稳定性　本类药物在干燥条件下对光、热、空气均较稳定。硫酸链霉素水溶液的稳定性受 pH 和温度影响较大，在 pH 为 5.0～7.5 时最为稳定，过酸或过碱条件下易水解失效。在酸性条件下，链霉素水解为链霉胍和链霉双糖胺，后者进一步水解则得 N-甲基-L-葡萄糖胺。碱性条件下也能使链霉素水解为链霉胍和链霉双糖胺，并使链霉糖部分分子重排生成麦芽酚。生成麦芽酚是链霉素特有的反应，可用于鉴别及含量测定。而庆大霉素水溶液对酸碱稳定，在 pH 为 2.0～12.0 范围内，100℃加热 30min 活性无明显变化。

(3) 旋光性：该类药物含有多个氨基糖，具有旋光性。例如硫酸卡那霉素的比旋度为+102°～+110°，硫酸西索米星为+100°～+110°。

2. 鉴别

(1) 茚三酮反应　链霉素与庆大霉素均具有氨基糖苷结构，具有羟基胺类和 α-氨基酸的性质，可与茚三酮缩合成蓝紫色缩合物。

例如硫酸小诺霉素的鉴别：取本品约 5mg，加水溶解后，加 0.1% 茚三酮的水饱和正丁醇溶液 1ml 与吡啶 0.5ml，在水浴中加热 5min，即显紫色。

(2) N-甲基葡萄糖胺反应　本类药物经水解生成葡萄糖胺部分（如链霉素生成 N-甲基葡萄糖胺），在碱性溶液中与乙酰丙酮缩合成吡咯衍生物，再与对二甲氨基苯甲醛的酸性醇溶液反应，生成樱桃红色缩合物。

例如硫酸新霉素的鉴别：取本品约 10mg，加水 1ml 溶解后，加盐酸溶液（9→100）2ml，在水浴中加热 10min，加 8% 氢氧化钠溶液 2ml 与 2% 乙酰丙酮水溶液 1ml，置水浴中加热 5min，冷却后，加对二甲氨基苯甲醛试液 1ml，即显樱桃红色。

(3) 莫利希试验　具有五碳糖或六碳糖结构的氨基糖苷类抗生素经酸水解后，在盐酸（或硫酸）作用下脱水生成糠醛（五碳糖）或羟甲基糠醛（六碳糖），这些产物遇 α-萘酚或蒽酮即显色。例如硫酸卡那霉素的鉴别：取本品约 1mg，加水 2ml 溶解后，加 0.2% 蒽酮的硫酸溶液 4ml，在水浴中加热 15min，冷却，即显蓝紫色。

(4) 麦芽酚的反应　麦芽酚为链霉素特有的反应。麦芽酚为 α-甲基-β-羟基-γ-吡喃酮，链霉素在碱性水解后生成链霉糖，链霉糖经分子重排、环扩大形成六元环，然后消除 N-甲基葡萄糖胺，再消除链霉胍生成麦芽酚。麦芽酚可与铁离子在微酸性溶液中形成紫红色配位化合物。

操作方法：取本品约 20mg，加水 5ml 溶解后，加氢氧化钠试液 0.3ml，置水浴上加热 5min，加硫酸铁铵溶液（取硫酸铁铵 0.1mg，加 0.5mol/L 硫酸溶液 5ml 使溶解）0.5ml，即显紫红色。

（5）坂口反应　坂口反应为链霉素水解产物链霉胍的特有反应。硫酸链霉素水溶液加氢氧化钠试液水解生成链霉胍，链霉胍和 8-羟基喹啉（α-萘酚）作用，冷却后加次溴酸钠试液，生成橙红色化合物。

$$R-NH-\underset{NH}{\overset{\|}{C}}-NH_2 \xrightarrow{OH^-} R-NH-\underset{NH_2}{\overset{\|}{C}}-NH_2 \xrightarrow{BrO^-} R-NH-\underset{NH_2}{\overset{\|}{C}}-NHBr \xrightarrow{OH^-}$$

$$R-N=\underset{NH_2}{\overset{\|}{C}}-Br \xrightarrow{Br^-} R-N=C=N-NH_2$$

操作方法：取供试品约 0.5mg，加水 4ml 溶解后，加氢氧化钠试液 2.5ml 与 0.1% 8-羟基喹啉的乙醇溶液 1ml，放冷至约 15℃，加次溴酸钠试液 3 滴，即显橙红色。

（6）硫酸盐的鉴别反应　本类药物多为硫酸盐，因此各国药典都将硫酸根的鉴别作为这类抗生素的一个鉴别试验。即利用硫酸盐能与氯化钡试液生成白色硫酸钡沉淀进行鉴别。

试验方法收载于《中国药典》（2015 年版）四部通则 0301。

（7）色谱法

① 薄层色谱法　《中国药典》（2015 年版）多以硅胶为薄层板，三氯甲烷-甲醇-浓氨水为展开剂，碘蒸气或茚三酮为显色剂，用薄层色谱法鉴别硫酸庆大霉素、硫酸巴龙霉素及硫酸西索米星等。例如硫酸庆大霉素的鉴别方法：取本品与庆大霉素标准品，分别加水制成每 1ml 中含 2.5mg 的溶液，吸取上述两种溶液各 2μl，分别点于同一硅胶 G 薄层板（临用前于 105℃活化 2h）上；另取三氯甲烷-甲醇-氨溶液（1:1:1）混合振摇，放置 1h，分取下层混合液为展开剂，展开后，取出于 20～25℃晾干，置碘蒸气中显色，供试品溶液所显主斑点数、位置与颜色应与标准品溶液斑点数、位置和颜色相同。

试验方法收载于《中国药典》（2015 年版）四部通则 0502。

② 高效液相色谱法　《中国药典》采用高效液相色谱法鉴别的药物越来越多。例如硫酸奈替米星的鉴别方法：取本品与奈替米星标准品各适量，分别加水溶解并稀释制成每 1ml 中各约含 0.8mg 的溶液，作为供试品溶液和标准品溶液，照有关物质项下的色谱条件试验，供试品溶液主峰的保留时间应与标准品溶液主峰的保留时间一致。

（8）红外光谱法　《中国药典》（2015 年版）硫酸链霉素与硫酸庆大霉素均采用红外分光光度法鉴别，其红外吸收图谱应依次与对照的图谱（光谱集 491 图、485 图）一致。

> **课堂活动**
>
> 思考鉴别链霉素的特有反应有哪些？
> 答：麦芽酚的反应和坂口反应为鉴别链霉素的特有反应。

三、特殊杂质检查

1. 链霉素中有关物质的检查

（1）色谱条件与系统适用性试验　照高效液相色谱法（通则 0512）测定，用十八烷基硅烷键合硅胶为填充剂，以 0.15mol/L 的三氟醋酸溶液为流动相，流速为每分钟 0.5ml，用蒸发光散射检测器检测（参考条件：漂移管温度为110℃，载气流速为每分钟2.8L）。取链霉素标准品适量，加水溶解并稀释制成每1ml中约含链霉素3.5mg的溶液，置日光灯（3000lx）下照射24h，作为分离度溶液，取妥布霉素标准品适量，用分离度溶液溶解并稀释制成每1ml中约含妥布霉素0.06mg的混合溶液，量取10μl注入液相色谱仪，记录色谱图。链霉素峰保留时间约为10~12min，链霉素峰与相对保留时间约为0.9处的杂质峰的分离度和链霉素峰与妥布霉素峰的分离度应分别大于1.2和1.5。

(2) 供试品溶液制备　取本品适量，加水溶解并稀释制成每1ml中约含链霉素3.5mg的溶液，作为供试品溶液。

(3) 对照溶液的制备　精密量取适量，用水定量稀释制成每1ml中约含链霉素35μg、70μg和140μg的溶液，作为对照溶液(1)、(2)和(3)。

(4) 测定法　精密量取对照溶液(1)、(2)和(3)各10μl，分别注入液相色谱仪，记录色谱图。以对照溶液浓度的对数值与相应峰面积的对数值计算线性回归方程，相关系数(r)应不小于0.99。另取供试品溶液，同法测定，记录色谱图至主成分峰保留时间的2倍，供试品溶液色谱图中如有杂质峰（硫酸根峰除外），用线性回归方程计算，单个杂质不得过2.0%，杂质总量不得过5.0%。

2. 硫酸庆大霉素C组分的测定

本类抗生素多为同系物组成的混合物，同系物的效价、毒性各不相同，为了保证药品的质量，必须控制各组分的相对含量。对于硫酸庆大霉素由于发酵菌种不同或工艺略有差别，各厂家产品C组分含量比例不完全一致。庆大霉素C_1、C_2、C_{1a}对微生物的活性无明显差异，但其毒副作用和耐药性有差异，导致各组分的多少会影响产品的效价和临床疗效。因此，各国药典均规定控制各组分的相对含量百分比。

庆大霉素C组分的测定照高效液相色谱法［《中国药典》（2015年版）四部通则0512］测定。

(1) 色谱条件与系统适用性试验　用十八烷基键合硅胶为填充剂（pH适应范围0.8~8.0）；以0.2mol/L三氟醋酸—甲醇（96:4）为流动相；流速为每分钟0.6~0.8ml；蒸发光散射检测器（高温型不分流模式：漂移管温度为105~110℃，载气流量为每分钟2.5L；低温型分流模式：漂移管温度为45~55℃，载气压力为350kPa）测定。取庆大霉素标准品、小诺霉素标准品和西索米星对照品各适量，分别加流动相溶解并稀释制成每1ml中约含庆大霉素总C组分2.5mg、小诺霉素0.1mg和西索米星25μg的溶液，分别量取20μl注入液相色谱仪，庆大霉素标准品溶液色谱图应与标准图谱一致，西索米星峰和庆大霉素C_{1a}峰之间，庆大霉素C_2峰、小诺霉素峰和庆大霉素C_{2a}峰之间的分离度均应符合规定；西索米星对照品溶液色谱图中主成分峰峰高的信噪比应大于20；精密量取小诺霉素标准品溶液20μl，连续进样5次，峰面积的相对标准偏差应符合要求。

(2) 测定法　精密称取庆大霉素标准品适量，加流动相溶解并定量稀释制成每1ml中约含庆大霉素总C组分1.0mg、2.5mg、5.0mg的溶液，作为标准品溶液(1)、(2)、(3)。精密量取上述三种溶液各20μl，分别注入液相色谱仪，记录色谱图，计算标准品溶液各组分浓度对数值与相应峰面积对数值的线性回归方程，相关系数(r)应不小于0.99；另精密称取本品适量，加流动相溶解并定量稀释制成每1ml中约含庆大霉素2.5mg的溶液，同法测定，用庆大霉素各组分的线性回归方程分别计算供试品中对应组分的量(c_{tc_x})，并按下面公式计算出各组分的含量（%，mg/mg），C_1应为14%~22%，C_{1a}应为10%~23%，$C_{2a}+C_2$应为17%~36%，四个组分总含量不得低于50.0%。

$$c_x(\%) = \frac{c_{tc_x}}{\frac{m_t}{V_t}} \times 100\%$$

式中　c_x——庆大霉素各组分的含量，%，(mg/mg)；

　　　c_{tc_x}——由回归方程计算出的各组分的含量，mg/ml；

　　　m_t——供试品质量，mg；

　　　V_t——体积，ml。

根据所得组分的含量，按下面公式计算出庆大霉素各组分的相对比例，C_1应为25%~50%，C_{1a}应为15%~40%，$C_{2a}+C_2$应为20%~50%。

$$c'_x(\%) = \frac{c_x}{c_1 + c_{1a} + c_2 + c_{2a}} \times 100\%$$

式中 c'_x——庆大霉素各组分的相对比例。

四、含量测定

《中国药典》(2015年版)对大多数氨基糖苷类药物的效价测定采用微生物检定法测定。对于硫酸卡那霉素、硫酸西索米星和硫酸阿米卡星等采用高效液相色谱法进行测定。下面以硫酸西索米星为例介绍高效液相色谱法测定方法。

硫酸西索米星含量测定照高效液相色谱法[《中国药典》(2015年版)四部通则0512]测定。

1. 色谱条件与系统适用性试验

用十八烷基硅烷键合硅胶为填充剂;以庚烷磺酸钠溶液(取庚烷磺酸钠20.22g,加0.07mol/L的磷酸溶液溶解并稀释至1000ml)-乙腈(62:38)为流动相;检测波长为205nm。分别称取西索米星对照品和奈替米星对照品各适量,加水溶解并稀释制成每1ml中约含西索米星0.5mg和奈替米星0.05mg的混合溶液,作为系统适用性溶液,取10μl注入液相色谱仪,记录色谱图,西索米星峰的拖尾因子应不大于2.0,西索米星峰和奈替米星峰的分离度应符合要求。

2. 测定法

取本品适量,精密称定,加水溶解并定量稀释制成每1ml中约含西索米星0.5mg的溶液,摇匀,作为供试品溶液,精密量取10μl注入液相色谱仪,记录色谱图;另取西索米星对照品适量,同法测定。按外标法以峰面积计算供试品中西索米星($C_{19}H_{37}N_5O_7$)的含量。

第四节 四环素类抗生素的分析

四环素类抗生素的化学结构由四个环组成,故称为四环素类抗生素。

一、化学结构

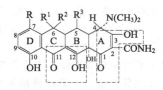

四环素类抗生素可以看作是四并苯或萘并萘的衍生物。其结构特点为母核C4位有二甲氨基[—N(CH$_3$)$_2$]、C2位有酰氨基(—CONH$_2$)、C10位有酚羟基(Ar—OH)和两个含有酮基和烯醇基的共轭双键(结构式中虚线内所示部分)。结构中各取代基R、R^1、R^2、R^3的不同构成了不同四环素类抗生素。常见的本类药物见表13-5。

表13-5 四环素类药物分子中的取代基

药物	R	R^1	R^2	R^3
四环素 tetracycline(TC)	H	OH	CH$_3$	H
金霉素 chlortetracycline(CTC)	Cl	OH	CH$_3$	H
土霉素 oxytetracycline(OTC)	H	OH	CH$_3$	OH
多西环素 doxycycline(DOTC)	H	H	CH$_3$	H
美他环素 metacycline(METC)	H	=CH$_2$	—	OH

二、主要理化性质和鉴别

1. 主要理化性质

（1）**酸碱性与溶解度** 分子中具有酚羟基和烯醇型羟基，显弱酸性，同时分子中具有二甲氨基，显弱碱性，故为酸碱两性化合物，遇酸及碱均能生成相应的盐，临床多使用其盐酸盐。其盐酸盐易溶于水，它们的游离碱在水中溶解度很小。

（2）**旋光性** 本类抗生素结构中具有多个手性碳原子，因此有旋光性。《中国药典》（2015年版）本类药物的性状项下规定有比旋度测定。例如盐酸土霉素：取本品，精密称定，加盐酸溶液（9→1000）溶解并定量稀释制成每1ml中约含10mg的溶液，依法测定（通则0621），比旋度$-188°$～$-200°$。

（3）**稳定性** 本类抗生素对各种氧化剂、酸、碱都是不稳定的。干燥的四环素类游离碱及其盐在避光条件下保存较稳定，但其水溶液随pH的变化会发生差向异构化、降解等反应，使抗菌活性降低、颜色变深。

① **差向异构化反应** 四环素类抗生素在pH为2~6的溶液中，由于A环上手性碳原子C4构型的改变，发生差向异构化，形成差向异构体即4-差向四环素。反应是可逆的，达到平衡时溶液中差向化合物的含量可达40%~60%。四环素与金霉素极易发生差向异构化，造成抗菌活性剧减或完全消失。而土霉素、多烯环素、美他环素不易发生差向异构化。

② **酸性条件下的降解反应** 在pH<2.0的溶液中，四环素和金霉素，生成脱水四环素和金霉素。脱水四环素类分子中，共轭双键的数目增加，颜色加深，对光的吸收程度增大。橙黄色的脱水四环素和脱水金霉素分别在435nm及445nm处有较大吸收。利用这一性质，对金霉素和四环素进行比色测定。

四环素的差向异构化反应和降解反应可表示如下：

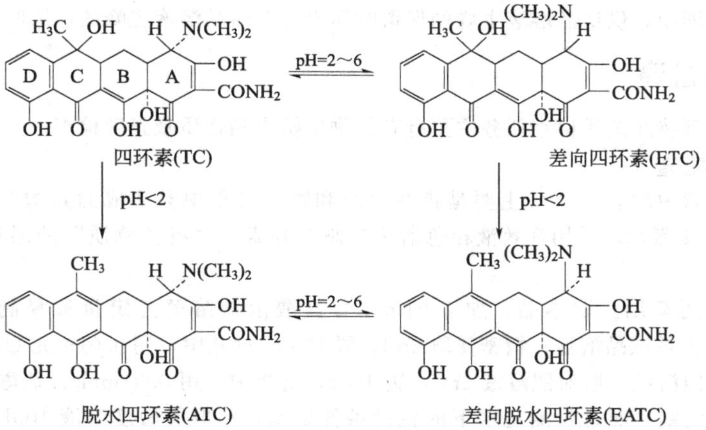

③ **碱性条件下的降解反应** 四环素类抗生素在碱性溶液中，生成无活性的具内酯结构的异构体，若在强碱性溶液中加热，几乎可以定量地转化为异四环素，其在紫外光照射下，具强烈荧光。

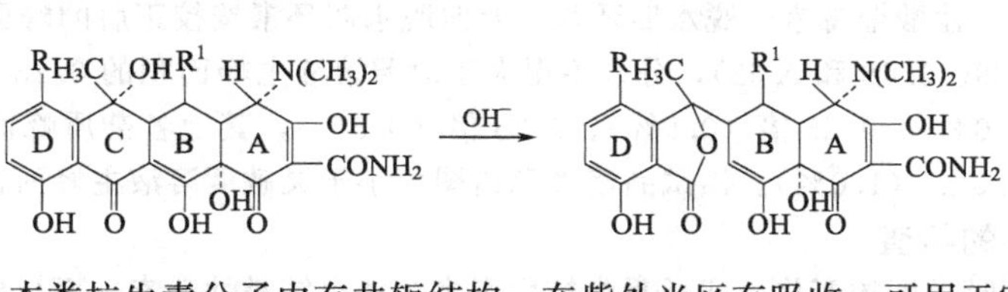

（4）**光谱特征** 本类抗生素分子内有共轭结构，在紫外光区有吸收，可用于定性、定量分析。这些抗生素在紫外光照射下产生荧光，其降解产物也有荧光，利用这一性质，在薄层色谱鉴别法中常用于斑点的检出。

(5) 与金属粒子形成配位化合物　四环素类抗生素分子中具有酚羟基和烯醇基，能与许多金属离子形成不溶性盐类或有色配位化合物。如与钙离子、镁离子形成不溶性的钙盐或镁盐，与铁离子形成红色配位化合物，与氯离子形成黄色配位化合物。

2. 鉴别

(1) 显色和沉淀反应

① 浓硫酸显色反应　四环素类抗生素与硫酸反应立即产生不同颜色，可用于鉴别和区别各种四环素类抗生素。如盐酸四环素显深紫色；盐酸金霉素显蓝色，渐变橄榄绿色，加水1ml后显金黄色或棕黄色；盐酸土霉素显深朱红色，加水后变为黄色。

② 三氯化铁反应　四环素类抗生素分子结构中具有酚羟基，在酸性溶液中遇三氯化铁试液即显色。如盐酸四环素遇硫酸显深紫色，再加三氯化铁反应后显红棕色。

③ 氯化物反应　四环素类药物均为盐酸盐，可与硝酸银试液反应生成白色氯化银沉淀，从而用于鉴别。

试验方法收载于《中国药典》(2015年版) 四部通则0301。

(2) 光谱法鉴别

① 紫外分光光度法　本类抗生素分子内含有共轭双键系统，在紫外光区有吸收。因此《中国药典》(2015年版) 将紫外吸收的特征作为盐酸美他环素、盐酸多西环素的鉴别任务。例如盐酸美他环素的鉴别：取本品，加水溶解并稀释制成每1ml中约含10μg 的溶液，在345nm、282nm和241nm波长处有最大吸收，在264nm和222nm波长处有最小吸收。

试验方法收载于《中国药典》(2015年版) 四部通则0401。

② 红外吸收光谱法　《中国药典》对除盐酸土霉素外的本类药物采用红外吸收光谱法进行鉴别。例如盐酸四环素的鉴别：本品的红外光吸收图谱应与对照的图谱（光谱集332图）一致。

(3) 色谱法　《中国药典》(2015年版) 鉴别项下除盐酸土霉素保留了薄层色谱法与高效液相色谱法任选一项外，本类药物基本采用高效液相色谱法进行鉴别。例如盐酸多西环素的鉴别：在含量测定项下记录的色谱图中，供试品溶液主峰的保留时间应与对照品溶液主峰的保留时间一致。

三、特殊杂质检查

四环素类抗生素特殊杂质检查任务主要有有关物质检查和杂质吸光度检查。

1. 有关物质检查

四环素类抗生素中的有关杂质主要是指在生产和贮存过程中易形成的异构杂质、降解杂质等。《中国药典》(2015年版) 均采用高效液相色谱法控制四环素中"有关物质"的限量。例如盐酸四环素有关物质的检查。

检查方法：临用新制。取本品，加0.01mol/L 盐酸溶液溶解并定量稀释制成每1ml 中约含0.8mg 的溶液，作为供试品溶液；精密量取2ml，置100ml 量瓶中，用0.01mol/L 盐酸溶液稀释至刻度，摇匀，作为对照溶液。取对照溶液2ml，置100ml 量瓶中，用0.01mol/L 盐酸溶液稀释至刻度，摇匀，作为灵敏度溶液。照含量测定项下的色谱条件试验，量取灵敏度溶液10μl 注入液相色谱仪，记录色谱图，主成分色谱峰高的信噪比应大于10。再精密量取供试品溶液与对照溶液各10μl，分别注入液相色谱仪，记录色谱图至主成分峰保留时间的2.5倍，供试品溶液色谱图中如有杂质峰，土霉素、4-差向四环素、盐酸金霉素、脱水四环素、差向脱水四环素按校正后的峰面积（分别乘以校正因子1.0、1.42、1.39、0.48和0.62），分别不得大于对照溶液主峰面积的0.25倍（0.5%）、1.5倍（3.0%）、0.5倍（1.0%）、0.25倍（0.5%）、0.25倍（0.5%），其他各杂质峰面积的和不得大于对照溶液主峰面积的0.5倍（1.0%）。供试品溶液色谱图中小于灵敏度溶液主峰面积的峰忽略不计。

2. 杂质吸光度的检查

杂质会导致光谱吸光度的变化。四环素类抗生素多为黄色结晶性粉末；而异构体、降解产物颜色较深，此类杂质的存在均可使四环素类抗生素的外观色泽变深。《中国药典》(2015年版) 采用分光光度法检查杂质吸光度。例如盐酸土霉素杂质吸光度的检查：取本品，加0.1mol/L 盐酸甲醇溶液

(1→100) 溶解并定量稀释制成每 1ml 中含 2.0mg 的溶液，照紫外-可见分光光度法（通则 0401），于 1h 内在 430nm 的波长处测定，吸光度不得过 0.50。另取本品，加上述盐酸甲醇溶液并定量稀释制成每 1ml 中含 10mg 的溶液，在 490nm 的波长处测定，吸光度不得过 0.20。

四、含量测定

四环素类抗生素的含量测定，目前《中国药典》(2015 年版）已全部采用高效液相色谱法。例如盐酸四环素含量测定，照高效液相色谱法 [《中国药典》(2015 年版）通则 0512] 测定。

1. 色谱条件与系统适用性试验

用十八烷基硅烷键合硅胶为填充剂；以醋酸铵溶液 [0.15mol/L 醋酸铵溶液-0.01mol/L 乙二胺四醋酸二钠溶液-三乙胺（100:10:1），用醋酸调节 pH 至 8.5]-乙腈（83:17）为流动相；检测波长为 280nm。取 4-差向四环素对照品、土霉素对照品、差向脱水四环素对照品、盐酸金霉素对照品及脱水四环素对照品各约 3mg 与盐酸四环素对照品约 48mg，置 100ml 量瓶中，加 0.1mol/L 盐酸溶液 10ml 使溶解后，用水稀释至刻度，摇匀，作为系统适用性溶液，取 10μl 注入液相色谱仪，记录色谱图，出峰顺序为：4-差向四环素、土霉素、差向脱水四环素、四环素、金霉素、脱水四环素，四环素的保留时间约为 14min。4-差向四环素峰、土霉素峰、差向脱水四环素峰、四环素峰、金霉素峰间的分离度均应符合要求，金霉素峰及脱水四环素峰间的分离度应大于 1.0。

2. 测定法

取本品约 25mg，精密称定，置 50ml 量瓶中，加 0.01mol/L 盐酸溶液溶解并稀释至刻度，摇匀，精密量取 5ml，置 25ml 量瓶中，用 0.01mol/L 盐酸溶液稀释至刻度，摇匀，作为供试品溶液，精密量取 10μl 注入液相色谱仪，记录色谱图；另取盐酸四环素对照品适量，同法测定。按外标法以峰面积计算，即得。

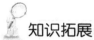

知识拓展

分子排阻色谱法

分子排阻色谱法是根据待测组分的分子大小进行分离的一种液相色谱技术。分子排阻色谱法的分离原理为凝胶色谱柱的分子筛机制。色谱柱多以亲水硅胶、凝胶或经过修饰的凝胶如葡聚糖凝胶和琼脂糖凝胶等为填充剂，这些填充剂表面分布着不同孔径尺寸的孔，药物分子进入色谱柱后，它们中的不同组分按其分子大小进入相应的孔内，大于所有孔径的分子不能进入填充剂颗粒内部，在色谱过程中不被保留，最早被流动相洗脱至柱外，表现为保留时间较短；小于所有孔径的分子能自由进入填充剂表面的所有孔径，在色谱柱中滞留时间较长，表现为保留长；其余分子则按分子大小依次被洗脱。

1. 对仪器的一般要求

分子排阻色谱法所需的进样器和检测器同高效液相色谱法（通则 0512），液相色谱泵一般分为常压、中压和高压泵。在药物分析中，尤其是分子量或分子量分布测定中，通常采用高效分子排阻色谱法。应选用与供试品分子大小相适应的色谱柱填充剂。使用的流动相通常为水溶液或缓冲溶液，溶液的 pH 不宜超出填充剂的耐受力，一般 pH 在 2~8 范围。流动相中可加入适量的有机溶剂，但不宜过浓，一般不应超过 30%，流速不宜过快，一般为 0.5~1.0ml/min。

2. 系统适用性试验

分子排阻色谱法的系统适用性试验中色谱柱的理论板数（n）、分离度、重复性、拖尾因子的测定方法，在一般情况下，同高效液相色谱法（通则 0512）项下方法，但在进行高分子杂质检查时，某些药物分子的单体与其二聚体不能达到基线分离时，其分离度的计算公式为：

$$R = \frac{二聚体的峰高}{单体与二聚体之间的谷高}$$

除另有规定外,分离度应大于2.0。

3. 高分子杂质测定法

高分子杂质系指供试品中含有分子量大于药物分子的杂质,通常是药物在生产或贮存过程中产生的高分子聚合物或在生产过程中未除尽的可能产生过敏反应的高分子物质。按各品种项下规定的色谱条件进行分离。

定量方法如下。

① 主成分自身对照法。同高效液相色谱法(通则0512)项下规定,一般用于高分子杂质含量较低的品种。

② 面积归一化法。同高效液相色谱法(通则0512)项下规定。

③ 限量法。除另有规定外,规定不得检出保留时间小于标准物质保留时间的组分,一般用于混合物中高分子物质的控制。

④ 自身对照外标法。一般用于葡萄糖凝胶 G-10 凝胶色谱系统中 β-内酰胺类抗生素中高分子杂质的检查。在该分离系统中,除部分寡聚物外,β-内酰胺类抗生素中高分子杂质在色谱过程中均不保留,即所有的高分子杂质表现为单一的色谱峰,以供试品自身为对照品,按外标法计算供试品中高分子杂质的相对百分含量。

本章小结

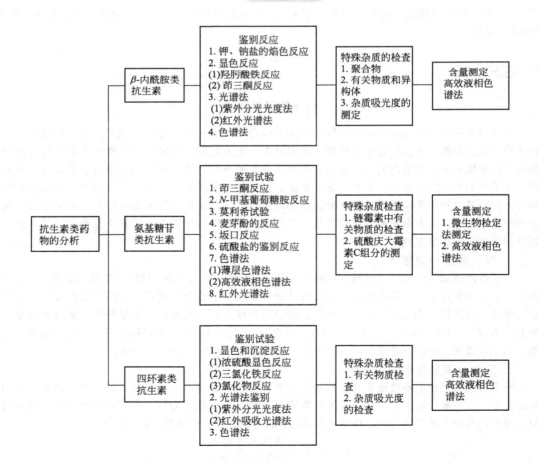

同步测试

一、A 型题（单选题）

1. 具有 β-内酰胺环结构的药物为（　　）。
   A. 地西泮　　　　　　　　B. 丙酸睾丸　　　　　　　C. 苄星青霉素
   D. 盐酸四环素　　　　　　E. 普鲁卡因青霉素

2. 四环素在酸性条件下的降解产物是（　　）。
   A. 差向四环素　　　　　　B. 脱水四环素　　　　　　C. 异四环素
   D. 去甲四环素　　　　　　E. 去甲氧四环素

3. 下列哪个药物会发生羟肟酸铁反应（　　）。
   A. 头孢哌酮　　　　　　　B. 庆大霉素　　　　　　　C. 红霉素
   D. 链霉素　　　　　　　　E. 维生素

4. 可用茚三酮反应进行鉴别的药物为（　　）。
   A. 阿司匹林　　　　　　　B. 庆大霉素　　　　　　　C. 金霉素
   D. 苯巴比妥　　　　　　　E. 异烟肼

5. 可发生麦芽酚反应的药物是（　　）。
   A. 巴龙霉素　　　　　　　B. 庆大霉素　　　　　　　C. 青霉素钾
   D. 链霉素　　　　　　　　E. 四环素

6. 各国药典中四环素类抗生素的含量测定方法为（　　）。
   A. 微生物检定法　　　　　B. 紫外分光光度法　　　　C. 气相色谱法
   D. 比色法　　　　　　　　E. 高效液相色谱法

二、B 型题（配伍选择题）

【1～5】
   A. 绛红糖胺　　　　　　　B. 链霉胍　　　　　　　　C. 酚羟基
   D. 氢化噻唑环　　　　　　E. 氢化噻嗪环

1. 头孢氨苄分子中含有的结构为（　　）。
2. 阿莫西林分子中含有的结构为（　　）。
3. 庆大霉素分子中含有的结构为（　　）。
4. 链霉素分子中含有的结构为（　　）。
5. 盐酸四环素分子中含有的结构为（　　）。

【6～10】
   A. 聚合物　　　　　　　　B. 链霉素 B　　　　　　　C. 降解杂质
   D. 其他甾体　　　　　　　E. 游离生育酚

6. 盐酸四环素中可能存在的杂质为（　　）。
7. 黄体酮中可能存在的杂质为（　　）。
8. 维生素 E 中可能存在的杂质为（　　）。
9. 链霉素中可能存在的杂质为（　　）。
10. 头孢他啶中可能存在的杂质为（　　）。

三、X 型题（多选题）

1. 四环素类抗生素的鉴别反应包括（　　）。
   A. 三氯化锑反应　　　　　B. 三氯化铁反应　　　　　C. 浓硫酸反应
   D. 薄层色谱法　　　　　　E. 高效液相色谱法

2. 具有紫外吸收的药物包括（　　）。

A. 青霉素钠　　　　　B. 头孢氨苄　　　　　　C. 硫酸庆大霉素
D. 硫酸链霉素　　　　E. 土霉素

四、简答题
1. β-内酰胺类抗生素的鉴别和含量测定方法是根据其分子结构中的哪些基团的性质而制定？
2. 药典中为什么对四环素类抗生素规定有特殊杂质检查？

第十四章 药物制剂分析

Chapter 14

【知识目标】
1. 理解药物制剂分析的特点。
2. 掌握片剂和注射剂等主要剂型的分析的步骤和任务；各种剂型的含量测定结果的计算。
3. 熟悉片剂与注射剂中常用的附加剂的干扰和排除。
4. 了解胶囊剂和软膏剂常规检查任务及方法；复方制剂的特点和方法。

【能力目标】
1. 掌握化学药物制剂分析的特点与基本方法及处理问题的基本思路。
2. 能够胜任药物制剂生产、供应的分析检验工作，并能具有探索解决药品质量问题的基本思路和基本能力。

《中国药典》（2015年版）收载42种药物的剂型，相同的处方，制成的不同剂型，添加的辅料有所差异，检查的任务亦不同。本章主要讨论片剂、注射剂、胶囊剂、软膏剂、复方制剂的分析检测任务。

第一节 制剂分析的特点

原料药经过一定的生产工艺制成适当的剂型，称为药物制剂。药物需制成适宜的剂型，便于使用、贮藏和运输，适应医疗需要发挥药物的疗效，降低药物的毒性或副作用，直接供广大消费者使用，因此控制好药物制剂的质量更加必要和重要。

药物的剂型很多，《中国药典》（2015年版）收载的药物剂型有：片剂、注射剂、胶囊剂、颗粒剂、散剂、糖浆剂、栓剂、丸剂、软膏剂、乳膏剂、眼用制剂、鼻用制剂、糊剂、吸入制剂、喷雾剂、气雾剂、凝胶剂、搽剂、涂剂、涂膜剂、酊剂、贴剂、贴膏剂、口服溶液剂、口服混悬剂、口服乳剂、植入剂、膜剂、耳用制剂、洗剂、冲洗剂、灌肠剂、合剂、锭剂、煎膏剂（膏滋）、胶剂、酒剂、膏药、露剂、茶剂、流浸膏剂与浸膏剂。根据制剂中所含药物数量的多少，制剂又分为单方制剂和复方制剂。

制剂分析是针对不同剂型的药物，利用物理、化学或生物学方法进行分析测定，以检验药物制剂是否符合质量标准的要求。制剂分析一方面为药品研制提供重要的技术支持，另一方面对保证药品的有效性及安全性发挥着重要的作用。

药物制剂除原料药外，含有各种附加剂（辅料），如淀粉、硬脂酸镁、蔗糖、乳糖等，往往影响制剂分析，所以制剂分析一般与原料药的分析有所不同，主要体现在以下几个方面。

1. 分析方法不同

由于制剂的组成比较复杂，在选用分析方法时，应根据药物的性质、含量的多少以及辅料对测定是否有干扰来确定。测定方法除应满足准确度和精密度的要求外，还应注意专属性和灵敏度，所以原料药的测定方法不能照搬到制剂中。如附加剂对主药的测定有干扰时，应对样品进行预处理，或选择专属性更高的方法。

2. 分析任务和要求不同

由于制剂是用符合要求的原料药和辅料制备而成，因此制剂的杂质检查一般不需要重复原料药的检查任务，制剂主要是检查在制备和储藏过程中可能产生的杂质。除杂质检查外，《中国药典》规定制剂还需做一些常规的检查任务，如重量差异、崩解时限、卫生学检查等；有些制剂还需做一些特殊的检查，如小剂量的片剂需做含量均匀度检查、水溶性较差的药物片剂需做溶出度检查、缓释剂或控释剂需做释放度检查等。

3. 含量测定结果的表示方法及限度要求不同

制剂的含量限度范围，是根据主药含量、测定方法、可能产生的偏差制定的，其表示方法与原料药不同。

原料药的含量限度是以百分含量表示的，一般表示为含原料药不得少于百分之多少。有时原料药也规定上限：如利福平规定按干燥品计算含量应为 97.0%～102.0%，其上限是指用最新质量标准规定的分析方法测定时可能达到的数值，为标准规定的限度或允许偏差，并非真实含量。如未规定上限，系指不超过 101.0%。

制剂的含量测定是以标示量的百分比表示。标示量是指单位药品中所含主药的理论值（制剂的规定值），如苯巴比妥片的规格为 15mg、30mg、50mg、100mg，表示每片苯巴比妥中含纯苯巴比妥的理论值分别为 15mg、30mg、50mg、100mg，即标示量分别为 15mg、30mg、50mg、100mg。标示百分含量即单位药品的实际含量与标示量的比值。

$$标示量(\%) = \frac{实际含量}{标示量} \times 100\%$$

以片剂为例：

$$标示量(\%) = \frac{每片实际含量}{标示量} \times 100\% = \frac{\frac{W_{测得量}}{W_{称样量}} \times 平均片重}{标示量} \times 100\%$$

当制剂中主药含量与标示量相等时，其标示百分含量为 100.0%。若计算结果在规定范围内，即可判定含量符合标准。

目前，各种新剂型和新工艺不断出现，《中国药典》（2015 年版）在制剂通则项下阐述了药物不同剂型分析的基本思路和方法，为制剂分析提供了技术指导。在具体制剂的分析过程中，还要结合药物的理化性质、制剂处方、工艺等，建立全面的质量控制指标与方法，并不断地修订和完善，以保证药品在有效期内安全有效。

药物制剂分析的内容是结合不同剂型的质量要求而确定的。与原料药相似，制剂的分析任务一般亦包括性状、鉴别、检查和含量测定等几个方面。与原料药物不同，制剂含有辅料，辅料是制剂中除主药外其他物料的总称，是药物制剂的重要组成部分。辅料的存在，使得药物制剂在分析的具体内容与采用的方法上与原料药不完全相同。

> **课堂活动**
>
> 我们日常服用的药物是原料药还是制剂？
> 答：原料药是指在制剂中的主要成分，单独的原料药是没有办法直接使用的。而制剂中除了含有原料药外还有许多的"辅助成分"，比如片剂中有淀粉、乳糖等辅助成分，注射剂中有水、pH调节剂、等渗调节剂等辅助成分。

第二节 片剂的分析

片剂系指原料药物或与适宜的辅料制成的圆形或异形的片状固体制剂。片剂以口服普通片为主，另有含片、舌下片、口腔贴片、咀嚼片、分散片、可溶片、泡腾片、阴道片、阴道泡腾片、缓释片、控释片、肠溶片与口崩片等。

一、分析步骤

片剂分析的基本步骤首先要对片剂进行外观色泽、嗅、味等性状的检查,然后进行鉴别、检查(包括与制剂相关的检查和降解产物检查等)和含量测定。

二、片剂的常规检查

《中国药典》2015 年版制剂通则片剂项下规定,片剂的常规检查任务为"重量差异"、"崩解时限"、"微生物限度"检查;对于某些片剂,有时还需做"溶出度"、"含量均匀度"和"释放度"检查。

(一) 重量差异检查

重量差异是指按规定称量方法测得每片的重量与平均片重之间的差异。《中国药典》(2015 年版)规定片剂差异不得超过表 14-1 限度的规定。

表 14-1 片剂重量差异的限度

平均片重或标示片重	重量差异限度
0.30g 以下	±7.5%
0.30g 或 0.30g 以上	±5%

在生产中由于颗粒的均匀度、流动性及设备等原因,都可引起片重的差异。片重的差异可引起各片间主药含量的差异,因此对于一般的片剂,检查重量差异可以判断片剂的均匀性,对于含量较小的片剂,则通过含量均匀度检查法来控制。

1. 检查方法

取供试品 20 片,精密称定总重量,求出平均片重后,再分别精密称定每片的重量,每片重量与平均片重比较(凡无含量测定的片剂或有标示片重的中药片剂,每片重量应与标示片重比较),按表 14-1 的规定,超出重量差异限度的不得多于 2 片,并不得有 1 片超出限度的 1 倍。

2. 注意事项

(1) 糖衣片的片芯应检查重量差异并符合规定,包糖衣后不再检查重量差异。
(2) 薄膜衣应在包薄膜衣后检查重量差异并符合规定。
(3) 凡规定检查含量均匀度的片剂,一般不再进行重量差异的检查。
(4) 操作过程中勿用手直接接触供试品,应戴手套或指套,用平头镊子拿取片剂。
(5) 易吸潮的供试品须置于密闭的称量瓶中,尽快称量。

(二) 崩解时限检查

崩解系是指口服固体制剂在规定条件下全部崩解溶散或成碎粒,除不溶性包衣材料或破碎的胶囊壳外,应全部通过筛网。如有少量不能通过筛网,但已软化或轻质上浮且无硬心者,可作符合规定论。

1. 仪器装置

采用升降式崩解仪,主要结构为一能升降的金属支架与下端镶有筛网的吊篮,并附有挡板。见图 14-1、图 14-2。

2. 检查法

将吊篮通过上端的不锈钢轴悬挂于支架上,浸入 1000ml 烧杯中,并调节吊篮位置使其下降至低点时筛网距烧杯底部 25mm,烧杯内盛有温度为 37℃±1℃ 的水,调节水位高度使吊篮上升至高点时筛网在水面下 15mm 处,吊篮顶部不可浸没于溶液中。升降的金属支架上下移动距离为 55mm±2mm,往返频率为每分钟 30~32 次。

除另有规定外,取供试品 6 片,分别置上述吊篮的玻璃管中,启动崩解仪进行检查,各片均应在 15min 内全部崩解。如有 1 片不能完全崩解,应另取 6 片复试,均应符合规定。

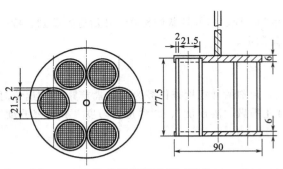
图 14-1 升降式崩解仪示意（单位：mm）

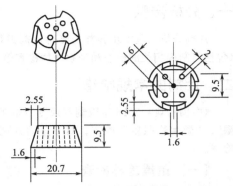
图 14-2 升降式崩解解仪挡板结构（单位：mm）

其他片剂的检查要求见表 14-2。

表 14-2　各种片剂崩解时限操作条件及要求

片剂类型	操作	崩解时间（6 片全部崩解）	备注
中药全粉片	按上述装置与方法检查，每管加挡板 1 块，启动崩解仪	30min 内	如果供试品黏附挡板，应另取 6 片，不加挡板按上述方法检查，应符合规定。如有 1 片不能完全崩解，应另取 6 片复试，均应符合规定
中药浸膏（半浸膏）片	按上述装置与方法检查，每管加挡板 1 块，启动崩解仪	1h 内	
化药薄膜衣片	按上述装置与方法检查，可改在盐酸溶液（9→1000）中进行检查，启动崩解仪	30min 内	
中药薄膜衣片	按上述装置与方法检查，每管加挡板 1 块，可改在盐酸溶液（9→1000）中进行检查，启动崩解仪	1h 内	
化药糖衣片	按上述装置与方法检查，启动崩解仪	1h 内	
中药糖衣片	按上述装置与方法检查，每管加挡板 1 块，启动崩解仪	1h 内	
肠溶片	按上述装置与方法，先在盐酸溶液（9→1000）中检查然后将吊篮取出，用少量水洗涤后，每管加入挡板 1 块，再按上述方法在磷酸盐缓冲液（pH6.8）中进行检查	先 2h（每片均不得有裂缝、崩解或软化现象）再 1h 内	如有 1 片不能完全崩解，应另取 6 片复试，均应符合规定。如有 1 片不能完全崩解，应另取 6 片复试，均应符合规定
结肠定位肠溶片	除另有规定外，按上述装置照各品种下规定检查，各片在盐酸溶液（9→1000）及 pH6.8 以下的磷酸盐缓冲液中 在 pH7.5~8.0 的磷酸盐缓冲液中	2h（每片均不得有裂缝、崩解或软化现象） 1h 内	
含片	除另有规定外，按上述装置和方法检查	10min 内（崩解并溶化）	
舌下片	除另有规定外，按上述装置和方法检查	5min 内（全部崩解并溶化）	
可溶片	除另有规定外，水温为 20℃±5℃，按上述装置和方法检查	3min 内全部崩解并溶化	如有 1 片不能完全崩解或溶化，应另取 6 片复试，均应符合规定
泡腾片	取 1 片，置 250ml 烧杯（内有 200ml 温度 20℃±5℃ 的水）中，即有许多气泡放出，当片剂或碎片周围的气体停止逸出时，片剂应溶解或分散在水中，无聚集的颗粒剩留。除另有规定外，同法检查 6 片	5min 内（全部崩解并溶化）	

3. 注意事项

（1）在规定时限内，如有少量轻质上漂或黏附于不锈钢管内壁或筛网，但无硬心者，可作符合规定论。

（2）凡规定检查溶出度、释放度或分散均匀的制剂，不再进行崩解时限检查。

（三）溶出度检查

片剂口服后，在胃肠道内需经过崩解、溶散、吸收等过程，才能发挥药效。崩解是药物溶出的前提，因此检查溶出度的制剂不再检查崩解时限。

溶出度系指活性药物从片剂、胶囊剂或颗粒剂等普通制剂在规定条件下溶出的速率和程度，在缓释制剂、控释制剂、肠溶制剂及透皮贴剂等制剂中也称释放度。

《中国药典》2015年版收载的溶出度测定采用药物溶出仪，测定法有5种，即第一法（转篮法）、第二法（桨法）、第三法（小杯法）、第四法（桨碟法）、第五法（转筒法），现以片剂为例介绍第一法和第二法。

1. 测定法

测定前，应对仪器装置进行必要的调试，使转篮或桨叶底部距溶出杯的内底部25mm±2mm。分别量取溶出介质置各溶出杯内，实际量取的体积与规定体积的偏差应在±1%范围之内，待溶出介质温度恒定在37℃±0.5℃后，取供试品6片（粒、袋），如为第一法（装置见图14-3），分别投入6个干燥的转篮内，将转篮降入溶出杯中；如为第二法（装置见图14-4），分别投入6个溶出杯内（当品种项下规定需要使用沉降篮时，可将胶囊剂先装入规定的沉降篮内；品种项下未规定使用沉降篮时，如胶囊剂浮于液面，可用一小段耐腐蚀的细金属丝轻绕于胶囊外壳。沉降篮的形状尺寸如图14-5所示）。

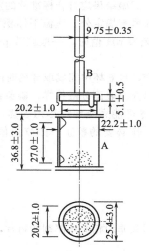

图14-3　转篮装置（单位：mm）
A—篮体；B—篮轴

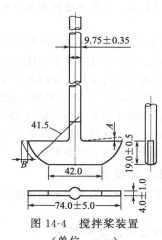

图14-4　搅拌桨装置
（单位：mm）

注意避免供试品表面产生气泡，立即按各品种项下规定的转速启动仪器，计时；至规定的取样时间（实际取样时间与规定时间的差异不得过±2%），吸取溶出液适量（取样位置应在转篮或桨叶顶端至液面的中点，距溶出杯内壁10mm处；需多次取样时，所量取溶出介质的体积之和应在溶出介质的1%之内，如超过总体积的1%时，应及时补充相同体积的温度为37℃±0.5℃的溶出介质，或在计算时加以校正），立即用适当的微孔滤膜滤过，自取样至滤过应在30s内完成。取澄清滤液，照该品种项下规定的方法测定，计算每片（粒、袋）的溶出量。

$$溶出度 = \frac{溶出量}{标示量} \times 100\%$$

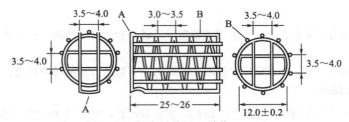

图 14-5 沉降栏装置（单位：mm）
A—耐酸金属卡；B—耐酸金属支架

2. 结果判断

符合下述条件之一者，可判为符合规定：

(1) 6 片（粒、袋）中，每片（粒、袋）的溶出量按标示量计算，均不低于规定限度（Q）。

(2) 6 片（粒、袋）中，如有 1~2 片（粒、袋）低于 Q，但不低于 $Q-10\%$，且其平均溶出量不低于 Q。

(3) 6 片（粒、袋）中，有 1~2 片（粒、袋）低于 Q，其中仅有 1 片（粒、袋）低于 $Q-10\%$，但不低于 $Q-20\%$，且其平均溶出量不低于 Q 时，应另取 6 片（粒、袋）复试；初、复试的 12 片（粒、袋）中有 1~3 片（粒、袋）低于 Q，其中仅有 1 片（粒、袋）低于 $Q-10\%$，但不低于 $Q-20\%$，且其平均溶出量不低于 Q。

以上结果判断中所示的 10%、20% 是指相对于标示量的百分率（%）。

3. 溶出条件和注意事项

(1) 溶出度仪的适用性及性能确认试验。除仪器的各项机械性能应符合规定外，还应用溶出度标准片对仪器进行性能确认实验，按照标准片的说明书操作，试验结果应符合标准片的规定。

(2) 溶出介质。应使用各品种项下规定的溶出介质，除另有规定外，室温下体积为 900ml，并应新鲜配制和经脱气处理；如果溶出介质为缓冲液，当需要调节 pH 值时，一般调节 pH 值至规定 pH 值±0.05 之内。

(3) 取样时间。应按照品种各论中规定的取样时间取样，自 6 杯中完成取样的时间应在 1min 内。

(4) 除另有规定外，颗粒剂或干混悬剂的投样应在溶出介质表面分散投样，避免集中投样。

(5) 如胶囊壳对分析有干扰，应取不少于 6 粒胶囊，尽可能完全地除尽内容物，置同一溶出杯内，按该品种项下规定的分析方法测定空胶囊的平均值，作必要的校正。如校正值大于标示量的 25%，试验无效。如校正值大于标示量的 2%，可忽略不计。

(6) 除另有规定外，Q 应为标示量的 70%。

(7) 溶出槽水保持清洁，定期更换。

（四）含量均匀度检查

含量均匀度系指小剂量或单剂量固体制剂、半固体制剂和非均相液体制剂的每片（个）含量符合标示量的程度。

1. 需检查含量均匀度的制剂

除另有规定外，片剂、硬胶囊剂、颗粒剂或散剂等，每一个单剂标示量小于 25mg 或主药含量小于每一个单剂重量 25% 者；药物间或药物与辅料间采用混粉工艺制成的注射用无菌粉末；内充非均相溶液的软胶囊；单剂量包装的口服混悬液、透皮贴剂和栓剂等品种项下规定含量均匀度应符合要求的制剂，均应检查含量均匀度。复方制剂仅检查符合上述条件的组分，多种维生素或微量元素一般不检查含量均匀度。

2. 检查法

除另有规定外，取供试品 10 个，照各品种项下规定的方法，分别测定每一个单剂以标示量为 100 的相对含量 x_i，求其均值 $\overline{X}$ 和标准差 $S\left[S = \sqrt{\dfrac{\sum_{i=1}^{n}(x_i - \overline{X})^2}{n-1}}\right]$ 以及标示量与均值之差的绝对

值 A（$A=|100-\overline{X}|$）。

根据计算进行判断：

计算结果	$A+2.2S \leqslant L$	$A+S>L$	$A+2.2S>L$ 且 $A+S \leqslant L$
判断	符合规定	不符合规定	不确实,应复试

若 $A+2.2S>L$ 且 $A+S \leqslant L$，则应另取供试品 20 个复试。根据初、复试结果，计算 30 个单剂的均值 $\overline{X}$、标准差 S 和标示量与均值之差的绝对值 A。再按下述公式计算并判定。

计算结果	$A \leqslant 2.5L$		$A>2.5L$	
	若 $A^2+S^2 \leqslant 0.25L^2$	若 $A^2+S^2>0.25L^2$	若 $A+1.7S \leqslant L$	若 $A+1.7S>L$
判断	符合规定	不符合规定	符合规定	不符合规定

3. 注意事项

（1）上述公式中 L 为规定值。除另有规定外，$L=15.0$；单剂量包装的口服混悬液、内充非均相溶液的软胶囊、胶囊型或泡囊型粉雾剂、单剂量包装的眼用、耳用、鼻用混悬剂、固体或半固体制剂 $L=20.0$；透皮贴剂、栓剂 $L=25.0$。

（2）如该品种项下规定含量均匀度的限度为 ±20% 或其他数值时，$L=20.0$ 或其他相应的数值。但各判断式中的系数不变。

（3）凡检查含量均匀度的制剂，一般不再检查重（装）量差异。

（4）当全部主成分均进行含量均匀度检查时，复方制剂一般亦不再检查重（装）量差异。

（五）微生物限度检查

详细操作见《中国药典》（2015 年版）第四部。

以动物、植物、矿物来源的非单体成分制成的片剂，生物制品片剂，以及黏膜或皮肤炎症或腔道等局部用片剂（如口腔贴片、外用可溶片、阴道片、阴道泡腾片等），照非无菌产品微生物限度检查：微生物计数法（通则 1105）和控制菌检查法（通则 1106）及非无菌药品微生物限度标准（通则 1107）检查，应符合规定。规定检查杂菌的生物制品片剂，可不进行微生物限度检查。

（六）含量测定

片剂含量测定最常用的方法有滴定分析法、紫外分光光度法、高效液相色谱法等。现将这几种方法的含量计算介绍如下。

1. 滴定法

$$\text{标示量}(\%)=\frac{\text{每片实际含量}}{\text{标示量}} \times 100\% = \frac{V \times F \times T \times \text{平均重量}}{W \times 1000 \times \text{标示量}} \times 100\% \tag{14-1}$$

或

$$\text{标示量}(\%)=\frac{(V_0-V) \times F \times T \times \text{平均重量}}{W \times 1000 \times \text{标示量}} \times 100\% \tag{14-2}$$

式中　V——供试品消耗滴定液的体积，ml；

　　　F——滴定浓度校正系数（$F=c_\text{实}/c_\text{理}$）；

　　　V_0——空白试液消耗滴定液的体积，ml；

　　　W——称取供试品的质量，g；

　　　T——1ml 滴定液相当于被测组分的质量（即滴定度），g/ml。

2. 紫外分光光度法

（1）对照品法：

$$\text{标示量}(\%)=\frac{A_\text{样} \times c_\text{对} \times \text{稀释倍数} \times \text{平均片重}}{A_\text{对} \times \dfrac{M_\text{样}}{V} \times \text{标示量}} \times 100\% \tag{14-3}$$

式中　$A_\text{样}$——供试品溶液的吸光度；

$A_{对}$——对照品溶液的吸光度；

$c_{对}$——对照品溶液的浓度；

$M_{样}$——供试品的称样量；

V——供试品溶液的体积。

(2) 吸收系数法：

$$标示量(\%) = \frac{\dfrac{A}{E_{1cm}^{1\%} \times L \times 100} \times V \times 稀释倍数 \times 平均片重}{M_{样品} \times 标示量} \times 100\% \tag{14-4}$$

式中 A——供试品溶液的吸光度；

L——比色皿厚度；

V——供试品溶液的体积。

3. 高效液相色谱法

以外标法为例：

$$标示量(\%) = \frac{A_{样} \times c_{对} \times 稀释倍数 \times 平均片重}{A_{对} \times \dfrac{M_{样}}{V} \times 标示量} \times 100\% \tag{14-5}$$

式中 $A_{样}$——样品溶液的峰面积；

$A_{对}$——对照品溶液的峰面积；

$c_{对}$——对照品溶液的浓度；

$M_{样}$——供试品的称样量；

V——供试品溶液的体积。

【例 14-1】 对乙酰氨基酚的含量测定

取本品约 40mg，精密称定，置 250ml 量瓶中，加 0.4％氢氧化钠溶液 50ml 溶解后，加水至刻度，摇匀，精密量取 5ml，置 100ml 量瓶中，加 0.4％氢氧化钠溶液 10ml，加水至刻度，摇匀，照紫外-可见分光光度法（通则 0401），在 257nm 的波长处测定吸收度，按 $C_8H_9NO_2$ 的吸收系数（$E_{1cm}^{1\%}$）为 715 计算，即得。若样品称样量为 W（g），测得的吸光度为 A，计算其百分含量。

解 $$百分含量(\%) = \frac{A}{715} \times \frac{250}{5} \times \frac{1}{W} \times 100\%$$

【例 14-2】 对乙酰氨基酚片的含量测定

取本品 20 片，精密称定，研细，精密称取适量（约相当于对乙酰氨基酚 40mg），置 250ml 量瓶中，加 0.4％氢氧化钠溶液 50ml 与水 50ml，振摇 15min，加水稀释至刻度，摇匀，滤过，精密量取续滤液 5ml，照对乙酰氨基酚项下的方法，自"置 100ml 量瓶中"起，依法测定，即得。若样品称样量为 W（g），测得的吸光度为 A，计算其百分含量。

解 $$标示量(\%) = \frac{A}{715} \times \frac{250}{5} \times \frac{1}{W} \times \frac{平均片重}{标示量} \times 100\%$$

知识拓展

片剂在生产与贮藏期间应符合下列规定。

1. 原料药物与辅料应混合均匀。含药量小或含毒、剧药的片剂，应根据原料药物的性质采用适宜方法使其分散均匀。

2. 凡属挥发性或对光、热不稳定的原料药物，在制片过程中应采取遮光、避热等适宜方法，以避免成分损失或失效。

3. 压片前的物料、颗粒或半成品应控制水分，以适应制片工艺的需要，防止片剂在贮存期间发霉、变质。

4. 根据依从性需要片剂中可加入矫味剂、芳香剂和着色剂等，一般指含片、口腔贴片、咀嚼片、分散片、泡腾片、口崩片等。

5. 为增加稳定性、掩盖原料药物不良臭味、改善片剂外观等，可对制成的药片包糖衣或薄膜衣。对一些遇胃液易破坏、刺激胃黏膜或需要在肠道内释放的口服药片，可包肠溶衣。必要时，薄膜包衣片剂应检查残留溶剂。

6. 片剂外观应完整光洁，色泽均匀，有适宜的硬度和耐磨性，以免包装、运输过程中发生磨损或破碎，除另有规定外，非包衣片应符合片剂脆碎度检查法（通则 0923）的要求。

7. 片剂的微生物限度应符合要求。

8. 根据原料药物和制剂的特性，除来源于动、植物多组分且难以建立测定方法的片剂外，溶出度、释放度、含量均匀度等应符合要求。

9. 除另有规定外，片剂应密封贮存。生物制品原液、半成品和成品的生产及质量控制应符合相关品种要求。

三、片剂常见附加剂的干扰和排除

对于片剂的含量测定，当辅料无干扰时，可采用与原料药相同的方法测定药物制剂。例如对乙酰氨基酚，其原料药《中国药典》采用紫外分光光度法，在 257nm 的波长处测定；由于辅料在此波长处无紫外吸收，不干扰测定，故对乙酰氨基酚片剂含量及溶出度也采用紫外分光光度法分析。

片剂中常用的附加剂有淀粉、糊精、蔗糖、乳糖、滑石粉、羧甲基纤维素钠、硬脂酸镁、硫酸钙等，这些附加剂的存在，干扰药物制剂分析，则应根据主药、辅料的理化性质，采用适当的方法排除辅料干扰。

1. 糖类的干扰及其排除

淀粉、糊精、蔗糖、乳糖等是片剂常用的稀释剂。乳糖本身具有还原性，淀粉、糊精、蔗糖易水解为具有还原性的葡萄糖，因此糖类可能干扰氧化还原滴定。在选择含糖类附加剂片剂的含量测定方法时，应避免使用氧化性强的滴定剂，同时可做阴性对照试验，若阴性对照试验消耗滴定剂，说明附加剂对测定有干扰，应换用其他的方法测定。排除干扰可考虑以下方法。

(1) 提取分离除去干扰　糖类可溶于水，为水溶性，若主药为脂溶性，可用有机溶剂提取主药后测定。

(2) 改变氧化还原试验条件除去干扰　有时，通过控制或改变某些试验条件，也可以有效地消除糖类的干扰。例如，《中国药典》(2015 年版) 硫酸亚铁片的测定。硫酸亚铁原料药采用高锰酸钾滴定法，而硫酸亚铁片的含量测定则采用铈量法（Ce^{4+}）。

课堂活动

为什么测定硫酸亚铁片的含量采用铈量法，而不是高锰酸钾滴定法？

答：高锰酸钾是强氧化剂，在测定硫酸亚铁时，高锰酸钾在酸性条件下，电子对的条件电位为 + 1.51V，该电位可使葡萄糖氧化成葡萄糖酸，有干扰。故《中国药典》对其片剂改用硫酸铈滴定法。此法是基于在 0.5mol/L 硫酸溶液中 $Ce^{4+} + e \rightleftharpoons Ce^{3+}$，电子对的条件电位为 1.44V，可氧化 Fe^{2+} 成为 Fe^{3+}，而不能氧化葡萄糖为葡萄糖酸。

2. 硬脂酸镁的干扰及其排除

硬脂酸镁为片剂常用的润滑剂，其干扰作用可分为两个方面：一方面 Mg^{2+} 可干扰配位滴定法；另一方面硬脂酸根离子可干扰非水滴定法。

(1) 配位滴定法的干扰和排除　在碱性溶液中产生干扰（Mg^{2+}也能与 EDTA-2Na 作用，消耗 EDTA-2Na，而使结果偏高），通常采用合适的指示剂或加掩蔽剂排除。

(2) 非水滴定法的干扰和排除　在非水滴定法中产生干扰，如硬脂酸镁为碱土金属的盐类，在冰醋酸中具碱性，硬脂酸根离子可被高氯酸滴定。若主药含量大，硬脂酸镁的含量小，则对测定结果影响不大，可不考虑其干扰，直接进行测定；但主药含量少而硬脂酸镁含量大时，硬脂酸镁的存在可使测定结果偏高。可采用以下方法排除。

① 用适当的有机溶剂提取分离法。利用硬脂酸镁在有机溶剂中不溶解，药物在有机溶剂中有一定的溶解度来排除。

② 如被测物为有机碱盐，可加碱液碱化后提取分离。

③ 可加入无水草酸或酒石酸于醋酐溶液中作掩蔽剂。系有机酸与硬脂酸镁作用，生成在冰醋酸和醋酐中难溶的酒石酸镁沉淀。同时产生的硬脂酸，对测定结果无干扰。

3. 滑石粉的干扰与排除

因滑石粉在水中不易溶解，而使溶液浑浊，当采用可见-紫外分光光度法、旋光度法及比浊度法测定片剂的主药含量时会发生干扰。排除的方法可利用它们不溶于水及有机溶剂的特性，一般采用滤除法和提取分离法。

总之，药物制剂的分析，应考虑附加成分的理化性质及附加成分与主药的配比关系。一般主药量大、辅料量小时，干扰影响较少，甚至可以忽略不计。在测定方法的选择上，应选择能够消除干扰的专属性强的测定方法，如比色法及色谱法等。

四、案例分析

片剂经鉴别、检查符合要求后，最后对主药进行含量测定。含量测定的步骤一般包括取样、溶液制备和测定。

【例 14-3】 硫酸亚铁片的含量测定

《中国药典》（2015 年版）采用铈量法测定硫酸亚铁片的含量，方法为：取片剂 10 片，置 200ml 量瓶中，加稀硫酸 60ml 与新沸过的冷水适量，振摇使硫酸亚铁溶解，用新沸过的冷水稀释至刻度，摇匀，用干燥滤纸迅速滤过，精密量取续滤液 30ml，加邻二氮菲指示液数滴，立即用硫酸铈滴定液（0.1mol/L）滴定。每 1ml 硫酸铈滴定液（0.1mol/L）相当于 27.80mg 的 $FeSO_4 \cdot 7H_2O$。

滴定原理及滴定度的计算如下：$Fe^{2+} + Ce^{3+} \rightleftharpoons Fe^{3+} + Ce^{2+}$

$$滴定度\ T = \frac{cM}{n} = \frac{0.1 \times 278.01}{1} = 27.80 (g/ml)$$

根据上法试验，若精密称取片粉 W(g)，供试品消耗滴定液的体积为 V (ml)，F 为浓度校正系数，则采用式（14-1）计算片剂标示量的百分含量：

$$标示量(\%) = \frac{V \times F \times 27.80 \times 平均重量(g)}{W \times 1000 \times 标示量(g)} \times 100\%$$

第三节　注射剂的分析

注射剂系指原料药物或与适宜的辅料制成的供注入体内的无菌制剂。

注射剂可分为注射液、注射用无菌粉末与注射用浓溶液等。

一、注射剂的分析步骤

注射剂的分析步骤见图 14-6。

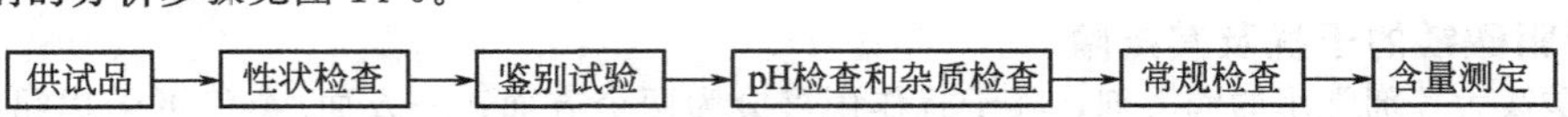

供试品 → 性状检查 → 鉴别试验 → pH检查和杂质检查 → 常规检查 → 含量测定

图 14-6　注射剂分析的一般操作步骤

> **知识拓展**
>
> 1. **注射液** 系指原料药物或与适宜的辅料制成的供注入体内的无菌液体制剂,包括溶液型、乳状液型或混悬型等注射液。可用于皮下注射、皮内注射、肌内注射、静脉注射、静脉滴注、鞘内注射、椎管内注射等。其中,供静脉滴注用的大容量注射液(除另有规定外,一般不小于100ml,生物制品一般不小于50ml)也可称为输液。中药注射剂一般不宜制成混悬型注射液。
>
> 2. **注射用无菌粉末** 系指原料药物或与适宜辅料制成的供临用前用无菌溶液配制成注射液的无菌粉末或无菌块状物,一般采用无菌分装或冷冻干燥法制得。可用适宜的注射用溶剂配制后注射,也可用静脉输液配制后静脉滴注。以冷冻干燥法制备的生物制品注射用无菌粉末,也可称为注射用冻干制剂。
>
> 3. **注射用浓溶液** 系指原料药物与适宜辅料制成的供临用前稀释后静脉滴注用的无菌浓溶液。

二、注射剂的常规检查

《中国药典》2015年版制剂通则的注射剂项下规定,注射剂的检查任务有装量及装量差异、渗透压摩尔浓度、可见异物、不溶性微粒、中药注射剂有关物质、重金属及有害元素残留量、无菌、细菌内毒素检查。

1. 检查方法

适用于注射液及注射用浓溶液的装量检查,应符合表14-3的规定。

表14-3 注射液及注射用浓溶液的装量检查要求

供试品类型	规格	取量	检测方法	规定要求
注射液及注射用浓溶液	供试品装量≤50ml	5支(瓶)	根据不同规格按规定取样,开启时注意避免损失,将内容物分别用相应体积的干燥注射器及注射针头抽尽,然后缓慢连续地注入经标化的量入式量筒内(量筒的大小应使待测体积至少占其额定体积的40%,不排尽针头中的液体),在室温下检视。每支(瓶)的装量均不得少于其标示量	不低于其标示量
	供试品装量>50ml		照最低装量检查法(通则0942)检查	不低于其标示量的97%
油溶液、乳状液或混悬液			应先加温(如有必要)摇匀,再用干燥注射器及注射针头抽尽后,同前法操作,放冷(加温时),检视	不低于其标示量
生物制品多剂量供试品	按标示的剂量数和每剂的装量	1支(瓶)	分别用注射器抽出,按上述步骤测定单次剂量	不低于标示量
预装式注射器和弹筒式装置的供试品	供试品装量≤2ml	5支(瓶)	供试品与所配注射器、针头或活塞装配后将供试品缓慢连续注入容器(不排尽针头中的液体),按单剂量供试品要求进行装量检查	不低于标示量
	2～50ml	3支(瓶)		

2. 装量差异检查

适用于注射用无菌粉末的检查。

检查法：取供试品 5 瓶（支），除去标签、铝盖，容器外壁用乙醇擦净，干燥，开启时注意避免玻璃屑等异物落入容器中，分别迅速精密称定；容器为玻璃瓶的注射用无菌粉末，首先小心开启内塞，使容器内外气压平衡，盖紧后精密称定。然后倾出内容物，容器用水或乙醇洗净，在适宜条件下干燥后，再分别精密称定每一容器的重量，求出每瓶（支）的装量与平均装量。

除另有规定外，注射用无菌粉末的重量差异限度应符合表 14-4 的要求。如有 1 瓶（支）不符合规定，应另取 10 瓶（支）复试，应符合规定。

表 14-4　注射用无菌粉末的重量差异限度

平均装量或标示装量	装量差异限度	平均装量或标示装量	装量差异限度
0.05g 及 0.05g 以下	±15%	0.15g 以上至 0.50g	±7%
0.05g 以上至 0.15g	±10%	0.50g 以上	±5%

凡规定检查含量均匀度的注射用无菌粉末，一般不再进行装量差异检查。

3. 渗透压摩尔浓度

溶剂通过半透膜由低浓度向高浓度溶液扩散的现象称为渗透，阻止渗透所需要施加的压力，称为渗透压。溶液的渗透压，依赖于溶液中溶质粒子的数量，是溶液的依数性之一，通常以渗透压摩尔浓度来表示，它反映的是溶液中各种溶质对溶液渗透压贡献的总和。

$$\text{毫渗透压摩尔浓度}(\text{mOsmol/kg}) = \frac{\text{每千克溶剂中溶解的溶质克数}}{\text{分子量}} \times n \times 1000$$

式中　n——一个溶质分子溶解或解离时形成的粒子数，在理想溶液中，例如葡萄糖 $n=1$，氯化钠或硫酸镁 $n=2$，氯化钙 $n=3$，枸橼酸钠 $n=4$。

在生理范围及很稀的溶液中，其渗透压摩尔浓度与理想状态下的计算值偏差较小；随着溶液浓度增加，与计算值比较，实际渗透压摩尔浓度下降。

通常采用测量溶液的冰点下降来间接测定其渗透压摩尔浓度。除另有规定外，静脉输液及椎管注射用注射液按各品种项下的规定，照渗透压摩尔浓度测定法（通则 0632）测定，应符合规定。

4. 可见异物检查

可见异物系指存在于注射剂、眼用液体制剂和无菌原料药中，在规定条件下目视可以观测到的不溶性物质，其粒径或长度通常大于 $50\mu m$。

注射剂、眼用液体制剂应在符合《药品生产质量管理规范》（GMP）的条件下生产，产品在出厂前应采用适宜的方法逐一检查并同时剔除不合格产品。临用前，需在自然光下目视检查（避免阳光直射），如有可见异物，不得使用。

可见异物检查法有灯检法和光散射法。一般常用灯检法，也可采用光散射法。灯检法不适用的品种，如用深色透明容器包装或液体色泽较深（一般深于各标准比色液 7 号）的品种可选用光散射法；混悬型、乳状液型注射液和滴眼液不能使用光散射法。

实验室检测时应避免引入可见异物。当制备各注射用无菌粉末和无菌原料药供试品溶液时，或供试品的容器不适于检查（如透明度不够、不规则形状容器等），需转移至适宜容器中时，均应在 B 级的洁净环境（如层流净化台）中进行。

用于可见异物检查的供试品，必须按规定随机抽样。

除另有规定外，照可见异物检查法（《中国药典》通则 0904）检查，应符合规定。

5. 不溶性微粒检查

注射液中若有不溶性微粒，可引起静脉炎、过敏反应，较大的微粒可以堵塞毛细血管。可见异物是注射液的常规检查任务。

不溶性微粒检查包括光阻法和显微计数法。当光阻法测定结果不符合规定或供试品不适于用光阻法测定时，应采用显微计数法进行测定，并以显微计数法的测定结果作为判定依据。

除另有规定外，用于静脉注射、静脉滴注、鞘内注射、椎管内注射的溶液型的注射液、注射用无菌粉末及注射用浓溶液照不溶性微粒检查法（《中国药典》通则0903）检查，均应符合规定。

6. 注射剂有关物质检查

注射剂有关物质系指中药材经提取、纯化制成注射剂后，残留在注射剂中可能含有并需要控制的物质。

除另有规定外，一般应检查蛋白质、鞣质、树脂等，静脉注射液还应检查草酸盐、钾离子等。其检查方法，照注射剂有关物质检查法（《中国药典》通则2400）检查，应符合有关规定。

7. 重金属及有害元素残留量

除另有规定外，中药注射剂照铅、镉、砷、汞、铜测定法（通则2321）测定，按各品种项下每日最大使用量计算，铅不得超过 12μg，镉不得超过 3μg，砷不得超过 6μg，汞不得超过 2μg，铜不得超过 150μg。

8. 无菌检查

无菌检查法系用于检查药典要求无菌的药品、生物制品、医疗器具、原料、辅料及其他品种是否无菌的一种方法。

若供试品符合无菌检查法的规定，仅表明了供试品在该检验条件下未发现微生物污染。无菌检查应在无菌条件下进行，试验环境必须达到无菌检查的要求，检验全过程应严格遵守无菌操作，防止微生物污染，防止污染的措施不得影响供试品中微生物的检出。单向流空气区、工作台面及环境应定期按医药工业洁净室（区）悬浮粒子、浮游菌和沉降菌的测试方法的现行国家标准进行洁净度确认。隔离系统应定期按相关的要求进行验证，其内部环境的洁净度须符合无菌检查的要求。日常检验还需对试验环境进行监控。照无菌检查法（通则1101）检查，应符合规定。

9. 细菌内毒素或热原检查

热原检查法系将一定剂量的供试品，静脉注入家兔体内，在规定时间内，观察家兔体温升高的情况，以判定供试品中所含热原的限度是否符合规定。

细菌内毒素法是利用鲎试剂来检测或量化由革兰阴性菌产生的细菌内毒素，以判断供试品中细菌内毒素的限量是否符合规定的一种方法。

细菌内毒素检查包括两种方法，即凝胶法和光度测定法，后者包括浊度法和显色基质法。供试品检测时，可使用其中任何一种方法进行试验。当测定结果有争议时，除另有规定外，以凝胶限度试验结果为准。本试验操作过程应防止内毒素的污染。

除另有规定外，静脉用注射剂按各品种项下的规定，照细菌内毒素检查法（通则1143）或热原检查法（通则1142）检查，应符合规定。

热原检查和细菌内毒素检查均为控制引起体温升高的杂质，检查时选择一种即可。

10. 含量测定

注射剂的成分比较简单，如有干扰物质应选用适当的方法加以排除，其含量以单位药品的实际含量占标示量的百分比表示。一般采用滴定分析法、紫外分光光度法、高效液相色谱法测定，其测定结果的计算同片剂，将片剂公式中的平均片重改成平均装量（每瓶或支），取样量改成体积数（ml），即可。

$$注射液的含量(\%) = \frac{每支的实际含量}{标示量} \times 100\%$$

$$= \frac{V \times T \times F \times 每支容量}{V_{样} \times 标示量} \times 100\%$$

式中　V——供试品消耗滴定液的体积，ml；

T——1ml滴定液相当于被测组分的质量（即滴定度），g/ml；

F——滴定浓度校正系数（$F = c_{实}/c_{理}$）；

$V_{样}$——量取供试品的体积，ml。

知识拓展

注射剂在生产与贮藏期间应符合下列规定。

1. 溶液型注射液应澄清。除另有规定外,混悬型注射液中原料药物粒径应控制在 15μm 以下,含 15～20μm（间有个别 20～50μm）者,不应超过 10%,若有可见沉淀,振摇时应容易分散均匀。混悬型注射液不得用于静脉注射或椎管内注射;乳状液型注射液,不得有相分离现象,不得用于椎管注射;静脉用乳状液型注射液中 90% 的乳滴粒径应在 1μm 以下,不得有大于 5μm 的乳滴。除另有规定外,输液应尽可能与血液等渗。

2. 注射剂所用的原辅料应从来源及生产工艺等环节进行严格控制并应符合注射用的质量要求。除另有规定外,制备中药注射剂的饮片等原料药物应严格按各品种项下规定的方法提取、纯化,制成半成品、成品,并应进行相应的质量控制。生物制品原液、半成品和成品的生产及质量控制应符合相关品种要求。

3. 注射剂所用溶剂应安全无害,并与其他药用成分兼容性良好,不得影响活性成分的疗效和质量。一般分为水性溶剂和非水性溶剂。

(1) 水性溶剂最常用的为注射用水,也可用 0.9% 氯化钠溶液或其他适宜的水溶液。

(2) 非水性溶剂常用植物油,主要为供注射用的大豆油,其他还有乙醇、丙二醇和聚乙二醇等。供注射用的非水性溶剂,应严格限制其用量,并应在各品种项下进行相应的检查。

4. 配制注射剂时,可根据需要加入适宜的附加剂,如渗透压调节剂、pH 值调节剂、增溶剂、助溶剂、抗氧剂、抑菌剂、乳化剂、助悬剂等。

所用附加剂应不影响药物疗效,避免对检验产生干扰,使用浓度不得引起毒性或明显的刺激性。常用的抗氧剂有亚硫酸钠、亚硫酸氢钠和焦亚硫酸钠等,一般浓度为 0.1%～0.2%。多剂量包装的注射液可加适宜的抑菌剂,抑菌剂的用量应能抑制注射液中微生物的生长,除另有规定外,在制剂确定处方时,该处方的抑菌效力应符合抑菌效力检查法（通则 1121）的规定。加有抑菌剂的注射液,仍应采用适宜的方法灭菌。静脉给药与脑池内、硬膜外、椎管内用的注射液均不得加抑菌剂。常用的抑菌剂为 0.5% 苯酚、0.3% 甲酚、0.5% 三氯叔丁醇、0.01% 硫柳汞等。

5. 注射剂常用容器有玻璃安瓿、玻璃瓶、塑料安瓿、塑料瓶（袋）、预装式注射器等。容器的密封性,须用适宜的方法确证。

除另有规定外,容器应符合有关注射用玻璃容器和塑料容器的国家标准规定。容器用胶塞特别是多剂量包装注射液用的胶塞要有足够的弹性和稳定性,其质量应符合有关国家标准规定。除另有规定外,容器应足够透明,以便内容物的检视。

6. 在注射剂的生产过程中应尽可能缩短配制时间,防止微生物与热原的污染及原料药物变质。输液的配制过程更应严格控制。制备混悬型注射液、乳状液型注射液过程中,要采取必要的措施,保证粒子大小符合质量标准的要求。注射用无菌粉末应按无菌操作法制备。必要时注射剂应进行相应的安全性检查,如异常毒性、过敏反应、溶血与凝聚、降压物质等,均应符合要求。

7. 灌装标示装量为不大于 50ml 的注射剂时,应按下表适当增加装量。

除另有规定外,多剂量包装的注射剂,每一容器的装量一般不得超过 10 次注射量,增加的装量应能保证每次注射用量。

标示装量/ml	增加量/ml	
	易流动液	黏稠液
0.5	0.10	0.12
1	0.10	0.15
2	0.15	0.25
5	0.30	0.50

续表

标示装量/ml	增加量/ml	
	易流动液	黏稠液
10	0.50	0.70
20	0.60	0.90
50	1.0	1.5

注射剂灌装后应尽快熔封或严封。接触空气易变质的原料药物，在灌装过程中，应排除容器内的空气，可填充二氧化碳或氮等气体，立即熔封或严封。

对温度敏感的原料药物在灌封过程中应控制温度，灌封完成后应立即将注射剂置于规定的温度下贮存。

制备注射用冻干制剂时，分装后应及时冷冻干燥。冻干后残留水分应符合相关品种的要求。生物制品的分装和冻干，还应符合"生物制品分装和冻干规程"的要求。

8. 注射剂熔封或严封后，一般应根据原料药物性质选用适宜的方法进行灭菌，必须保证制成品无菌。注射剂应采用适宜方法进行容器检漏。

9. 除另有规定外，注射剂应避光贮存。生物制品原液、半成品和成品的生产及质量控制应符合相关品种要求。

10. 注射剂的标签或说明书中应标明其中所用辅料的名称，如有抑菌剂还应标明抑菌剂的种类及浓度；注射用无菌粉末应标明配制溶液所用的溶剂种类，必要时还应标注溶剂量。

三、注射剂中常见附加剂的干扰及排除

注射剂在制剂过程中常加入溶剂和附加剂。溶剂主要包括注射用水、注射用油、其他注射用非水溶剂。附加剂主要包括渗透压调节剂、pH 调节剂、增溶剂、乳化剂、助悬剂、抗氧剂（亚硫酸钠、亚硫酸氢钠、焦亚硫酸钠、硫代硫酸钠等，一般浓度为 0.1%～0.2%）、抑菌剂（0.5% 苯酚、0.5% 三氯叔丁醇等）等。在测定注射剂的含量时，这些溶剂和附加剂若不产生干扰，可采用原料药的含量测定方法；否则，需通过预处理排除干扰后，再测定。因抗氧剂的应用比较广泛，本节主要介绍抗氧剂的干扰和排除，讨论注射剂的含量测定。

1. 氧化剂的干扰及排除

具有还原性药物的注射剂，常需加入抗氧剂以增加药物的稳定性。这些物质均具有较强的还原性，当用氧化还原滴定法测定药物含量时便会产生干扰。排除干扰的方法有以下几种。

（1）加入掩蔽剂丙酮或甲醛 当注射剂中加入亚硫酸钠或亚硫酸氢钠作抗氧剂时，如采用碘量法、铈量法或亚硝酸钠滴定法测定注射剂中的主药时，就会产生干扰。使用上述掩蔽剂与抗氧剂发生加成反应从而消除干扰。

【例 14-4】 维生素 C 注射液含量测定

精密量取本品适量（约相当于维生素 C 0.2g），加水 15ml 与丙酮 2ml，摇匀，放置 5min，加稀醋酸 4ml 与淀粉指示液 1ml，用碘滴定液（0.05mol/L）滴定，至溶液显蓝色并持续 30s 不褪。每 1ml 碘滴定液（0.05mol/L）相当于 8.806mg 的 $C_6H_8O_6$。

维生素 C 注射液中添加亚硫酸氢钠作抗氧剂，采用碘量法测定所含维生素 C 的含量时，亚硫酸氢钠也消耗碘滴定液，可使测定结果偏高。故药典采用碘量法测定其含量时加入丙酮作掩蔽剂，以消除干扰。其反应如下：

$$NaHSO_3 + O=C\begin{matrix}CH_3\\CH_3\end{matrix} \longrightarrow \begin{matrix}HO\\NaO_3S\end{matrix}C\begin{matrix}CH_3\\CH_3\end{matrix}$$

$$NaHSO_3 + HCHO \longrightarrow \underset{NaO_3S}{\overset{HO\quad H}{\underset{|}{\overset{|}{C}}}} \underset{H}{\overset{}{}}$$

丙酮和甲醛均可掩蔽亚硫酸钠、亚硫酸氢钠和焦亚硫酸钠,但在选用时应注意甲醛的还原性,若采用的滴定液为较强的氧化剂,就不用甲醛作掩蔽剂。

(2) 加酸分解法 因亚硫酸钠、亚硫酸氢钠及焦亚硫酸钠均可被强酸分解,产生二氧化硫气体,经加热可全部逸出而除去。

$$NaHSO_3 + HCl \longrightarrow NaCl + H_2O + SO_2$$

【例 14-5】 盐酸普鲁卡因胺注射液的含量测定

精密量取本品 5ml,加水 40ml、盐酸溶液(1→2)10ml,迅速煮沸,立即冷却至室温,照永停滴定法(通则 0701),用亚硝酸钠滴定液(0.1mol/L)滴定。每 1ml 亚硝酸钠滴定液(0.1mol/L)相当于 27.18mg 的 $C_{13}H_{21}N_3O \cdot HCl$。

盐酸普鲁卡因胺注射剂中添加了亚硫酸氢钠抗氧剂,可消耗亚硝酸钠滴定液,在滴定前加入盐酸溶液(1→2)10ml,迅速煮沸,使亚硫酸氢钠分解,排除干扰。

(3) 加入弱氧化剂氧化 此法是加入一种弱氧化剂将亚硫酸盐或亚硫酸氢盐氧化,以排除干扰。选用的氧化剂不氧化被测的药物,亦不会消耗滴定液,常用的氧化剂为过氧化氢和硝酸。

$$Na_2SO_3 + H_2O_2 \longrightarrow Na_2SO_4 + H_2O$$
$$NaHSO_3 + H_2O_2 \longrightarrow NaHSO_4 + H_2O$$
$$Na_2SO_3 + 2HNO_3 \longrightarrow Na_2SO_4 + H_2O + 2NO_2 \uparrow$$
$$2NaHSO_3 + 4HNO_3 \longrightarrow Na_2SO_4 + 2H_2O + H_2SO_4 + 4NO_2 \uparrow$$

2. 助溶剂的干扰及排除

一些药物溶解度较小,在制成注射液时,常添加一些能帮助主药溶解又使注射液比较稳定的物质,称为助溶剂。助溶剂的存在也会影响主要的含量测定。

【例 14-6】 二巯丙醇注射液含量测定

用内容量移液管精密量取本品 1ml,置锥形瓶中,用无水乙醇-三氯甲烷(3∶1)10ml 分数次洗涤移液管内壁,洗液并入锥形瓶中,加无水乙醇-三氯甲烷(3∶1)40ml,摇匀,用碘滴定液(0.05mol/L)滴定至溶液显持续的微黄色,并将滴定的结果用空白试验校正。每 1ml 碘滴定液(0.05mol/L)相当于 6.211mg 的 $C_3H_8OS_2$。

上述例子的注射液中加入苯甲酸苄酯作为助溶剂,由于该制剂为油溶液,黏度较大,故药典采用内容量移液管取样,并加入三氯甲烷-无水乙醇(1∶3)帮助溶解后,再用碘量法测定。

四、案例分析

【例 14-7】 盐酸阿扑吗啡的含量测定

精密量取本品(规格 1ml∶5mg)适量(约相当于盐酸阿扑吗啡 50mg),置分液漏斗中,用新沸过的冷水稀释使成 25ml,加碳酸氢钠 0.5g,振摇溶解后,用无过氧化物的乙醚振摇提取 5 次,第一次 25ml,以后每次各 15ml,合并乙醚液,用水洗涤 3 次,每次 5ml,合并洗液,用无过氧化物的乙醚 5ml 振摇提取,合并前后两次得到的乙醚液,精密加盐酸滴定液(0.02mol/L)20ml,振摇提取,静置待分层,分取酸层,乙醚层用水振摇洗涤 2 次,每次 5ml,洗液并入酸液中,加甲基红指示液 1~2 滴,用氢氧化钠滴定液(0.02mol/L)进行滴定消耗 7.49ml。每 1ml 盐酸滴定液(0.02mol/L)相当于 6.256mg 的 $C_{17}H_{17}NO_2 \cdot \frac{1}{2}H_2O$。计算盐酸阿扑吗啡注射液的表示百分含量(其中 1.032 为盐酸滴定液 0.02mol/L 的浓度校正因子)。

解 (1) 本品新配制时为无色溶液,但性质不稳定,遇光和空气易氧化变色,在碱性溶液内变化尤快;而在酸性溶液中加入适宜的稳定剂如焦亚硫酸钠,并采用充氮罐装,可以阻止氧化变质。为检查阿扑吗啡的氧化产物,标准中列有颜色检查项。

(2) 该品种含量测定采用有机溶剂提取后酸碱滴定法。将本品的水溶液加入碳酸氢钠，使阿扑吗啡成盐，从乙醚中转溶于酸层中，过量酸用已知浓度的碱液回滴，以甲基红为指示剂。

(3) 阿扑吗啡在强碱性溶液中很不稳定，容易分解，因此采用碳酸氢钠碱化使其游离。

本试验所用乙醚不应含过氧化物，以避免使阿扑吗啡氧化。其标示量的百分含量的计算公式如下：

$$注射液的含量(\%) = \frac{每支的实际含量}{标示量} \times 100\% = \frac{V \times T \times F \times 每支容量}{V_{样} \times 标示量} \times 100\%$$

$$盐酸阿扑吗啡注射液标示量(\%) = \frac{6.256 \times 7.49 \times 1.032}{10 \times 5} \times 100\% = 96.71\%$$

答：《中国药典》（2015年版）中要求的标示量为93%～107.0%，本品检查含量为96.71%，符合要求。

【例 14-8】 注射用盐酸普鲁卡因含量测定

称取适量盐酸普鲁卡因0.6012g，加水20ml，照永停滴定法（通则0701）在15～25℃用亚硝酸钠标准液（0.1012mol/L）滴定，消耗21.48ml。每1ml亚硝酸钠滴定液（0.1mol/L）相当于27.28mg的$C_{13}H_{20}N_2O_2 \cdot HCl$，计算注射用盐酸普鲁卡因标示量的百分含量。

解

$$标示量(\%) = \frac{V \times T \times F}{M_{样}} \times 100\% = \frac{21.48 \times 27.28 \times 10^{-3} \times \frac{0.1012}{0.1}}{0.6012} \times 100\% = 98.63\%$$

答：《中国药典》（2015年版）中要求的标示量为95.0%～105.0%，本品检查含量为98.63%，符合要求。

【例 14-9】 维生素B_2注射液含量测定

避光操作。精密量取维生素B_2注射液2ml，置1000ml量瓶中，加10%醋酸溶液2ml与14%醋酸钠溶液7ml，用水稀释至刻度，摇匀，照紫外-可见分光光度法（通则0401），在444nm的波长处测定吸光度为0.312，按$C_{17}H_{20}N_4O_6$的吸收系数（$E_{1cm}^{1\%}$）为323计算，维生素B_2注射液标示量的百分含量。标示量：2ml：10mg。

解

$$标示量(\%) = \frac{A \times n \times 每支容量}{E_{1cm}^{1\%} \times 100 \times 标示量} \times 100\% = \frac{0.312 \times \frac{1000}{2} \times 2}{323 \times 100 \times 10 \times 10^{-3}} \times 100\% = 96.59\%$$

答：《中国药典》（2015年版）中要求的标示量为90.0%～115.0%，本品检查含量为96.59%，符合要求。

第四节 胶囊剂、软膏剂的分析

一、胶囊剂分析的特点

胶囊剂系指原料药物或与适宜辅料充填于空心胶囊或密封于软质囊材中制成的固体制剂。根据其溶解与释放特性，可分为硬胶囊、软胶囊（胶丸）、缓释胶囊、控释胶囊和肠溶胶囊，主要供口服用。

硬胶囊（通称为胶囊）系指采用适宜的制剂技术，将原料药物或加适宜辅料制成的均匀粉末、颗粒、小片、小丸、半固体或液体等，充填于空心胶囊中的胶囊剂。软胶囊系指将一定量的液体原料药物直接包封，或将固体原料药物溶解或分散在适宜的辅料中制备成溶液、混悬液、乳状液或半固体，密封于软质囊材中的胶囊剂。可用滴制法或压制法制备。软质囊材一般是由胶囊用明胶、甘油或其他适宜的药用辅料单独或混合制成。

由于胶囊剂的辅料与片剂的辅料十分相似，故在含量测定中排除胶囊剂辅料干扰的方法也与片剂分析中所采用的方法相似。二者含量测定所用的分析方法也相似。

1. 胶囊剂的常规检查

(1) 装量差异检查　照下述方法检查，应符合规定。

检查法：除另有规定外，取供试品 20 粒（中药取 10 粒），分别精密称定重量，倾出内容物（不得损失囊壳），硬胶囊囊壳用小刷或其他适宜的用具拭净；软胶囊或内容物为半固体或液体的硬胶囊囊壳用乙醚等易挥发性溶剂洗净，置通风处使溶剂挥尽，再分别精密称定囊壳重量，求出每粒内容物的装量与平均装量。每粒装量与平均装量相比较（有标示装量的胶囊剂，每粒装量应与标示装量比较），超出装量差异限度的不得多于 2 粒，并不得有 1 粒超出限度 1 倍。其装量差异限度要求见表 14-5。

表 14-5　胶囊剂装量差异限度要求

平均装量或标示装量	装量差异限度
0.30g 以下	±10%
0.30g 及 0.30g 以上	±7.5%（中药±10%）

凡规定检查含量均匀度的胶囊剂，一般不再进行装量差异的检查。

(2) 崩解时限检查　除另有规定外，照崩解时限检查法（药典通则 0921）检查，均应符合规定。凡规定检查溶出度或释放度或含量均匀度的胶囊剂，不再进行崩解时限的检查。

(3) 微生物限度检查　以动物、植物、矿物质来源的非单体成分制成的胶囊剂，生物制品胶囊剂，照非无菌产品微生物限度检查：微生物计数法（通则 1105）和控制菌检查（通则 1106）及非无菌药品微生物限度标准（通则 1107）检查，应符合规定。规定检查杂菌的生物制品胶囊剂，可不进行微生物限度检查。

2. 含量测定

胶囊剂的含量也可以相当于标示量的百分率表示，计算公式为：

$$标示量(\%) = \frac{测得量(g) \times 平均装量(g/粒)}{供试品质量(g) \times 标示量(g/粒)} \times 100\%$$

【例 14-10】桂利嗪胶囊的含量测定

取装量差异项下的内容物，混合均匀，精密称取适量（约相当于桂利嗪 30mg），置 200ml 量瓶中，加盐酸溶液（9→1000）约 150ml，振摇使桂利嗪溶解，用盐酸溶液（9→1000）稀释至刻度，摇匀，滤过，精密量取续滤液 5ml，置 100ml 量瓶中，用盐酸溶液（9→1000）稀释至刻度，摇匀，照紫外-可见分光光度法（通则 0401），在 253nm 的波长处测定吸光度，按 $C_{26}H_{28}N_2$ 的吸收系数（$E_{1cm}^{1\%}$）为 575 计算，即得。已知规格为 25mg，平均装量 $\overline{m}$ 为 0.2801g，供试品质量 m 为 0.3154g，供试品的吸光度值为 0.412，计算其标示量的百分含量。

解

$$桂利嗪胶囊的标示量(\%) = \frac{A \times 100 \times 200 \times 1000 \times \overline{m}}{E_{1cm}^{1\%} \times 100 \times 5 \times m \times 25} \times 100\%$$

$$= \frac{0.412 \times 100 \times 200 \times 1000 \times 0.2801}{575 \times 100 \times 5 \times 0.3154 \times 25} \times 100\% = 101.8\%$$

答：《中国药典》（2015 年版）中要求的标示量为 90.0%～115.0%，本品检查含量为 101.8%，符合要求。

二、软膏剂分析的特点

软膏剂系指原料药物与油脂性或水溶性基质混合制成的均匀的半固体外用制剂。因原料药物在基质中分散状态不同，分为溶液型软膏剂和混悬型软膏剂。溶液型软膏剂为原料药物溶解（或共熔）于基质或基质组分中制成的软膏剂；混悬型软膏剂为原料药物细粉均匀分散于基质中制成的软膏剂。

1. 软膏制剂的常规检查

(1) 粒度　除另有规定外，混悬型软膏剂、含饮片细粉的软膏剂照下述方法检查，应符合规定。

检查法：取供试品适量，置于载玻片上涂成薄层，薄层面积相当于盖玻片面积，共涂 3 片，照粒度和粒度分布测定法（通则0982第一法）测定，均不得检出大于180μm的粒子。

（2）装量　照最低装量检查法（通则0942）检查，应符合规定。

（3）无菌　用于烧伤［除程度较轻的烧伤（Ⅰ°或浅Ⅱ°外）］或严重创伤的软膏剂与乳膏剂，照无菌检查法（通则1101）检查，应符合规定。

（4）微生物限度　除另有规定外，照非无菌产品微生物限度检查：微生物计数法（通则1105）和控制菌检查法（通则1106）及非无菌药品微生物限度标准（通则1107）检查，应符合规定。

2. 含量测定

软膏剂的含量测定结果以标示量的百分含量表示。计算公式如下：

$$软膏剂(\%)=\frac{实际测得量(g/g)}{标示量(g/g)}\times100\%$$

说明：对于抗生素及酶制剂的含量测定，其测得量常以每克或每毫克样品含主药多少单位表示。

第五节　复方制剂的分析

复方制剂是指含有两种或两种以上有效成分的药物制剂。复方制剂的特点和分析方法如下。

1. 特点

干扰多，不仅附加成分或辅料会干扰测定，各有效成分之间亦可能相互干扰。因此复方制剂的分析比单方制剂及原料药更为复杂。

2. 分析方法

（1）互不干扰　若各有效成分在测定时相互不发生干扰，可采用直接测定法。

（2）相互干扰　如相互间有干扰，则需经适当的处理或分离后进行测定。相互干扰成分的分离，一般是利用药物物理和化学性质的差异。分离后通常可用原料药的方法进行测定。但有时考虑到含量少、浓度低，应另选灵敏、专属的其他测定方法。对于多种成分难于逐个分析，可先选择1~2个主成分测定，但所选用的方法，要不受其他成分的干扰。

3. 案例分析

【例14-11】　复方氯化钠注射液

处方

NaCl	8.5g
KCl	0.30g
$CaCl_2$	0.33g
注射用水	适量
制成	1000ml

测定方法

（1）总氯量的测定　精密量取本品10ml，加水40ml、2%糊精溶液5ml、2.5%硼砂溶液2ml与荧光黄指示液5~8滴，用硝酸银滴定液（0.1mol/L）滴定。每1ml硝酸银滴定液（0.1mol/L）相当于3.545mg的Cl。

（2）氯化钾的测定　取四苯硼钠滴定液（0.02mol/L）60ml，置烧杯中，加冰醋酸1ml与水25ml，准确加入本品100ml，置50~55℃水浴中保温30min，放冷，再在冰浴中放置30min，用105℃恒重的4号垂熔玻璃坩埚滤过，沉淀用澄清的四苯硼钾饱和溶液20ml分4次洗涤，再用少量水洗，在105℃干燥至恒重，精密称定，所得沉淀重量与0.2081相乘，即得供试量中含有KCl的重量。

（3）氯化钙的测定　精密量取本品100ml，置200ml锥形瓶中，加1mol/L氢氧化钠溶液15ml和羟基萘酚蓝指示液［取羟基萘酚蓝0.1g，加氯化钠9.9g，研磨均匀，取0.5g，加水50ml使溶解，加

0.1mol/L 氢氧化钠溶液 2 滴，摇匀，即得〕3ml，用乙二胺四醋酸二钠滴定液（0.025mol/L）滴定至溶液由紫红色变为纯蓝色。每 1ml 乙二胺四醋酸二钠滴定液（0.025mol/L）相当于 3.676mg 的 $CaCl_2 \cdot 2H_2O$。

分析：总氯的测定采用银量法，加入糊精保护生成的氯化银胶体，以硼砂调节 pH，使终点更易观察；四苯硼钠会与钾离子定量反应，生成难溶于水的白色沉淀四苯硼钾；羟基萘酚蓝指示液是钙的金属指示剂，氢氧化钠的目的是使溶液呈碱性，显紫红色，Ca^{2+} 为螯合物中心与乙二胺四醋酸二钠形成钙的螯合物。随着乙二胺四醋酸二钠的滴加，碱性降低颜色变浅至蓝色，反应即为终点。

【例 14-12】 复方卡托普利片

处方

卡托普利	10g
氢氯噻嗪	6g
辅料	适量
制成	1000 片

讨论：复方卡托普利片中含卡托普利和氢氯噻嗪两种成分，其中卡托普利结构上有巯基具有还原性，可采用氧化还原滴定法测定含量；而处方中，氢氯噻嗪结构中含有共轭基团，无干扰；氢氯噻嗪在 272nm、323nm 的波长处有最大吸收，卡托普利在此波长处无紫外吸收，273nm 波长处的吸光度与 323nm 波长处的吸光度比值为 5.4～5.7，可以鉴定，可用紫外分光光度法测定氢氯噻嗪的含量。可分别检测也可用高相液色谱法同时测定，方法如下。

取本品 20 片，精密称定，研细，精密称取适量（约相当于卡托普利 10mg），置 100ml 量瓶中，加流动相适量，超声约 20min 使卡托普利与氢氯噻嗪溶解，放冷，用流动相稀释至刻度，摇匀，滤过，取续滤液作为供试品溶液，精密量取 10μl，注入液相色谱仪，记录色谱图；另取卡托普利对照品与氢氯噻嗪对照品，精密称定，加流动相溶解并定量稀释制成每 1ml 中约含卡托普利 0.1mg 与氢氯噻嗪 0.06mg 的溶液，同法测定。按外标法以峰面积计算，即得。

【例 14-13】 复方磺胺甲噁唑片

处方

磺胺甲噁唑	400g
甲氧苄啶	80g
辅料	适量
制成	1000 片

因磺胺甲噁唑含有芳伯氨基，可利用亚硝酸钠法测定磺胺甲噁唑的含量，此时甲氧苄啶不发生干扰。

甲氧苄啶的含量测定原理：甲氧苄啶的稀醋酸溶液在 271nm 的波长处有最大吸收，而在此波长处，磺胺甲噁唑也有紫外吸收，干扰甲氧苄啶的直接紫外分光光度法测定，为此，采用高效液相色谱法同时测定处方中磺胺甲噁唑和甲氧苄啶的含量。方法如下。

色谱条件与系统适用性试验：用十八烷基硅烷键合硅胶为填充剂；以乙腈-水-三乙胺（200∶799∶1）（用氢氧化钠试液或冰醋酸调节 pH 值至 5.9）为流动相；检测波长为 240nm。理论板数按甲氧苄啶峰计算不低于 4000，磺胺甲噁唑峰与甲氧苄啶峰间的分离度应符合要求。

测定法：取本品 10 片，精密称定，研细，精密称取适量（约相当于磺胺甲噁唑 44mg），置 100ml 量瓶中，加 0.1mol/L 盐酸溶液适量，超声使两主成分溶解，用 0.1mol/L 盐酸溶液稀释至刻度，摇匀，滤过，取续滤液作为供试品溶液，精密量取 10μl，注入液相色谱仪，记录色谱图；另取磺胺甲噁唑对照品和甲氧苄啶对照品各适量，精密称定，加 0.1mol/L 盐酸溶液溶解并定量稀释制成每 1ml 中含磺胺甲噁唑 0.44mg 与甲氧苄啶 89μg 的溶液，摇匀，同法测定。按外标法以峰面积计算，即得。

【例 14-14】 复方炔诺酮片

处方

炔诺酮	600mg
炔雌醇	35mg
制成	1000 片

该处方中两主药理化性质相近且含量相差较大，通常化学分析法难以分别测定炔诺酮、炔雌醇含量，《中国药典》（2015 年版）采用高效液相色谱法测定复方炔诺酮片中两主药含量，方法如下。

色谱条件与系统适用性试验：用十八烷基硅烷键合硅胶为填充剂；以乙腈-水（45∶55）为流动相；检测波长为 200nm。理论板数按炔诺酮峰计算不低于 3000，炔诺酮峰与炔雌醇峰的分离度应符合要求。

测定法：取本品 20 片，精密称定，研细，精密称取适量（约相当于炔诺酮 3mg），置 50ml 量瓶中，加乙腈 25ml，超声使炔诺酮与炔雌醇溶解，用水稀释至刻度，摇匀，离心，取上清液作为供试品溶液，精密量取 50ml 注入液相色谱仪，记录色谱图；另取炔诺酮与炔雌醇对照品，精密称定，加乙腈适量溶解后，加入与乙腈等量的水，再用乙腈-水（1∶1）定量稀释制成每 1ml 中约含炔诺酮 60μg 与炔雌醇 3.5μg 的溶液，同法测定。按外标法以峰面积计算，即得。

本章小结

通过本章的学习可以看出，制剂分析比原料药复杂，不仅要考虑到主药的分析，还要顾及到赋形剂的干扰，在复方制剂分析中还要考虑几种有效成分之间的干扰，故制剂分析应选择专属性较强的方法；制剂分析结果以标示量的百分含量表示。但是，不管如何复杂，在拟定分析方法时，仍要紧紧抓住主要成分和赋形剂的物理和化学性质，才能根据具体条件制定出切实可行的分析方法。由于制剂种类繁多，组方不一，随着治疗的要求，复方制剂的品种将会越来越多，对分析工作者的要求也越来越高。通过本章的学习，掌握制剂分析的特点、常见赋形剂的干扰与排除，了解所举示例的分析方法和原理。

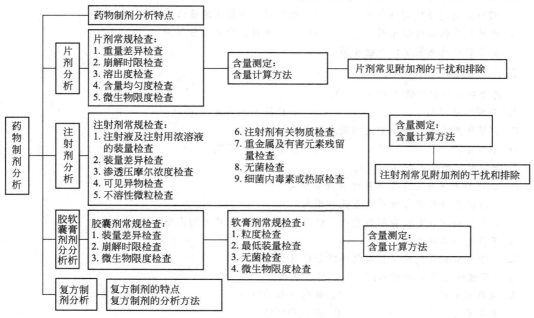

同步测试

一、A型题（单选题）

1. 片剂中应检查的任务有（   ）。
   A. 粒度   B. 应重复原料药的检查任务   C. 应重复辅料的检查任务
   D. 崩解时限   E. 无菌检查

2. 对于平均片重在0.30g以下的片剂，我国药典规定其重量差异限度为（   ）。
   A. ±3%   B. ±5%   C. ±7.5%   D. ±10%   E. 以上均不对

3. 片剂重量差异限度检查法中应取药片（   ）。
   A. 6片   B. 10片   C. 15片   D. 20片   E. 2片

4. 制剂的含量限度是以（   ）表示的。
   A. 百分含量   B. 摩尔质量   C. 标示量的百分含量
   D. 标示量   E. 质量的百分比

5. 凡检查含量均匀度的制剂不再检查（   ）。
   A. 澄明度   B. 重量差异   C. 崩解时限   D. 主药含量   E. 溶出度

6. 溶出度测定的结果判断：6片中每片的溶出量按标示量计算，均应不低于规定限度Q，除另有规定外，"Q"值应为标示量的（   ）。
   A. 60%   B. 70%   C. 80%   D. 90%   E. 95%

7. 片剂中的糖类附加剂可干扰（   ）。
   A. 酸碱滴定法   B. 氧化还原滴定法   C. 非水滴定法
   D. 紫外分光光度法   E. 配位滴定法

8. 注射剂中加入抗氧剂的情况有许多，下列答案不属于抗氧剂的为（   ）。
   A. 亚硫酸钠   B. 焦亚硫酸钠   C. 硫代硫酸钠   D. 连四硫酸钠   E. 亚硫酸氢钠

9. 《中国药典》规定，硫酸亚铁片的含量测定采用（   ）以消除糖类赋形剂的干扰。
   A. 高锰酸钾法   B. 铈量法   C. 碘量法   D. 溴量法   E. 络合滴定法

10. 制定制剂分析方法时，需要注意的是（   ）。
    A. 赋形剂对药物的稀释作用   B. 赋形剂对药物的遮蔽作用
    C. 辅料对药物的吸附作用   D. 赋形剂对药物的吸收作用
    E. 赋形剂对药物测定的干扰作用

二、X型题（多选题）

1. 药物制剂分析的特点有（   ）。
   A. 分析方法不同   B. 分析任务和要求不同
   C. 含量测定结果的表示方法和限度要求不同
   D. 组成不同   E. 生物利用度不同

2. 药物制剂的检查中（   ）。
   A. 杂质检查任务应与原料药检查任务相同
   B. 杂质检查任务应与辅料检查任务相同
   C. 杂质检查主要是检查制剂生产、贮存过程中引入或产生的杂质
   D. 不再进行杂质检查
   E. 除杂质检查外还应进行制剂学方面的有关检查

3. 硬脂酸镁为片剂常用的润滑剂，可干扰（   ）。
   A. 酸碱滴定法   B. 氧化还原滴定法   C. 非水滴定法
   D. 紫外分光光度法   E. 配位滴定法

4. 注射剂一般检查任务有（   ）。
   A. 不溶性微粒检查   B. 可见异物检查   C. 装量及装量差异
   D. 热原检查   E. 无菌试验
5. 注射剂中常用的附加剂有（   ）。
   A. 抗氧剂   B. 抑菌剂   C. 助溶剂
   D. 润湿剂   E. 崩解剂
6. 注射剂中常加入抗氧剂以增加药物的稳定性，常用的抗氧剂有（   ）。
   A. 亚硫酸钠   B. 亚硫酸氢钠   C. 焦亚硫酸钠
   D. 硫代硫酸钠   E. 维生素C
7. 当注射剂中含有 $NaHSO_3$、Na_2SO_3 等抗氧剂干扰含量测定时，可以采用（   ）。
   A. 加入掩蔽剂丙酮   B. 加酸分解法   C. 加入弱氧化剂氧化
   D. 加入掩蔽剂甲醛   E. 利用主药和抗氧剂紫外吸收光谱的差异进行测定

三、问答题

1. 什么叫制剂分析？制剂分析与原料药分析相比较有哪些不同？
2. 片剂的溶出度可以用于评价片剂的什么质量？
3. 什么叫含量均匀度？
4. 片剂中的糖类对哪些分析测定方法有干扰？如何进行消除？
5. 硬脂酸镁对哪些方面有干扰？如何进行消除？
6. 如何排除注射液中抗氧剂的干扰？
7. 什么叫做单方制剂和复方制剂？

四、计算题

1. 维生素 B_1 片含量测定：取本品（标示量10mg）20片，精密称定为1.5898g，研细，精密称取片粉0.2137g，置于100ml量瓶中，加盐酸溶液（9→1000）约70ml，振摇15min使维生素 B_1 溶解，用盐酸溶液（9→1000）稀释至刻度，摇匀，用干燥滤纸滤过，精密量取续滤液5ml，置另一100ml量瓶中，再加盐酸溶液（9→1000）稀释至刻度，摇匀，照紫外-可见分光光度法（通则0401），在246nm的波长处测定吸光度为0.586。按 $C_{12}H_{17}ClN_4OS \cdot HCl$ 的吸收系数（$E_{1cm}^{1\%}$）为421计算。《中国药典》（2015年版）规定本品含维生素 B_1 应为标示量的 90.0%～110.0%。试计算本品是否符合限量要求。

2. 维生素C注射液的含量测定：精密量取本品4ml（规格2ml：0.5g），加水15ml与丙酮2ml，摇匀，放置5min，加稀醋酸4ml与淀粉指示液1ml，用碘滴定液（0.0514mol/L）滴定，至溶液显蓝色并持续30s不褪，消耗体积为10.41ml。每1ml碘滴定液（0.05mol/L）相当于8.806mg的 $C_6H_8O_6$，计算该注射液中维生素C占标示量的百分含量。

3. 烟酸片含量测定：取本品10片（规格100mg），精密称定1.1949g，研细，精密称取适量0.2188g，加新沸过的冷水50ml，置水浴上加热，并时时振摇使烟酸溶解后，放冷，加酚酞指示液3滴，用氢氧化钠滴定液（0.1004mol/L）滴定，消耗体积14.68ml。每1ml氢氧化钠滴定液（0.1mol/L）相当于12.31mg的 $C_6H_5NO_2$。求烟酸占标示量的百分含量。

第十五章 中药制剂分析

Chapter 15

【知识目标】
1. 掌握分光光度法和色谱法在中药制剂分析中的应用。
2. 熟悉中药制剂分析的特点，化学分析法在中药制剂分析中的应用。
3. 了解中药制剂的分类，中药制剂分析的一般程序。

【能力目标】
1. 掌握中药制剂质量分析的一般规律与主要方法。
2. 能够胜任中药制剂的分析检验工作，并能具有探索解决药品质量问题的基本思路和基本能力。

中药制剂是用中药为原料经特定的工艺制成的药物制剂。中药在我国历史悠久，品种繁多，应用广泛，为我国人民的防病治病做出了很大的贡献。随着中药制剂生产的发展，我国政府和医药学界高度重视中药质量标准化的问题，整理和制定了以《中国药典》为代表的中药质量标准，保证用药的安全性、有效性。运用现代的科学技术手段，通过内在指标，客观深刻地评价药品质量，使中药制剂生产和质量控制的水平有了很大的提高。

《中国药典》（2015年版）一部收载中药品种2598种，其中新增440种。修订品种517种，不收载品种7种。本章根据中药制剂的特点，将介绍中药制剂分析的特点和方法。

第一节 中药制剂分析的特点

一、中药制剂分析的特点

中药作用的物质基础是其中的化学成分，中药特别是中药复方制剂含有众多的化学成分，作用十分复杂。中药制剂的质量受很多因素的影响。包括原药材、制剂工艺、贮藏条件、流通过程等都会对产品质量造成影响。中药制剂分析较为复杂，不仅其有效成分难以确定，而且其中的化学成分复杂，干扰成分很多。

1. 有效成分难以确定

中药制剂中的有效成分往往难以确定，中医药理论强调整体观念，产生的疗效是多种化学成分的协同作用，很难用一两种成分作为疗效指标成分。因此中药制剂的质量分析应综合考虑。如鞣质，在麻黄中为无效成分，而在地榆中为有效成分，有止血之功效。

2. 成分复杂，各种有效成分含量高低不一

中药制剂大多由多味中药组成，化学成分复杂。如麻黄中有生物碱类、黄酮类、维生素类、氨基酸类、挥发油和鞣质等，在中药制剂中，各种成分的含量高低不一，许多成分的含量很低，有的甚至为十万分之几、百万分之几，这就给中药制剂的质量控制带来一定的困难。由于检测技术所限，对含量在百万分之一以下的成分，只能进行定性鉴别或限量检查，不能用于含量测定。中药制剂分析时应随处方或制剂的不同确定被测药物，选择有效成分或合适的检测指标。

3. 检测有效成分不恒定

中药制剂是严格按中医理论和用药原则组方而成,在分析时应分清君、臣、佐、使地位,抓住君药、贵重药及剧毒药,对其着重进行检测。当君药有效成分不明确或难以检测或无明确特征时,可依次考虑臣、佐、使药作为检测指标,最好选择已知的有效成分或毒性成分。

4. 原料药材质量差异大

药材由于生长环境、采收时间、贮藏条件的不同,有效成分的含量可能有很大差异,可直接影响制剂的质量,因此原料药材必须经检验合格后才能使用。

5. 外在条件对质量有影响

制剂的工艺条件对产品质量的影响也是不容忽视的。因此在研究制剂的制造工艺时,应考查不同工艺对产品质量的影响,并应在稳定的工艺条件下生产。贮藏流通过程对产品质量也可能造成影响,中药制剂一般容易吸潮、染菌,有效成分也可能由于不稳定而损失,如何保证贮藏过程中药品的质量,也是一个需要研究解决的问题。因此,控制中药制剂的质量,仅有成品的检验是不够的,应该按照 GMP 的要求,从药品生产的各个环节以及销售、使用等过程加以全面控制,才能确保药品的质量。

中药制剂分析的样品一般需要经过提取、纯化等预处理过程,以排除干扰组分的干扰。中药制剂中有效成分的含量一般较低,因此要求方法有较高的灵敏度。色谱法等分离效能高、专属性强、灵敏度高的方法特别适用于中药制剂的分析。过于烦琐的预处理不宜作为药品常规检验的方法。

二、中药制剂的分类

中药制剂的剂型和合成药不完全相同。我国古代医药学家根据药物的性质、用药的目的将药物制成了各种便于服用的形式。中药制剂传统的剂型有丸、散、膏、丹、酒、汤、茶、锭等。为了提高中药制剂的疗效,适应工业化生产的需要,新中国成立后在传统剂型的基础上又研制生产了新的剂型,如合剂、酊剂、颗粒剂、片剂、注射剂等,形成了比较完整的剂型体系。在中药制剂的分析中,习惯于按物态进行分类,即可以将中药制剂分为液体制剂、半固体制剂和固体制剂。

1. 中药制剂的原料

制备中药制剂的原料包括中药材、中药饮片、中药提取物(总提取物、有效部位、有效成分)。

(1)中药材 来源于动物、矿物、植物,经过简单加工或未经加工而取得药用部位的生药材即为中药材。按照《药品管理法》的规定:"城乡集贸市场可以出售中药材"。

(2)中药饮片 《中国药典》对中药饮片定义为:药材经过炮制后可直接用于中医临床或制剂生产使用的处方药品。

(3)中药提取物 凡是经过一定的提取方式从植物、动物、矿物中获得的用于制剂生产的挥发油、油脂、浸膏、流浸膏、干浸膏、有效成分、有效部位等均为提取物。

其中有效部位是指从单一植物、动物、矿物等物质中提取的一类或数类成分组成的提取物,其中结构明确成分的含量应占提取物的 50% 以上;有效成分是指从植物、动物、矿物等物质中提取得到的天然的单一成分,其单一成分的含量应当占总提取物的 90% 以上。有效成分一般指化学上的单体化合物,能用分子式和结构式表达。

2. 中药制剂的剂型分类

(1)按物态分类 按剂型的物态,将其分为气体、液体、半固体和固体等类。气体剂型如气雾剂、吸入剂等;液体剂型如汤剂、合剂、酊剂、酒剂、露剂、注射剂等;半固体剂型如外用膏剂、内服膏滋、糊剂等;固体剂型如散剂、冲剂、丸剂、片剂、胶囊剂等。

不同剂型,检查要求亦有所不同,如合剂与口服制剂,一般应检查相对密度、pH 值、装量、微生物限度。而口服溶液剂、口服混悬剂和口服乳剂则需检查装量、装量差异、干燥失重、沉降体积比、微生物限度。

(2) 按制法分类 按剂型的制备方法，将主要工序采用相同方法的剂型归为一类。例如汤剂、酒剂、酊剂、流浸膏与浸膏剂等，均采用浸出方法制备，因而归纳为"浸出制剂"；注射液、滴眼液、口服安瓿等均采用灭菌或无菌。

(3) 按给药途径和方法分类 将采用同一给药途径和方法的剂型列为一类，一般可将剂型分为如下几类。

① 经胃肠道给药：有汤剂、合剂、糖浆剂、内服膏剂、散剂、冲剂、丸剂、片剂、胶囊剂以及经直肠给药的栓剂、灌肠剂等。

② 不经胃肠道给药的可分为以下几类。

a. 注射给药的有皮内、皮下、肌内、静脉以及穴位注射液等。

b. 皮肤给药的有软膏剂、膏药、橡皮膏、糊剂、搽剂、洗剂、涂膜剂、离子透入剂等。

c. 黏膜给药的有滴眼剂、滴鼻剂、含漱剂、吹入剂、栓剂、膜剂及含化丸剂或片剂等。

d. 呼吸道给药的有吸入剂、气雾剂、烟剂等。

(4) 按分散系统分类

① 按剂型的物理化学内在分散特性分类，分为气体、固体及液体分散体剂型三类。

② 气体分散体剂型如气雾剂等。

③ 液体分散体剂型又分为四类：真溶液类，如露剂和水剂、溶液剂、甘油剂等；胶体溶液类，如胶浆剂、涂膜剂等；乳浊液类，如乳剂、部分搽剂；混悬液类，如混悬剂、合剂、洗剂等。

④ 固体分散体剂型，如散剂、冲剂、片剂、丸剂等。

第二节 中药制剂分析的基本方法

一、中药制剂分析的依据

对国内生产的中药制剂进行检验时，以现行《中国药典》、《国家药品标准》为依据。药品检验操作方法可参照《中国药品检验标准操作规范》的规定执行。生产企业为了保证产品质量，往往以自订的内控质量标准为依据，但在仲裁时应以药典规定为准。医疗单位自制的制剂按卫生行政部门批准的质量标准进行检验。进出口药品应由口岸药检所按有关质量标准或合同规定进行检验。

二、中药制剂分析的程序及方法

中药制剂检验是药品质量控制的一个重要组成部分，其检验程序见图15-1。

取样 → 样品前处理 → 性状检查 → 鉴别 → 检查 → 含量测定 → 填写检验报告书

图15-1 中药制剂检验一般程序

1. 取样

任何药品检验工作都要从取样开始。取样系指从一批产品中，按取样规则抽取一定数量具有代表性的样品。取样看似简单却很重要，样品的代表性将直接影响检验结果的正确性。因此必须重现取样的各个环节，应按《中国药典》或国家专业标准《药品检验操作标准汇编》中的有关规定执行。

2. 样品的前处理

由于中药制剂成分复杂，被检成分含量较低，因此对样品的预处理成为中药制剂检验工作中的一项重要内容。预处理一般系指通过提取、分离将样品中的干扰性成分（非被检成分、制剂辅料等）尽可能除去，并使被检成分定量转移、富集到供试液中。样品预处理应严格按照药品标准规定的方法进行操作。

知识拓展

一、中药制剂常用提取方法如下。

1. 萃取法

萃取法是根据相似相溶原理，利用溶质在互不相溶的溶剂中溶解度不同，使物质从一种溶剂转移到另一种溶剂中，经过多次萃取，将测定组分提取出来的方法。萃取法主要用于液体制剂中测定组分的提取分离，多用有机溶剂进行有机成分的萃取，便于分析。在萃取过程中应注意防止和消除乳化现象。萃取的完全程度可用回收率考察。

2. 浸渍法

浸渍法是将溶剂加入样品粉末中，在常温或温热的条件下浸泡一定时间，组分随扩散从样品粉末中浸出的提取方法。浸渍法分为冷浸法和温浸法。冷浸法操作简便，适用于固体制剂中遇热不稳定组分的提取。

如《中国药典》一部收载的品种华佗再造丸，其中用于冰片、川芎、茱萸对照品薄层鉴别的供试品溶液的制备采用了该方法。具体方法：样品8g，研碎，加乙醚25ml，浸渍1h，滤过，滤液挥干，残渣加乙酸乙酯2ml使溶解，作为供试品溶液。

3. 回流提取法

回流提取法是将样品粉末置于烧瓶中，加一定有机溶剂，水浴加热使其微沸，进行回流提取。该法适用于固体制剂的提取。提取前应将样品粉碎成细粉，以利于组分的提取。在进行定量分析时，可多次更换溶剂提取，至组分提取完全，合并提取液供分析用。对热不稳定或有挥发性组分则不宜采用回流提取法。

如《中国药典》一部收载的品种华山参片，其中用于硫酸阿托品对照品、氢溴酸东莨菪碱对照品、氢溴酸山莨菪碱对照品和东莨菪内酯对照品薄层鉴别的供试品溶液的制备采用了该方法。具体方法：取样品20片，除去糖衣，研细，用浓氨试液-乙醇（1∶1）2ml湿润，再加三氯甲烷20ml，加热回流1h，滤过，滤液蒸干，残渣加三氯甲烷0.5ml使溶解，作为供试品溶液。

4. 连续回流提取法

为了弥补回流提取法中需要溶剂量大，操作较烦琐的不足，可采用连续提取法，即用最少量溶剂最大限度地提出有效成分。连续回流提取法是使用索氏提取器连续提取的方法。该法应选用低沸点、易挥发的溶剂，如乙醚、乙醇、甲醇、三氯甲烷等。

如《中国药典》一部收载的品种防风通圣壮骨伸筋胶囊，其中用于淫羊藿苷高效液相色谱法含量测定的供试品溶液的制备采用了该方法。具体方法：取样品研细，取约0.5g，精密称定，置索氏提取器中，加三氯甲烷40ml，加热回流2h，弃去三氯甲烷液，药渣挥干，加甲醇40ml，加热回流4h，提取液蒸干，残渣加少量甲醇湿润，加水2ml使溶解，通过D101型大孔吸附树脂柱（内径为5cm，柱高为10cm）上，以每分钟3ml的流速，分别用水、30%乙醇各100ml洗脱，再用70%乙醇洗脱，收集70%乙醇洗脱液50ml，蒸干，残渣加甲醇溶解并转移至5ml量瓶中，加甲醇至刻度，摇匀，滤过，取续滤液，即得。

5. 水蒸气蒸馏法

水蒸气蒸馏法是将含有挥发性成分的药材与水共蒸馏，使挥发性成分随水蒸气一并馏出，经冷凝分离挥发性成分的浸提方法。适用于可随水蒸气蒸出的挥发油、对热稳定的小分子生物碱组分的提取。

如《中国药典》一部收载的品种木香槟榔丸的含量测定采用了该方法。具体方法：取本品粉末4g，加水10ml水蒸气蒸馏，收集馏液约100ml，照紫外-可见分光光度法（通则0401）测定，在253nm的波长处有最大吸收。

6. 超声提取法

超声波有助溶的作用，可用于样品中测定组分的提取。样品置容器内，加入提取溶剂后，置超声波振荡器中进行提取。本法提取效果高，经实验证明一般样品30min内即可完成。

如《中国药典》一部收载的品种乐脉胶囊，其中用于香附、木香薄层鉴别的供试品溶液的制备采用该方法。具体方法：取样品内容物2g，加乙醚20ml，超声处理10min，滤过，滤液回收溶剂至干，残渣加乙酸乙酯1ml使溶解，作为供试品溶液。

7. 超临界流体萃取法

超临界流体是指压力和温度超过物质的临界点时，所形成的单一相态。超临界流体既具有与液体相似的密度，又具有与气体相似的扩散系数。该法提取效果好、提取时间短，通过改变萃取的温度、压力等，可以选择性地萃取某些组分。最常使用的超临界流体是超临界CO_2和超临界N_2O。

以上各种提取方法可以单独使用，但由于中药制剂成分复杂，很多药物采用多种方法并用。

二、中药制剂的纯化方法

纯化是指组分被提出后，还需作进一步的处理，以除去干扰组分的干扰。如果制剂的组成复杂，或使用专属性不太强的测定方法，如容量法、紫外分光光度法等，常常需对提取液进行纯化处理。纯化分离方法的设计主要依据被测定成分和杂质在理化性质上的差异，同时结合与所要采用的测定方法的要求综合考虑。

常用的纯化方法有以下几种：①液-液萃取法；②色谱法；③沉淀法；④盐析法。此外还有液相微萃取、浊点萃取等新技术，也可用于中药质量检验的样品纯化。也可用蒸馏法纯化，收集馏出液进行分析，或某些成分经蒸馏分解生成挥发性成分，利用分解产物进行测定。

3. 鉴别

中药制剂的鉴别试验目的在于确认其所含药味的存在。对于无含量测定任务的中药制剂，鉴别是控制其质量的关键。中药复方制剂一般不要求鉴别所有药味，应遵循处方的原则，首选君药与臣药进行鉴别。常用的鉴别方法有显微鉴别、理化鉴别、色谱鉴别和光谱鉴别。

（1）显微鉴别　显微鉴别是指用显微镜对药材的切片、粉末、解离组织或表面制片及成方制剂中药味的组织、细胞或内含物等特征进行鉴别的一种方法。含有原生药粉的中药制剂可选用该法鉴别。处方中的主要药味及化学成分不清楚或无化学鉴别方法的药味，应做显微鉴别。鉴别特征如薄壁细胞、木栓组织、纤维及淀粉粒、花粉粒、碳酸钙结晶等。显微鉴别是中药制剂主要的鉴别方法。对于用药材提取物制成的制剂，原有的组织结构大部分消失或重现性差时，则不能采用显微鉴定，如酊剂、口服液等，不宜用此法鉴别。

显微鉴别除用光学显微镜外，也可用电子显微镜，特别是用扫描电镜进行观察，可获得更多微细的微观信息和形态特征。扫描电镜在中药微观组织形态研究和鉴别中具有较高的实用价值。

（2）理化鉴别　理化鉴别是利用药材中的特定成分结构、官能团与一定试剂发生化学反应来进行鉴别的方法。鉴别的成分是已知的有效成分、特征成分及处方中某一味药所单独含有的成分。理化鉴别应选用专属性强且灵敏的方法。

（3）色谱鉴别　色谱法中应用较多的是薄层色谱法，是中药制剂中应用最多的一种鉴别方法。可用标准药材、对照品等作为对照，亦可与标准薄层色谱图比较后进行鉴别。气相色谱法用于制剂中含挥发性成分药材的鉴别，如冰片、麝香等。高效液相色谱法很少用于中药制剂的鉴别，若含量测定采用高效液相色谱法可同时用于鉴别。

例如，取归脾颗粒20g，研细，加甲醇50ml，超声处理30min，滤过，滤液回收溶剂至干，残渣趁热加水20ml使溶解，放冷，用乙醚振摇提取2次，每次25ml，合并醚液，挥干，残渣加甲醇1ml使溶解，作为供试品溶液。另取当归对照药材、木香对照药材各1g，分别同法制成对照药材溶液。照薄层色谱法（通则0502）试验，吸取上述三种溶液各2μl，分别点于同一硅胶G薄层板上，以环己烷-乙酸乙酯（9∶1）为展开剂，展开，取出，晾干，在紫外光灯（365nm）下检视。供试品色谱中，在与当归对照药材色谱相应的位置上，显相同颜色的荧光斑点；喷以5%香草醛硫酸溶液，加热至斑点显色清晰。供试品色谱中，在与木香对照药材色谱相应的位置上，显相同颜色的斑点。

（4）光谱鉴别　常用的有紫外分光光度法和红外分光光度法。由于光谱法专属性不如色谱法，使用前应确认排除能产生干扰的组分后方可使用。

4. 检查

检查任务是中药制剂质量标准中的一项重要内容，按《中国药典》要求，中药制剂的检查任务一般包括制剂通则检查、一般杂质检查、特殊杂质检查及微生物限度检查。

（1）制剂通则检查　检查任务的内容与中药制剂的剂型有关，检查应遵照药典中制剂通则的有关规定进行。如丸剂要求测定水分、重量差异、溶散时限、装量差异，片剂要求测定重量差异、崩解时限，酊剂、酒剂要求测定乙醇量、甲醇量、装量，注射剂要求测定装量、可见异物、不溶性微粒、无菌等。目的在于依据制剂的基本属性对药品质量进行控制和评价。

（2）一般杂质检查　一般杂质是指在药材生长、采集、收购、加工、制剂的生产或贮存过程中容易引入的杂质，如水分、灰分、酸不溶灰分、重金属、砷盐、残留农药及残留溶剂等。因此，必须按药品标准检查项下的规定，对杂质进行限量检查，才能确保药品使用的安全性。

（3）特殊杂质检查　特殊杂质检查是指有针对性地对与质量直接有关的专项检查任务进行检查，如五味麝香丸、止血复脉合剂中乌头碱限量检查，风湿定片中总生物碱限量检查，咳喘宁口服液中盐酸罂粟碱和吗啡的限量检查等。

（4）微生物限度检查　微生物限度检查系指对非规定灭菌制剂及其原、辅料受到微生物污染程度的一种检查。微生物限度检查包括染菌量及控制菌的检查。

一般的中药制剂都应检查细菌数、霉菌和酵母菌数，其限度随剂型而异。有些剂型还规定不得检出大肠杆菌、金黄色葡萄球菌、铜绿假单胞菌。含动物及脏器的制剂（包括提取物）还不得检出沙门菌；用于创伤、溃疡、止血、深部组织及阴道的含原药材粉的制剂，还不得检出破伤风梭菌。中药制剂若霉变、长螨者以不合格论。

对于有些制剂还要进行指纹图谱的检查，测定检品的指纹图谱与标准指纹图谱进行相似度分析，以衡量制剂工艺的稳定性和产品的均一性。

5. 含量测定

含量测定是对中药制剂进行内在质量控制的重要方法。测定对象应该是制剂中起主要作用的有效成分或毒性成分，以保证临床用药的有效性和安全性。

目前大部分中药制剂有效成分还不十分清楚，有效成分的含量测定尚不能普遍应用，产生疗效的往往是多种成分的协同作用，很难用一种成分作为疗效指标，因此某些制剂则以有效部分或总成分的含量来控制药品的质量。例如，总生物碱、总黄酮、总皂苷、挥发油、总氮量以及浸出物等的测定。

常用的定量测定方法有化学分析法、分光光度法、薄层色谱法和高效液相色谱法等。这些方法在前面的章节已有说明，这里就不再提及。

6. 记录和检验报告

（1）记录　中药制剂质量检测必须要有完整的原始记录，记录要真实、完整、清晰、具体。应用专用记录本，用钢笔或特种圆珠笔书写，一般不得涂改（若有写错时，应立即在原数据上划单线或双线，然后在旁边改正重写）。记录内容一般包括供试药品名称、来源、批号、数量、规格、取样方法、外观性状、包装情况、检验目的、检验方法及依据、收到日期、报告日期、检验中观察到的现象、检验数据、检验结果、结论等。若进行质量标准研究，对于方法的选择、样品的处理、研究结果等都应用图谱、照片或复印件等形式记录下来。原始记录应妥善保存，以备查。

（2）检验报告　书写报告时文字要简洁，内容要完整，报告内容一般包括检验任务（定性鉴别、检查、含量测定等）、标准规定（标准中规定的检测结果或数据）、检验结果（实际检验结果或数据）等内容。经检验所有任务符合规定者，作符合规定的结论，否则应提出不符合规定的任务及相应结论。药品检验报告书一般格式见表15-1，供参考。

表 15-1　＃＃＃＃有限公司药品检验报告书

报告书编号：

检品名称			
批号		规格	
生产单位		包装	
供养部门		有效期	
检验目的		总数量	
检验任务		收检日期	
检验依据		报告日期	
检验任务	标准规定		检验结果

结论：

质检部部长：　　　　QC 主任：　　　　检验员：

三、案例分析

1. 桂枝茯苓丸

【处方】　桂枝 100g　　茯苓 100g　　牡丹皮 100g
　　　　　赤芍 100g　　桃仁 100g

【制法】　以上五味，粉碎成细粉，过筛，混匀，每 100g 粉末加炼蜜 90～110g 制成大蜜丸，即得。

【质量控制方法】

(1) 性状：本品为棕褐色的大蜜丸；味甜。

(2) 鉴别

① 取本品，置显微镜下观察：不规则分枝状团块，无色，遇水合氯醛试液溶化；菌丝无色或淡棕色，直径 4～6μm（茯苓）。射线细胞径向纵断面呈类方形或长方形，壁连珠状增厚，常与木纤维连结（桂枝）。石细胞橙黄色，贝壳状，壁较厚，较宽的一边纹孔明显（桃仁）。

② 取本品 6g，切碎，加乙醚 50ml，低温加热回流 1h，滤过，药渣备用；滤液低温挥去乙醚，残渣加乙醇 1ml 使溶解，作为供试品溶液。另取桂皮醛对照品，加乙醇制成每 1ml 含 1μl 的溶液，作为对照品溶液。照薄层色谱法（通则 0502）试验，吸取供试品溶液 10μl、对照品溶液 2μl，分别点于同一硅胶 G 薄层板上，以石油醚（60～90℃）-乙酸乙酯（17∶3）为展开剂，展开，取出，晾干，喷以二硝基苯肼乙醇试液。供试品色谱中，在与对照品色谱相应的位置上，显相同颜色的斑点。

③ 取丹皮酚对照品，加乙醇制成每 1ml 含 1mg 的溶液，作为对照品溶液。照薄层色谱法（通则 0502）试验，吸取"鉴别"②项下的供试品溶液及上述对照品溶液各 10μl，分别点于同一硅胶 G 薄层板上，以环己烷-乙酸乙酯（3∶1）为展开剂，展开，取出，晾干，喷以盐酸酸性 5％三氯化铁乙醇溶液（每 100ml 5％三氯化铁乙醇溶液中，加入 5 滴盐酸），加热至斑点显色清晰。供试品色谱中，在与对照品色谱相应的位置上，显相同颜色的斑点。

④ 取"鉴别"②项下的备用药渣，加乙醇 20ml，超声处理 15min，滤过，滤液蒸干，残渣用水 15ml 溶解，用水饱和的正丁醇振摇提取 2 次，每次 20ml，合并正丁醇液，用水洗涤 2 次，每次 10ml，弃去水洗液，正丁醇液置水浴上蒸干，残渣加乙醇 1ml 使溶解，作为供试品溶液。另取芍药

苷对照品,加乙醇制成每 1ml 含 1mg 的溶液,作为对照品溶液。照薄层色谱法(通则 0502)试验,吸取供试品溶液 10μl、对照品溶液 5μl,分别点于同一硅胶 G 薄层板上,以三氯甲烷-乙酸乙酯-甲醇-甲酸(40∶5∶10∶0.2)为展开剂,展开,取出,晾干,喷以 5% 香草醛硫酸溶液,加热至斑点显色清晰。供试品色谱中,在与对照品色谱相应的位置上,显相同的蓝紫色斑点。

(3) 检查:应符合丸剂项下有关的各项规定(通则 0108)。
① 水分:照水分测定法(通则 0832)测定,所含水分不得过 15.0%。
② 重量差异限度:不得超过 ±7%。
③ 微生物限度:微生物计数法(通则 1105)和控制菌检查法(通则 1106)及非无菌药品微生物限度标准(通则 1107)检查,应符合规定。

需氧菌总数不超过 $3×10^4$ cfu/g,霉菌和酵母菌总数不超过 10^2 cfu/g,不得检出大肠埃希菌 (1g);不得检出沙门菌(10g);耐胆盐革兰阴性菌应小于 10^2 cfu/g。

(4) 含量测定:本品中桂枝为君药,采用高效液相色谱法测定其中肉桂酸的含量。
① 色谱条件与系统适用性试验:以十八烷基硅烷键合硅胶为填充剂;以乙腈-0.1% 磷酸溶液 (30∶70)为流动相;检测波长为 285nm。理论板数按肉桂酸峰计算应不低于 2000。
② 对照品溶液的制备:取肉桂酸对照品适量,精密称定,置棕色量瓶中,加 50% 甲醇制成每 1ml 含 5μg 的溶液,即得。
③ 供试品溶液的制备:取重量差异项下的本品,剪碎,混匀,取约 10g,精密称定,置具塞锥形瓶中,精密加入 50% 甲醇 50ml,密塞,称定重量,超声处理(功率 250W,频率 33kHz)30min,放冷,再称定重量,用 50% 甲醇补足减失的重量,摇匀,滤过,取续滤液,即得。
④ 测定法:分别精密吸取对照品溶液与供试品溶液各 10μl,注入液相色谱仪,测定,即得(按外标法测定)。

本品每丸含桂枝以肉桂酸($C_9H_8O_2$)计,不得少于 72μg。

肉桂酸对照品和样品的色谱图见图 15-2。

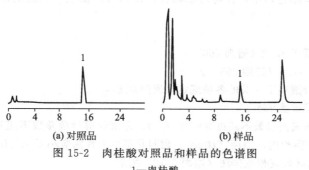

图 15-2 肉桂酸对照品和样品的色谱图
1—肉桂酸

2. 生脉饮

【处方】 红参 100g　　麦冬 200g　　五味子 100g

【制法】 以上三味,粉碎成粗粉,用 65% 乙醇作溶剂,浸渍 24h 后进行渗漉,收集渗漉液约 4500ml,减压浓缩至约 250ml,放冷,加水 400ml 稀释,滤过,另加 60% 糖浆 300ml 及适量防腐剂,并调节 pH 值至规定范围,加水至 1000ml,搅匀,静置,滤过,灌封,灭菌,即得。

【质量控制方法】
(1) 性状:本品为黄棕色至红棕色的澄清液体;气香,味酸甜、微苦。
(2) 鉴别

① 取本品 20ml,用正丁醇 20ml 振摇提取,正丁醇液蒸干,残渣加硫酸的 45% 乙醇溶液(7→100)15ml,加热回流 1h,挥去乙醇,用三氯甲烷 10ml 振摇提取,分取三氯甲烷液,用水洗至中性,用适量无水硫酸钠脱水,滤过,滤液浓缩至 1ml,作为供试品溶液。另取人参二醇对照品、人参三醇

对照品，加无水乙醇制成每1ml各含1mg的混合溶液，作为对照品溶液。照薄层色谱法（通则0502）试验，吸取上述两种溶液各10μl，分别点于同一硅胶G薄层板上，以环己烷-丙酮（2∶1）为展开剂，展开，取出，晾干，喷以硫酸甲醇溶液（1→2），在105℃加热约10min，置紫外光灯（365nm）下检视。供试品色谱中，在与对照品色谱相应的位置上，显相同颜色的荧光斑点。

> **课堂活动**
>
> 在薄层色谱鉴别中，为什么采用人参二醇和人参三醇为对照品而不是人参皂苷呢？
> 答：人参中主要成分为人参皂苷，麦冬中含有麦冬皂苷，鉴别时麦冬皂苷对人参皂苷有干扰，故采用人参二醇和人参三醇作对照。

② 取本品10ml，加盐酸0.5ml，水1ml，加热煮沸5min，放冷，用三氯甲烷20ml振摇提取，分取三氯甲烷液，浓缩至1ml，作为供试品溶液。另取麦冬对照药材1g，加水20ml，煎煮10min，滤过，滤液加盐酸0.5ml，同法制成对照药材溶液。照薄层色谱法（通则0502）试验，吸取上述两种溶液各5μl，分别点于同一硅胶G薄层板上，以三氯甲烷-丙酮（4∶1）为展开剂，展开，取出，晾干，喷以10%硫酸乙醇溶液，在100℃加热至斑点显色清晰，供试品色谱中，在与对照药材色谱相应的位置上，显相同颜色的主斑点。

③ 取本品10ml，加水20ml，摇匀，用乙醚振摇提取3次，每次30ml，合并乙醚液，蒸干，残渣加乙醇1ml使溶解，作为供试品溶液。另取五味子对照药材1g，加三氯甲烷20ml，超声处理30min，滤过，滤液蒸干，残渣加乙醇1ml使溶解，作为对照药材溶液，再取五味子醇甲对照品，加三氯甲烷制成每1ml含1mg的溶液，作为对照品溶液。照薄层色谱法（通则0502）试验，吸取上述供试品溶液5～10μl、对照药材溶液与对照品溶液各2～5μl，分别点于同一硅胶GF_{254}薄层板上，以石油醚（30～60℃）-甲酸乙酯-甲酸（15∶5∶1）的上层溶液为展开剂，展开，取出，晾干，置紫外光灯（254nm）下检视。供试品色谱中，在与对照药材色谱和对照品色谱相应的位置上，显相同颜色的斑点。

(3) 检查

① 相对密度应不低于1.08（通则0601）。

② pH值应为4.5～7.0（通则0631）。

③ 其他：应符合合剂项下有关的各项规定（通则0181）。

a. 装量：不少于标示量95%。

b. 微生物限度：需氧菌总数不超过$5×10^2$cfu/g，霉菌和酵母菌总数不超过10^2cfu/g，不得检出大肠埃希菌（1ml）；不得检出沙门菌（10ml）；耐胆盐革兰阴性菌应小于10^2cfu/ml。

(4) 含量测定：照高效液相色谱法（通则0512）测定。

① 色谱条件与系统适用性试验：以十八烷基硅烷键合硅胶为填充剂；以甲醇-水（56∶44）为流动相；检测波长为250nm。理论板数按五味子醇甲峰计算应不低于2000。

② 对照品溶液的制备：取五味子醇甲对照品适量，精密称定，加甲醇制成每1ml含30μg的溶液，即得。

③ 供试品溶液的制备：取装量差异项下的内容物，混匀，精密量取10ml，置分液漏斗中，加水20ml，摇匀，用乙醚振摇提取4次，每次30ml，再用乙醚20ml洗涤容器，合并乙醚液，挥干，再置水浴上蒸30min，残渣加无水乙醇适量使溶解并转移至10ml量瓶中，加无水乙醇至刻度，摇匀，滤过，取续滤液，即得。

④ 测定法：分别精密吸取对照品溶液与供试品溶液各10μl，注入液相色谱仪，测定，即得。

本品每支含五味子以五味子醇甲（$C_{22}H_{32}O_7$）计，不得少于0.25mg。

五味子醇对照品和样品的色谱图见图15-3。

其他制剂分析，在此不作介绍。

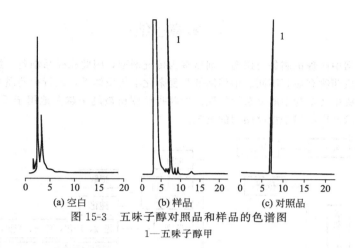

图 15-3 五味子醇对照品和样品的色谱图
1—五味子醇甲

知识拓展

中药指纹图谱

中药指纹图谱系指中药原料药材、饮片、半成品、成品等经适当处理后，采用一定的分析手段，得到的能够标示其特性的共有峰的图谱。中药指纹图谱是一种综合的、可量化的化学（不包括生物学）鉴定手段，是中药现代化的突破口之一，也是它的关键技术之一。中药材的生产质量管理，就是从中药材的栽培到饮片，以及中药材的生产质量，借以鉴别真伪、评价原料药材、半成品和成品质量均一性和稳定性。

现在中药指纹图谱技术已被世界发达国家所认可，我国的中成药生产只要按照指纹图谱技术进行全面质量控制，那么中成药走向世界将指日可待。

中药指纹图谱的分类，主要指化学指纹图谱，不包括 DNA（脱氧核糖核酸）指纹图谱。按所采用的实验方法分为两类：光（波）谱指纹图谱；色谱指纹图谱。

现阶段中药的有效成分绝大多数没有明确，我国的中药学者们曾尝试模仿西药分析的方法，找出中药材的全部有效成分。但事实上这一方法并不成功，一来中药成分太复杂；二来中药为复方用药，研究单体并不能洞悉药材的全貌。因此，对成分复杂的中药材往往只从表面上和形状上来鉴别，不能有效地判断中药材特性。

如被酒精浸泡过的人参，外表并无明显变化，但其有效成分已经丧失。而对于复方中成药品的检验就更为麻烦。如某种成药中有效成分是黄连，常规检验是看它是否含有定量的小檗碱，可另一种药材黄柏中也含有小檗碱，若在这种成药中用黄柏代替黄连则无法检验。

而采用中药指纹图谱的方式，则能有效表明中药的质量，相当于为中药制品贴上了"化学条形码"，使中药有了自己独有的质量控制标准。

建立指纹图谱时，首先要选定具有代表性的样品，粗加工后采用适当的溶剂把其中的有效成分提取出来，然后再把提纯后的中药样品放入分析仪器的检测器中，经过 1～2h 的分析，电脑就可以根据样品中所含的不同的化合物绘制出峰值各异的图谱，这个图谱就是该种药材标准的指纹图谱。

在检验成品中药材或中成药的质量时，可以将被检验的药品放入分析仪器的检测器中，观察它所显示的图谱同这一种药材的标准指纹图谱有无大的区别，从而判断药品的质量。

本章小结

中药制剂系根据中医理论制备与用药，剂型多为传统剂型，因此在样品制备、提取分离条件、理化鉴别等方面与合成药物有显著不同。中药制剂是复杂化学物质体系，现行中药质量检验标准的多种方法，尚不足以解决中药检验中的复杂性问题。中药指纹图谱被越来越多地用于反映中药内在质量。现代光谱、色谱技术已广泛用于指纹图谱的测定。

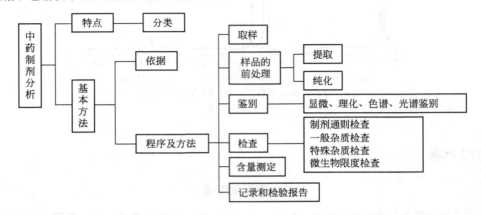

同步测试

一、A 型题（单选题）

1. 中药制剂分析的特点是（　　）。
   A. 制剂工艺的复杂性　　　　B. 化学成分的多样性和复杂性　　　　C. 中药材炮制的重要性
   D. 多由大复方组成　　　　　E. 有效成分的单一性
2. 中药制剂分析的主要对象是（　　）。
   A. 中药制剂中的有效成分　　　　　　B. 影响中药制剂疗效和质量的化学成分
   C. 中药制剂中的毒性成分　　　　　　D. 中药制剂中的贵重药材
   E. 中药制剂中的指标性成分
3. 中药制剂的质量分析是指（　　）。
   A. 对中药制剂的定性鉴别　　　　　　B. 对中药制剂的性状鉴别
   C. 对中药制剂的检查　　　　　　　　D. 对中药制剂的含量测定
   E. 对中药制剂的鉴别、检查和含量测定等方面的评价
4. 中药分析中最常用的分析方法是（　　）。
   A. 光谱分析法　　　　　　B. 化学分析法　　　　　　C. 色谱分析法
   D. 联用分析法　　　　　　E. 电学分析法
5. 中药分析中最常用的提取方法是（　　）。
   A. 溶剂提取法　　　　　　B. 煎煮法　　　　　　C. 升华法
   D. 超临界流体萃取　　　　E. 沉淀法
6. 中药制剂分析的原始记录要（　　）。
   A. 完整、清晰　　　　　　B. 完整、具体　　　　　　C. 真实、具体
   D. 真实、完整、具体　　　E. 真实、完整、清晰、具体
7. 在中药制剂的理化鉴别中，最常用的方法为（　　）。
   A. UV 法　　　　　　　　B. VIS 法　　　　　　　　C. TLC 法

D. HPLC 法　　　　　　　　　E. GC 法

8. 中药制剂的杂质来源途径较多，不属于其杂质来源途径的是（　　）。
   A. 原料不纯　　　　　　　B. 包装不当　　　　　　　C. 服用错误
   D. 产生虫蛀　　　　　　　E. 粉碎机器磨损

9. 在六味地黄丸的显微定性鉴别中，薄壁组织灰棕色至黑色，细胞多皱缩，内含棕色核状物，为哪味药的特征。（　　）
   A. 山药　　　　　　　　　B. 茯苓　　　　　　　　　C. 熟地黄
   D. 牡丹皮　　　　　　　　E. 泽泻

10. 下列提取方法中，无需过滤除药渣操作的是（　　）。
    A. 冷浸法　　　　　　　　B. 回流提取法　　　　　　C. 超声提取法
    D. 连续回流提取法　　　　E. 以上都不是

11. 化学分析法主要适用于测定中药制剂中（　　）。
    A. 含量较高的一些成分及矿物药制剂中的无机成分
    B. 微量成分　　　　　　　C. 某一单体成分
    D. 生物碱类　　　　　　　E. 皂苷类

12. 薄层扫描法可用于中药制剂的（　　）。
    A. 定性鉴别　　　　　　　B. 杂质检查　　　　　　　C. 含量测定
    D. 定性鉴别、杂质检查及含量测定　　　　　　　　　E. 定性鉴别和杂质检查

二、X 型题（多选题）

1. 中药制剂分析中常用的提取方法有（　　）。
   A. 冷浸法　　　　　　　　B. 超声提取法　　　　　　C. 回流提取法
   D. 微柱色谱法　　　　　　E. 水蒸气蒸馏法

2. 中药制剂分析中常用的净化方法有（　　）。
   A. 液-液萃取法　　　　　　B. 微柱色谱法　　　　　　C. 沉淀法
   D. 蒸馏法　　　　　　　　E. 超临界流体萃取法

3. 影响中药制剂质量的因素有（　　）。
   A. 原料药材的品种、规格不同　　B. 原料药材的产地不同
   C. 饮片的炮制方法不同　　　　　D. 原料药材的采收季节不同
   E. 原料药材的产地加工方法不同

4. 中药制剂的鉴别包括（　　）。
   A. 性状鉴别　　　　　　　B. 显微鉴别　　　　　　　C. 理化鉴别
   D. 杂质检查　　　　　　　E. 生物鉴别

5. 中药制剂的杂质来源途径包括（　　）。
   A. 中药材原料质量差别　　　　　B. 在合成药的过程中未反应完全的原料
   C. 包装、运输及贮存过程中受外界条件的影响而使中药制剂的理化性质发生改变
   D. 生产过程中的机器磨损　　　　E. 药物在高温灭菌过程中发生水解

三、问答题

1. 中药制剂的检查包括哪些主要内容？
2. 中药制剂分析的检验程序包括哪些步骤？
3. 中药制剂性状鉴别的内容主要有哪些？
4. 中药制剂的色谱鉴别法主要有哪些？
5. 为什么说中药制剂分析较其他制剂分析复杂？
6. 简述中药制剂含量测定在任务选择时应考虑的因素。

第十六章 生化药物分析

Chapter 16

【知识目标】
1. 了解生化药物的定义、种类。
2. 熟悉生化药物质量检验的基本程序与方法。
3. 掌握生化药物的特点及常用的化学定量分析方法。

化学药物、中草药和生物药物是人类用于预防、治疗和诊断疾病的三大药物。生物药物是利用生物体、生物组织或其成分，体液或其代谢产物（初级代谢产物和次级代谢产物），综合应用生物学、生物化学、微生物学、免疫学、物理化学和药学的原理与方法进行加工、制造而成的一大类预防、诊断、治疗制品。生物药物主要包括生化药物、生物制品和生物技术药物。

第一节 概 述

一、定义

生化药物一般系指从动植物及微生物提取、分离的天然活性物质，也可用生物-化学半合成或用现代生物技术制得的生命基本物质及其衍生物等。生物技术是利用生物体或其组成部分发展产品的技术体系，利用生物技术研制的药物称为生物技术药物。生物制品是以微生物、细胞、动物或人源组织和体液为原料，应用传统技术或现代生物技术制得。生化药物、生物技术药物和生物制品有时无明确界定。

二、生化药物的种类

1. 氨基酸及其衍生物类药物

包括天然氨基酸、氨基酸混合物和氨基酸衍生物，可由发酵制造，也可由蛋白水解制得。《中国药典》（2015年版）收载的有门冬氨酸、色氨酸、异亮氨酸、苏氨酸、谷氨酸、亮氨酸、精氨酸、胱氨酸、脯氨酸等。

2. 多肽和蛋白类药物

这类药物是人体内的生理活性因子，在生物体内，浓度很低，但活性很强。多肽参与调节生理功能，用于临床的多肽有催产素（9肽）、加压素（9肽）、胰高血糖素（29肽）、降钙素（9肽）等。蛋白质类药物有水蛭素、鱼精蛋白、胰岛素、生长素、催乳素等。

3. 酶类与辅酶类药物

按其功能可分为：助消化酶类、蛋白水解酶类、凝血酶及抗栓酶、抗肿瘤酶类和其他酶类等；还包括部分辅酶类（辅酶Q）等。如胃蛋白酶、胰蛋白酶、玻璃酸酶、尿激酶、凝血酶、辅酶Q_{10}等。

4. 糖类药物

包括肝素、硫酸软骨素A和C、硫酸角质素、透明质酸等。类肝素（酸性黏多糖）、壳聚多糖、灵芝多糖、黄芪多糖、人参多糖、海藻多糖、螺旋藻黏多糖等。

5. 脂类药物

包括多价不饱和脂肪酸（PUFA）、磷脂类、固醇类、胆酸类和卟啉类。如亚油酸、卵磷脂、脑磷脂、胆固醇、血红素、胆红素等。

6. 核酸及其降解产物和衍生物类药物

包括核酸类、多聚核苷酸、核苷、核苷酸及其衍生物。例如免疫 RNA、DNA（脱氧核糖核酸）、多聚胞苷酸、巯基聚胞苷酸、ATP 和 cAMP 等。

三、生化药物的特点

生化药物与化学合成药物和中药相比，其质量控制任务和分析方法不尽相同，归纳起来，主要有以下特点：

① 是生物体中的基本生化成分，在医疗应用中具有高效、低毒、量小的临床效果。
② 来自生物体，来源复杂，有些化学结构不明确，分子量不是定值，多属于高分子物质。
③ 化学结构与组成比较复杂，相对分子质量比较大，一般不易化学合成。
④ 生物活性检查。
⑤ 安全性检查。
⑥ 效价（含量）测定。

第二节 质量检验的基本程序与方法

生化药品结构复杂，质量控制方法和检验任务与化学药物相比有很多不同。此类药物对热、酸、碱、重金属以及 pH 都较敏感，因此往往需进行原材料、生产过程（其中包括培养和纯化工艺过程）和最终产品的质量控制，以确保产品符合质量标准的要求。

一、鉴别实验

1. 理化鉴别法

（1）化学鉴别法　通常利用药物与某试剂在一定条件下反应，生成有颜色的产物或沉淀进行鉴别。例如，溶菌酶的鉴别采用呈色法；胃蛋白酶的鉴别采用沉淀法。

（2）紫外分光光度法　通常利用药物中的共轭系统在紫外区有特征吸收进行鉴别。三磷酸腺苷二钠的分子中具有共轭系统，能吸收紫外光。本品的 0.01mol/L 盐酸水溶液（20μg/ml），在（257±1）nm 的波长处有最大吸收。A_{250nm}/A_{260nm} 的值应为 0.17~0.27。

（3）高效液相色谱法　通常利用对照品溶液和供试品溶液色谱图的保留时间和肽图谱的一致性进行鉴别。

2. 生化鉴别法

（1）酶法　依据酶对底物特异性催化活力。尿激酶是专属性较强的蛋白水解酶，根据尿激酶能激活牛纤维蛋白溶酶原，而具有相同作用的链激酶不能激活牛纤维蛋白溶酶原而加以区别，并用直接观察溶解纤维蛋白作用的气泡上升法作为判断指标。

（2）电泳法　在电场作用下，带电粒子按各自的速度向极性相反的电极方向进行电泳。肝素的鉴别采用糖凝胶电泳法：肝素是由 D-硫酸氨基葡萄糖和葡萄糖醛酸分子间组成的酸性黏多糖，其水溶液带强负电荷，于琼脂凝胶板上，在电场作用下，向正极方向移动，与肝素国家标准品对照，其移动位置应相一致。

3. 生物鉴定法

（1）血清学法　体外抗原抗体实验。
（2）生物学法　以生物体对生化药物特定的生物活性的反应为基础。

> **知识拓展**
>
> **胰岛素的生物鉴定法：小鼠惊厥试验**
>
> 胰岛素是体内一类重要的多肽激素，同时它也是临床上治疗糖尿病的一线药物。与传统药物相比，胰岛素类药物属生化药物，本身具有种属特异性、免疫原性和非预期的多向性活性等特点，这就给胰岛素类药物的分析方法提出了特殊的要求。胰岛素最常用的生物鉴定法有小鼠（或兔）惊厥法。用小鼠惊厥实验来鉴别胰岛素，通过胰岛素的降血糖作用进行鉴别。当剂量过大，血糖降低至一定水平，小鼠即发生惊厥，迅速静注葡萄糖注射液进行抢救，惊厥停止，说明是胰岛素所致低血糖而引起的惊厥。

二、杂质检查

1. 一般杂质检查

检查任务包括氯化物、硫酸盐、磷酸盐、铵盐、铁盐、重金属、酸度、溶液的澄清度或溶液的颜色、水分及干燥失重、炽灼残渣等。其检查原理及方法与化学药物相同。

2. 特殊杂质检查

特殊杂质主要是指从原料中带入或生产工艺中引入的杂质。许多生化药物是从生物组织中提取或用微生物发酵法制取的，药物中易残存一些杂质、污染物或其他成分。例如，胰蛋白酶是从动物胰腺中提取制得的一种蛋白水解酶，在制备过程中．易带入杂质糜蛋白酶。根据糜蛋白酶的特性选用 N-乙酰-L-酪氨酸乙酯为底物进行糜蛋白酶的限度检查。糜蛋白酶的限度为 2500 个胰蛋白酶单位中不得大于 50 单位，按每 1mg 胰蛋白酶为 2500 个单位和每 1mg 糜蛋白酶为 1000 单位，折算成重量，则糜蛋白酶的限度为 5%（g/g）。

3. 安全性检查

（1）无菌检查　无菌检查系用于检查药典要求无菌的生化药品、原料、辅料及其他品种是否无菌的一种方法，是《中国药典》中较重要的检查任务之一。被微生物污染的药品会直接或间接地危害人类健康，一些国家曾出现过因服用或注射被微生物污染药品而引起使用者发热、感染、致癌甚至死亡的现象。无菌检查的目的是为了保证药品的卫生质量，保证在临床上的使用安全。无菌检查的任务包括需氧菌、厌氧菌及真菌培养。

① 无菌检查的基本步骤

a. 培养基的制备，为细菌生长、繁殖提供所必需的营养物质——碳源、氮源、维生素、矿物质等。

b. 选择对照用菌液，供对照试验用。

c. 具体检查，如接种、培养等操作。

d. 结果判断，得出阴性或阳性的结论。

② 注意事项

a. 无菌检查的全部过程应严格遵守无菌操作法，包括对操作环境、试验材料及用具灭菌等，防止微生物污染。

b. 应避免在有抑菌条件下操作。

c. 从事无菌操作人员应具备微生物学的基础知识及一定工作经验，否则要经过无菌技能的培训，方能从事此工作。

（2）异常毒性检查　异常毒性有别于药物本身所具有的毒性特征，是指由生产过程中引入或其他原因所致的毒性。异常毒性检查系给予动物一定剂量的供试品溶液，在规定时间内观察动物出现的异常反应或死亡情况，检查供试品中是否污染外源性毒性物质以及是否存在意外的不安全因素。

(3) 热原检查　热原系指药品中含有的能引起体温升高的杂质。《中国药典》采用家兔法检查热原，将一定剂量的供试品静脉注入家兔体内，在规定的时间内，观察家兔体温升高的情况，以判定供试品中所含热原的限度是否符合规定。

(4) 细菌内毒素检查　细菌内毒素是细胞细胞壁的组分，由脂多糖组成。细菌内毒素激活中性粒细胞，造成内源性热原质释放，作用于体温调节中枢引起机体发热。热原主要来源于细菌内毒素，细菌内毒素是药品热原检查不合格的主要原因。细菌内毒素检查是利用鲎试剂来检测或量化由革兰阴性菌产生的细菌内毒素，以判断供试品中细菌内毒素的限量是否符合规定的一种方法。

(5) 过敏反应检查　药物中若夹杂有异性蛋白，在临床使用时易引起病人多种过敏反应，轻者皮肤出现红斑或丘疹，严重者可出现血压下降、窒息、血管神经性水肿，甚至休克、死亡。过敏反应检查法是将一定量的供试品溶液注入豚鼠体内，间隔一定时间后静脉注射供试品进行激发，观察动物出现过敏反应的情况，以判断供试品是否引起动物全身过敏反应。

(6) 降压物质检查　降压物质是指某些药物中含有的能导致血压降低的杂质，包括组胺、类组胺或其他导致血压降低的物质。降压物质的检查法是比较组胺对照品与供试品引起麻醉猫血压下降的程度，以判定供试品中所含降压物质的限度是否符合规定的方法。

> **知识拓展**
>
> **无菌检查方法**
>
> 无菌检查法包括薄膜过滤法和直接接种法。只要供试品性质允许，应采用薄膜过滤法。供试品无菌检查所采用的检查方法和检验条件应与方法适用性试验确认的方法相同。
>
> 1. 薄膜过滤法　适用性广，准确性强，适合于任何类型的药品，尤其适用于具有抑菌作用的供试品。该法通过滤膜过滤，将供试品中可能存在的微生物富集于滤膜上，再冲洗掉滤膜上的抑菌成分后，在滤膜过滤器的滤筒内加入培养基，在所需温度下培养，观察是否有菌生长。
>
> 2. 直接接种法　操作简便，适用于无法用薄膜过滤法进行无菌检查的供试品。即取规定量供试品分别等量接种至硫乙醇酸盐流体培养基和胰酪大豆胨液体培养基中，按照规定温度培养 14 天，观察是否有菌生长。

三、含量（效价）测定

生化药物的含量表示方法通常有两种：一种用百分含量表示，适用于化学结构明确的小分子生化药物或经水解变为小分子的药物；另一种用生物效价或酶活力单位表示，适用于分子量较大的酶类和蛋白质类药物的测定。

1. 含量测定

含量测定是指采用基于化学或物理化学原理的分析方法测定生化药物中的有效成分或指标成分的含量。常用的测定方法主要有容量分析法、光谱分析法和色谱分析法。

2. 效价测定

采用国际或国家参考品，或经国家检定机构认可的参考品，以体内或体外法测定其生物学活性，并标明其活性单位。

第三节　常用定量分析方法与应用

生化药物的含量测定方法主要有理化法、生化法和生物检定法。理化法适用于化学结构明确的小分子生化药物或经水解变为小分子药物的测定，多用百分含量表示；生化法和生物检定法多用于分子量较大的酶类和蛋白质类药物的含量测定，多用生物效价或酶活力单位表示测定结果。

一、理化分析法

（一）化学分析法

1. 重量法

根据样品经处理后分离出与待测组分相关的单质或化合物的重量，测定该组分的含量。硫酸软骨素的测定及胰酶中脂肪含量的测定均采用重量法。

2. 滴定法

根据样品中某些成分与标准溶液能定量的发生酸碱中和、氧化还原或配位反应等进行测定。例如，氨基酸类药物利用氨基的碱性，可采用非水溶液滴定法测定含量，如 L-门冬氨酸、L-丙氨酸、色氨酸、苏氨酸、组氨酸。谷氨酸利用羧基的酸性采用中和滴定法测定含量。

3. 应用——甘露醇的含量测定

甘露醇采用碘量法进行含量测定，甘露醇与高碘酸发生定量氧化还原反应，剩余的高碘酸及生成的碘酸再与碘化钾作用，生成游离碘，用硫代硫酸钠液滴定。

$$CH_2OH(CHOH)_4CH_2OH + 5HIO_4 \longrightarrow 2HCHO + 4HCOOH + 5HIO_3 + H_2O$$
$$2HIO_4 + 14KI + 7H_2SO_4 \longrightarrow 8I_2 + 7K_2SO_4 + 8H_2O$$
$$2Na_2S_2O_3 + I_2 \longrightarrow Na_2S_4O_6 + 2NaI$$

化学方法主要用于常量分析，准确度较高，但操作繁琐，耗时较长，不利于实现自动化，在药典及近年来的研究中使用有所下降。而仪器分析方法的研究、应用则是生化药物分析的热点。

（二）光谱法

1. 比色法

供试品与显色剂发生颜色反应，根据颜色反应的强度测定含量。如蛋白质的含量测定，可利用蛋白质与双缩脲试剂发生颜色反应，进行定量测定。

2. 紫外分光光度法

样品或转化后的产物对特定波长具有光吸收作用或某些特殊基团可与某些化学试剂反应生成稳定的颜色，在最大吸收波长处测量一定浓度样品溶液的吸光度，并与一定浓度的对照溶液的吸光度进行比较或采用吸收系数法求算出样品溶液的浓度。如蛋白质在 280nm 左右有最大吸收，糜蛋白酶与底物 N-乙酰-L-酪氨酸乙酯作用后的产物在 237nm 处有最大吸收，根据其吸收度可进行定量。

3. 荧光分光光度法

根据物质受紫外光或可见光照射激发后能发射出比激发光波长较长的荧光，利用荧光的强度进行定量分析。荧光法灵敏、准确、选择性好，荧光特性参数多，动态线性范围宽，灵敏度比紫外-可见分光光度法高。但浓度太高的溶液会发生"自熄灭"现象，而且在液面附近溶液会吸收激发光，使发射光强度下降，导致发射光强度与浓度不成正比，故荧光分光光度法应在低浓度溶液中进行。

4. 应用——硫酸软骨素的含量测定

硫酸软骨素为大分子酸性黏多糖类药物，其结构中的双糖单位分子中含一分子氨基己糖，采用比色法测定含量。先酸水解供试品，生成氨基己糖，然后在碱性条件下与乙酰丙酮反应，生成色原物质，与对二甲氨基苯甲醛盐酸醇溶液反应产生红色，以盐酸氨基葡萄糖为对照品，于 525nm 波长处测定吸光度。

（三）高效液相色谱法（HPLC）

HPLC 法具有在分离过程中不破坏样品的特点，特别适用于高沸点、大分子量、强极性和热稳定性差的生化药物的分析，尤其在对具有生物活性物质的分析上，具有特殊的能力。HPLC 法多采用具有一定 pH 值的缓冲溶液作为流动相，常温操作，分析环境与生理环境相似，因而具有温和的分析条件与良好的生物兼容性，有利于保持生物大分子的构象和生理活性等特点。HPLC 法可以用于氨基酸及其衍生物、多肽、蛋白质、糖类、卟啉、核酸及其降解产物的分离与测定。

1. 反相高效液相色谱法（RP-HPLC）

以 C_8、C_{18} 烷基硅烷键合相为柱填料，以乙腈-水（或缓冲溶液）、甲醇-水（或缓冲溶液）为流动相，以紫外检测器、荧光检测器或电化学检测器为检测手段，这种色谱体系在肽类、氨基酸、蛋白质和多糖等定量分析中应用广泛。如复方氨基酸注射液、辅酶 Q_{10} 等一般按外标法以峰面积计算各种氨基酸的含量。

2. 离子色谱法

离子色谱法系采用高压输液泵系统将规定的洗脱液泵入装有填充剂的色谱柱对可解离物质进行分离测定的色谱方法。注入的供试品由洗脱液带入色谱柱内进行分离后，进入检测器（必要时经过抑制器或衍生系统），由积分仪或数据处理系统记录并处理色谱信号。该法适用于离子化合物和能够解离的化合物，常用的固定相为以交联共聚的苯乙烯-二乙烯苯或亲水性高聚物凝胶为基质的离子交换树脂，流动相多为水溶液，有时可加入少量的有机溶剂，如乙醇、四氢呋喃、乙腈等，以增加某些组分的溶解度，改变分离的选择性。离子色谱法常用于氨基酸、多肽和蛋白质类药物的定量分析。

3. 分子排阻色谱法

分子排阻色谱法是根据待测组分的分子大小进行分离的一种液相色谱技术。分子排阻色谱法的分离原理为凝胶色谱柱的分子筛机制。利用凝胶的分子筛作用，根据被测组分的分子尺寸而进行分离，可用于多肽和蛋白质等生化药物的分离及其分子量的测定。色谱柱多以亲水硅胶、凝胶或经过修饰的凝胶如葡聚糖凝胶和琼脂糖凝胶等为填充剂，这些填充剂表面分布着不同孔径尺寸的孔，药物分子进入色谱柱后，它们中的不同组分按其分子大小进入相应的孔内，大于所有孔径的分子不能进入填充剂颗粒内部，在色谱过程中不被保留，最早被流动相洗脱至柱外，表现为保留时间较短；小于所有孔径的分子能自由进入填充剂表面的所有孔径，在色谱柱中滞留时间较长，表现为保留时间较长；其余分子则按分子大小依次被洗脱。

4. 应用——重组人胰岛素的含量测定

重组人胰岛素为重组 DNA 技术生产的由 51 个氨基酸残基组成的蛋白质，质量标准中含量测定采用高效液相色谱法。其方法如下。

色谱条件与系统适用性试验：用 C_{18} 烷基硅烷键合硅胶为填充剂（5～10μm）；0.2mol/L 硫酸盐缓冲液（取无水硫酸钠 28.4g，加水溶解后，加磷酸 2.7ml，水 800ml，用乙醇胺调节 pH 值至 2.3，加水至 1000ml)-乙腈（74∶26，或适宜比例）为流动相；流速为 1.0ml/min；柱温为 40℃；检测波长为 214nm。取系统适用性试验溶液（取重组人胰岛素对照品，用 0.01mol/L 盐酸溶液制成每 1ml 中含 1mg 的溶液，室温放置至少 24h）注入液相色谱仪，胰岛素主峰和 A_{21} 脱氨胰岛素峰之间的分离度应不小于 1.8，拖尾因子应不大于 1.8。

测定法：取本品适量，精密称定，用 0.01mol/L 盐酸溶液制成每 1ml 中含 10.0 单位的溶液（临用新配）。取 20μl 注入液相色谱仪，记录色谱图；另取重组人胰岛素对照品适量，同法测定。按外标法以峰面积计算。

二、生化分析法

1. 电泳法

电泳是指溶解或悬浮于电解液中的带电荷的蛋白质、胶体、大分子或其他粒子，在电流作用下向其自身所带电荷相反的电极方向迁移。电泳法是指利用溶液中带有不同量电荷的阳离子或阴离子，在外加电场中使供试品组分以不同的迁移速度向对应的电极移动，实现分离并通过适宜的检测方法记录或计算，达到测定目的的分析方法。电泳法具有操作简便、灵敏度高、重现性好、检测范围广，并具有分离、分析等优点，故已成为生化药物分析的重要手段之一。

（1）醋酸纤维素薄膜电泳法　醋酸纤维素薄膜电泳法以醋酸纤维素薄膜作为支持介质。介质孔径大，没有分子筛效应，主要凭借被分离物中各组分所带电荷量的差异进行分离，适用于血清蛋白、免疫球蛋白、脂蛋白、糖蛋白、类固醇激素及同工酶等的检测。

（2）琼脂糖凝胶电泳法　琼脂糖凝胶电泳法以琼脂糖作为支持介质。琼脂糖是由琼脂分离制备的链状多糖。其结构单元是 D-半乳糖和 3,6-脱水-L-半乳糖。许多琼脂糖链互相盘绕形成绳状琼脂糖束，构成大网孔型的凝胶。这种网络结构具有分子筛作用，使带电颗粒的分离不仅依赖净电荷的性质和数量，还可凭借分子大小进一步分离，从而提高了分辨能力。琼脂糖凝胶电泳具有较大的凝胶孔径，特别适合于 RNA、DNA 等核糖核酸及其衍生物类药物的分离。

(3) 聚丙烯酰胺凝胶电泳法　聚丙烯酰胺凝胶电泳法以聚丙烯酰胺凝胶作为支持介质。聚丙烯酰胺凝胶是由丙烯酰胺单体和少量的交联剂亚甲基双丙烯酰胺，在催化剂作用下聚合交联而成的三维网状结构的凝胶。单体的浓度或单体与交联剂比例的不同，其凝胶孔径就不同。使用聚丙烯酰胺凝胶作为支持介质进行电泳，生物大分子保持天然状态，其迁移速度不仅取决于电荷密度，还取决于分子大小和形状，可以用于胰岛素有关蛋白质的检查、基因工程药物 DNA 的分离回收。

2. 毛细管电泳法

毛细管电泳法是指以弹性石英毛细管为分离通道，以高压直流电场为驱动力，根据供试品中带电组分在管中由于其所带电荷和分子量的大小，即荷质比不同产生不同的迁移速度而进行分离的一种分析方法。毛细管电泳法在自动化程度、样品的用量、试剂的消耗及分辨率高、分析周期短等方面具有独特之处。

3. 酶分析法

酶分析法是指利用酶试剂作为工具测定样品中酶以外的其他物质的含量的一种分析方法。酶分析法具有专属性强、灵敏度高的优点，与其他紫外、荧光、电化学或免疫方法联用可用于与酶作用的底物或产物的分析以及抗体药物的效价测定。《中国药典》（2015 年版）对胰蛋白酶效价测定采用的就是酶分析法。

三、生物检定法

生物检定法是利用药物对生物体或离体器官所起的生物活性作用的强弱而进行定量分析的一种方法，可用于药物的杂质检查、有害物的毒性测定和药物的效价测定。《中国药典》（2015 年版）对胰岛素、肝素、绒促性素、缩宫素等均采用生物检定法进行效价测定。生物检定法一般与药物的活性、药效密切相关，结果较为直观，但由于生物差异的存在，生物检定结果误差较大，重现性也较差，加上测定费时等，所以生物检定主要用于无适当理化方法进行检定的药物，以补充理化分析的不足。

示例：胰岛素生物测定法

本法系比较胰岛素标准品（S）与供试品（T）引起小鼠血糖下降的作用，以测定供试品的效价。

标准品溶液的制备：精密称取胰岛素标准品适量，按标示效价，加入每 100ml 中含有苯酚 0.2g 并用盐酸调节 pH 值为 2.5 的 0.9%氯化钠溶液，使溶解成每 1ml 中含 20 单位的溶液，4～8℃贮存，以不超过 5 天为宜。

标准品稀释液的制备：试验当日，精密量取标准品溶液适量，按高低剂量组（d_{s1}、d_{s2}）加 0.9%氯化钠溶液（pH2.5）制成两种浓度的稀释液，高低剂量的比值（r）不得大于 1∶0.5。高浓度稀释液一般可制成每 1ml 中含 0.06～0.12 单位，调节剂量使低剂量能引起血糖明显下降，高剂量不致引起血糖过度降低，高低剂量间引起的血糖下降有明显差别。

供试品溶液与稀释液的制备：按供试品的标示量或估计效价（A_T），照标准品溶液与其稀释液高低剂量的制备法制成高、低两种浓度的稀释液，其比值（r）应与标准品相等，供试品与标准品高低剂量所致的反应平均值应相近。

测定法：取健康合格、同一来源、同一性别、出生日期相近的成年小鼠，体重相差不得超过 3g，按体重随机等分成 4 组，每组不少于 10 只，逐只编号，各组小鼠分别自皮下注入一种浓度的标准品或供试品稀释液，每鼠 0.2～0.3ml，但各鼠的注射体积（ml）应相等。注射后 40min，按给药顺序分别自眼静脉丛采血，用适宜的方法，如葡萄糖氧化酶-过氧化酶法测定血糖值。第一次给药后间隔至少 3h，按双交叉设计，对每组的各鼠进行第二次给药，并测定给药后 40min 的血糖值。照生物检定统计法（通则 1431）中量反应平行线测定双交叉设计法计算效价及实验误差。

本法的可信限率 [FL(%)] 不得大于 25%。

本章小结

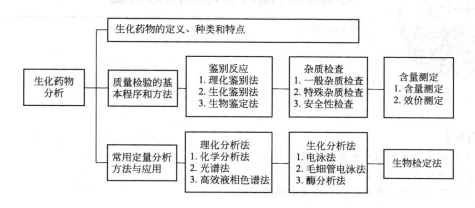

同步测试

一、A 型题（单选题）

1．《中国药典》关于生化药物的热原检查采用（　　）。
　A．家兔法　　　　B．鲎试剂法　　　　C．两者都是　　　　D．两者都不是

2．《中国药典》关于生化药物安全性检查不包括（　　）。
　A．热原检查法　　B．异常毒性检查　　C．降低物质检查
　D．无菌检查　　　E．残留溶剂检查

3．药品监督管理部门对生化药物进行质量监督，判断药品是否被微生物污染的指标是（　　）。
　A．微生物限度检查　B．控制菌检查　　C．热原检查
　D．无菌检查　　　　E．细菌内毒素检查

4．药品生物检定技术所用的生物体不包括（　　）。
　A．微生物　　　　B．细胞　　　　　　C．离体组织
　D．动物　　　　　E．人

5．电泳法适用于（　　）类生化药物的分析。
　A．带电离子　　　B．中性离子　　　　C．酸性离子
　D．碱性离子　　　E．中性物质

6．鲎试剂是一种安全性检查项目的试验试剂，这种检查项目是（　　）。
　A．异常毒性检查　B．热原检查　　　　C．降压物质检查
　D．无菌检查　　　E．细菌内毒素检查

二、问答题

生化药物安全性的检查内容包括哪些？

第十六章　生化药物分析

第十七章 药品质量标准的制定

Chapter 17

【知识目标】
1. 了解药品质量标准分析方法、验证方法。
2. 熟悉药品质量标准的内容。
3. 掌握药品质量标准的定义、分类和制定原则。

第一节 概 述

一、制定药品质量标准的目的与意义

药品质量的优劣直接影响到药品的安全性和有效性，关系到用药者的健康与生命安危。药品的特殊性决定了对其进行质量控制的重要性，由于不同厂家生产工艺、技术水平及设备条件、运输与贮存条件的差异等都会影响到药品的质量，所以国家必须制定对药品有强制执行力的统一的质量标准，即药品质量标准。药品质量标准是国家对药品质量、规格及检验方法所作的技术规定，是药品生产、供应、使用、检验和药政管理部门共同遵循的法定依据。制定并贯彻统一的药品标准，对医药科学技术、生产管理、经济效益和社会效益都会产生良好的影响。

二、药品质量标准的分类

我国已经形成了以《中华人民共和国药典》（简称《中国药典》）和《中华人民共和国食品药品监督管理局标准》（简称《局颁标准》）为主体的国家药品质量标准体系，具有法律效力。同时还有《临床研究用药品质量标准》（仅供研制单位和临床试验单位使用）、《暂行或试行药品标准》（新药报试生产时所制定的药品标准）及《企业标准》（生产企业自行制定并用于控制相应药品质量的标准）。

三、药品质量标准制定的原则

（1）安全有效　坚持质量第一，从人民利益出发，结合生产实际和临床使用实际情况，使制定的质量标准能真正反映药品内在质量，对药物疗效影响大的或毒性较大的杂质应严格控制。

（2）先进性　采用国内外新成果、新技术、新方法，达到或超过国外标准，但也要考虑国内实际水平。

（3）针对性　根据生产和使用情况，有针对性地规定检查任务和确定合理的限度，并考虑使用要求。

（4）规范化　按照国家食药监总局制定的基本原则、基本要求、一般格式进行。

综上所述，药品质量标准的制定必须体现"安全有效、技术先进、经济合理、不断完善"的原则。

药品质量标准通常由药品研究试制单位提出草案，经药品监督管理部门审批，在批准生产的同时，颁布法定质量标准。凡经过国家药品监督管理部门批准生产的药品，都必须有其法定的质量标准，不符合这个标准的药品不准生产、销售和使用。

第二节　药品质量标准制定的主要内容

一、名称

新药名称的制定是按世界卫生组织（WTO）编订的国际非专利药品名称命名，制定的原则如下。

（1）药品名称应科学、明确、简短，同类药应尽量采用已确定的词干命名。药品名称经国家药监部门批准，即为法定名（通用名）。

（2）避免采用可能给患者以有关药理学、病理学或治疗学暗示的药名。

（3）外文名应尽量采用世界卫生组织编订的国际非专利药名（INN）。

（4）中文名应与外文名相对应，采用音译、意译、音意合译。可查阅药典委员会编订的《药名词汇》中的药物基团的通用词干。

（5）化学名应按中国化学会编的《化学命名原则》命名。

（6）天然药物：外文名可采用来源命名，中文名可结合植物属种名命名。

（7）盐类药品：酸名在前，盐基在后。

（8）制剂命名应与原料名一致。

（9）复方制剂的命名可采用简缩方法，也可按处方中的主药命名。

二、性状

药品的性状是药品质量的重要表征之一。《中国药典》在性状项下记载药品的外观、臭味、溶解度、晶型、物理常数等。

（一）外观与臭味

指药物的聚集状态、晶形、色泽以及臭、味等性质。例如，药典对无味红霉素的描述为"本品为白色结晶性粉末；无臭，无味或几乎无味"。对二巯基丁二钠的描述为"本品为白色至微黄色的粉末；有类似蒜的特臭"。

此任务没有严格的检测方法和判断标准，仅用文字作一般性的描述，但如果药品的晶型、细度等对质量有较大影响须作严格控制时，应在检查项下另作具体规定。另外，凡药品有引湿、风化、遇光变质等与贮藏条件有关的性质，也应记述。毒、剧、麻药不作"味"描述，如盐酸吗啡为"白色、有丝光的针状结晶或结晶性粉末，无臭，遇光易变质"，此处对"味"不作记述。

（二）理化常数

理化常数系指溶解度、熔点、比旋度、折光率、pH值、晶型、吸收系数、相对密度、凝点、馏程、黏度等。具体测定时要严格按照《中国药典》（2015年版）中有关规定的方法和要求进行实验研究。

1. 溶解度

溶解度是药品的一种物理性质，在一定程度上反映了药品的纯度。《中国药典》正文各品种项下记载有药物在部分溶剂中的溶解性能，以供精制或制备溶液时参考。药典采用"极易溶解、易溶、溶解、略溶、微溶、极微溶解、几乎不溶或不溶"来描述药品在不同溶剂中的溶解性能。《中国药典》凡例对以上术语有明确的规定。如"溶解"，是指溶质1g（ml）能在溶剂10～不到30ml中溶解；"几乎不溶或不溶"是指溶质1g（ml）在溶剂10000ml中不能完全溶解。例如，磺胺嘧啶"在乙醇或丙酮中微溶，在水中几乎不溶；在氢氧化钠试液中易溶，在稀盐酸中溶解"。

溶解度测定法：准确称取（或量取）供试品一定量（准确度为±2%，固体供试品应先研细），于25℃±2℃加入一定量的溶剂，每隔5min强力振摇30s，观察30min内溶解情况。如无目视可见的溶质颗粒或液滴时，即视为完全溶解。易于溶解的样品，取样可在1～3g之间；贵重药品及剧药可酌情减量。可用逐渐加入溶剂的方法，溶剂品种也可适当减少，但至少要有水、酸、碱、乙醇等溶剂。一般常用的溶剂有水、乙醇、乙醚、氯仿、甘油、无机酸和碱等。

2. 熔点

熔点是指物质由固体熔化成液体的温度、熔融同时分解的温度或在熔化时自初熔至全熔的一段温度。有三种情况。①固体熔化成液体；②熔融同时分解：供试品在一定温度下熔融同时分解产生气泡、变色或浑浊等现象；③熔化时自初熔至全熔："初熔"系指供试品在毛细管内开始局部液化出现明显液滴时的温度，"全熔"系指供试品全部液化时的温度。

熔点是多数固体有机药物的重要物理常数，也是简单而可靠的鉴别手段和纯度情况的反映。

（1）熔化过程　将固态物质加热，开始时物质温度逐渐上升，当达到某一温度时有液体出现。从出现第一滴液体开始，在一个相当长的时间内，虽然加热但物质的温度并没有上升，此时液体和固体并存。等固体全部熔化后，物质的温度才逐渐上升，此过程称为物质的熔化过程。熔化过程是一个吸热过程，只有吸收了足够的熔化热，才能从固态转变成液态，温度继续上升。

（2）几个概念

① 初熔：固体样品在毛细管内开始局部液化，出现明显液滴时的温度。

② 终熔：也称为全熔，系指固体样品全部液化时的温度。

③ 熔点范围：固体物质从开始熔化至全部熔化时的温度范围。

④ 熔距：终熔减去初熔得到的差值。

（3）熔点测定法　依照待测药物的性质不同《中国药典》（2015年版）测定熔点的方法有三种：第一法用于测定已粉碎的固体药品，2015年版《中国药典》第一法分为A传温液加热法和B电热块空气加热法；第二法用于测定不易粉碎的固体药品，如脂肪、脂肪酸、石蜡、羊毛脂等；第三法用于测定凡士林或其他类似物质。三种方法中最常用的方法为第一法，一般未注明者均指第一法。试验方法收载于《中国药典》（2015年版）四部通则0612。

（4）注意事项

①《中国药典》要求报告初熔与终熔，熔距一般不超过2℃。

② 杂质增加，熔点下降，熔距增大，构型不同，熔点也不同。

③ 在制定标准时，首先应区别是否有分解现象，可采用差示扫描热量法（DSC）测绘热曲线。药典规定熔融分解与非熔融分解样品的升温速度不同。

3. 比旋度

比旋度是手性药物特有的物理常数，是反映手性药物特性及其纯度的主要指标。手性药物的旋光性与它的生物活性密切相关。在有些药物中，两种不同的光学异构体其药理作用相同。例如，左旋和右旋氯喹具有相同的抗疟作用；左旋和右旋的可待因，具有相同的局部麻醉作用。但一些药物中左旋体和右旋体的生物活性并不相同。例如，奎宁是左旋体，主要用于治疗疟疾；奎尼丁是右旋体，临床上用于治疗心律不齐、心房性纤维性颤动。再如，沙丁胺醇的左旋体平喘作用比右旋体大80倍。所以，为了保证药物的质量，《中国药典》规定对具有旋光性的药品要作旋光度测定，这样可以鉴别药物或检查药物的纯杂程度。

课堂活动

为什么测定比旋度可用来鉴别药物呢？

答：因为在规定的条件下，药物的比旋度是定值。如下表中维生素C、秋水仙碱、肾上腺素、葡萄糖的比旋度。

药物	比旋度
维生素C	＋20.5°～＋21.5°
秋水仙碱	－425°～－450°
肾上腺素	－50.0°～－53.5°
葡萄糖	＋52.6°～＋53.2°

4. 折光率

光线自一种透明介质进入另一种透明介质时，由于两种介质的密度不同，光的进行速度发生变化，即发生折射现象，并且遵从折射定律。某些液体药物利用对光的这种特殊效应，用折光计来测定它们的折光率。折光率对于液体药品，尤其是植物油，是一种很有意义的物理常数，测定折光率可以区别不同的油类或检查某些药品的纯杂程度，也可以测定某些溶液制剂的含量，且测定方法简便。

5. pH 值

pH 值是水溶液中氢离子活度的负对数，用来表示溶液的酸度。溶液的 pH 值使用酸度计测定。测定前采用标准缓冲溶液进行校正，也可采用国家标准物质管理部门发放的标示 pH 准确到 0.01pH 单位的各种标准缓冲溶液校正。

6. 晶型

晶型的改变为药物的重要特性。不同的晶型可能会有不同的生物利用度，例如，无味氯霉素有 A 型、B 型、C 型和无定形 4 种，其中只有 B 型是生物活性很高的有效晶型。但生产 B 型产物中或多或少的存在着无效晶型 A，因此必须要测定产品中 A 型的限量。区别晶型的最好方法是测定其 X 射线衍射图谱，以确定所报新药的晶型归属。

7. 吸收系数

物质对光的选择性吸收波长，及其在最大吸收波长处的吸收系数，是该物质的物理常数之一。百分吸收系数用符号 $E_{1cm}^{1\%}$ 表示，即溶液浓度为 1％（g/ml）、光路长度为 1cm 时的吸光度。将其列入性状项下的物理常数中，不仅可用于考查该原料药的质量，并可作为其制剂含量测定中选用吸收系数的依据。因此，凡制剂的含量测定采用以吸收系数值计算的分光光度法，而其原料药的含量测定又因根据精密度的要求而改用其他方法的品种，均应在原料药的性状项下增订"吸收系数"，并应尽可能采用其制剂含量测定中的条件，使原料药的质量标准能与其制剂相适应。

吸收系数在一定的条件下，是一个特征常数，测定吸收系数对考察药物的纯度、鉴别药物有重要的意义。举例如下。

（1）取马来酸氯苯那敏，精密称定，加盐酸溶液（稀盐酸 1ml 加水至 100ml）溶解并定量稀释制成每 1ml 中约含 20μg 的溶液，照紫外-可见分光光度法［《中国药典》(2015 年版) 通则 0401］，在 264nm 的波长处测定吸光度，吸收系数（$E_{1cm}^{1\%}$）为 212～222。

（2）取维生素 B$_1$，精密称定，加盐酸溶液（9→1000）溶解并定量稀释制成每 1ml 中约含 12.5μg 的溶液，照紫外-可见分光光度法［《中国药典》(2015 年版) 通则 0401］，在 246nm 的波长处测定吸光度，吸收系数（$E_{1cm}^{1\%}$）为 406～436。

（3）取吲哚美辛 50mg，精密称定，置 100ml 量瓶中，加甲醇 50ml，振摇使溶解，用磷酸盐缓冲液（pH7.2）稀释至刻度，摇匀，精密量取 5ml，置 100ml 量瓶中，用磷酸盐缓冲液（pH7.2）-甲醇（1∶1）溶液稀释至刻度，摇匀。照紫外-可见分光光度法［《中国药典》(2015 年版) 通则 0401］，在 246nm 的波长处测定吸光度，吸收系数（$E_{1cm}^{1\%}$）为 185～200。

8. 相对密度

相对密度是指在相同温度、压力条件下，某液体药品的密度与水的密度的比值。液体药物纯度不同，相对密度也会不同。因此测定液体药物的相对密度可以鉴别药物，也可判定其纯杂程度。例如，二甲硅油的相对密度为 0.970～0.980，硝酸甘油的相对密度为 0.835～0.850。除另有规定外，测定温度为 20℃。测定方法有比重瓶法及韦氏比重称法。前法供试品用量少，较常用，后法仅用于测定易挥发的液体，如麻醉乙醚。

9. 凝点

凝点系指一种物质照药典方法测定，由液体凝结为固体时，在短时间内停留不变的最高温度。某些药品具有一定的凝点，纯度变更，凝点亦随之改变。测定凝点可以区别或检查药品的纯杂程度。

10. 馏程

馏程系指一种液体照下述方法蒸馏，校正到标准大气压［101.3kPa（760mmHg）］下，自开始馏出第 5 滴算起，至供试品仅剩 3～4ml 或一定比例的容积馏出时的温度范围。某些液体药品具有一定的馏程,从液体开始沸腾到全部变成气态分子时,药物如果纯粹的话,那么馏程较短,如果有多种类型混在一起,其馏程就较长。测定馏程可以区别或检查药品的纯杂程度。

11. 黏度

黏度系指流体对流动产生阻抗能力的性质。《中国药典》(2015年版)采用平氏毛细管黏度计、乌氏毛细管黏度计和旋转黏度计三种测定方法,其中毛细管黏度计适用于牛顿流体运动黏度的测定;旋转黏度计适用于牛顿流体或非牛顿流体动力黏度的测定。

三、鉴别

鉴别是指用可靠的理化方法来辨别药物的真伪,是药品质量控制的一个重要环节。现将在新药质量标准研究及其制定方面,常用的鉴别方法的特点及选择的原则讨论如下。

1. 常用鉴别方法的特点

鉴别的方法有化学方法、物理化学方法和生物学方法等。化学方法有制备衍生物测定熔点、显色反应、沉淀反应等,其方法操作简便、快速,实验成本低,应用广,但专属性比仪器分析差。物理化学方法主要是一些仪器分析方法,如紫外分光光度法、红外分光光度法、色谱法等,具有灵敏度高、专属性强、分析速度快、操作简便等优点。生物学方法是利用微生物或实验动物进行鉴别,主要用于抗生素和生化药物的鉴别。

2. 方法选择的基本原则

(1) 有一定的专属性和灵敏度,且方法应简便易行,IR、TLC、UV 是目前应用较广泛的方法,但化学方法仍是有效的手段。

(2) 在制定标准时应采用化学法和仪器法相结合,每种药品一般选用 2~4 种方法进行鉴别试验。

(3) 尽可能采用药典中收载的方法。

示例:贝诺酯的鉴别。

(1) 取本品约 0.1g,加氢氧化钠试液 10ml,煮沸,放冷,用盐酸调节溶液 pH 值至微酸性后,加三氯化铁试液 1 滴,即显紫堇色。

(2) 取本品约 0.1g,加稀盐酸 5ml,煮沸,放冷,滤过,滤液加 0.1mol/L 亚硝酸钠数滴,滴加碱性 β-萘酚数滴,生成猩红色沉淀。

(3) 取本品,精密称定,加无水乙醇溶解并定量稀释制成每 1ml 中约含 7.5mg 的溶液,照紫外-可见分光光度法 [《中国药典》(2015年版)通则 0401] 测定,在 240nm 的波长处测定吸光度,吸收系数 ($E_{1cm}^{1\%}$) 为 730~760。

四、检查

《中国药典》(2015年版)凡例中规定:"检查项下包括反映药品的安全性与有效性的试验方法和限度、均一性与纯度等制备工艺要求等内容;对于规定中的各种杂质检查任务,系指该药品在按既定工艺进行生产和正常贮藏过程中可能含有或产生并需要控制的杂质(如残留溶剂、有关物质等)。"因此,原料药质量标准中有关检查条目的确定,既要考虑药物中影响有效性的关键内容、保证制剂质量的重要因素以及对药物安全性的要求,又要根据其生产工艺、所用的原材料和贮藏过程中可能生成的降解产物和引入的杂质以及对药品安全性的要求。对影响药物有效性、严重危害人体健康或能真实反映药品质量的任务,要制定出有效而灵敏的检查方法。

1. 杂质检查的内容

(1) 一般杂质 根据大多数药物的限度水平和生产实际情况制定杂质限量。

(2) 特殊杂质 相对于一般杂质而言,特殊杂质是指在某药的生产和贮存过程中,有可能引入的仅属于某药特有的一些杂质。需要进行特殊杂质检查的例子有:阿司匹林要求检查水杨酸,方法为高效液相色谱法;螺内酯要求检查巯基化合物,方法为碘量法。

2. 确定杂质检查及其限度的基本原则

(1) 针对性 根据生产实际、工艺路线、药品的理化性质,确定可能引入的杂质及其限度。

（2）合理性　在质量标准的研究阶段，检查的任务应尽可能全面考察，然后根据具体情况确定是否订入标准。从安全有效的角度出发，标准太低不行；标准太高，生产上难以达到也不行。总之，应根据新药报批的要求，根据生产工艺水平、参考有关文献及各国药典，综合考虑确定一个比较合理的标准。

五、含量测定

含量测定通常是指对药品中有效成分的含量测定。药品的含量是评价药品质量、保证药品疗效的重要手段。含量测定必须在鉴别无误、杂质检查合格的基础上进行。现对含量测定的常用方法及其特点、选择原则、限度标准分别讨论如下。

1. 含量测定的常用方法及其特点

（1）容量分析法　在测定常量组分时，容量分析法具有准确度较高、精密度好、仪器设备简单、试验成本低及操作简便、快速的优点，因而是化学原料药含量测定的首选方法。《中国药典》（2015年版）中常用的有酸碱滴定法、非水溶液滴定法、银量法、络合滴定法、碘量法和亚硝酸钠法，比较少用的有汞量法、四苯硼钠法、溴量法、高锰酸钾法、碘酸钾法、溴酸钾法、高碘酸钾法和铈量法等，因此可根据药品分子中所具有的基团及化学性质分别选用。

（2）重量分析法　重量法的优点是精密度好、准确度也较高。但缺点是操作繁琐、费时也较长，样品用量较多。因而仅在不能应用容量法时方可选用。

（3）紫外分光光度法　紫外分光光度法具有准确度较高、精密度较好、操作简便、快速等优点。主要用于原料药、单方制剂的含量测定。

（4）气相色谱法　气相色谱法需要一定的仪器设备和对照品，加上操作繁琐费时，不宜作为一般原料药的含量测定方法。但由于其分离效果优越，对于所含杂质干扰其他含量测定方法，而样品本身又具有一定挥发性的原料药，是一个有效的含量测定方法，如维生素E及其制剂。

（5）高效液相色谱法　高效液相色谱法主要用于多组分的抗生素、生化药品或因所含杂质干扰测定，而常规方法又难以分离或分离手段繁杂的药品。所用色谱柱首选通用柱十八烷基硅烷键合硅胶、硅胶、氨基硅胶三种。检测器首选可见-紫外检测器。用HPLC法测定含量的例子很多，如阿司匹林肠溶片、布洛芬缓释胶囊等。

2. 选择含量测定法的基本原则

① 原料药（西药）的含量测定应首选容量分析法。
② 制剂的含量测定应首选色谱法。
③ 对于酶类药品应首选酶分析法，抗生素药品应首选HPLC法及微生物法。
④ 放射性药品应首选放射性测定法，生理活性强的药品应首选生物检定法。
⑤ 在上述方法均不适合时，可考虑使用分光光度法。

3. 含量限度的制定

同种药物不同剂型、不同药物同种剂型，其含量限度也是不同的，要根据生产的实际水平、主药含量的多少来决定其限度。一般生产工艺成熟的或主药含量高的，其含量限度要求也高。

第三节　药品质量标准分析方法验证

方法验证就是根据检验任务的要求，预先设置一定的验证内容和验证标准要求，并通过设计合理的实验来验证所采用的分析方法是否符合检验任务的要求。建立质量标准时，应对分析方法中的各检验任务进行完整的验证。分析方法验证的主要内容有：准确度、精密度、专属性、检测限、定量限、线性、范围和耐用性。

一、准确度

准确度系指该方法测定的结果与真值或参考值接近的程度，以回收率%表示。

1. 测定法

用百分回收率（R）表示，测定回收率的具体方法可采用"回收试验法"和"加样回收试验法"。

（1）原料药可用已知纯度的对照品或样品进行测定，或将本法所得结果与已知准确度的另一方法（参比法）测定的结果进行比较。

（2）制剂可用含已知量被测物的各组分混合物进行测定。如不能得到制剂的全部，可向制剂中加入已知量的被测物标准品进行测定，或将本法所得结果与已知准确度的另一方法（参比法）测定的结果进行比较。

2. 计算和要求

$$R = \frac{发现量}{加入量} \times 100\% = \frac{测定量 - 原有量}{加入量} \times 100\%$$

规定的范围内，至少用9次测定结果评价，制备三个不同浓度样品，每一浓度测定三次。

二、精密度

精密度指在规定的测试条件下，同一均匀样品经多次取样测定所得结果间的接近程度。精密度一般用偏差、标准偏差（SD）或相对标准偏差（RSD）表示。

含量测定和杂质的定量测定应考察方法的精密度。《中国药典》规定测定重复性、中间精密度和重现性。

1. 重复性

在相同条件下，由一个分析人员测定所得结果的精密度。在规定范围内，取理论浓度的80%、100%、120%的量各测定3次，用9次测定结果进行评价。

2. 中间精密度

在同一实验室不同时间由不同分析人员用不同设备测定结果的精密度。

3. 重现性

在不同实验室由不同分析人员测定结果的精密度。当分析方法将被法定标准采用时，应进行重现性试验，通过协同检验得出结果。

三、专属性

专属性系指在其他成分（杂质、降解产物、辅料等）可能存在下，采用的方法能正确测定出被测物的特性。鉴别反应、杂质检查和含量测定均应考虑其专属性。

（1）鉴别试验主要考察：结构相似物、共存物、辅料等是否能区别。

（2）含量测定和杂质检查着重考察：有关物质（原料、中间体、副产物、降解产物）、制剂辅料、共存的其他有效成分对测定的干扰。可通过添加上述物质的样品与未添加的样品所得分析结果进行比较而确定。

四、检测限

检测限（LOD）系指试样中被测物能被检测出的最低量。药品的鉴别试验和杂质检查方法，均应通过测试确定方法的检测限。检测限仅作为限度试验指标和定性鉴别的依据，没有定量意义。常用的方法如下。

1. 直观法

用已知浓度的被测物，试验出能被可靠地检测出的最低浓度或量。

2. 信噪比法

用于能显示基线噪声的分析方法，即把已知低浓度试样测出的信号与空白样品测出的信号进行比较，计算出能被可靠地检测出的被测物质最低浓度或量。一般以信噪比（S/N）为3:1或2:1时相应浓度或注入仪器的量确定检测限。

五、定量限

定量限（LOQ）系指试样中被测物能被定量测定的最低量，其测定结果应符合准确度和精密度要求。对微量或痕量药物分析、定量测定药物杂质和降解产物时，应确定方法的定量限。

① 测定方法与检测限相似，但一般以 S/N=10:1 作为 LOQ，也可以标准曲线的最低点为定量限。

② 其与 LOD 的主要区别在于：LOQ 必须符合一定的准确度和精密度，通常需报告 LOQ 的 RSD 及测定次数（n）。

六、线性

线性系指在设计的范围内，测定响应值与试样中被测物浓度呈比例关系的程度。

应在规定的范围内测定线性关系。可用同一对照品贮备液经精密稀释，或分别精密称取对照品，制备一系列对照品溶液的方法进行测定，至少制备 5 份不同浓度的对照品溶液。以测得的响应信号对被测物的浓度作图，观察是否呈线性，再用最小二乘法进行线性回归。必要时，响应信号可经数学转换，再进行线性回归计算。

七、范围

范围系指分析方法能达到一定精密度、准确度和线性要求时的高低限浓度或量的区间。

范围应根据分析方法的具体应用及其线性、准确度、精密度结果和要求确定。原料药和制剂含量测定，范围一般为测定浓度的 80%～120%；制剂含量均匀度检查，范围一般为测定浓度的 70%～130%，特殊剂型，如气雾剂和喷雾剂，范围可适当放宽；溶出度或释放度中的溶出量测定，范围一般为限度的±30%，如规定了限度范围，则应为下限的－20%至上限的＋20%；杂质测定，范围应根据初步实际测定数据，拟订为规定限度的±20%。如果含量测定与杂质检查同时进行，用峰面积归一化法进行计算，则线性范围应为杂质规定限度的－20%至含量限度（或上限）的＋20%。

八、耐用性

耐用性系指在测定条件有小的变动时，测定结果不受影响的承受程度，为所建立的方法用于日常检验提供依据。开始研究分析方法时，就应考虑其耐用性。如果测定条件要求苛刻，则应在方法中写明。典型的变动因素有：被测溶液的稳定性、样品的提取次数、时间等。高效液相色谱法中典型的变动因素有：流动相的组成和 pH 值、不同品牌或不同批号的同类型色谱柱、柱温、流速等。气相色谱法变动因素有：不同品牌或批号的色谱柱、固定相、不同类型的担体、载气流速、柱温、进样口和检测器温度等。

经试验，应说明测定条件有小的变动时，能否满足系统适用性试验要求，以确保方法有效。各类药物分析方法所需要验证的任务总结于表 17-1。

表 17-1　检验任务和验证内容

内容 \ 任务	鉴别	杂质测定 定量	杂质测定 限度	含量测定
准确度	－	＋	－	＋
精密度	－	＋	－	＋
专属性	＋	＋	＋	＋
检测限	－	－	＋	－
定量限	－	＋	－	－
线性	－	＋	－	＋
范围	－	＋	－	＋
耐用性	＋	＋	＋	＋

第四节 药品质量标准的修订

一个药品的质量标准，随着科学技术和生产水平的不断发展和提高，也将相应的提高。如果原有的质量标准不足以控制药品质量时，可以修订某项指标、补充新的内容、增删某些任务，甚至可以改进一些检验技术。现将药品质量标准的修订原则和修订说明总结如下。

一、药品质量标准的修订原则

① 增加重要的控制产品质量的任务。
② 改进原标准中繁琐、准确性差的测定方法。
③ 修订不合理的限度等。

二、对药典已收载品种的修订说明

① 对药典通则中方法有实质性修改的任务，如崩解时限法、栓剂、气雾剂等，应说明照新通则中对产品考核结果，并列出具体数据。
② 对原标准的检验方法进行修改的任务或新增的检验任务，要说明增修订理由、方法来源，并写出产品的检验数据。含量测定方法的修改要附有专题研究材料。
③ 对原标准限度的修订，要说明理由并列表说明产品的检验数据及与国外药典本任务的比较，对不修订部分，要写出综合材料说明不修订的理由。

本章小结

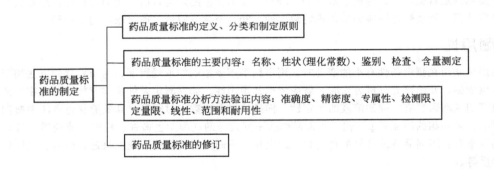

同步测试

一、A 型题（单选题）

1. 用于原料药含量测定的分析方法认证不需要考虑（　　）。
   A. 定量限和检测限　　　B. 精密度　　　C. 准确性
   D. 耐用性　　　　　　　E. 线性与范围

2. 用于鉴别的分析方法认证需要考虑（　　）。
   A. 定量限和检测限　　　B. 精密度　　　C. 准确性
   D. 耐用性　　　　　　　E. 线性与范围

3. 用于杂质限量检查的分析方法认证不需要考虑（　　）。
   A. 检测限　　　B. 精密度　　　C. 专属性　　　D. 耐用性

4. 回收率属于药物分析方法效能指标中的（　　）。
   A. 精密度　　　B. 准确度　　　C. 检测限

D. 定量限　　　　　　　　E. 线性与范围

5. 精密度是指（　　）。
A. 测得的值与真值接近的程度
B. 测得的一组测量值彼此接近的程度
C. 表示该法测量的正确性
D. 在各种正常实验条件下，对同一样品分析所得结果的准确程度
E. 对供试物准确而专属的测定能力

二、X型题（多选题）

1. 制定药物鉴别方法的原则是（　　）。
A. 专属、灵敏　　　　　　B. 化学方法与仪器法相结合
C. 快速、定量　　　　　　D. 尽可能采用药典收载的方法

2. 新药的命名原则是（　　）。
A. 科学、明确、简短　　　B. 显示治疗作用
C. 中文名与外文名相对应　D. 采用国际非专利药名
E. 明确药理作用

三、问答题

药品质量标准分析方法验证的内容是什么？

药物分析实训

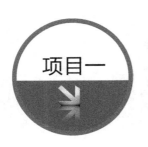

项目一 物理常数的测定法
Project 01

物理常数是表示药物的物理性质的特征常数,在一定条件下是不变的。物理常数及其数值大小是由药物的分子结构以及聚集状态等因素决定的。测定药物的物理常数,既可以判断其真伪,又可以检查其纯度,有些物理常数还可以用于药物的含量测定。总之,利用药物的物理常数,结合药物质量标准的其他各项检查以及含量测定,可以有效地评价药物的质量。

《中国药典》(2015年版)收载的物理常数包括:熔点、相对密度、比旋度、折光率、黏度、吸收系数、凝点、馏程、碘值、皂化值和酸值等,本项目选取4个代表任务:旋光度、折光率、相对密度和黏度进行测定。通过本项目的实验,学会按照药典规定测定药品的特定物理常数,学会根据测得的物理常数判断药物质量。本项目是单项训练模块,每个任务分配的学时为2学时。

任务一 旋光度测定法

一、任务目的

1. 掌握具有旋光性的药物的比旋度测定方法。
2. 掌握目视旋光仪测定药物旋光度的操作。
3. 了解目视旋光仪的基本结构。
4. 了解旋光仪的维护与保养方法。
5. 掌握检验结果的处理与判断,能够规范书写检验原始记录及检验报告。
6. 正确并更科学合理地解释检验中的现象,处理检验中的异常情况。

二、任务器材

1. 试药
葡萄糖,蒸馏水。

2. 仪器
WXG-4圆盘旋光仪,电子天平,量瓶100ml,烧杯100ml,胶头滴管,擦镜纸,恒温水浴箱等。

三、岗位操作规程

（一）检验前准备

1. 检验依据

《中国药典》2015年版二部"葡萄糖"。

【性状】 比旋度 取本品约10g，精密称定，置100ml量瓶中，加水适量与氨试液0.2ml，溶解后，用水稀释至刻度，摇匀，放置10min，在25℃时，依法测定（通则0621），比旋度为＋52.6°～＋53.2°。

2. 仪器的准备

WXG-4圆盘旋光仪，电子天平，量瓶100ml，烧杯100ml，胶头滴管，擦镜纸，恒温水浴箱等。

3. 试药的准备

葡萄糖。

4. 试液的配制

蒸馏水，氨试液（量取浓氨溶液40ml，置于100ml量瓶中，加水稀释至刻度）。

（二）取样

1. 成品在入库前，生产车间应填写成品请验单送交质管部门，请验单内容包括品名、批号、规格、数量等。

2. 由检验室指派专人到成品存放地/在线包装地按批取样，每批成品在不同的包装内抽取一定的小包装，使抽取的样品具有代表性，并可供三次检验量。

3. 按请验单的内容与成品的标签进行核对，无误后方可取样，取样后再随机取样检验，登记检验台账。

4. 取样的准备工作、取样过程、结束阶段均应执行《取样管理规定》和《取样操作规程》。

（三）任务操作规程

1. 供试品溶液的配制

取葡萄糖约10g，精密称定，置100ml量瓶中，加水适量与氨试液0.2ml，溶解后，用水稀释至刻度，摇匀，放置10min。

2. 预热

打开旋光仪电源开关，预热5～10min，待完全发出钠黄光后方可观察使用。

3. 旋光仪零点的校正

测定供试品前，在25℃用蒸馏水调节旋光仪的零点。洗净旋光管后装满蒸馏水，将玻璃盖沿管口边缘轻轻平推盖好，不要带入气泡，旋紧（随手旋紧不漏水即可，旋得过紧，玻片容易产生应力而引起视场亮度发生变化，影响测定准确度）螺丝帽盖。将旋光管擦拭干后放入旋光仪，合上盖子。将旋光管放入镜筒内调节目镜至三分视场，记下刻度盘读数（刻度盘以顺时针转动为右旋，读数为正；逆时针方向转动为左旋，数值等于180减去刻度盘读数）。旋转刻度盘转动手轮使视场明暗分界后，再旋至三分视场，重复3次，取平均值作为零点，校正值为α_0。

4. 供试品的测定

将水倒出，用所配供试品液润洗旋光管，然后注满、装好，擦拭干净放入镜筒内，旋转至三分视场，记下刻度盘读数，重复操作3次取平均值作为旋光度值$\alpha_{平均}$。若读数是正数为右旋，读数是负数为左旋。读数与零点值之差，即为供试品在测定温度时的旋光度。记下测定时供试品的温度和旋光管长度。测定完后倒出旋光管中溶液，用蒸馏水洗净旋光管，擦干放好，关闭旋光仪。

5. 结果计算

$$\alpha = \alpha_{平均} - \alpha_0$$

$$[\alpha]_D^t = \frac{100\alpha}{Lc}$$

式中　$[\alpha]_D^t$——比旋度；

　　　D——钠光谱的 D 线；

　　　t——测定时的温度，℃；

　　　α——旋光仪所测得的旋光度；

　　　L——液层厚度，dm；

　　　c——溶液的浓度，g/ml。

6. 结果判断

(1) 结果判断依据　葡萄糖 25℃ 的比旋度为 +52.6°～+53.2°。

(2) 判断原则　如果比旋度的计算在规定的范围内，则该项测定判为符合规定。

四、任务提示

1. 药典规定标示量

25℃ 时葡萄糖的比旋度为 +52.6°～+53.2°。

葡萄糖结构式：

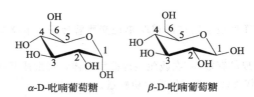

α-D-吡喃葡萄糖　　　β-D-吡喃葡萄糖

2. 任务原理

当一束单一的平面偏振光通过手性物质时，其振动方向会发生改变，此时光的振动面旋转一定的角度，这种现象称为旋光现象。物质的这种使偏振光的振动面旋转的性质叫做旋光性，具有旋光性的物质叫做旋光性物质或旋光物质。许多天然有机物都具有旋光性。由于旋光物质使偏振光振动面旋转时，可以右旋（顺时针方向，记做"+"），也可以左旋（逆时针方向，记做"-"），所以旋光物质又可分为右旋物质和左旋物质。

平面偏振光透过长 1dm 且每 1ml 中含有旋光性物质 1g 的溶液，在一定波长与温度下测得的旋光度称为比旋度。测定比旋度（或旋光度）可以区别或检查某些药品的纯杂程度，亦可用以测定有旋光活性的药物的含量。

除另有规定外，本法系采用钠光谱的 D 线（589.3nm）测定旋光度，测定管长度为 1dm（如使用其他管长，应进行换算），测定温度为 20℃。使用读数至 0.01 并经过检定的旋光计。

3. 注意事项

(1) 旋光计应定期检定，按 2015 年版《中国药典》规定可用标准石英旋光管进行，读数误差应符合规定。

(2) 配制溶液及测定时，均应调节温度至 20℃±0.5℃（或各品种项下规定的温度）。

(3) 每次测定前应以溶剂作空白校正，测定后，再校正 1 次，以确定零点有无变动；如第 2 次校正时发现零点有变动，则应重新测定旋光度。

(4) 供试的液体或固体物质的溶液应充分溶解，供试液应澄清。若不澄清，可先过滤。测定管盛过有机溶剂后，必须立即洗净，以免橡皮圈发黏。

(5) 物质的比旋度与测定光源、测定波长、溶剂、浓度和温度等因素有关，因此，表示物质的比旋度时应注明测定条件。

(6) 旋光管表面应保持清洁和光亮，测试管应轻拿轻放，小心打碎。

(7) 旋光管中的液体不能有气泡，否则应将气泡放出，液体应装满测定管；测定管两端螺帽既不能拧得太松,也不宜拧得太紧。太松,液体易漏出;太紧,玻片产生应力,使测定不准。

(8) 注入溶液后,旋光管和旋光管两端透光窗均应用擦镜纸或软布擦拭,以免磨损玻片,擦净后才可装入旋光仪。

(9) 测定结束后,旋光管必须洗净、晾干,不能盛液放置时间太长。

(10) 只能在同一方向转动度盘手轮时读取始、末示值,而不能在来回转动度盘手轮时读取示值,以免产生回程误差。

(11) 钠光灯起辉后至少 20min 之后才能稳定,不宜连续使用 4h 以上,并且不宜经常开关;旋光计开启后,不能搬动旋光计,以免损坏钠光灯。

(12) 有些药物配好溶液后,要求放置一定时间再测定旋光度,说明时间对旋光度有较大影响,应严格按照规定时间测定;对于温度对旋光度影响不大的药物,也可在室温条件下测定旋光度。

(13) 测定液的浓度应严格按照规定配制,测定含量时,应平行测定 2 份,两份结果测定的读数相差应在 0.02° 以内,否则应重新测定。

(14) 仪器应防尘、防潮、防阳光直晒。

五、任务思考题

1. 不同长度的旋光管测定 5% 葡萄糖溶液的旋光度值是否一样?
2. 浓度 10% 的某旋光性物质,用 1dm 长的样品管测定旋光度,如果读数为 $-6°$,那么如何确定其旋光度是 $-6°$ 还是 $+354°$?
3. 为什么在样品测定前要检查旋光仪的零点?通常用来作零点检查液的溶剂应符合哪些条件?
4. 使用旋光仪有哪些注意事项?

六、检验原始记录及检验报告单

检验原始记录

编号:

品名		批号		数量	
规格		来源		取样日期	年 月 日
检验任务	旋光度	效期		报告日期	年 月 日
检验依据					

【性状】 比旋度 应不低于　　　(通则 0621)
室温:　　　　　　相对湿度:　　　　　　旋光管长度:
旋光仪号:　　　　测定温度:
结果:零点值(1)　　　(2)　　　(3)
旋光度值: (1)　　　(2)　　　(3)
旋光度平均值:
结果计算:

比旋度 =

结论:(符合规定或者不符合规定)

审核人:　　　　　　检验者:　　　　　　复核者:

任务二　折光率测定法

一、任务目的
1. 掌握测定折光率的意义和用途。
2. 学会使用阿贝折射仪测定物质的折光率。
3. 了解阿贝折射仪的基本结构。

二、任务器材
1. 试药
大豆油，丙酮，乙醚。
2. 仪器
2WA-J 阿贝折射仪（读数至 0.0001），烧杯 50ml，擦镜纸，滴管，玻棒，棉花等。

三、岗位操作规程

（一）检验前准备
1. 检验依据
《中国药典》2015 年版二部"大豆油（供注射用）"。
【性状】　折光率（通则 0622）　应为 1.472～1.476。
2. 仪器的准备
2WA-J 阿贝折射仪（读数至 0.0001），烧杯 50ml，擦镜纸，滴管，玻棒，棉花等。
3. 试药的准备
大豆油。
4. 试液的准备
丙酮，乙醚。

（二）取样
同本项目任务一中"取样"。

（三）任务具体操作过程
本实验用 2WA-J 阿贝折射仪测定大豆油的折光率。
1. 仪器的准备
将阿贝折射仪放置于光线充足（但日光不能直射）的桌面上，装上温度计，置 20℃恒温室中至少 1h，或连接 20℃恒温水浴至少 30min，以保持稳定的温度，然后使折射棱上透光处朝向光源，将镜筒拉向观察者，使成一适当倾斜度，对准反射镜，使视野内光线最明亮为止。
2. 仪器的校正
折射仪读数应使用校正用棱镜或水进行校正。
用 20℃蒸馏水校正仪器，水的折光率 20℃时为 1.3330，25℃时为 1.3325，40℃时为 1.3305。
将阿贝折射仪的棱镜拉开，用丙酮或乙醚拭净，用擦镜纸或棉花擦干，然后在下棱镜上滴一滴蒸馏水，合上棱镜锁紧，转动反光镜，使目镜视线明亮，旋转手轮，调节刻度标尺的读数与标准折光率一致，然后转动消色棱镜手轮，使视野内虹彩色散消失，并有清晰的明暗分界线，再转动刻度尺的调节钮，使视野的明暗分界线恰好位移于十字交叉点处。读数若不符合，调节校正螺旋，将读数指示调整到正确值，即为校准。
3. 供试品的测定
滴入 1～2 滴大豆油供试品于下棱镜上，立即闭合棱镜，使供试品与棱镜于 20℃保持数秒钟。转动刻度尺调节钮,使读数在供试品折光率附近,旋转消色棱镜手轮,使视野内虹彩色散消失,并有清晰的明暗分界线,再转动刻度尺的调节钮,使视野的明暗分界线恰好位移于十字交叉点处,记下刻度尺上的读数(读数准确为 0.0001),测量后重复测量 2 次,取其 3 次的平均值,即为供试品的折光率 n_D^{20}。

4. 实验结束

实验完毕,用乙醚或者丙酮擦洗棱镜,晾干,放置好所用仪器。

5. 结果判断

(1) 结果判断依据　大豆油的折光率为 1.472~1.476。

(2) 判断原则　如果测得的折光率在规定的范围内,则该项测定判为符合规定。

四、任务提示

1. 药典规定标示量

大豆油的折光率为 1.472~1.476。

2. 任务原理

光线自一种透明介质进入另一密度不同的介质时,由于光线在两种介质中的传播速率不同,使光线在两种介质的平滑界面上发生折射。常用的折光率系指光线在空气中行进的速率与在供试品中行进速率的比值。根据折射定律,折光率（n）是光线入射角的正弦与折射角的正弦之比,即:

$$n = \frac{\sin\alpha}{\sin\beta}$$

式中　$\sin\alpha$——光线的入射角的正弦;

$\sin\beta$——光线的折射角的正弦。

当光线由密度小的介质进入到密度大的介质,光的入射角接近等于 90°,折射角达到最大限度,此时的折射角称为临界角 r_c。折光仪测定折光率的原理就是利用临界角（r_c）来设计的,小于 r_c 的区域构成亮区;大于 r_c 的区域成为暗区。在这种情况下,折光仪的圆形视野中显示一半受光,另一半不受光,形成明暗各半的现象。根据测得的临界角,算出折光率 n。

物质的折光率因温度或入射光波长的不同而改变,透光物质的温度升高,折光率变小;入射光的波长越短,折光率越大。折光率以 n_D^t 表示,D 为钠光谱的 D 线,t 为测定时的温度。阿贝折射仪有消除色散装置,故可直接用日光,其测得的读数与钠光所测得的读数一样。

3. 任务说明

折光率是有机化合物最重要的物理常数之一,它可作为液体纯度的标志,比沸点更可靠,因此它可用来鉴定未知化合物。

试样成分对折光率的影响是极其灵敏的,由于玷污或试样中易挥发组分的蒸发,致使试样组分发生微小的改变,都会导致读数不准确,因此测定一个试样时应重复取样三次,分别测定其折光率,取平均值。3 次读数不超过 0.0003。校正误差一般很小,误差过大时,整个仪器应重新校正。

4. 注意事项

(1) 仪器必须置于有充足光线和干燥的房间,不可在有酸碱气体或潮湿的实验室中使用,更不可放置仪器于高温环境或水槽旁。

(2) 折光仪棱镜必须注意保护,不能在镜面上造成刻痕,上下棱镜应保持洁净,应用脱脂棉蘸取丙酮或乙醚擦拭,用擦镜纸擦干。不得测定强酸性、强碱性或有腐蚀性的物质。

(3) 蘸取供试品时,玻璃棒或滴管头不能触及棱镜,滴加的供试品量应适中,同时勿使气泡进入供试品中,以免影响折光率的测定。

(4) 测定挥发性液体时,可关闭上下棱镜,将测定液从进样孔滴入,随加随读数。

(5) 测定固体样品以及棱镜校正仪器时,不得关闭上下棱镜,只能将样品或标准品玻璃块放在测定棱镜上进行校正。

(6) 测定结束时,必须用能溶解供试品的试剂如水、丙酮或乙醚将上下棱镜擦拭干净,晾干,放入仪器箱里，并放入硅胶防潮。

（7）大多数供试品的折光率受温度影响较大，一般是温度升高，折光率降低，但不同物质升高或降低的值也不同，因此测定时，要严格控制温度，并使温度恒定至少 0.5h。若测定折光率时的温度与规定温度不一致，所得结果应加以校正，对于油脂折光率的校正，一般每增减 1℃，折光率就减增 0.00038；而对于水溶液，每增减 1℃，折光率就减增 0.0001。

（8）读数时，视野的黑白交叉线必须明显，且要准确位于十字交叉线的交叉点，并且要注意消除虹彩。

五、任务思考题

1. 简述如何校正阿贝折射仪的误差。
2. 简述测定液体有机化合物折光率的意义。

六、检验原始记录及检验报告单

检验原始记录

编号：

品名		批号		数量	
规格		来源		取样日期	年 月 日
检验任务	折光率	效期		报告日期	年 月 日
检验依据					

【性状】 折光率　应不低于　　　（通则 0622）

室温：　　　　　　　　　　　　相对湿度：

阿贝折射仪号：　　　　　　　　测定温度：

结果：（1）　　　　（2）　　　　（3）

结果计算：

折光率＝

平均：

结论：（符合规定或者不符合规定）

审核人：　　　　　　　检验者：　　　　　　　复核者：

任务三　相对密度测定法

一、任务目的

1. 掌握药物相对密度的定义及测定意义。
2. 掌握用比重瓶法测定药物相对密度的方法。
3. 掌握相对密度的计算方法及结果判断。

二、任务器材

1. 试药
双黄连口服液,水(新沸过的冷水)。

2. 仪器
电子天平,比重瓶,恒温水浴锅,电吹风,滤纸。

三、岗位操作规程

(一)检验前准备

1. 检验依据

《中国药典》2015年版一部"双黄连口服液"。

【检查】 相对密度应不低于1.12(通则0601)或不低于1.15。

2. 仪器的准备

电子天平,比重瓶,恒温水浴锅,电吹风,滤纸。

3. 试药的准备

双黄连口服液。

4. 试液的配制

水(新沸过的冷水)。

(二)取样

同本项目任务一中"取样"。

(三)任务具体操作过程

比重瓶的规格:5ml、10ml、25ml、50ml,或附温度计。

1. 比重瓶重量的测定

取比重瓶洗净并干燥,带瓶塞精密称定,得比重瓶重为 m_1。

2. 供试品重量的测定

取双黄连口服液一支倒入上述已称定重量的比重瓶B,装满(瓶中应无气泡)供试品(温度应低于20℃或各项药物项下规定的温度)后,小心插入中心有毛细孔的瓶塞,用滤纸将从塞孔溢出的液体擦干,置于20℃(或各项药物项下规定的温度)的水浴中,放置10~20min,随着供试品液的温度上升,过多的液体将不断从塞孔溢出,随时用滤纸将瓶塞顶端擦干,待液体不再由塞孔溢出,此时将比重瓶从水浴中取出,再用滤纸擦干瓶壁外的水,并迅速精密称定得供试品与比重瓶重为 m_2,则样品重量为 m_2-m_1。

3. 水重量的测定

将比重瓶中供试品倾去,洗净,以新沸并冷却至约20℃的水代替供试品同法操作,精密称定重量得水与比重瓶重为 m_3,则水重量为 m_3-m_1。

4. 实验结束

实验完毕,洗净比重瓶,晾干放好。

5. 结果计算

$$样品的相对密度 = \frac{供试品重量}{水重量} = \frac{m_2-m_1}{m_3-m_1}$$

式中 m_1——比重瓶的重量,g;

m_2——比重瓶与供试品的重量,g;

m_3——比重瓶与水的重量,g。

6. 结果判断

(1)结果判断依据 双黄连口服液的相对密度应不低于1.12或不低于1.15。

(2) 判断原则　如果相对密度的计算在规定的范围内，则该项测定判为符合规定。

四、任务提示

1. 药典规定标示量

双黄连口服液的相对密度应不低于 1.12 或不低于 1.15。

2. 任务原理

相对密度是指某一温度下物质的质量与同体积某一温度下水的质量变化之比，以 $d_{t_2}^{t_1}$ 表示，t_1 表示物质的温度，t_2 表示水的温度。液体在 20℃ 的质量与同体积的水在 20℃ 时的质量之比即相对密度，用 d_{20}^{20} 表示。

某些药物具有一定的相对密度，若纯度变更，相对密度也随同改变。依法测定相对密度，可以检查药物的纯杂程度。

液体药品的相对密度，通常采用比重瓶法测定；易挥发液体的相对密度，可用韦氏比重瓶法（韦氏天平法）测定。

本实验采用比重瓶法进行测定。

3. 注意事项

（1）比重瓶必须洁净、干燥（所附温度计不能采用加温干燥），操作顺序为先称量空比重瓶重，再装供试品称重，最后装水称重。

（2）装过供试品液的比重瓶必须冲洗干净，如样品为油剂，测定后应尽量倾去，连同瓶塞可先用石油醚和氯仿冲洗数次，待油完全洗去，再以乙醇、水冲洗干净，再依法测定水重。

（3）供试品及水装瓶时，应小心沿壁倒入比重瓶内，避免产生气泡，如有气泡，应稍放置待气泡消失后再调温称重。供试品如为糖浆剂、甘油等黏稠液体，装瓶时更应缓慢沿壁倒入，因黏稠度大产生的气泡很难逸去而影响测定结果。

（4）测定腐蚀性供试品时，为避免腐蚀天平盘，可在称量时用一表面皿放在天平盘上，再放比重瓶称量。

（5）当室温高于 20℃ 或各品种项下规定的温度时，必须设法调节环境温度至略低于规定的温度。

（6）用 A 瓶调温时，不需加罩，直接浸泡在水浴锅中 10～20min 可达 20℃；若环境温度明显低于 20℃，可将水浴温度调至稍高于 20℃（如 22℃），待 A 瓶样品液放置到瓶内、外温度一致后，可降到 20℃；若环境温度明显高于 20℃，可稍降低水浴温度（18℃），放置后 A 瓶样品液的温度使达到 20℃。

（7）当环境温度高于 20℃ 时，瓶内温度升到 20℃ 后，应迅速盖上罩，并尽快称量。否则，样品可随环境温度的升高而升高，导致液体继续溢出。此外，环境温度高于 20℃ 时，环境中水蒸气易在温度相对低的称量瓶外壁凝结，使称量不准，这也要求快速称量。

（8）当环境温度明显低于 20℃ 时，将称量瓶 B 拿出水浴后，可能因液体冷缩而使毛细管有空气段，其质量可忽略不计。

（9）温度调好后，盖上罩子，瓶内及毛细管内（瓶 B）必须充满样品液，外部溢出的液体必须擦干净；移动称量瓶时，应用戴手套的手指捏拿瓶颈，而不能拿瓶肚，以免液体因手温影响体积膨胀而外溢。

五、任务思考题

1. 供试品及水装瓶时，如何避免产生气泡？如有气泡，应如何处理？
2. 当瓶塞的毛细孔未充满供试品时，是否会影响测定结果？应如何处理？
3. 若测定结果不符合规定如何处理？

六、检验原始记录及检验报告单

检验原始记录

编号：

品名		批号		数量		
规格		来源		取样日期	年 月 日	
检验任务	相对密度的测定	效期		报告日期	年 月 日	
检验依据						

【性状】　相对密度　应不低于　　　（通则0601）
室温：　　　　　　　　　相对湿度：
方法：　　　　　　　　　测定温度：
结果：
结果计算：
比重瓶重：
供试品重量：
水重：
相对密度＝

平均：
结论：（符合规定或者不符合规定）

审核人：　　　　　　　　检验者：　　　　　　　　复核者：

任务四　黏度测定法

一、任务目的

1. 掌握黏度计的使用。
2. 掌握黏度测量法的计算及结果的判定。
3. 了解黏度计的基本结构。

二、任务器材

1. 试药
硅酸镁铝，蒸馏水。
2. 仪器
NDJ-1旋转式黏度计，烧杯，所需转子，保护架等。

三、岗位操作规程

（一）检验前准备
1. 检验依据
《中国药典》2015年版四部"硅酸镁铝"。

【性状】 黏度 取本品5%的水溶液，用NDJ-1型旋转式黏度计2号转子每分钟30转，在20℃±0.1℃依法测定（通则0633第二法），其动力黏度为0.3～0.6Pa·s。

2. 仪器的准备

NDJ-1旋转式黏度计，烧杯，所需转子，保护架等。

3. 试药的准备

5%硅酸镁铝：取本品25g，加入500ml水中，混匀，备用。

（二）取样

同本项目任务一中"取样"。

（三）任务具体操作过程

黏度测定可采用黏度计，黏度计的类型很多，本实验使用的是NDJ-1旋转黏度计。

1. 根据实验的黏度值及仪器的量程表选择适当的转子和转速，使读数在刻度盘的20%～80%内。

2. 将待测样品（5%硅酸镁铝）适量装入500ml或者1000ml烧杯。

3. 按测量要求的精度，准确控制待测供试品的温度为20℃±0.1℃。

4. 将保护架装在仪器下端。依据本品所测黏度需要的转号将2号转子旋入连接螺杆（逆时针旋入装上，顺时针旋出卸下）。旋转升降旋钮，使仪器慢慢下降，转子逐渐浸入待测供试品液体中，直至转子液面标志和液面平齐为止。再次调整水平，调节螺旋使仪器平衡。

5. 插上电源，按下指针控制杆。开启电机开关，放松指针控制杆，让转子在待测供试品中旋转。待指针趋于稳定，按下指针控制杆，使读数固定下来，再关闭电机，使指针停在读数窗内，读取读数，并记下所用时间。

6. 根据待测供试品所选的转子和转速，从仪器的系数表查得系数，计算待测供试品的动力黏度。重复测2次，求平均值。

7. 测定结束后取下转子和保护架，洗净擦干后放入盒中。

8. 结果计算

测定指针在刻盘上的指示值乘以系数表上的系数值得到测定液的绝对黏度。

$$\eta = k\alpha$$

式中 k——系数（根据待测样品规定的转子和转速从换算系数表中选取所需系数，与所用时间相乘即得）；

α——指示针的读数值；

η——黏度值。

NDJ-1型旋转黏度计的转子的换算系数表

转子型号	系数			
	60r/min	30r/min	12r/min	6r/min
0	0.1	0.2	0.5	1
1	1	2	5	10
2	5	10	25	50
3	20	40	100	200
4	100	200	500	1000

9. 结果判断

（1）结果判断依据 5%硅酸镁铝在20℃±0.1℃的动力黏度为0.3～0.6Pa·s。

（2）判断原则 如果黏度的计算在规定的范围内，则该项测定判为符合规定。

四、任务提示

1. 药典规定标示量
5%硅酸镁铝在20℃±0.1℃的动力黏度为0.3~0.6Pa·s。

2. 任务原理
黏度系指流体对流动的阻抗能力，《中国药典》（2015年版）以动力黏度、运动黏度或特性黏数表示。测定待测供试品黏度可用于鉴别或纯度检查。

流体分牛顿流体和非牛顿流体两类。牛顿流体流动时所需剪应力不随流速的改变而改变，纯液体和低分子物质的溶液属于此类；非牛顿流体流动时所需剪应力随流速的改变而改变，高聚物的溶液、混悬液、乳剂和表面活性剂的溶液属于此类。

黏度的测定用黏度计。黏度计有多种类型，《中国药典》（2015年版）采用毛细管式和旋转式两类黏度计。毛细管黏度计因不能调节线速度，不便测定非牛顿流体的黏度，但对高聚物的稀薄溶液或低黏度液体的黏度测定较方便；旋转式黏度计适用于非牛顿流体的黏度测定。

液体以1cm/s的速度流动时，在每1cm²平面上所需剪应力的大小，称为动力黏度（η），以Pa·s为单位。在相同温度下，液体的动力黏度与其密度（kg/m³）的比值，再乘10^{-6}，即得该液体的运动黏度（ν），以mm²/s为单位。在规定条件下待测供试品在平氏黏度计中的流出时间（s），与该黏度计用已知黏度的标准液测得的黏度计常数（mm²/s²）相乘，即得供试品的运动黏度。

溶剂的黏度η_0常因高聚物的溶入而增大，溶液的黏度η与溶剂的黏度η_0的比值（η/η_0）称为相对黏度（η_r），通常用乌氏黏度计中的流出时间的比值（T/T_0）表示；当高聚物溶液的浓度较稀时，其相对黏度的对数值与高聚物溶液浓度的比值，即为该高聚物的特性黏度[η]。根据高聚物的特性黏度可以计算其平均分子量。

3. 注意事项
（1）本仪器适宜于常温下使用，待测供试品的温度应在±0.1℃以内，否则会严重影响测量的准确度。

（2）仪器必须在指定的电压和频率及允许的误差范围内使用，否则会影响测量精度。

（3）装卸转子时应小心操作，应将连接螺杆微微抬起，不要用力过大，不要让转子横向受力，以免转子弯曲。

（4）装上转子后不得将仪器侧放或放倒。

（5）连接螺杆和转子连接端面及螺纹处应保持清洁，否则将影响转子的正确连接及转动的稳定性。

（6）仪器升降时应用手托住，防止仪器自重坠落。

（7）每次使用完毕，应及时清洗转子（不得在仪器上进行转子清洗）。清洁后要妥善安放于转子架中。

（8）装上转子后不得在无液体情况下"旋转"，以免损坏轴尖。

（9）不得随意拆动、调整仪器零件，不要自行加注润滑油。

4. 任务说明
常用的黏度计有多种类型，可根据供试品的实际情况、测定要求和黏度范围适当选用。照各品种项下所规定的仪器，按仪器说明书操作，并测定供试品的黏度。

不同类型的黏度计，对应于三种测定方法。第一法：用平氏毛细管黏度计测定运动黏度或动力黏度；第二法：用旋转式黏度计测定动力黏度；第三法：用乌氏毛细管黏度计测定特性黏数。

五、任务思考题

1. 影响黏度测定的因素有哪些？哪些药品需要测定黏度？
2. 黏度与温度有什么关系？如何才能得知黏度计常数？

六、检验原始记录及检验报告单

检验原始记录

编号：

品名		批号		数量		
规格		来源		取样日期		年　月　日
检验任务	黏度	效期		报告日期		年　月　日
检验依据						

【性状】　黏度值　规定　　　　　（通则 0633）

室温：　　　　　　　　　　　　相对湿度：

黏度计号：　　　　　　　　　　测定温度：

流出时间：（1）　　　　　　　（2）　　　　　　　（3）

指针读数：（1）　　　　　　　（2）　　　　　　　（3）

结果计算：

平均值＝

结论：（符合规定或者不符合规定）

审核人：　　　　　　　　检验者：　　　　　　　　复核者：

一般杂质检查

Project 02

药物的一般杂质，在自然界中分布较广泛，在多种药物的生产和贮藏过程中容易引入这些杂质，如氯化物、硫酸盐、铁盐、重金属、砷盐、酸、碱、水分、易炭化物、炽灼残渣等。一般杂质的检查方法收载在《中国药典》四部通则中，该部分内容具有规定性，其实践性和操作性都比较强。学生在学习过程中，通过实训操作来加强对知识的理解和掌握，做到理论联系实际，要求掌握常规的操作技术和方法，通过实训提高对实际问题的分析能力和解决能力。

任务 葡萄糖原料药的杂质检查

一、任务目的

1. 了解药物一般杂质检查的内容。
2. 通过实训，学会纳氏比色管、检砷器、量筒、天平等的正确使用方法。
3. 能够熟练操作葡萄糖中氯化物、硫酸盐、铁盐、重金属、砷盐等杂质限量的检查，并能进行相关计算。

二、任务器材

1. 试药

葡萄糖，标准氯化钠溶液，标准硫酸钾溶液，标准铁溶液，标准砷溶液，标准铅溶液，硝酸银溶液，过硫酸铵，碘化钾溶液，酸性氯化亚锡溶液，乙醇制溴化汞溶液；硫氰酸铵溶液（30→100），硫代乙酰胺溶液或硫化钠溶液，醋酸盐缓冲液（pH3.5），维生素C，稀焦糖溶液，稀盐酸，盐酸，硫酸，稀硫酸，硝酸，氢氧化钠溶液（20→100），正丁醇，锌粒，醋酸铅棉花，溴化汞试纸。

2. 仪器

纳氏比色管（25ml、50ml），检砷器一对，量筒（5ml、10ml），刻度吸管（1ml、2ml、5ml、10ml），滤纸，玻璃漏斗，烧瓶（60ml），天平（精度0.01g），分析天平，水浴锅，瓷坩埚。

三、岗位操作规程

（一）检验前准备

根据化学物质的反应原理和检查仪器的操作要求，并参考《中国药典》2015年版四部通则相关规定进行。

（二）取样

根据检查要求，称取适量待测样品。准备好检查用的试剂。

（三）任务内容及操作规程

1. 氯化物检查

取本品0.60g，加水溶解使成25ml，再加稀硝酸10ml；溶液如不澄清，应滤过；置50ml纳氏比色管中，加水使成约 40ml，摇匀，即得供试溶液。另取标准氯化钠溶液 6.0ml，置另一 50ml 纳氏比色管中，加稀硝酸 10ml，加水使成 40ml，摇匀，即得对照溶液。

于供试溶液与对照溶液中，分别加入硝酸银溶液 1.0ml，用水稀释成 50ml，摇匀，在暗处放置 5min，同置黑色背景上，从比色管上方向下观察、比较（通则 0801）。供试溶液所显浑浊度不得比对照溶液更浓（0.01%）。

2. 硫酸盐检查

取本品 2.0g，加水溶解使成约 40ml；溶液如不澄清，应滤过；置 50ml 纳氏比色管中，加稀盐酸 2ml，摇匀，即得供试溶液。另取标准硫酸钾溶液 2.0ml，置 50ml 纳氏比色管中，加水使成约 40ml，加稀盐酸 2ml，摇匀，即得对照溶液。于供试溶液与对照溶液中，分别加入氯化钡溶液（25→100）5ml，用水稀释至 50ml，充分摇匀，放置 10min，同置黑色背景上，从比色管上方向下观察、比较（通则 0802）。供试溶液所显浑浊度不得较对照溶液更浓（0.01%）。

3. 铁盐检查

取本品 2.0g，加水 20ml 溶解后，加硝酸 3 滴，缓缓煮沸 5min，放冷，加水稀释使成 45ml，加硫氰酸铵溶液（30→100）3ml，摇匀，如显色，与标准铁溶液 2.0ml 用同一方法制成的对照溶液比较（通则 0807），供试管溶液所显颜色不得比对照管溶液所呈现的颜色更深（0.001%）。

4. 重金属检查（第一法 硫代乙酰胺法）

(1) 取 25ml 纳氏比色管三支，编号为甲、乙、丙。

(2) 甲管中加一定量的标准铅溶液与醋酸盐缓冲液（pH3.5）2ml，加水或各品种项下规定的溶剂稀释成 25ml。

(3) 乙管中加按该品种项下规定的方法制成的供试液 25ml。

(4) 丙管中加与乙管相同量的供试品，按该品种项下规定的方法制成溶液，在加水或溶剂稀释成 25ml 前，加与甲管相同量的标准铅溶液，然后加水或溶剂稀释使成 25ml。

(5) 如供试液略带颜色，可在甲管中滴加稀焦糖溶液少量或其他无干扰的有色溶液，使其色泽与乙管、丙管一致。

(6) 在甲、乙、丙三管中分别加硫代乙酰胺试液各 2ml，摇匀，放置 2min，同置白纸上，自上向下透视，当丙管中显出的颜色不浅于甲管时，乙管中显出的颜色与甲管比较，不得更深。如丙管中显出的颜色浅于甲管，试验无效，应取样按第二法重新检查。

5. 砷盐检查（古蔡氏法）

精密量取标准砷溶液 2ml，置检砷瓶中，加盐酸 5ml 和水 21ml，再加碘化钾溶液 5ml 与酸性氯化亚锡溶液 5 滴，在室温放置 10min 后，加锌粒 2g，立即将装好醋酸铅棉花及溴化汞试纸的导气管密塞于检砷瓶上，并将检砷瓶置 25～40℃ 水浴中，反应 45min，取出溴化汞试纸，即得标准砷斑。

取本品 2.0g，加水 5ml 溶解后，加稀硫酸 5ml 与溴化钾溴溶液 0.5ml，置水浴上加热约 20min，使保持稍过量的溴存在，必要时，再补加溴化钾溴溶液适量，并随时补充蒸发的水分，放冷，加盐酸 5ml 与水适量使成 28ml，照以上标准砷斑的制备方法，自"再加碘化钾溶液 5ml"起，依法操作，将生成的砷斑与标准砷斑比较（通则 0822），其颜色不得更深（0.0001%）。

四、任务提示

1. 实验原理

(1) 葡萄糖中氯化物的检查 在硝酸存在的条件下，溶液中氯离子可与硝酸银溶液作用生成氯化银白色浑浊，与一定量的标准氯化钠溶液在同样条件下生成的白色浑浊进行比较，用以判断供试品中氯化物是否超过限量。

$$Cl^- + Ag^+ \longrightarrow AgCl \downarrow (白色)$$

(2) 葡萄糖中硫酸盐的检查 在盐酸酸性条件下，利用硫酸盐溶液与氯化钡溶液作用生成硫酸钡白色浑浊，与一定量的标准硫酸钾溶液在同样条件下与氯化钡作用产生的浑浊比较，用以判断供试品中硫酸盐是否超过限量。

$$Ba^{2+} + SO_4^{2-} \longrightarrow BaSO_4 \downarrow (白色)$$

(3) 葡萄糖中铁盐的检查　在盐酸酸性溶液中，三价铁盐与硫氰酸铵生成红色可溶性的硫氰酸铁络离子，与一定量标准铁溶液在同样条件下与硫氰酸铵作用后进行比色，用以判断供试品中铁盐是否超过限量。

$$Fe^{3+} + 6SCN^- \rightleftharpoons [Fe(SCN)_6]^{3-} (红色)$$

(4) 葡萄糖中重金属盐的检查　采用硫代乙酰胺法。硫代乙酰胺在弱酸性条件下（pH3.5醋酸盐缓冲液）水解产生硫化氢，与微量重金属离子作用生成黄色至棕黑色的硫化物均匀混悬液，与一定量标准铅溶液在相同条件下反应生成的有色悬浮液比较，用以判断供试品中重金属是否超过限量（适用于在实验条件下供试液澄清、无色，对检查无干扰或经处理后对检查无干扰的药物）。

$$CH_3CSNH_2 + H_2O \xrightarrow{pH=3.5} CH_3CONH_2 + H_2S$$

$$H_2S + Pb^{2+} \xrightarrow{pH=3.5} PbS \downarrow + 2H^+$$

(5) 葡萄糖中砷盐的检查　采用古蔡氏法。利用金属锌与酸作用产生新生态的氢，与药物中的微量砷盐反应生成具有挥发性的砷化氢，根据不同量的砷化氢遇溴化汞试纸产生黄色至棕色的砷斑，与一定量标准砷溶液在同样条件下生成的砷斑比较，用以判定药物中砷盐是否超过限量。

$$As^{3+} + 3Zn + 3H^+ \longrightarrow 3Zn^{2+} + AsH_3 \uparrow$$

$$AsO_3^{3-} + 3Zn + 9H^+ \longrightarrow 3Zn^{2+} + 3H_2O + AsH_3 \uparrow$$

$$AsO_4^{3-} + 4Zn + 11H^+ \longrightarrow 4Zn^{2+} + 4H_2O + AsH_3 \uparrow$$

砷化氢与溴化汞试纸作用，生成砷斑的反应如下：

$$AsH_3 + 2HgBr_2 \longrightarrow 2HBr + AsH(HgBr)_2 \downarrow (黄色)$$

$$AsH_3 + 3HgBr_2 \longrightarrow 3HBr + As(HgBr)_3 \downarrow (棕色)$$

2. 标准溶液配制

(1) 标准氯化钠溶液的制备　称取在110℃干燥至恒重的氯化钠0.165g，置1000ml量瓶中，加水适量使溶解并稀释至刻度，摇匀，作为贮备液。临用前精密量取贮备液10ml，置100ml量瓶中，加水稀释至刻度，摇匀，即得（每1ml溶液相当于含10μg的Cl^-）。

(2) 标准硫酸钾溶液的制备　称取在105℃干燥至恒重的硫酸钾0.181g，置1000ml量瓶中，加水适量使溶解并稀释至刻度，摇匀，即得（每1ml溶液中相当于含100μg的SO_4^{2-}）。

(3) 标准铁溶液的制备　称取硫酸铁铵$[FeNH_4(SO_4)_2 \cdot 12H_2O]$ 0.863g，置1000ml量瓶中，加水溶解后，加硫酸2.5ml，用水稀释至刻度，摇匀，作为贮备液。临用前，精密量取贮备液10ml，置100ml量瓶中，加水稀释至刻度，摇匀，即得（每1ml相当于含10μg的Fe^{3+}）。

(4) 标准铅溶液的配制　称取硝酸铅0.160g，置1000ml量瓶中，加硝酸5ml与水50ml溶解后，用水稀释至刻度，摇匀，作为贮备液。临用前新鲜稀释配制标准铅溶液，精密量取标准铅贮备液10ml，置100ml量瓶中，加水稀释到刻度，即得（每1ml相当于含10μg的Pb^{2+}）。

(5) 标准砷溶液配制　称取105℃干燥至恒重的三氧化二砷0.132g，置1000ml量瓶中，加氢氧化钠溶液（20→100）5ml溶解后，用适量的稀硫酸中和，再加稀硫酸10ml，用水稀释至刻度，摇匀，作为贮备液（贮备液存放时间一般不宜超过1年）。临用前，精密量取贮备液10ml，置1000ml量瓶中，加稀硫酸10ml，用水稀释至刻度，摇匀，即得（每1ml相当于含1μg的As^{3+}）。

3. 检砷装置的安装

取60mg醋酸铅棉花撕成疏松状，每次少量用小玻棒轻而均匀地装入导气管，其装量高度控制在60~80mm之间。用镊子取出一片溴化汞试纸（试纸大小以能覆盖孔径而不露出平面为宜），置旋塞顶平面上，盖住孔径，旋紧旋塞。其装置图见正文图4-2。

4. 杂质限量计算公式

$$杂质限量 = \frac{允许杂质存在的最大量}{供试品量} \times 100\% = \frac{标准溶液的浓度 \times 标准溶液的体积}{供试品量} \times 100\%$$

$$L = \frac{cV}{S} \times 100\%$$

式中　L——杂质限量；
　　　c——标准溶液的浓度；
　　　V——标准溶液的体积；
　　　S——供试品量。

5. 说明及注意事项

(1) 选择配对的两支纳氏比色管，用清洁液洗去脏物，再用水冲洗干净。检测时采用旋摇的方法使管内液体混合均匀。

(2) 标准品与样品必须同时进行实验，实验用具的选择、试剂的量取方法、操作顺序及反应时间等应尽可能一致。所用比色管刻度高低差异不应超过 2mm，观察时，两管受光照的程度应一致，比色时置白色背景上，比浊时置黑色背景上，从上向下垂直观察。使用过的比色管应及时清洗，不能用毛刷刷洗，可用重铬酸钾洗液浸泡后再用水清洗。

(3) 在测定条件下，氯化物浓度（以 Cl^- 计）以 50ml 中含 0.02～0.08mg（即相当于标准氯化钠溶液 2～8ml）为宜，所显浑浊梯度明显。实验时，应根据限量规定，考虑供试品取样量，使氯化物的量在此范围内。

(4) 有机氯的检查。选择适宜的方法破坏，使有机态的氯转化为无机氯离子，再依法检查。破坏方法的选择要根据有机氯结合的牢固程度而定，一般对于结合不是很牢固时（如与有机结构侧链共价结合）可用碱加热水解法；当氯与环状有机物结合牢固时，可用氧瓶燃烧法破坏。

(5) SO_4^{2-} 最佳的浑浊浓度梯度。本法适宜的比浊浓度范围为每 50ml 溶液中含 0.1～0.5mg 的 SO_4^{2-}，相当于标准硫酸钾溶液 1～5ml。在此范围内浊度梯度明显。实际应用时，可根据限量和此范围，确定供试品取量。

(6) Fe^{3+} 最佳比色浓度梯度范围。本法 Fe^{3+} 适宜的反应浓度为 50ml 内含 10～50μg 的 Fe^{3+}，在此范围内色泽梯度明显，易于区别。

(7) 增加反应的酸度或硫氰酸铵的加入量，可以抑制某些酸根阴离子，如 Cl^-、PO_4^{3-}、SO_4^{2-} 等与 Fe^{3+} 的反应，消除它们的干扰。此外，由于硫氰酸铁配位离子在正丁醇等有机溶剂中的溶解度大，所以也可用正丁醇提取后比色。这样既能增加颜色深度，提高显色反应灵敏度，又能排除这些干扰物质的影响。

(8) 硫代乙酰胺溶液与重金属反应的最佳 pH 是 pH3.5，配制醋酸盐缓冲液时，要用 pH 计测定并调至 pH3.5，在此酸度下，硫化铅的沉淀较完全。该法适宜的比色范围是 27ml 溶液中含 10～20μg 的 Pb^{2+}，相当于标准铅溶液 1～2ml，可根据限量大小和此范围，计算供试品取量。

(9) 新购置的检砷器使用前应检查是否符合要求，同一套仪器应能辨别出标准砷溶液 1.5ml 与 2.0ml 所显砷斑的差异。所使用的检砷器和试药应按本法作空白试验，均不得生成砷斑。

(10) 不能使用定性滤纸制备溴化汞试纸，因为其所显的砷斑色暗、梯度不规律。砷斑遇光、热、湿气等即颜色变浅或褪色，因此，砷斑制成后应立即观察比较。锌粒的大小以通过 1 号筛为宜，锌粒太大时，用量需酌情增加。

(11) 一般情况下供试品取样 1 份进行检查即可。如结果不符合规定或在限度边缘时，应对供试品和对照液管各复检 2 份，方可判定。

五、任务思考题

1. 药物的一般杂质主要包括哪些？
2. 葡萄糖原料药杂质检查中要注意什么？

六、检验原始记录及检验报告单

葡萄糖中一般杂质检查实训报告

姓名		学号		实验日期	
实训任务			葡萄糖中一般杂质检查		
样品名称	来源		批号	室温	湿度

检查任务	现象及数据	限量(计算)	结果
氯化物			
硫酸盐			
铁盐			
重金属盐			
砷盐			
结论			
检验人		复核人	

项目二 一般杂质检查

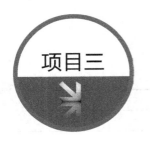

特殊杂质检查

Project 03

特殊杂质一般是指在药物生产和贮存过程中,存在于药物中的生产原料、中间体、副产物和分解产物等,多指有机杂质。为了控制这些特殊杂质在药物中的含量,常利用其结构和性质与药物相似的特点,采用物理的、化学的和生物的方法对其进行检查。因此,要求对药物的生产和流通过程比较清楚,对药物的化学性质比较熟悉,熟悉药典介绍的检查方法,对特殊杂质检查中遇到的问题能够进行适当的分析和解决。通过该模块的学习,掌握药物特殊杂质的检查方法和操作规程,能够熟练查阅药典及相关资料,培养科学严谨的实验态度。

任务一 肾上腺素药物中肾上腺酮的检查

一、任务目的

1. 了解肾上腺素药物中的杂质类型。
2. 熟悉肾上腺素药物杂质检查的原理和方法。
3. 能够熟练规范地操作该类药物杂质的检查。

二、任务器材

1. 试药

肾上腺素,盐酸。

2. 仪器

紫外-可见分光光度计。

三、岗位操作规程

(一) 实验前准备

根据肾上腺素药物及杂质的性质,并参考《中国药典》2015年版二部相关规定进行。

(二) 取样

精密称取适量肾上腺素药物。

(三) 任务内容及操作过程

取本品,加盐酸溶液(9→2000)制成每1ml中含2.0mg的溶液,在310nm波长处测定,吸光度不得大于0.05。

四、任务提示

1. 任务原理

肾上腺素中的酮体类杂质,因酮体在310nm波长处有吸收,而肾上腺素没有吸收,故《中国药典》(2015年版)要求肾上腺素药物在310nm处的吸光度不得超过0.05。

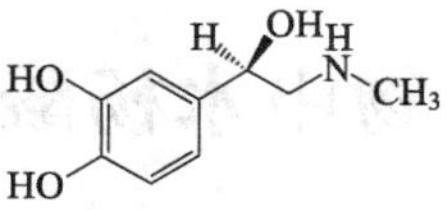

肾上腺素 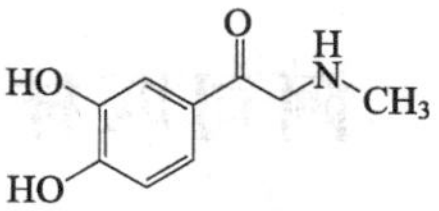　　　　　肾上腺酮

2. 说明及注意事项

肾上腺素在生产中由其酮体经氢化还原制得，若氢化不完全，则易引入酮体杂质。《中国药典》2015年版规定，需对酮体进行限量检查。检查方法为紫外-可见分光光度法，即利用酮体在310nm波长有最大吸收，而肾上腺素主成分在此波长几乎无吸收，已知肾上腺酮在该波长处的吸收系数（$E_{1cm}^{1\%}$）为453，通过计算可知控制酮体的限量为0.06。检查条件及要求见下表。

紫外-可见分光光度法检查酮体的条件及要求

药物	检查的杂质	溶剂	样品浓度/(mg/ml)	测定波长/nm	A
肾上腺素	酮体	HCl(9→2000)	2.0	310	≤0.05
盐酸去氧肾上腺素	酮体	水	2.0	310	≤0.20
盐酸异丙肾上腺素	酮体	水	2.0	310	≤0.15
重酒石酸去甲肾上腺素	酮体	水	2.0	310	≤0.05
盐酸甲氧明	酮胺	水	1.5	347	≤0.06

五、任务思考题

1. 肾上腺素药物的杂质有哪些？
2. 紫外-可见分光光度计的操作需要注意什么？

六、检验原始记录及检验报告单

肾上腺素药物中肾上腺酮的检查实训报告

姓名　　　　　　学号　　　　　　实验日期

实训任务	肾上腺素药物中肾上腺酮的检查			
样品名称	来源	批号	室温	湿度
实训记录				
供试品取样量				
对照品称量				
实训数据及计算				
结果				
结论				
其他				

任务二　阿司匹林药物中水杨酸的检查

一、任务目的

1. 了解阿司匹林药物中的杂质种类。
2. 能够熟练运用高效液相色谱法检查药物杂质。

二、任务器材

1. 试药

阿司匹林，水杨酸，1％冰醋酸甲醇溶液，乙腈，四氢呋喃，冰醋酸。

2. 仪器

高效液相色谱仪，分析天平，量瓶，量筒，移液管。

三、岗位操作规程

（一）实验前准备

根据《中国药典》2015 年版二部相关规定进行检查。

（二）取样

精密称定一定量的阿司匹林药物。

（三）任务内容及操作过程

1. 游离水杨酸

照高效液相色谱法（通则 0512）试验。

2. 色谱条件与系统适用性试验

用十八烷基硅烷键合硅胶为填充剂；以乙腈-四氢呋喃-冰醋酸-水（20∶5∶5∶70）为流动相；检测波长为 303nm。理论板数按水杨酸峰计算不低于 5000，阿司匹林与水杨酸峰的分离度应符合要求。

3. 供试品溶液的制备

取本品约 0.1g，精密称定，置 10ml 量瓶中，加冰醋酸甲醇溶液（1→100）适量，振荡使溶解，并稀释至刻度，摇匀，作为供试品溶液（临用新制）。

4. 对照品溶液的制备

取水杨酸对照品约 10mg，精密称定，置 100ml 量瓶中，加冰醋酸甲醇溶液（1→100）适量使溶解并稀释至刻度，摇匀，精密量取 5ml，置 50ml 量瓶中，用 1％冰醋酸甲醇溶液稀释至刻度，摇匀，即得。

5. 测定

立即精密量取供试品溶液、对照品溶液各 10μl，分别注入液相色谱仪，记录色谱图。供试品溶液色谱图中如有与水杨酸峰保留时间一致的色谱峰，按外标法以峰面积计算，不得过 0.1％。

四、任务提示

1. 任务原理

根据阿司匹林和水杨酸化学结构的不同，二者与高效液相色谱柱内固定相的吸附分配能力就不同，在色谱图上记录的出峰时间就不同，根据峰面积的大小可计算水杨酸的含量。

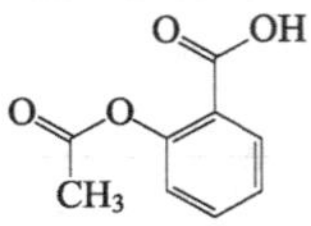

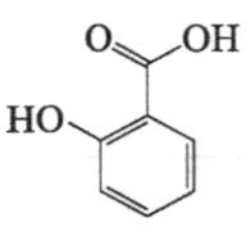

2. 说明及注意事项

（1）阿司匹林为水杨酸与醋酐所成的酯，在水中微溶，在乙醇中易溶，遇湿气即缓慢水解。其中，水杨酸对人体有毒，其分子中所含的酚羟基易被氧化，在空气中被逐渐氧化成一系列醌型有色化合物（如淡黄、红棕至深棕色）而使成品变色，因而必须加以控制。

（2）《中国药典》（2015年版二部）规定阿司匹林药物中的游离水杨酸的检查方法是：取本品0.10g，加乙醇1ml溶解后，加冷水适量使成50ml，立即加新制的稀硫酸铁铵溶液［取盐酸溶液（9→100）1ml，加硫酸铁铵指示液2ml后，再加水适量使成100ml］1ml，摇匀；30s内如显色，与对照液（精密称取水杨酸0.1g，加水溶解后，加冰醋酸1ml，摇匀，再加水使成1000ml，摇匀，精密量取1ml，加乙醇1ml、水48ml与上述新制的稀硫酸铁铵溶液1ml，摇匀）比较，不得更深。其限量为（0.1%）。

五、检查原始记录及检验报告单

阿司匹林药物中水杨酸的检查实训报告

姓名　　　　　　　　　学号　　　　　　　　　实验日期

实训任务	阿司匹林药物中水杨酸的检查			
样品名称	来源	批号	室温	湿度
实训记录				
供试品取样量				
标准品称量				
实训数据及计算				
结果				
结论				
其他				

任务三 葡萄糖注射液中 5-羟甲基糠醛的检查

一、任务目的

1. 了解葡萄糖注射液的杂质种类和来源。
2. 熟悉葡萄糖注射液中杂质检查方法。
3. 能够熟练操作紫外-可见分光光度计。

二、任务器材

1. 试药
葡萄糖注射液。

2. 仪器
紫外-可见分光光度计。

三、岗位操作规程

（一）实验前准备
根据《中国药典》2015 年版二部的相关规定进行检查。

（二）取样
精密量取葡萄糖注射液适量。

（三）任务内容及操作过程
精密量取本品适量（约相当于葡萄糖 1.0g），置 100ml 量瓶中，用水稀释至刻度，摇匀，照紫外-可见分光光度法（通则 0401），在 284nm 的波长处测定，吸光度不得大于 0.32。

四、任务提示

1. 任务依据
葡萄糖在 284nm 波长处无吸收，而 5-羟甲基糠醛有最大吸收。

葡萄糖　　5-羟甲基糠醛

2. 说明及注意事项
5-羟甲基糠醛是葡萄糖等单糖化合物在高温或弱酸等条件下脱水产生的醛类化合物，该化合物易分解成乙酰丙酸和甲酸，或发生聚合反应，以致颜色发生变化。

五、任务思考题

1. 简述葡萄糖注射液的杂质来源。
2. 葡萄糖注射液中 5-羟甲基糠醛检查的原理是什么？

六、检验原始记录及检验报告单

葡萄糖注射液中 5-羟甲基糠醛的检查实训报告

姓名		学号		实验日期	
实训任务		葡萄糖注射液中 5-羟甲基糠醛的检查			
样品名称	来源		批号	室温	湿度
实训记录					
供试品取样量					
对照品称量					
实训数据及计算					
结果					
结论					
其他					

任务四 头孢噻吩钠中噻吩乙酸的检查

一、任务目的

1. 熟悉头孢噻吩钠中杂质的类型和检查原理。
2. 能够熟练掌握紫外-可见分光光度计的使用。

二、任务器材

1. 试药

头孢噻吩钠。

2. 仪器

紫外-可见分光光度计。

项目三 特殊杂质检查

三、岗位操作规程

（一）实验前准备

根据《中国药典》2015年版二部相关规定进行。

（二）取样

精密称取头孢噻吩钠适量。

（三）任务内容及操作过程

取本品适量，加水制成头孢噻吩钠溶液（20μg/ml），照紫外-可见分光光度法测定，该溶液在237nm波长处的吸光度值应在0.65～0.72之间。

四、任务提示

1. 任务原理

若药物在紫外区有明显吸收，而杂质吸收很弱或没有吸收，可以根据吸光度大小，通过计算，以此判断所含杂质是否超过限量。

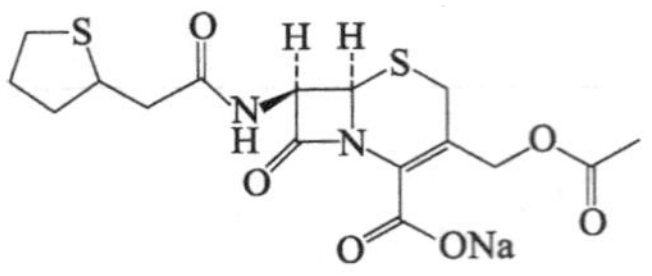

头孢噻吩钠 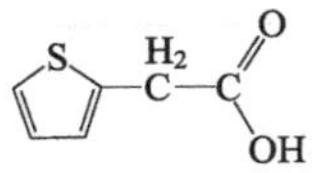　　　　　　噻吩-2-乙酸

2. 说明及注意事项

按照本实训方法测定，供试品溶液在237nm波长处测得的吸光度值若大于0.72，说明有未除尽的噻吩乙酸；若低于0.65，说明该药物的降解产物超限。

五、任务思考题

1. 头孢噻吩钠中的杂质有哪些？
2. 头孢噻吩钠中杂质的检查原理是什么？

六、检验原始记录及检验报告单

头孢噻吩钠中噻吩乙酸的检查实训报告

姓名　　　　　　　　学号　　　　　　　　实验日期

实训任务	头孢噻吩钠中噻吩乙酸的检查			
样品名称	来源	批号	室温	湿度
实训记录				
供试品取样量				
对照品称量				

实训记录	
实训数据及计算	
结果	
结论	
其他	

任务五　盐酸普鲁卡因中对氨基苯甲酸的检查

一、任务目的

1. 熟悉盐酸普鲁卡因药物中的杂质种类。
2. 能够掌握该类药物的杂质检查方法。
3. 能够正确操作该类药物的杂质检查。

二、任务器材

1. 试药

盐酸普鲁卡因，对氨基苯甲酸，0.1%庚烷磺酸钠，0.05mol/L 磷酸二氢钾，甲醇。

2. 仪器

高效液相色谱仪，分析天平，移液管，量筒。

三、岗位操作规程

（一）实验前准备

根据《中国药典》2015 年版二部的有关规定进行。

（二）取样

精密称取盐酸普鲁卡因适量。

（三）任务内容及操作过程

1. 对氨基苯甲酸

照高效液相色谱法（通则 0512）试验。

2. 色谱条件和系统适用性试验

用十八烷基硅烷键合硅胶为填充剂；以含 0.1%庚烷磺酸钠的 0.05mol/L 磷酸二氢钾（用磷酸调节 pH 值至 3.0）-甲醇（68：32）为流动相；检测波长为 279nm。取系统适用性试验溶液 10μl，注入液相色谱仪，理论板数按对氨基苯甲酸峰计算不低于 2000，盐酸普鲁卡因峰和对氨基苯甲酸峰的分离度应大于 2.0。取对照品溶液 10μl，注入液相色谱仪，调节检测灵敏度，使主成分峰高约为满量程的 20%。

3. 供试品溶液的制备

取本品，精密称定，加水溶解并定量稀释制成每 1ml 中含 0.2mg 的溶液，作为供试品溶液。

4. 对照品溶液的制备

另取对氨基苯甲酸对照品，精密称定，加水溶解并定量稀释制成每 1ml 中含 1μg 的溶液，作为对照品溶液。

系统适用性试验溶液取供试品溶液 1ml 与对照品溶液 9ml 混合均匀，作为系统适用性试验溶液。

5. 测定

精密量取供试品溶液与对照品溶液各 10μl，分别注入液相色谱仪，记录色谱图。供试品溶液色谱图中如有与对氨基苯甲酸峰保留时间一致的色谱峰，按外标法以峰面积计算，不得过 0.5%。

四、任务提示

1. 任务原理

根据化合物盐酸普鲁卡因和对氨基苯甲酸化学结构的差异，在通过色谱柱时，其吸附能力和分配系数就不同，在色谱图上二者色谱峰的保留时间和峰面积就不同，通过计算杂质峰面积来判定其是否超过限量。

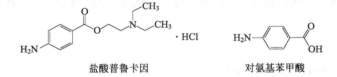

盐酸普鲁卡因　　　　　　　　　　对氨基苯甲酸

2. 说明及注意事项

（1）盐酸普鲁卡因分子结构中有酯键，易发生水解反应，其注射液在制备过程中，受灭菌温度、时间、溶液 pH 及贮藏时间等因素的影响，可水解生成对氨基苯甲酸和二乙氨基乙醇。对氨基苯甲酸随贮存时间的延长或受热，可进一步脱羧转化为苯胺，进而被氧化为有色物质使注射液变黄、疗效下降、毒性增加。

（2）采用硅胶 H-CMC 薄层色谱法检查，对氨基苯甲酸的最低检出量为 0.01μg。除主斑点盐酸普鲁卡因和分解产物对氨基苯甲酸外，还有一个杂质斑点，本实训不作要求。

（3）在高效液相色谱法中，流动相的配制应采用色谱纯试剂与重蒸馏水，使用前应用 0.45μm 微孔滤膜减压滤过（注意滤膜的选择）并脱气处理。实验完毕应用流动相冲洗色谱柱 1~2h，再用甲醇冲洗 30min 以上。

五、任务思考题

1. 盐酸普鲁卡因药物的检查方法有哪些？
2. 盐酸普鲁卡因药物检查的注意事项有哪些？

六、检验原始记录及检验报告单

盐酸普鲁卡因中对氨基苯甲酸的检查实训报告

姓名　　　　　　　　　　学号　　　　　　　　　　实验日期

实训任务	盐酸普鲁卡因中对氨基苯甲酸的检查			
样品名称	来源	批号	室温	湿度
实训记录				
供试品取样量	
对照品称量	
实训数据及计算	
结果	
结论	
其他	

项目三　特殊杂质检查

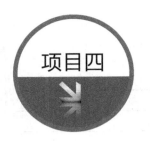

项目四 药物含量测定部分
Project 04

药物的含量测定是指对药物中所含主要有效成分的量的测定，是药品质量检验的重要内容。通常分为"含量测定"与"效价测定"两大类，"含量测定"主要基于药物的物理、化学性质，"效价测定"主要基于药物的生物学效能。常用的药物含量测定方法包括容量分析法、光谱方法、色谱方法、酶法、生物检定法等。

本项目选取了几种常用药物，对其进行含量测定，通过本模块实验，学生应学会根据药典内容测定药物的含量，学会由测得结果计算药物含量，学会按照药典规定判断该药品是否符合规定。

本项目各任务测定的样品种类、数量以及采用的方法各有不同，各任务根据具体情况分配学时为3~6学时。

任务一 阿司匹林的原料药及其片剂的含量测定

一、任务目的

1. 比较阿司匹林原料药与片剂含量测定方法的异同。
2. 掌握两步滴定法的操作方法。
3. 了解片剂中辅料对测定的影响及其排除方法。
4. 熟悉片剂的含量测定步骤。
5. 掌握滴定法测定原料药与片剂的计算方法。
6. 学会根据计算结果与药典规定判断药品含量是否合格。
7. 学会含量测定的原始记录与检验报告的规范书写。

二、任务器材

1. 试药
阿司匹林原料药，阿司匹林片，双蒸水，乙醇，酚酞，氢氧化钠，硫酸等。

2. 仪器
温度计，湿度计，恒温干燥箱，万分之一天平，称量瓶，药匙，胶头滴管，量筒或量杯（10ml、50ml、100ml），碱式滴定管，锥形瓶（250ml），研钵，量瓶（100ml），玻璃漏斗，定量滤纸，刻度吸管（10ml、50ml），恒温水浴箱，酸式滴定管等。

三、岗位操作规程

（一）检验前准备

1. 检验依据
查阅《中国药典》2015年版二部"阿司匹林"和"阿司匹林片"。

2. 仪器的准备
根据药典含量测定内容准备仪器：同任务器材中仪器。

3. 试药的准备

根据药典含量测定内容准备试药：同任务器材中试药。

4. 试液的配制

查阅药典通则 8000，配制实验所需试液，指示液、滴定液如下。

（1）酚酞指示液　取酚酞 1g，加乙醇 100ml 使溶解，即得。

（2）0.1mol/L 氢氧化钠滴定液　取澄清的氢氧化钠饱和溶液 5.6ml，加新沸过的冷水使成 1000ml，摇匀。

（3）氢氧化钠饱和溶液　取氢氧化钠适量，加水振摇使溶解成饱和溶液，冷却后，置聚乙烯塑料瓶中，静置数日，澄清后备用。

（4）0.1mol/L 氢氧化钠滴定液的标定　取在 105℃ 干燥至恒重的基准邻苯二甲酸氢钾约 0.6g，精密称定，加新沸过的冷水 50ml，振摇，使其尽量溶解；加酚酞指示液 2 滴，用本液滴定；在接近终点时，应使邻苯二甲酸氢钾完全溶解，滴定至溶液显粉红色。每 1ml 氢氧化钠滴定液（0.1mol/L）相当于 20.42mg 的邻苯二甲酸氢钾。根据本液的消耗量与邻苯二甲酸氢钾的取用量，算出本液的浓度，即得。

（5）0.05mol/L 硫酸滴定液的标定　取在 270~300℃ 干燥至恒重的基准无水碳酸钠约 0.15g，精密称定，加水 50ml 使溶解，加甲基红-溴甲酚绿混合指示液 10 滴，用本液滴定至溶液由绿色转变为紫红色时，煮沸 2min，冷却至室温，继续滴定至溶液由绿色变为暗紫色。每 1ml 硫酸滴定液（0.05mol/L）相当于 5.30mg 的无水碳酸钠。根据本液的消耗量与无水碳酸钠的取用量，算出本液的浓度，即得。

（6）甲基红-溴甲酚绿混合指示液　取 0.1% 甲基红的乙醇溶液 20ml，加 0.2% 溴甲酚绿的乙醇溶液 30ml，摇匀，即得。

（7）0.1% 甲基红的乙醇溶液　取甲基红 0.1g，加乙醇使溶解成 100ml，即得。

（8）0.2% 溴甲酚绿的乙醇溶液　取溴甲酚绿 0.2g，加乙醇使溶解成 100ml，即得。

（二）取样

同项目一任务一中"取样"。

（三）任务操作规程

1. 阿司匹林原料药的含量测定

取本品约 0.4g，精密称定，加中性乙醇（对酚酞指示液显中性）20ml 溶解后，加酚酞指示液 3 滴，用氢氧化钠滴定液（0.1mol/L）滴定。每 1ml 氢氧化钠滴定液（0.1mol/L）相当于 18.02mg 的 $C_9H_8O_4$。

2. 阿司匹林片剂的含量测定

取本品 10 片，研细，用中性乙醇 70ml 分数次研磨，并移入 100ml 量瓶中，充分振摇，再用水适量洗涤研钵数次，洗液合并于 100ml 量瓶中，再用水稀释至刻度，摇匀，滤过，精密量取滤液 10ml（相当于阿司匹林 0.3g），置锥形瓶中，加中性乙醇（对酚酞指示液显中性）20ml，振摇，使阿司匹林溶解，加酚酞指示液 3 滴，滴加氢氧化钠滴定液（0.1mol/L）至溶液显粉红色，再精密加氢氧化钠滴定液（0.1mol/L）40ml，置水浴上加热 15min 并时时振摇，迅速放冷至室温，用硫酸滴定液（0.05mol/L）滴定，并将滴定的结果用空白试验校正。每 1ml 氢氧化钠滴定液（0.1mol/L）相当于 18.02mg $C_9H_8O_4$。

四、任务提示

1. 规定限量

《中国药典》规定：阿司匹林原料药按干燥品计算，含 $C_9H_8O_4$ 不得少于 99.5%。

《中国药典》规定：阿司匹林片剂含阿司匹林（$C_9H_8O_4$）应为标示量的 95.0%~105.0%。

2. 任务原理

（1）阿司匹林原料药测定原理　阿司匹林结构中有羧基，酸性较强，可用氢氧化钠滴定液直接滴定。滴定生成的乙酰水杨酸钠偏碱性，采用酚酞作为指示剂。

$$\text{HOOC-C}_6\text{H}_4\text{-OCOCH}_3 + \text{NaOH} \longrightarrow \text{NaOOC-C}_6\text{H}_4\text{-OCOCH}_3 + \text{H}_2\text{O}$$

（2）阿司匹林片剂测定原理　阿司匹林片剂中加入了酒石酸、枸橼酸等稳定剂，若直接酸碱滴定，这些辅料会产生干扰。所以，先中和供试品中的酸，再利用阿司匹林的酯结构可在碱性条件下定量水解，测定片剂中阿司匹林的含量。

$$\text{NaOOC-C}_6\text{H}_4\text{-OCOCH}_3 + \text{NaOH} \xrightarrow[\text{（定、过量）}]{\text{水浴}} \text{NaOOC-C}_6\text{H}_4\text{-OH} + \text{CH}_3\text{COONa}$$

$$2\text{NaOH（剩余）} + \text{H}_2\text{SO}_4 \longrightarrow \text{Na}_2\text{SO}_4 + 2\text{H}_2\text{O}$$

3. 任务结果计算

（1）阿司匹林原料药计算

$$阿司匹林原料药(\%) = \frac{V \times T \times F}{W} \times 100\%$$

式中　V——氢氧化钠滴定液消耗的体积；
　　　T——滴定度（18.02mg/ml）；
　　　F——滴定液浓度校正系数；
　　　W——供试品取样量。

（2）阿司匹林片剂计算

$$阿司匹林标示量(\%) = \frac{(V_0 - V) \times T \times F \times \frac{10}{100}}{标示量 \times W \times 1000} \times \%$$

式中　V_0——空白试验消耗的硫酸滴定液（0.05013mol/L）体积；
　　　V——供试品试验消耗的硫酸滴定液（0.05013mol/L）体积；
　　　T——滴定度（18.02mg/ml）；
　　　F——硫酸滴定液浓度校正系数；
　　　W——供试品取样量。

4. 注意事项

（1）溶剂为中性乙醇（对酚酞指示液显中性）。

（2）阿司匹林原料药测定时，为防止阿司匹林酯键在滴定过程中局部氢氧化钠过浓而水解，应在不断振摇下快速滴定。

（3）阿司匹林原料药测定时，滴定终点到达后，反应液在放置过程中，因乙酰水杨酸钠逐渐水解，粉红色会逐渐褪去，要注意准确判断终点。

（4）阿司匹林片剂测定时，空白试验与样品测定要注意务必平行操作。

（5）阿司匹林片剂测定时，阿司匹林水解后要迅速放冷至室温，以防止其吸收空气中二氧化碳影响测定结果。

（6）试验须平行测定三次，计算时分别计算三次测定结果的含量及精密度，先根据精密度计算结果判断试验结果是否可靠；如结果不可靠，应重新检验直至结果可靠；如结果可靠，计算试验结果平均值，判断药品是否符合规定。

五、任务思考题

1. 查阅《中国药典》，比较阿司匹林原料药与阿司匹林片的含量测定方法有何异同，原因何在？
2. 两步滴定法测定阿司匹林片的含量，已经消除了酒石酸、枸橼酸等的影响，为何还要做空白试验？

六、检验原始记录及检验报告单

检验原始记录

编号：

品名		批号		数量		
规格		来源		取样日期	年 月 日	
检验任务	含量测定	效期		报告日期	年 月 日	
检验依据						

【含量测定】
温度：   相对湿度：
阿司匹林原料药含量测定：
滴定液 F 值： T 值：   滴定管： 色 ml
供试品1   供试品2   供试品3
称得重量/(mg/g)

滴定体积/ml

含量（%）计算：

结论：（符合规定或者不符合规定）
阿司匹林片剂含量测定：
滴定液 F 值： T 值：   滴定管： 色 ml
空白试验   供试品1   供试品2   供试品3
称得重量/g

滴定体积/ml

标示量（%）计算：

结论：（符合规定或者不符合规定）

审核人：   检验者：   复核者：

任务二　盐酸氯丙嗪原料药、片剂及其注射剂的含量测定

一、任务目的

1. 比较盐酸氯丙嗪原料药、片剂与注射液含量测定方法的异同。
2. 了解片剂、注射液中辅料对测定的影响及其排除方法。
3. 掌握非水滴定的试验原理与操作方法。
4. 掌握紫外-可见分光光度法的仪器原理与操作方法。
5. 掌握注射剂的含量测定步骤及其计算方法。

二、任务器材

1. 试药

盐酸氯丙嗪原料药，盐酸氯丙嗪片剂，盐酸氯丙嗪注射液，冰醋酸，醋酐，高氯酸，盐酸，双蒸水等。

2. 仪器

恒温干燥箱，万分之一天平，电位滴定仪，紫外-可见分光光度仪，比色皿，称量瓶，药匙，胶头滴管，量筒或量杯（10ml、50ml、100ml），滴定管，锥形瓶（150ml），研钵，量瓶（100ml、200ml），玻璃漏斗，定量滤纸，刻度吸管（2ml、5ml、50ml）等。

三、岗位操作规程

（一）检验前准备

1. 检验依据

查阅《中国药典》2015年版二部"盐酸氯丙嗪"、"盐酸氯丙嗪片剂"、"盐酸氯丙嗪注射液"。

2. 仪器的准备

根据药典含量测定内容，准备仪器：同任务器材中仪器。

3. 试药的准备

根据药典含量测定内容，准备试药：同任务器材中试药。

4. 试液的配制

查阅药典通则8000，配制实验所需试液，指示液、滴定液如下。

（1）0.1mol/L 高氯酸滴定液　取无水冰醋酸（按含水量计算，每1g水加醋酐5.22ml）750ml，加入高氯酸（70%～72%）8.5ml，摇匀，在室温下缓缓滴加醋酐23ml，边加边摇，加完后再振摇均匀，放冷，加无水冰醋酸适量使成1000ml，摇匀，放置24h。若所测供试品易乙酰化，则须用水分测定法测定本液的含水量，再用水和醋酐调节至本液的含水量为0.01%～0.2%。

（2）0.1mol/L 高氯酸滴定液的标定　取在105℃干燥至恒重的基准邻苯二甲酸氢钾约0.16g，精密称定，加无水冰醋酸20ml使溶解，加结晶紫指示液1滴，用本液缓缓滴定至蓝色，并将滴定的结果用空白试验校正。每1ml高氯酸滴定液（0.1mol/L）相当于20.42mg的邻苯二甲酸氢钾。根据本液的消耗量与邻苯二甲酸氢钾的取用量，算出本液的浓度，即得。

（3）结晶紫指示液　取结晶紫0.5g，加冰醋酸100ml使溶解，即得。

（二）取样

同项目一任务一中"取样"。

（三）任务操作规程

1. 盐酸氯丙嗪原料药的含量测定

取本品约0.2g，精密称定，加冰醋酸10ml与醋酐30ml溶解后，照电位滴定法，用高氯酸滴定

液（0.1mol/L）滴定，将盛有供试品溶液的烧杯置电磁搅拌器上，浸入电极，搅拌，并自滴定管中分次滴加滴定液；开始时可每次加入较多的量，搅拌，记录电位；至将近终点前，则应每次加入少量，搅拌，记录电位；至突跃点已过，仍应继续滴加几次滴定液，并记录电位。滴定的结果用空白试验校正。

滴定终点的确定：用坐标纸以电位（E）为纵坐标，以滴定液体积（V）为横坐标，绘制 $E-V$ 曲线，以此曲线的陡然上升或下降部分的中心为滴定终点。或以 $\Delta E/\Delta V$（即相邻两次的电位差和加入滴定液的体积差之比）为纵坐标，以滴定液体积（V）为横坐标，绘制（$\Delta E/\Delta V$）$-V$ 曲线，与 $\Delta E/\Delta V$ 的极大值对应的体积即为滴定终点。也可采用二阶导数确定终点。根据求得的 $\Delta E/\Delta V$ 值，计算相邻数值间的差值，即 $\Delta 2E/\Delta 2V$，绘制（$\Delta 2E/\Delta 2V$）$-V$ 曲线，曲线过零时的体积即为滴定终点，记录消耗的滴定液体积。

每 1ml 高氯酸滴定液（0.1mol/L）相当于 35.53mg 的 $C_{17}H_{19}ClN_2S \cdot HCl$。

2. 盐酸氯丙嗪片剂的含量测定

避光操作。取本品 10 片，除去包衣后，精密称定，研细，精密称取适量（约相当于盐酸氯丙嗪 10mg），置 100ml 量瓶中，加溶剂盐酸溶液（9→1000）70ml，振摇使盐酸氯丙嗪溶解，用溶剂稀释至刻度，摇匀，滤过，精密量取续滤液 5ml，置 100ml 量瓶中，加溶剂稀释至刻度，摇匀，照紫外-可见分光光度法，在 254nm 的波长处测定吸光度，按 $C_{17}H_{19}ClN_2S \cdot HCl$ 的吸收系数（$E_{1cm}^{1\%}$）为 915 计算，即得。

3. 盐酸氯丙嗪注射液的含量测定

避光操作。精密量取本品适量（约相当于盐酸氯丙嗪 50mg），置 200ml 量瓶中，用盐酸溶液（9→1000）稀释至刻度，摇匀；精密量取 2ml，置 100ml 量瓶中，用盐酸溶液（9→1000）稀释至刻度，摇匀，照紫外-可见分光光度法，在 254nm 的波长处测定吸光度，按 $C_{17}H_{19}ClN_2S \cdot HCl$ 的吸收系数（$E_{1cm}^{1\%}$）为 915 计算，即得。

四、任务提示

1. 规定限量

《中国药典》（2015 年版）规定：盐酸氯丙嗪原料药按干燥品计算，含 $C_{17}H_{19}ClN_2S \cdot HCl$ 不得少于 99.0%。

《中国药典》（2015 年版）规定：盐酸氯丙嗪片剂含盐酸氯丙嗪（$C_{17}H_{19}ClN_2S \cdot HCl$）应为标示量的 93.0%～107.0%。

《中国药典》（2015 年版）规定：盐酸氯丙嗪注射液为盐酸氯丙嗪的灭菌水溶液，含盐酸氯丙嗪（$C_{17}H_{19}ClN_2S \cdot HCl$）应为标示量的 95.0%～105.0%。

2. 任务原理

盐酸氯丙嗪 10 位取代基的烃胺（—NR_2）具有弱碱性，可在非水介质（如冰醋酸）中以高氯酸滴定液滴定。《中国药典》采用非水滴定法测定其原料药含量。

盐酸氯丙嗪制剂中的辅料会干扰非水滴定，使测得结果产生系统误差，故不宜采用非水滴定测定制剂含量，制剂分析应考虑盐酸氯丙嗪的其他理化性质。

盐酸氯丙嗪具有紫外吸收，可测定其吸光度，利用朗伯-比尔定律计算含量。《中国药典（2015 年版）》，盐酸氯丙嗪片剂、盐酸氯丙嗪注射剂，均采用了紫外-可见分光光度法测定含量。

3. 任务结果计算

（1）盐酸氯丙嗪原料药计算

$$盐酸氯丙嗪原料药(\%) = \frac{(V-V_0) \times T \times F}{W} \times 100\%$$

式中　V——高氯酸滴定液消耗的体积；
　　　V_0——空白试验消耗高氯酸滴定液的体积；
　　　T——滴定度（35.53mg/ml）；

F——滴定液浓度校正系数;
W——供试品取样量。

(2) 盐酸氯丙嗪片剂计算

$$标示量(\%)=\frac{\frac{A_{供}}{E_{1cm}^{1\%}}\times\frac{1}{100}\times V\times 稀释倍数\times 平均片重}{称取量\times 标示量}\times 100\%$$

式中　$A_{供}$——测得供试品的吸光度;
$E_{1cm}^{1\%}$——测定波长处盐酸氯丙嗪的吸收系数,为915;
V——供试品溶液配制(必要时稀释),最终定容的量瓶体积。

(3) 盐酸氯丙嗪注射液计算

$$标示量(\%)=\frac{\frac{A_{供}}{E_{1cm}^{1\%}}\times\frac{1}{100}\times 稀释倍数}{标示量(g/ml)}\times 100\%$$

式中　$A_{供}$——测得供试品的吸光度;
$E_{1cm}^{1\%}$——测定波长处盐酸氯丙嗪的吸收系数,为915。

该公式的稀释倍数为:注射剂需经稀释配制为用于测定吸光度的溶液,此倍数指的是,在稀释配制全过程,从原浓度注射剂到最终测定液的总的稀释倍数。

例如,一支注射剂规格为1ml:200mg,精密量取2.00ml,溶解稀释定容至100ml量瓶,从中精密量取5.00ml,溶解稀释定容至50ml量瓶,则稀释倍数计算为:

$$稀释倍数=\frac{100}{2}\times\frac{50}{5}=500$$

这支注射剂的500倍稀释液用于测定吸光度,其稀释倍数为500。

4. 注意事项

(1) 应用非水滴定法时,全部器皿、溶液、试液、滴定液中,务必不含水分。
(2) 浓高氯酸与醋酐混合会发生剧烈反应,可能引起爆炸。因此配制高氯酸液时应先将高氯酸用冰醋酸稀释后再加入醋酐。
(3) 量取过高氯酸的量筒绝对不能接着量取醋酐。
(4) 紫外-可见分光光度法,测定吸光度时,反复测定吸光度可能会有微小变化,可采用平行测定三次取平均值的方法消除该误差。

五、任务思考题

1. 本试验中,盐酸氯丙嗪原料药与制剂的测定方法可否互换?为什么?
2. 盐酸氯丙嗪原料药的测定,为何要做空白试验?

六、检验原始记录及检验报告单

检验原始记录

编号:

品名		批号		数量	
规格		来源		取样日期	年　月　日
检验任务	含量测定	效期		报告日期	年　月　日
检验依据					

【含量测定】

室温：　　　　　　　　　　　　　相对湿度：

盐酸氯丙嗪原料药含量测定：

滴定液 F 值：　　　　　　　　　T 值：　　　　　　滴定管：　色　ml

空白　　　　　　　供试品1　　　　　　　供试品2　　　　　　　供试品3

称得重量/(mg/g)

滴定体积/ml

含量（％）计算：

结论：（符合规定或者不符合规定）

盐酸氯丙嗪片剂含量测定：

仪器（型号）：

10片重量/g：

平均片重：

　　　　　供试品1　　　　　　　供试品2　　　　　　　供试品3

称得重量/(mg/g)

吸光度

标示量（％）计算：

结论：（符合规定或者不符合规定）

盐酸氯丙嗪注射液含量测定：

仪器（型号）：

　　　　　供试品1　　　　　　　供试品2　　　　　　　供试品3

量取体积/ml

吸光度

标示量（％）计算：

结论：（符合规定或者不符合规定）

审核人：　　　　　　检验者：　　　　　　复核者：

任务三　硫酸阿托品注射液含量测定

一、任务目的

1. 复习托烷类药物采用酸性染料比色法测定含量的原理。
2. 掌握酸性染料比色法测定生物碱类药物的操作方法。
3. 了解酸性染料比色法的试验影响因素，学会如何规范操作，以获得可靠结果。

二、任务器材

1. 试药

硫酸阿托品注射液，双蒸水，硫酸阿托品对照品，三氯甲烷，溴甲酚绿，邻苯二甲酸氢钾，氢氧化钠等。

2. 仪器

温度计，湿度计，恒温干燥箱，万分之一天平，紫外-可见分光光度计，比色皿，称量瓶，药匙，量瓶（25ml、50ml、100ml），刻度吸管（1ml、2ml、5ml、10ml），胶头滴管，梨形分液漏斗（60ml），分液漏斗架，试管等。

三、岗位操作规程

（一）检验前准备

1. 检验依据

查阅《中国药典》2015年版二部"硫酸阿托品注射液"。

2. 仪器的准备

根据药典含量测定内容，准备仪器同任务器材中仪器。

3. 试药的准备

根据药典含量测定内容，准备试药同任务器材中试药。

4. 试液的配制

查阅药典通则8000，配制实验所需试液，指示液、滴定液如下。

（1）溴甲酚绿溶液　取溴甲酚绿50mg与邻苯二甲酸氢钾1.021g，加0.2mol/L的NaOH液6ml使溶解，再加水稀释至100ml，摇匀，必要时滤过。

（2）氢氧化钠饱和溶液　取氢氧化钠适量，加水振摇使溶解成饱和溶液，冷却后，置聚乙烯塑料瓶中，静置数日，澄清后备用。

（3）0.2mol/L的NaOH液　取澄清的氢氧化钠饱和溶液11.2ml，加新沸过的冷水使成1000ml，摇匀。

（二）取样

同项目一任务一中"取样"。

（三）任务操作规程

1. 对照品溶液的制备

精密称取在120℃下干燥至恒重的硫酸阿托品对照品25mg，置25ml量瓶中加水溶解并稀释至刻度，摇匀，精密量取5ml，置100ml量瓶中，加水稀释至刻度，摇匀，即得。

2. 供试品溶液的制备

精密量取本品适量（约相当于硫酸阿托品2.5mg），置50ml量瓶中，加水稀释至刻度，摇匀，即得。

3. 离子对提取

精密量取前述对照品溶液、供试品溶液及水各2ml,分别置于已预先精密加入三氯甲烷10ml的三个分液漏斗中,再各加溴甲酚绿溶液2.0ml,振摇提取2min后,静置使分层,分取澄清的三氯甲烷液。

4. 比色测定

将三氯甲烷液移至1cm的比色皿中,以水2ml按同法操作所得的三氯甲烷液为空白,自420nm波长处分别测定对照品溶液与供试品溶液的吸光度。计算,并将结果与1.027相乘,即得供试品中含有$(C_{17}H_{23}NO_3)_2 \cdot H_2SO_4 \cdot H_2O$的重量。

四、任务提示

1. 规定限量

《中国药典》规定:本品为硫酸阿托品的灭菌水溶液。含硫酸阿托品$[(C_{17}H_{23}NO_3)_2 \cdot H_2SO_4 \cdot H_2O]$应为标示量的90.0%~110.0%。

2. 任务原理

适当介质中,硫酸阿托品与氢离子结合成阳离子,酸性染料溴甲酚绿解离成阴离子,上述阳离子与阴离子定量结合成离子对,以适当有机溶剂(氯仿)提取该离子对,在420nm处测定吸光度,即可算得硫酸阿托品的含量。

3. 任务结果计算

计算公式:

$$硫酸阿托品标示量(\%) = 1.027 \times \frac{A_{供} \times c_{对} \times 稀释倍数}{A_{对} \times 标示量(g/ml)} \times 100\%$$

式中 $A_{供}$——供试品溶液的吸光度;

$A_{对}$——对照品溶液的吸光度;

$c_{对}$——对照品溶液的浓度。

稀释倍数含义同本项目任务二中稀释倍数。

4. 注意事项

(1) 实验所用分液漏斗必须事先检漏,使用前应洗涤、干燥,并涂好凡士林。

(2) 试验务必平行操作。

(3) 分取氯仿层时小心操作,最初分得的约1~2ml液体应弃去,测定取用的样品的三氯甲烷液应澄清,不掺杂质,否则会影响吸光度的测定。

五、任务思考题

1. 查阅《中国药典》,比较硫酸阿托品原料药、硫酸阿托品片与硫酸阿托品注射液的含量测定方法有何异同,原因何在?

2. 本实验的含量计算公式中并无空白试验数据,为何还要进行空白试验?

六、检验原始记录及检验报告单

检验原始记录

编号:

品名		批号		数量	
规格		来源		取样日期	年 月 日
检验任务	含量测定	效期		报告日期	年 月 日
检验依据					

【含量测定】
室温：　　　　　　　　　　　　相对湿度：
仪器（型号）：
对照品来源：　　　　　　　　　　对照品批号：

	对照品	供试品 1	供试品 2	供试品 3
测得吸光度				

标示量（%）计算：

结论：（符合规定或者不符合规定）

审核人：　　　　　　　　　检验者：　　　　　　　　　复核者：

任务四　HPLC 法测定双黄连口服液中黄芩苷含量

一、任务目的

1. 熟悉高效液相色谱仪的工作原理及仪器构造。
2. 学会使用高效液相色谱法（外标法）测定药物含量。
3. 掌握高效液相色谱法（外标法）测定药物含量的计算方法。
4. 学会中药口服液中有效成分的含量测定方法。

二、任务器材

1. 试药

双黄连口服液，黄芩苷对照品，甲醇，双蒸水，冰醋酸等。

2. 仪器

恒温干燥箱，万分之一天平，高效液相色谱仪（紫外检测器 274nm），称量瓶，药匙，胶头滴管，量筒或量杯（10ml、100ml、500ml、1000ml），量瓶（50ml）等。

三、岗位操作规程

（一）检验前准备

1. 检验依据

查阅《中国药典》2015 年版一部"双黄连口服液"。

2. 仪器的准备

根据药典含量测定内容,准备仪器:同任务器材中仪器。

3. 试药的准备

根据药典含量测定内容,准备试药:同任务器材中试药。

4. 试液的配制

按甲醇-水-冰醋酸(50:50:1)的比例配制流动相。

(二) 取样

同项目一任务一中"取样"。

(三) 任务操作规程

1. 色谱条件与系统适用性试验

以十八烷基硅烷键合硅胶为填充剂;以甲醇-水-冰醋酸(50:50:1)为流动相;检测波长为274nm。理论板数按黄芩苷峰计算应不低于1500。

2. 对照品溶液的制备

取黄芩苷对照品适量,精密称定,加50%甲醇制成每1ml含0.1mg的溶液,即得。

3. 供试品溶液的制备

精密量取本品1ml,置50ml量瓶中,加50%甲醇适量,超声处理20min,放置至室温,加50%甲醇稀释至刻度,摇匀,即得。

4. 测定法

分别精密吸取对照品溶液与供试品溶液各5μl,注入液相色谱仪,测定,即得。

四、任务提示

1. 规定限量

《中国药典》规定:本品每1ml含黄芩以黄芩苷($C_{21}H_{18}O_{11}$)计,不得少于10.0mg。

2. 任务原理

高效液相色谱法系采用高压输液泵将规定的流动相泵入装有填充剂的色谱柱进行分离测定的色谱方法。注入的供试品,由流动相带入柱内,各成分在柱内被分离,并依次进入检测器,由记录仪、积分仪或数据处理系统记录色谱信号。

双黄连口服液的处方由金银花、黄芩、连翘组成,《中国药典》采用高效液相色谱法对其主要有效成分绿原酸、黄芩苷、连翘苷进行含量测定。

3. 任务结果计算

$$标示量(\%) = \frac{c_R \times A_X \times 50}{A_R \times 标示量(mg/ml)} \times 100\%$$

式中　c_R——对照品溶液的浓度;

A_X——供试品(或其杂质)溶液的峰面积或峰高;

A_R——对照品溶液的峰面积或峰高。

4. 注意事项

(1) 流动相应以色谱纯试剂配制,流动相用前须经超声波脱气处理。

(2) 流动相在分析流速下先对色谱柱平衡30min,待基线稳定后再开始分析。

(3) 分析完毕,应用流动相冲洗色谱柱1h。

(4) 稀释中药口服液的时候容易起泡,注意操作要缓慢以避免起泡。

五、任务思考题

1. 高效液相色谱法用于中药有效成分的含量测定,有哪些优势?

2. 《中国药典》收载的高效液相色谱法的测定法有几种?本实验采用了其中哪种?

六、检验原始记录及检验报告单

检验原始记录

编号：

品名		批号		数量		
规格		来源		取样日期	年 月	日
检验任务	含量测定	效期		报告日期	年 月	日
检验依据						

【含量测定】

室温：　　　　　　　　　　　　　　相对湿度：

实验仪器：　　　　　　　　　　　　色谱柱：

检测器：　　　　　　　　　　　　　检测波长：

流动相：　　　　　　　　　　　　　流速：

对照品来源：　　　　　　　　　　　对照品批号：

1. 系统适用性试验

标准规定：理论板数按黄芩苷峰计算应不低于1500。

测定结果：

2. 供试品测定

	对照品	供试品1	供试品2	供试品3
称量/(mg/g)				
第一次进样 A				
第二次进样 A				
第三次进样 A				
A 平均值				

计算公式：　　　　　　　　　　含量$(c_X) = c_R \dfrac{A_X}{A_R}$

标示量（%）计算：

结论：（符合规定或者不符合规定）

审核人：　　　　　　检验者：　　　　　　复核者：

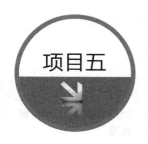

项目五 药物全检部分

Project 05

全检模块为模拟工作过程化训练模块,主要训练学生综合操作技能,是完全按照实际药品检验工序进行的试验,按照药品质量标准独立完成一个药品的全检任务。通过本模块的训练使学生对未来的实际工作岗位有初步的感性认识,为将来的工作打下良好的基础。

为了方便学生完成综合实训,在附录中收载了相关试剂、试液的配制,滴定液的配制与标定。

全检模块包含对乙酰氨基酚片、复方丹参片、银黄口服液、布洛芬胶囊、葡萄糖氯化钠注射液、氢化可的松乳膏、复方磺胺甲噁唑片等七个任务。在任务的挑选上兼顾各种剂型、中西药结合,以西药为主。

每个任务安排6个学时,各个院校在教学过程中可根据实际情况对实验任务做出选择。

任务一 对乙酰氨基酚片

一、任务目的

1. 学会查阅《中国药典》(2015 年版)及相关资料。
2. 熟悉片剂质量检验全检内容。
3. 熟悉紫外-可见分光光度计、溶出度仪、电子天平的原理及操作技术。
4. 能依据《中国药典》(2015 年版)熟练运用紫外-可见分光光度法。
5. 能依据《中国药典》(2015 年版)熟练运用溶出度检查法。
6. 能依据《中国药典》(2015 年版)熟练运用重量差异检查法。
7. 能正确判断检验结果及处理检验过程中的异常情况。
8. 能正确填写相关检验原始记录及检验报告单。
9. 培养正确操作、仔细观察、认真记录的良好习惯。

二、任务器材

1. 试药

对乙酰氨基酚片,三氯化铁试液,亚硝酸钠试液,碱性 β-萘酚,试液,0.04%氢氧化钠试液,0.4%氢氧化钠溶液。

2. 仪器

称量纸,分析天平(万分之一),托盘天平,移液管,量瓶(50ml、100ml、250ml),量筒,长颈漏斗,滤纸,铁架台,紫外-可见分光光度计,研钵,烧杯,坩埚或表面皿,溶出度仪,擦镜纸等。

三、操作规程

(一)取样

同项目一任务一中"取样"。

（二）检验前准备

1. 查阅资料、设计方案 [《中国药典》（2015年版）]。
2. 仪器器具准备。
3. 试剂试药准备。

（三）性状

本品应为白色片、薄膜衣或明胶包衣片，除去包衣后显白色；片剂无霉变、龟裂等现象；外包装无破损。产品批号、批准文号、生产日期、生产厂家、规格等说明书要求齐全、规范。

（四）鉴别

取本品的细粉适量（约相当于对乙酰氨基酚0.5g），用乙醇20ml分次研磨使对乙酰氨基酚溶解，合并溶解液后过滤，合并滤液，蒸干，残渣按照对乙酰氨基酚项下规定的鉴别。①本品的水溶液加三氯化铁试液，即显蓝紫色。②取本品约0.1g，加稀盐酸5ml，置水浴中加热40min，放冷；取0.5ml，加亚硝酸钠试液5滴，摇匀，用水3ml稀释后，加碱性β-萘酚试液2ml，即显红色。

（五）检查

1. 溶出度

取本品，照溶出度测定法（通则0931第一法），以稀盐酸24ml加水至1000ml为溶出介质，转速为每分钟100转，温度为37℃。依法操作，30min后，取溶液5ml，滤过，精密量取续滤液1ml，加0.04%氢氧化钠溶液稀释至50ml，摇匀，照紫外-可见分光光度法（通则0401），在257nm的波长处测定吸光度，按对乙酰氨基酚的吸收系数为715计算每片的溶出量。限度为标示量的80%，应符合规定。

2. 重量差异

取本品20片，精密称定总重量，求得平均片重后，再分别精密称定每片的重量，每片重量与平均片重相比较（凡无含量测定的片剂，每片重量应与标示片重比较），按《中国药典》（2015年版）的规定，超出重量差异限度的不得多于2片，并不得有1片超出限度1倍。平均片重（标示片重）0.3g以下，重量差异限度为±7.5%；0.30g及0.30g以上，重量差异限度为±5.0%。

3. 对氨基酚

取本品细粉适量（约相当于对乙酰氨基酚0.2g），精密称定，置10ml量瓶中，加溶剂甲醇-水（4:6）适量，振摇使对乙酰氨基酚溶解，加溶剂稀释至刻度，摇匀，滤过，取续滤液作为供试品溶液（临用新制）；另取对氨基酚和对乙酰氨基酚对照品适量，精密称定，加上述溶剂制成每1ml中约含20μg的溶液，作为对照品溶液。照高效液相色谱法（通则0512）测定。用辛烷基硅烷键合硅胶为填充剂；磷酸盐缓冲液（取磷酸氢二钠8.95g、磷酸二氢钠3.9g，加水溶解至1000ml，加入10%四丁基氢氧化铵溶液12ml)-甲醇（90:10）为流动相；检测波长为245nm；柱温为40℃；理论板数按对乙酰氨基酚峰计算应不低于2000，对氨基酚与对乙酰氨基酚峰之间的分离度应符合要求。取对照品溶液20μl，注入液相色谱仪，调节检测灵敏度，使对氨基酚色谱峰的峰高约为满量程的10%；再精密量取供试品溶液与对照品溶液各20μl，分别注入液相色谱仪，记录色谱图；按外标法以峰面积计算，含对氨基酚不得超过标示量的0.1%。

（六）含量测定

取本品10片，精密称定，研细，精密称定约40mg的样品，置250ml量瓶中，依次加入0.4%氢氧化钠溶液50ml和水50ml，振摇15min，加水至刻度，摇匀，滤过，精密量取续滤液5ml，置100ml量瓶中，加0.4%氢氧化钠溶液10ml，加水定容摇匀，照紫外-可见分光光度法（通则0401），在257nm处测定吸光度，对乙酰氨基酚的吸收系数为715，计算含量。

（七）填写原始记录和报告单（略）

（八）清场

清理工作台，将设备、容器、工具、洁具等清洗干净，按管理要求放置于各自的存放区域。对未使用完的药品、试剂和试药放置于指定存放区,关闭紫外分光光度计、溶出度仪、电子天平等仪器设备的开关并切断电源,盖上防尘罩,关闭实验室水电开关和门窗,清理和回收实验室垃圾。由班长对本班制度的执行情况进行检查,发现问题及时纠正,然后方可离开实验室。

四、任务提示

1. 本品含对乙酰氨基酚应为标示量的 95.0%～105.0%。

对乙酰氨基酚

2. **含量计算**

$$标示量(\%) = \frac{\dfrac{A}{E_{1cm}^{1\%}} \times \dfrac{1}{100} \times V \times 稀释倍数 \times 平均片重}{称取量 \times 标示量} \times 100\%$$

式中　A——吸光度;

　　　$E_{1cm}^{1\%}$——吸收系数;

　　　V——样品溶液的初始体积。

3. **溶出度与平均溶出度计算**

$$溶出度(\%) = \frac{\dfrac{A}{E_{1cm}^{1\%}} \times \dfrac{1}{100} \times D \times 1000}{S} \times 100\%$$

式中　A——吸光度;

　　　D——稀释倍数;

　　　S——标示量,g;

　　　$E_{1cm}^{1\%}$——吸收系数。

4. **溶出度结果与判定**

符合下述条件之一者,可判为符合规定:

(1) 6片(粒、袋)中,每片(粒、袋)的溶出量按标示量计算,均不低于规定限度(Q);

(2) 6片(粒、袋)中有1～2片(粒、袋)低于规定限度Q,但不低于$Q-10\%$,且其平均溶出量不低于规定限度Q;

(3) 6片(粒、袋)中有1～2片(粒、袋)低于规定限度Q,其中仅有1片(粒、袋)低于$Q-10\%$,且不低于$Q-20\%$,且其平均溶出量不低于规定限度Q时,应另取6片(粒、袋)复试;初、复试的12片(粒、袋)中有1～3片(粒、袋)低于规定限度Q,其中仅有1片(粒、袋)低于$Q-10\%$,且不低于$Q-20\%$,且其平均溶出量不低于规定限度Q。

除另有规定外,判为不符合规定者,举例如下:

(1) 6片(粒、袋)中有1片(粒、袋)低于$Q-20\%$;

(2) 6片(粒、袋)中有2片(粒、袋)低于$Q-10\%$;

(3) 6片(粒、袋)中有3片(粒、袋)低于规定限度Q;

(4) 6片(粒、袋)的平均溶出量低于规定限度Q;

(5) 初、复试的12片(粒、袋)中有4片(粒、袋)低于规定限度Q;

(6) 初、复试的12片(粒、袋)中有2片(粒、袋)低于$Q-10\%$;

(7) 初、复试的12片(粒、袋)中有1片(粒、袋)低于$Q-20\%$;

(8) 初、复试的12片(粒、袋)的平均溶出量低于规定限度(Q)。

以上结果判断中所示的10%、20%是指相对于标示量的百分率(%)。

五、任务思考

1. 片剂检查任务和不同种类片剂检查任务有哪些？
2. 溶出介质为什么需要脱气？

任务二　布洛芬胶囊

一、任务目的

1. 学会查阅《中国药典》（2015年版）及相关资料。
2. 熟悉胶囊剂质量检验全检内容。
3. 熟悉紫外-可见分光光度计、溶出度仪、电子天平的原理及操作技术。
4. 能依据《中国药典》（2015年版）熟练运用紫外-可见分光光度法。
5. 能依据《中国药典》（2015年版）熟练运用溶出度检查法。
6. 能依据《中国药典》（2015年版）熟练运用装量差异检查法。
7. 能正确判断检验结果及处理检验过程中的异常情况。
8. 能正确填写相关检验原始记录及检验报告单。
9. 培养正确操作、仔细观察、认真记录的良好习惯。

二、任务器材

1. 试药

稀硫酸，三氯甲烷，二甲基乙酰胺，碘试液，盐酸，蒸馏水，乙腈，三乙胺，氢氧化钠溶液，冰醋酸，亚硝酸钠溶液，碱性β-萘酚试液，乙醇，甲醇，亚硝酸钠，0.1mol/L 亚硝酸钠溶液，0.1mol/L 盐酸，布洛芬胶囊等。

2. 仪器

称量纸，电子天平（万分之一），托盘天平，移液管，量瓶（50ml、100ml、250ml），量筒，酒精灯，薄层板，展开缸，长颈漏斗，滤纸，铁架台，紫外-可见分光光度计，研钵，烧杯，坩埚或表面皿，溶出度仪，擦镜纸，微量注射器，定量毛细管，微孔过滤膜等。

三、任务操作规程

（一）取样

同项目一任务一中"取样"。

（二）实验前准备

1. 查阅资料、设计方案〔《中国药典》（2015年版）〕。
2. 试药准备。
3. 器具准备。

（三）性状

本品内容物为白色结晶性粉末。

（四）鉴别

取本品内容物适量，加0.4%氢氧化钠溶液溶解并稀释制成每1ml中约含0.25mg的溶液，滤过，取续滤液，照布洛芬项下的鉴别（1）项试验，显相同结果。照紫外-可见分光光度法（通则0401）测定，在265nm与273nm的波长处有最大吸收，在245nm与271nm的波长处有最小吸收，在259nm的波长处有一肩峰。

（五）检查

溶出度：取本品，照溶出度测定法（通则 0931 第一法），以磷酸盐缓冲液（pH7.2） 900ml 为溶出介质，转速为每分钟 100 转，依法操作，运行 30min，取溶液 5ml，滤过，取续滤液为供试品溶液；另取布洛芬对照品，精密称定，加甲醇适量溶解并用溶出介质稀释制成每 1ml 中约含 0.2mg 溶液，作为对照品溶液。取上述两种溶液，照含量测定项下的方法测定，计算每粒的溶出量。限度为标示量的 75%，应符合规定。

其他：应符合胶囊剂项下有关的各项规定（通则 0103）。

（六）含量测定

系统适用性试验：用十八烷基硅烷键合硅胶为填充剂；醋酸钠缓冲液（取醋酸钠 6.13g，加水 750ml，振摇使溶解，用冰醋酸调节 pH 值至 2.5)-乙腈（40：60）为流动相；检测波长为 263nm。理论板数按布洛芬峰计算应不低于 2500。

对照品溶液的制备：取经五氧化二磷干燥器中减压干燥至恒重的布洛芬对照品约 50mg，精密称定，置 100ml 量瓶中，加甲醇 50ml，振摇使溶解，加水稀释至刻度，摇匀，即得。

供试品溶液的制备：取装量差异项下的内容物，混合均匀，精密称取适量（约相当于布洛芬 0.1g），置 200ml 量瓶中，加甲醇 100ml，振摇 30min，加水稀释至刻度，摇匀，滤过，弃去初滤液，收集续滤液，即得。

测定法：分别精密量取对照品溶液和供试品溶液各 20μl，注入液相色谱仪，记录色谱图，按峰面积计算，即得。

（七）实验原纪录和检验报告（略）

（八）清场

同本项目任务一中"清场"。

四、任务提示

1. 本品含布洛芬量应为标示量的 95%～105%。

布洛芬

2. **含量计算**

$$标示量(\%) = \frac{c_R \times \frac{A_X}{A_R} \times V \times D \times \overline{W}}{m \times S} \times 100\%$$

式中 A_X——供试品溶液的峰面积；
  c_R——对照品溶液的浓度，g/ml；
  A_R——对照品溶液的峰面积；
  m——称取供试品的重量，g；
  D——供试品稀释倍数；
  V——供试品初次配制的体积，ml；
  S——标示量，g；
  $\overline{W}$——平均胶囊重量，g。

3. **溶出度计算**

$$溶出度(\%) = \frac{\frac{A_X}{A_R} \times c_R \times D \times 900}{S} \times 100\%$$

式中　A_X——供试品峰面积；
　　　A_R——对照品峰面积；
　　　c_R——对照品浓度；
　　　D——稀释倍数；
　　　S——标示量，g。

4. 溶出度测定前的准备

① 测定前，应对仪器装置进行必要的调试，第一法使转篮底部距溶出杯的内底部 25mm±2mm；第二法使桨叶底部距溶出杯的内底部 25mm±2mm；第三法使桨叶底部距溶出杯的内底部 15mm±2mm。

② 溶出介质的制备。溶出介质要求经脱气处理。可采用的脱气方法为：取溶出介质，在缓慢搅拌下加热至约 41℃，并在真空条件下不断搅拌 5min 以上；或采用煮沸、超声、抽滤等其他有效的除气方法。如果溶出介质为缓冲液，当需要调节 pH 值时，一般调节 pH 值至规定 pH 值±0.05 之内。

③ 将该品种项下所规定的溶出介质经脱气，并按规定量置于溶出杯中，开启仪器的预制温度，一般应根据室温情况，可稍高于37℃，以使溶出杯中溶出介质的温度保持在 37℃±0.5℃，并应使用 0.1 分度的温度计，逐一在溶出杯中测量，6 个溶出杯之间的差异应在 0.5℃之内。

5. 对滤过和滤材的要求

① 对滤过的要求。从每个溶出杯内取出规定体积的溶液，应立即用适当的微孔滤膜滤过，自取样至滤过应在 30s 内完成，滤液应澄清。

② 对滤材的要求。所用滤器和滤膜均应是惰性的，不能明显吸附溶液中的有效成分，亦不能含有能被溶出介质提取的物质而使规定的分析方法受到干扰。

③ 在进行滤膜吸附的检查试验前，必须进行干扰试验，方法如下：用对照品溶液按规定的方法测定吸光度或响应值，然后用滤膜滤过后再测定吸光度或响应值，滤膜吸附应在 2% 以下，如果滤膜的吸附较大，可以将滤膜在水中煮沸 1h 以上，如果吸附仍很大，应改用其他滤膜或滤材。必要时可将微孔滤膜滤过改为离心操作，取上清液测定。

④ 空胶囊的干扰试验。进行胶囊剂溶出度检查时，应取 6 粒胶囊，尽可能完全地除尽内容物（起草质量标准时最好是用未使用的同批号胶囊壳），置同一容器中用该品种项下规定体积的溶出介质溶解空胶囊壳，并按规定的分析方法测定，做必要的校正。如校正值不大于标示量的 2%，可忽略不计；如校正值低于标示量的 25%，可进行校正；如校正值大于标示量的 25%，则试验无效。

6. 取样位置

① 第一法应在转篮顶端至液面的中点，并距溶出杯内壁不小于 10mm 处。

② 第二法应在桨叶顶端至液面的中点，并距溶出杯内壁不小于 10mm 处。

③ 第三法应在桨叶顶端至液面的中点，并距溶出杯内壁不小于 6mm 处。

7. 注意事项

① 在达到该品种规定的溶出时间时，应在仪器开动的情况下取样。从 6 杯中完成取样，时间应在 1min 以内。

② 实验结束后，应用水冲洗篮轴、篮体或搅拌桨。转篮必要时可用水或其他溶剂超声处理、洗净。

③ 溶出介质必须经脱气处理，气体的存在可产生干扰，尤其是对第一法（篮法）的测定结果。尚应注意测定时如转篮放置不当，也会产生气体附在转篮的下面，形成气泡致使片剂浮在上面，使溶出度大幅度的下降。

④ 在多次取样时，所量取溶出介质的体积之和应在溶出介质的 1% 之内，如超过总体积的 1% 时，应及时补充相同体积相同温度的溶出介质，或在计算时加以校正。

⑤ 由于 0.1mol/L 盐酸溶液对转篮与搅拌桨可能有一定的腐蚀作用，尤其当采用低波长的紫外-

可见分光光度法时易产生干扰，应加以注意。

⑥ 沉降篮的使用要求。加沉降篮的目的是为了防止被测样品上浮或贴壁，致使溶出液的浓度不均匀，或因贴壁致使部分样品的活性成分难以溶出，但只有在品种各论中规定要求使用沉降篮时，方可使用。

⑦ 测定时，除另有规定外，每个溶出杯中只允许投入供试品1片（粒、袋），不得多投，并应注意投入杯底中心位置。

⑧ 对无化学对照品的多组分药物的溶出度检查。某些药品如乙酰螺旋霉素、红霉素、吉他霉素、庆大霉素等多组分抗生素仅有微生物效价标准品，而无化学对照品，采用自身对照法可以有效地对这类多组分药物进行溶出度检查。具体操作为：取供试品10片（粒、袋），精密称定，研细，精密称取适量（约相当于平均片重或平均装量），按各品种项下规定的浓度直接溶解稀释，过滤，作为溶出度测定的自身对照溶液，自身对照溶液主药的含量从所称取供试品的量及稀释倍数计算得到，其中平均片重或平均装量的供试品的主药含量以100%标示量计。

五、任务思考

1. 胶囊剂和片剂的溶出度测定有何异同点？
2. 溶出度仪使用前应做哪些调试？

任务三 葡萄糖氯化钠注射液

一、任务目的

1. 学会查阅《中国药典》（2015年版）及相关资料。
2. 熟悉注射剂质量检查内容：最低装量检查法、不溶性微粒检查法、可见异物检查法、无菌检查法、细菌内毒素或热原检查法。
3. 熟悉紫外-可见分光光度法、旋光度仪、电子天平原理及操作技术。
4. 能依据《中国药典》（2015年版）熟练运用紫外-可见分光光度法检查特殊杂质。
5. 能依据《中国药典》（2015年版）熟练运用旋光度法进行含量测定。
6. 能依据《中国药典》（2015年版）熟练运用一般化学鉴别与一般杂质检查法（重金属检查），特别是相关试液、指示液、缓冲液等的查阅与配制。
7. 熟悉银量法及容量分析法，特别是滴定液的标定与配制。
8. 能正确判断检验结果及处理检验过程中的异常情况。
9. 能正确填写相关检验原始记录及检验报告单。
10. 培养正确操作、仔细观察、认真记录的良好习惯。

二、任务器材

1. 试药

硝酸银滴定液（0.1mol/L），荧光黄指示液，糊精溶液2%，硼砂溶液2.5%，醋酸盐缓冲液（pH3.5），硫代乙酰胺试液，氢氧化钠溶液（1mol/L），稀硝酸，硝酸银试液，氨试液，淀粉碘化钾试纸，甲基红指示液，碱性酒石酸铜试液，草酸铵试液，100ml葡萄糖氯化钠注射液。

2. 仪器

紫外-可见分光光度计，旋光度仪，纳氏比色管（50ml），称量纸，电子天平（万分之一），托盘天平，移液管，量瓶（50ml、100ml、250ml），量筒，长颈漏斗，滤纸，铁架台，研钵，烧杯，坩埚，擦镜纸等。

三、岗位操作规程

（一）取样
同项目一任务一中"取样"。

（二）检验前准备
1. 查阅资料、设计方案［《中国药典》（2015 年版）］。
2. 仪器器具准备。
3. 试剂试药准备。

（三）性状
观察葡萄糖氯化钠注射液颜色应为无色澄明的液体，包装容器完好无损，批准文号、生产批号、规格等齐全。

（四）鉴别
1. 取本品，缓慢滴入微温的碱性酒石酸铜试液中，即生成氧化亚铜的红色沉淀。本品显钠盐与氯化物的鉴别反应（通则 0301）。

2. 钠盐
（1）取铂丝，用盐酸湿润后，蘸取供试品，在无色火焰中燃烧，火焰即显鲜黄色。
（2）取供试品溶液（1→20），加甲基红指示液 2 滴，用氨试液中和，再滴加盐酸至酸性，加草酸铵试液，即生成白色沉淀；分离出的沉淀不溶于醋酸，但可溶于稀盐酸。

3. 氯化物
（1）取供试品溶液，加稀硝酸使成酸性后，滴加硝酸银试液，即生成白色凝乳状沉淀；分离沉淀加氨试液至溶解，再加稀硝酸酸化后，沉淀复生成。如供试品为生物碱或其他有机碱的酸式盐，须加氨试液使成碱性，将析出的沉淀过滤除去，取滤液进行试验。
（2）取供试品少量，置试管中，加等量的二氧化锰，混匀，加硫酸湿润，缓缓加热，即生成氯气，能使用水湿润的淀粉碘化钾试纸显蓝色。

（五）检查

1. pH 值
应为 3.5～5.5（通则 0631）。
pH 值缓冲液范围：取与供试品相近的两个 pH 缓冲液定位，另一个做斜率，所测 pH 值在此二者之间，定位后测斜率其示值应在 0.02pH 范围，如不在，调整斜率，重复直至完成。如为弱碱性如水的 pH 值测定，应先用邻苯二甲酸氢钾缓冲液校正后，测定一次；换用测液再测一次，pH 值读数应在 1min 之内改变不超过 0.05 单位；再换用硼砂溶液校正，然后测一次，换待测液再测一次，读数符合上述要求。配制缓冲溶液的水应为新沸过的冷纯化水，其 pH 值应在 5.5～7.0 之间。标准缓冲液保存期限为 2～3 个月，但如有浑浊、发霉或沉淀时不能继续使用。

2. 5-羟甲基糠醛
精密量取本品适量（约相当于葡萄糖 0.1g），置 50ml 量瓶中，加水稀释至刻度，摇匀，照紫外-可见分光光度法（通则 0401）在 284nm 的波长处测定，吸光度不得大于 0.25（注意在 284nm 范围内 ±2nm 测几个点确定最大值）。

3. 重金属
取本品适量（约相当于葡萄糖 3g），必要时，蒸发至约 20ml，放冷，加醋酸盐缓冲液（pH3.5）2ml 与水适量使成 25ml，依法检查（通则 0821 第一法），含重金属不得超过百万分之五（重金属指在规定试验条件下能与硫代乙酰胺或硫化钠作用显色的金属杂质）。

4. 细菌内毒素
取本品，依法检查（通则 1143），每 1ml 中含内毒素量应小于 0.5EU（注意方法：凝胶法、光度法，以及每种方法的操作和判定）。

5. 最低装量检查

注射液及注射浓溶液需做此检查。标示装量为不大于2ml者取供试品5支，2ml以上至50ml者取3支，标示量在50ml以上注射液按照最低装量检查法检查。开启时注意避免损失，将内容物分别用相应体积的干燥注射器及针头抽尽，然后注入预先标化的量筒内，黏稠液体倾出后，将容器倒置15min，尽量倾尽，读出每个容器内容物的装量，并求其平均装量。

6. 可见异物（通则0904）**检查**

灯检法：灯检法检查人员条件为，远距离和近距离视力均在4.9或以上，矫正后应在5.0以上，无色盲。取供试品20支，除去容器标签，擦净外壁，轻轻旋转和翻转容器使药液中存在的可见异物悬浮（部分为产生气泡），必要时将药液转至洁净透明专用容器内，置供试品与遮光板边缘，在明视距离25cm处，分别在黑色和白色背景下，手持药液颈部翻转检视。无色透明容器包装的无色供试品溶液，检查时被观察供试品所在处的光照度应为1000～1500lx；用透明塑料容器包装、棕色透明容器包装的供试品或有色供试品溶液，光照度应为2000～3000lx；混悬型供试品或乳状液，光照度应增加至约4000lx。

7. 不溶性微粒（通则0903）**检查**（略）

8. 无菌（通则1101）**检查**（略）

（六）含量测定

1. 葡萄糖含量

取本品，依法测定旋光度（通则0621）与2.0852相乘，即得供试量中含有 $C_6H_{12}O_6 \cdot H_2O$ 的重量（g）（注意测两次零点）。

2. 氯化钠含量

精密量取本品20ml，加水约30ml，另加2%糊精溶液5ml、2.5%硼砂溶液2ml，摇匀后加荧光黄指示液5～8滴，用硝酸银滴定液（0.1mol/L）滴定。每1ml硝酸银滴定液（0.1mol/L）相当于5.844mg的NaCl。

（七）填写原始记录和报告单（略）

（八）清场

同本项目任务一中"清场"。

四、任务提示

1. 本品为葡萄糖、无水葡萄糖与氯化钠的灭菌水溶液。含葡萄糖（$C_6H_{12}O_6 \cdot H_2O$）与氯化钠（NaCl）均应为标示量的95%～105%。

2. 标准铅溶液制备

称取硝酸铅0.160g，置1000ml量瓶中，加硝酸5ml与水50ml溶解后，用水稀释至刻度，摇匀作为贮备液。临用前，精密量取贮备液10ml，置100ml量瓶中，加水稀释至刻度，摇匀即得每毫升相当于10μg铅的标准铅溶液。

3. 含量计算

（1）氯化钠含量测定

$$标示量(\%) = \frac{(V-V_0) \times T \times F \times 10^{-3} \times 酸容量}{m \times S} \times 100\%$$

式中　V——滴定时消耗硝酸银滴定液的体积；

　　　V_0——空白试验消耗硝酸银滴定液的体积；

　　　T——滴定度；

　　　F——浓度校正因子；

　　　m——供试品取样量，ml；

S——标示量。

(2) 葡萄糖含量测定

$$[\alpha]_D^t = \frac{100\alpha}{Lc}$$

式中 α——实验测得的旋光度；

c——供试品溶液浓度，g/100ml；

L——测定管长度，dm；

t——测定温度；

D——钠光谱的 D 线；

$[\alpha]_D^t$——比旋度。

4. 杂质限量计算

$$杂质限量 = \frac{标准溶液浓度 \times 标准溶液体积}{供试品量} \times 100\%$$

5. 最低装量检查

符合规定：50ml 以上不少于标示装量的 97%；20～50ml 不得少于标示装量的 95%；20ml 及以下不得少于标示装量的 93%，均不得少于平均装量。如有 1 个不符合，另取 3 个复试，应全部符合规定。

6. 不溶性微粒检查

每 1ml 中含 10μm 以上微粒不得超过 25 粒，含 25μm 以上微粒不得超过 3 粒。

7. 注意事项

① 配制标准缓冲液与供试液用水，应是新沸放冷除去二氧化碳的蒸馏水或纯化水（pH5.5～7.0），并应尽快使用，以免二氧化碳重新溶入，造成测定误差。

② 标准缓冲液最好新鲜配制，在抗化学腐蚀、密闭的容器中一般可保存 2～3 个月，如发现有浑浊、发霉或沉淀等现象，不能继续使用。

③ 供试液的 pH 值大于 9 时，应选用适宜的无钠误差的玻璃电极进行测定。有些电极反应速度较慢，尤其测定某些弱电解质（如水）时，必须将供试液轻摇均匀，平衡稳定后再进行读数。

④ 新玻璃电极应在水中浸泡 24h 后再用，以稳定其不对称电位，降低电阻，平时浸泡在水中，下次使用时可以很快平衡使用。玻璃电极球泡中的缓冲液不应有气泡，应与内参比电极接触。在电极架上应高于甘汞电极，以免触及容器。甘汞电极中应充满饱和氯化钾溶液，不得有气泡隔断溶液，盐桥中应保持有少量氯化钾晶体，但不可结块堵塞陶瓷渗出孔。

⑤ 玻璃电极的球膜极易破损，切勿触及硬物。有时破损后从外观辨别不出来，可用放大镜仔细观察，或用不同的缓冲液核对其电极响应。有时虽未破损，但玻璃球膜内的溶液发生浑浊，电极响应值不符合要求，即不可再用。

⑥ 每次更换标准缓冲液或供试液之前，均应用水或该溶液充分淋洗电极，然后用滤纸吸干，再将电极浸入该溶液进行测定。

⑦ 使用旋光度测定仪应用空白溶剂进行测定前和测定后两次校零。测定液始终保持在 20℃±0.5℃（或各品种项下规定温度）。若测定后零点变化，则应重新测定旋光度。

⑧ 旋光度测试液应澄清，溶解必须充分。

⑨ 物质比旋度应注明测定条件。

五、任务思考

1. 注射液装量差异检查如何实施？
2. 简述银量法中法扬司法与其他两种方法之间的异同。

任务四　复方磺胺甲噁唑片

一、任务目的

1. 学会查阅《中国药典》（2015 年版）及相关资料。
2. 熟悉复方片剂质量检验全检内容。
3. 熟悉溶出度仪、电子天平的原理及操作技术。
4. 能依据《中国药典》（2015 年版）熟练运用薄层色谱法。
5. 能依据《中国药典》（2015 年版）熟练运用溶出度检查法。
6. 能依据《中国药典》（2015 年版）熟练运用 HPLC。
7. 能正确判断检验结果及处理检验过程中的异常情况。
8. 能正确填写相关检验原始记录及检验报告单。
9. 培养正确操作、仔细观察、认真记录的良好习惯。

二、任务器材

1. 试药

称量纸，电子天平（万分之一），托盘天平，移液管，量瓶（50ml、100ml、250ml），量筒，酒精灯，薄层板，展开缸，长颈漏斗，滤纸，铁架台，研钵，烧杯，坩埚或表面皿，溶出度仪，擦镜纸，微量注射器，定量毛细管，微孔过滤膜等。

2. 仪器

复方磺胺甲噁唑片，磺胺甲噁唑，甲氧苄啶，稀硫酸，三氯甲烷，二甲基甲酰胺，碘试液，盐酸，蒸馏水，乙腈，三乙胺，氢氧化钠溶液，冰醋酸，亚硝酸钠溶液，碱性 β-萘酚试液，乙醇，甲醇，亚硝酸钠等。

三、岗位操作规程

（一）取样

同项目一任务一中"取样"。

（二）实验前准备

1. 查阅资料、设计方案［《中国药典》（2015 年版）］。
2. 试药准备。
3. 器具准备。

（三）性状

本品应为白色片。

（四）鉴别

1. 取本品的细粉适量（约相当于甲氧苄啶 50mg），加稀硫酸 10ml，微热溶解后，放冷，过滤滤液加碘试液 0.5ml，即生成棕黑色沉淀。

2. 取本品的细粉适量（约相当于磺胺甲噁唑 0.2g），加甲醇 10ml，振荡，过滤，取滤液作为供试品溶液；另取磺胺甲噁唑 0.2g 与甲氧苄啶 40mg，加甲醇 10ml 溶解，作为对照品溶液。照薄层色谱法（通则 0502）试验，吸取上述溶液各 5μl，分别点于同一硅胶 GF_{254} 薄层板上，以三氯甲烷-甲醇-二甲基甲酰胺（20∶2∶1）为展开剂，展开，晾干，置于紫外灯（254nm）下检视。供试品溶液所显示两种成分的主斑点的颜色与位置应与对照品溶液的主斑点相同。

3. 在含量测定项下记录的色谱图中，供试品溶液两主峰的保留时间应与对照品溶液相应的两主峰的保留时间一致。

4. 取本品细粉适量（约相当于磺胺甲噁唑 50mg），显芳香第一胺类的鉴别反应（通则 0301）。取本品约 50mg，加稀盐酸 1ml，必要时缓缓煮沸使溶解，放冷，加 0.1mol/L 亚硝酸钠溶液数滴，滴加碱性 β-萘酚试液数滴，视供试品不同，生成橙黄到猩红色沉淀。

（五）检查

溶出度：取本品，照溶出度测定法（通则 0931 第二法），以 0.1mol/L 盐酸溶液 900ml 为溶出介质，转速为每分钟 75 转，依法操作，经 30min 时，取溶液适量，滤过，精密量取续滤液 10μl，照含量测定项下的方法，依法测定，计算每片中磺胺甲噁唑（$C_{10}H_{11}N_3O_3S$）与甲氧苄啶（$C_{14}H_{18}N_4O_3$）的溶出量。限度均为标示量的 70%，应符合规定。

（六）含量测定

照高效液相色谱法（通则 0512）测定。

色谱条件与系统适用性试验：用十八烷基硅烷键合硅胶为填充剂；以水-乙腈-三乙胺（799：200：1）（用氢氧化钠试液或冰醋酸调节 pH 值至 5.9）为流动相；检测波长为 240nm。理论板数按甲氧苄啶峰计算不低于 4000，磺胺甲噁唑峰和甲氧苄啶峰的分离度应符合规定。

测定法：取本品 10 片，精密称定，研细，精密量取适量（约相当于磺胺甲噁唑 44mg），置 100ml 量瓶中，加 0.1mol/L 盐酸溶液适量，超声处理使主成分溶解，用 0.1mol/L 盐酸溶液稀释至刻度，摇匀，滤过，精密量取续滤液 10μl 注入液相色谱仪，记录色谱图；另取磺胺甲噁唑对照品和甲氧苄啶对照品各适量，精密称定，加 0.1mol/L 盐酸溶液溶解并定量稀释制成每 1ml 含磺胺甲噁唑 0.44mg 与甲氧苄啶 89μg 的溶液，摇匀，同法测定。按外标法以峰面积计算，即得。

（七）填写原始记录和报告单（略）

（八）清场

同本项目任务一中"清场"。

四、任务提示

1. 本品含磺胺甲噁唑（$C_{10}H_{11}N_3O_3S$）与甲氧苄啶（$C_{14}H_{18}N_4O_3$）均应为标示量的 90.0%～110%。

甲氧苄啶　　　　　　磺胺甲噁唑

2. **含量计算**

$$标示量(\%) = \frac{c_R \times \frac{A_X}{A_R} \times V \times D \times \overline{W}}{m \times S} \times 100\%$$

式中　A_R——供试品溶液峰面积；

　　　c_R——对照品溶液浓度，g/ml；

　　　A_X——对照品溶液峰面积；

　　　m——称取的供试品重量，g；

　　　D——供试品稀释倍数；

　　　V——供试品初次配制的体积，ml；

　　　S——标示量，g；

　　　$\overline{W}$——片剂平均重量，g。

3. 溶出度计算

$$溶出度(\%) = \frac{\frac{A_X}{A_R} \times c_R \times D \times 900}{S} \times 100\%$$

式中 A_X——供试品峰面积；

A_R——对照品峰面积；

c_R——对照品浓度；

D——稀释倍数；

S——标示量，g。

五、任务思考

1. 片剂和注射剂 HPLC 法计算有何不同？
2. 薄层色谱法的操作步骤有哪些？

任务五　氢化可的松乳膏

一、任务目的

1. 学会查阅《中国药典》（2015 年版）及相关资料。
2. 熟悉乳膏剂质量检验全检内容。
3. 熟悉紫外-可见分光光度计、电子天平的原理及操作技术。
4. 能依据《中国药典》（2015 年版）熟练运用紫外-可见分光光度法。
5. 能正确判断检验结果及处理检验过程中的异常情况。
6. 能正确填写相关检验原始记录及检验报告单。
7. 培养正确操作、仔细观察、认真记录的良好习惯。

二、任务器材

1. 试药

氢化可的松软膏，硫酸苯肼试液，乙醇，蒸馏水，氯化三苯四氮唑试液，氢氧化四甲基铵试液，氢化可的松对照品等。

2. 器具

称量纸，电子天平（万分之一），托盘天平，移液管，量瓶，量筒，长颈漏斗，滤纸，铁架台，玻璃棒，紫外-可见分光光度计，擦镜纸等。

三、任务操作规程

（一）取样

同项目一任务一中"取样"。

（二）检验前准备

1. 查阅资料、设计方案［《中国药典》（2015 年版）］。
2. 仪器器具准备。
3. 试剂试药准备。

（三）性状

本品应为乳白色乳膏。

（四）鉴别

取本品约 5g，置烧杯中，加无水乙醇 30ml，在水浴上加热使融化，置冰浴中冷却后，滤过，滤液蒸干，残渣照下述方法试验。

（1）取残渣少许，加乙醇 1ml 溶解后，加新制的硫酸苯肼试液 8ml，在 70℃加热 15min，即显黄色。

（2）取残渣少许，加硫酸 2ml，摇匀，放置 5min，溶液显黄色至棕黄色，并带绿色荧光。

（五）检查

应符合乳膏剂项下有关的各项规定（通则 0901）。

（六）含量测定

取本品适量（相当于氢化可的松 20mg），精密称定，置烧杯中，加无水乙醇约 30ml，在水浴上加热使溶解，再置冰水中冷却，滤过，滤液置 100ml 量瓶中，如此提取 3 次，滤液并入量瓶中，放至室温用无水乙醇稀释至刻度，摇匀，作为供试品溶液；另取氢化可的松对照品约 20mg，精密称定，置 100ml 量瓶中，加无水乙醇适量使溶解并稀释至刻度，摇匀，作为对照品溶液。精密量取供试品溶液与对照品溶液各 1ml，分别置干燥具塞试管中，各精密加无水乙醇 9ml 与氯化三苯四氮唑试液 1ml，摇匀，各再精密加氢氧化四甲基铵试液 1ml，摇匀，在 25℃的暗处放置 40～45min，照紫外-可见分光光度法（通则 0401），在 485nm 的波长处分别测定吸光度，计算，即得。

（七）原记录和检验报告（略）

（八）清场

同本项目任务一中"清场"。

四、任务提示

1. 氢化可的松乳膏含量应为标示量 90.0%～110%。

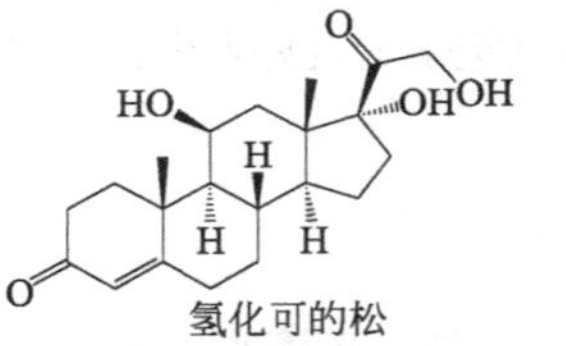

2. 含量计算

$$标示量(\%) = \frac{\frac{A_X}{A_R} \times c_R \times V \times D \times 每支装量}{m \times S}$$

式中　A_R——对照品吸光度；

A_X——供试品吸光度；

c_R——对照品浓度；

V——供试品初次配制体积，ml；

D——供试品的稀释倍数；

S——标示量；

m——供试品取样量，g。

五、任务思考

1. 简述乳膏剂含量的 HPLC 测定方法。
2. 紫外-可见分光光度计使用注意事项有哪些？

任务六　银黄口服液

一、任务目的

1. 学会查阅《中国药典》(2015 年版)及相关资料。
2. 熟悉中药成方合剂质量检查内容：装量、最低装量检查法、微生物限度检查法、相对密度检查法、pH 检查法。
3. 熟悉装量、最低装量检查方法及判断。
4. 能依据《中国药典》(2015 年版)熟练运用相对密度检查法检查相对密度。
5. 能依据《中国药典》(2015 年版)熟练运用 pH 检查法进行 pH 测定。
6. 能依据《中国药典》(2015 年版)熟练运用薄层色谱法进行中药多组分鉴别。
7. 熟练运用高效液相色谱法进行系统适用性试验及含量测定。
8. 能正确判断检验结果及处理检验过程中的异常情况。
9. 能正确填写相关检验原始记录及检验报告单。
10. 培养正确操作、仔细观察、认真记录的良好习惯。

二、任务器材

1. 试药

甲醇，乙腈，磷酸，醋酸，75％乙醇，黄芩苷，绿原酸等。

2. 仪器

称量纸，电子天平（万分之一），托盘天平，移液管，量瓶（50ml、100ml、250ml），量筒，长颈漏斗，滤纸，铁架台，高效液相色谱仪，坩埚或表面皿，比重瓶，紫外荧光暗箱，聚酰胺薄层板，恒温水浴锅，标化量筒（10ml），棕色量瓶，溶剂过滤器等。

三、操作规程

（一）取样

同项目一任务一中"取样"。

（二）检验前准备

1. 查阅资料、设计方案[《中国药典》(2015 年版)]。
2. 仪器器具准备。
3. 试药试剂准备。

（三）性状

本品为红棕色的澄清液体；味甜，微苦。

（四）鉴别

取本品 1ml，加 75％乙醇 9ml，摇匀，作为供试品溶液。另取黄芩苷对照品及绿原酸对照品，分别加甲醇制成每 1ml 各含 1mg 和 0.3mg 的溶液，作为对照品溶液。照薄层色谱法（通则 0502）试验，吸取上述三种溶液各 2μl，分别点于同一聚酰胺薄层板上，以醋酸为展开剂，展开，晾干，置紫外灯（365nm）下检视。供试品色谱中，在与对照品色谱相应的位置上，显相同颜色的荧光斑点。

（五）检查

1. 相对密度

应不低于 1.10。

2. pH 值

应为 5.5～7.0。

3. 其他

应符合合剂项下有关的各项规定（通则 0181）。

4. 装量

单剂量灌装的合剂，照下述方法检查应符合规定。

检查法：取供试品 5 支，将内容物分别倒入经校正的干燥量筒内，在室温下检视，每只灌装量与标示量相比较，少于标示装量的不得多于 1 支，并不得少于标示装量的 95%。多剂量灌装的合剂，照最低装量检查法通则 0942 检查。

5. 最低装量检查

标示装量为不大于 2ml 者取供试品 5 支，2ml 以上至 50ml 者取 3 支，标示装量在 50ml 以上注射液按照最低装量检查法检查。开启时注意避免损失，将内容物分别用相应体积的干燥注射器及针头抽尽，然后注入预先标化的量筒内，黏稠液体倾出后，将容器倒置 15min，尽量倾尽，读出每个容器内容物的装量，并求其平均装量。

6. 微生物限度

照微生物限度检查法（通则 1105）。

（六）含量测定

1. 金银花提取物

照高效液相色谱法（通则 0512）测定。

色谱条件与系统适用性实验：以十八烷基硅烷键合硅胶为填充剂，以乙腈-0.4%磷酸溶液（10：90）为流动相；检测波长为 327nm，理论塔板数按绿原酸计算应不低于 2000。

对照品溶液的制备：取绿原酸对照品适量，精密称定，置棕色量瓶中，加 50%甲醇制成每 1ml 含 40μg 的溶液，即得。

供试品溶液的制备：精密量取本品 1ml，置 50ml 棕色量瓶中，加 50%甲醇稀释至刻度，摇匀，滤过，取续滤液，即得。

测定法：分别精密吸取对照品溶液与供试品溶液各 10μl，注入液相色谱仪，测定，即得。

本品每 1ml 含金银花提取物以绿原酸计，不得少于 1.7mg。

2. 黄芩提取物

照高效液相色谱法（通则 0512）测定。

色谱条件与系统适用性试验：以十八烷基硅烷键合硅胶为填充剂，以甲醇-水-磷酸（50：50：0.2）为流动相；检测波长为 274nm，理论塔板数按黄芩苷计算应不低于 2500。

对照品溶液制备：取黄芩苷对照品 10mg，精密称定，置 100ml 量瓶中，加甲醇溶解并稀释至刻度，摇匀，精密量取 5ml，置 10ml 量瓶中，加水稀释至刻度，摇匀，即得（每 1ml 含黄芩苷 50μg）。

供试品溶液的制备：精密量取本品 1ml，置 50ml 量瓶中，加水稀释至刻度，摇匀，精密量取 3ml，置 25ml 量瓶中，加 50%甲醇稀释至刻度，摇匀，滤过，取续滤液，即得。

测定法：分别精密吸取对照品溶液与供试品溶液各 10μl，注入液相色谱仪，测定，即得。

本品每 1ml 含黄芩提取物以黄芩苷计，不得少于 18.0mg。

（七）填写原始记录和报告单（略）

（八）清场

同本项目任务一中"清场"。

四、任务提示

1. 本品每 1ml 含金银花提取物以绿原酸计算，不得少于 1.7mg；本品每 1ml 含黄芩提取物以黄芩苷计算，不得少于 18.0mg。

黄芩苷

绿原酸

2. 含量计算

$$含量(mg) = \frac{A_X}{A_R} \times c_R \times D \times V$$

式中 A_X——供试品溶液峰面积；

c_R——对照品溶液浓度，g/ml；

A_R——对照品溶液峰面积；

D——供试品稀释倍数；

V——供试品初次配制的体积，ml。

3. 黄芩苷和绿原酸均具有酸性，在聚酰胺薄层板展开剂和HPLC流动相中加入酸可改善分离度。

4. 最低装量检查结果判断

符合规定：50ml以上不少于标示装量的97%；20～50ml，不少于标示装量的95%；20ml及以下不少于标示装量的93%；均不得少于平均装量。如有1个不符合，另取3个复试，应全部符合规定。

5. 注意事项

本实验采取外标法定量，要求对照品溶液和供试品溶液的进样量应准确，宜选用自动进样系统或适宜进样杯以消除进样误差。对照品溶液和供试品溶液应分别连续进样三次取平均值。

pH值缓冲液范围：pH计精度0.01；定位与斜率之间缓冲液差值应在3个单位之内。取与供试品相近的那个pH缓冲液定位，另一个做斜率，所测pH值在此二者之间，定位后测斜率其示值应在0.02pH范围，如不在，调整斜率，重复直至完成。如为弱碱性如水的pH值测定，应先用邻苯二甲酸氢钾缓冲液校正后测定一次；换待测液再测一次，pH值读数应在1min之内改变不超过0.05；再换用硼砂溶液校正，然后测一次，换待测液再测一次，读数符合上述要求。

配制缓冲溶液的水应为新沸过的冷纯化水，其pH值应在5.5～7.0之间。标准缓冲液保存期限为2～3个月，但如有浑浊、发霉或沉淀时不能继续使用。

五、任务思考

1. 合剂装量检查与最低装量检查方法的选取、测定法及判断与注射剂相比有何异同？

2. 薄层色谱有哪几种类型的薄层材料？简述点样技术及薄层色谱在检查及含量测定中的应用？

3. 高效液相色谱系统适用性试验还包括哪些任务？其含量测定方法验证还需要哪些验证内容？

任务七　复方丹参片

一、任务目的

1. 学会查阅《中国药典》(2015年版) 及相关资料。
2. 熟悉中药片剂药物质量检验全检内容,熟悉复方制剂检验特点。
3. 熟悉微生物限度检查法。
4. 能依据《中国药典》(2015年版) 熟练运用薄层色谱法。
5. 能依据《中国药典》(2015年版) 熟练运用高效液相色谱法。
6. 能依据《中国药典》(2015年版) 熟练运用崩解时限检查法。
7. 能正确判断检验结果及处理检验过程中的异常情况。
8. 能正确填写相关检验原始记录及检验报告单。
9. 培养正确操作、仔细观察、认真记录的良好习惯。

二、任务器材

1. 试药

称量纸,电子天平(万分之一),托盘天平,移液管,量瓶(50ml、100ml、250ml),量筒,长颈漏斗,滤纸,铁架台,高效液相色谱仪,研钵,烧杯,坩埚或表面皿,溶出度仪,擦镜纸等。

2. 仪器

丹酚酸B,丹参酮ⅡA,甲醇(色谱纯),硅胶G,羧甲基纤维素钠,苯,乙酸乙酯,甲酸等。

三、岗位操作规程

(一) 取样

同项目一任务一中"取样"。

(二) 检验前准备

1. 查阅资料、设计方案[《中国药典》(2015年版)]。
2. 仪器器具准备。
3. 试剂试药准备。

(三) 性状

本品应为糖衣片或薄膜衣,除去包衣后显棕色至棕褐色,气芳香,味微苦。

(四) 鉴别

1. 取本品,置显微镜下观察:树脂道碎片含黄色分泌物。
2. 取本品5片,糖衣片除去糖衣,研碎,加乙醚10ml,超声处理5min,滤过,药渣备用,滤液挥干,残渣加乙酸乙酯2ml使溶解,作为供试品溶液;另取丹参酮ⅡA对照品、冰片对照品,分别加乙酸乙酯制成每1ml各含0.5mg的溶液作为对照品溶液,照薄层色谱法(通则0502)试验,吸取上述三种溶液各4μl,分别点于同一硅胶G薄层板上,以苯-乙酸乙酯(19:1)为展开剂,展开,取出,晾干。供试品色谱中,在与丹参酮ⅡA对照品色谱相应的位置上,显相同颜色的斑点;喷以1%香草醛硫酸溶液,在110℃加热数分钟,在与冰片对照品色谱相应的位置上,显相同颜色的斑点。

(五) 检查

应符合片剂项下各项规定(通则0101)。

1. 崩解时限检查(通则0921)

检查法:升降式崩解仪参数设置及调试(1000ml烧杯、37℃),崩解仪升降杆下降时筛网距烧杯底部 25mm，上升时筛网在水下 15mm，待崩解仪参数设置及调试完成后，分别放置 1 片药片于 6 个吊篮试管中，加挡板。原粉片 30min 崩解，浸膏（半浸膏）片、糖衣片 1h 内崩解，如有 1 片不能完全崩解，另取 6 片复试，应符合规定。如果供试品黏附挡板，则取 6 片不加挡板实验。

2. 微生物限度 照通则 1105 检查。

（六）含量测定

1. 丹参酮ⅡA

照高效液相色谱法（通则 0512）测定。

色谱条件与系统适用性试验：以十八烷基硅烷键合硅胶为填充剂，以甲醇-水（73∶27）为流动相，检测波长为 270nm，理论板数按丹参酮ⅡA 峰计算应不低于 2000。

对照品溶液的制备：取丹参酮ⅡA 对照品适量，精密称定，置棕色量瓶中，加甲醇制成每 1ml 含 40μg 的溶液，即得。

供试品溶液的制备：取本品 10 片，糖衣片除去糖衣，精密称定，研细，取约 1g，精密称定，置具塞棕色瓶中，精密加入甲醇 25ml，密塞，称定重量，超声处理（功率 250W，频率 33kHz）15min，放冷，再称定重量，用甲醇补足减失的重量，摇匀，滤过，取续滤液，置棕色瓶中，即得。

测定法：分别精密吸取对照品溶液与供试品溶液各 10μl，注入液相色谱仪，测定，即得。

本品每片含丹参以丹参酮ⅡA 计，不得少于 0.20mg。

2. 丹酚酸 B

照高效液相色谱法（通则 0512）测定。

色谱条件与系统适用性试验：以十八烷基硅烷键合硅胶为填充剂；以乙腈-甲醇-甲酸-水（10∶30∶1∶59）为流动相，检测波长为 286nm。理论板数按丹酚酸 B 峰计算应不低于 4000。

对照品溶液的制备：取丹酚酸 B 对照品适量，精密称定，加水制成每 1ml 含 60μg 的溶液，即得。

供试品溶液的制备：取本品 10 片，糖衣片除去糖衣，精密称定，研细，取 0.15g，精密称定，置 50ml 量瓶中，加水至刻度，摇匀，离心，取上清液，即得。

测定法：分别精密吸取对照品溶液与供试品溶液各 10μl，注入液相色谱仪，测定，即得。

本品每片含丹参以丹酚酸 B 计不得少于 5.0mg。

（七）填写实验原纪录和检验报告（略）

（八）清场

同本项目任务一中"清场"。

四、任务提示

1. 本品每片以含丹参酮ⅡA 计，0.32g/片，糖衣片（每片相当于 0.6g 药材）不得少于 0.20mg；0.8g/片不得少于 0.60mg。

丹参酮ⅡA

2. 本品每片以含丹酚酸 B 计，0.32g/片，糖衣片（每片相当于 0.6g 药材）不得少于 5.0mg；0.8g/片不得少于 15.0mg。

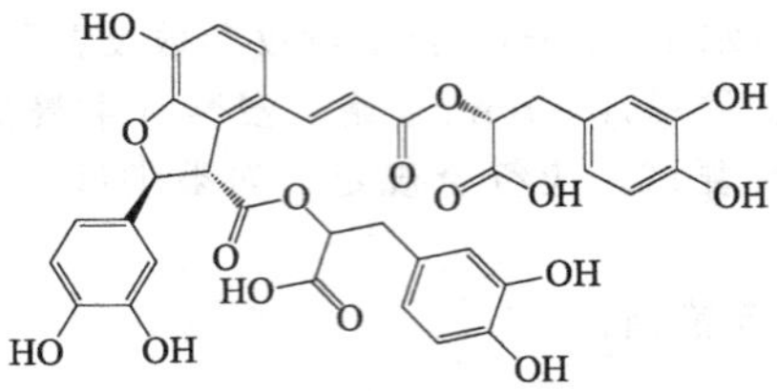

丹酚酸

3. 含量计算

$$标示量(\%) = \frac{c_R \times \dfrac{A_X}{A_R} \times V \times D \times \overline{W}}{m \times S} \times 100\%$$

式中 A_X——供试品溶液峰面积；

c_R——对照品溶液浓度，g/ml；

A_R——对照品溶液峰面积；

m——称取供试品重量，g；

D——供试品稀释倍数；

V——供试品初次配制的体积，ml；

S——标示量，g；

$\overline{W}$——片剂平均片重。

4. 结果与判定

（1）供试品 6 片（粒），每片（粒）均能在规定的时限内全部崩解（溶散），判为符合规定。如有少量不能通过筛网，但已软化或轻质上浮且无硬芯者，可作符合规定。

（2）初试结果，到规定时限后如有 1 片不能完全崩解（溶散），应另取 6 片复试，各片在规定时限内均能全部崩解（溶散），仍判为符合规定。

（3）初试结果中如有 2 片（粒）或 2 片（粒）以上不能完全崩解（溶散），或在复试结果中有 1 片（粒）或 1 片（粒）以上不能完全崩解（溶散），即判为不符合规定。

（4）肠溶衣片（胶囊）在盐酸溶液（9→1000）中检查时，如发现裂缝、崩解或软化，即判为不符合规定。

肠溶衣片（胶囊）初试结果中，在磷酸盐缓冲液（pH6.8）或人工肠液介质中如有 2 片（粒）或 2 片（粒）以上不能完全崩解，即判为不符合规定；如仅有 1 片（粒）不能完全崩解，应另取 6 片（粒）复试，均应符合规定。

5. 注意事项

① 在测试过程中，烧杯内的水温（或介质温度）应保持在 37℃±1℃。

② 每测试一次后，应清洗吊篮的玻璃内壁及筛网、挡板等，并重新更换水或规定的介质。

五、任务思考

1. 中成药片剂检查任务与化学药品片剂检查任务有哪些异同？
2. 如何计算糖衣片丹酚酸 B 或丹参酮ⅡA 的含量？

附录
Appendix

附录1 常用缓冲液的配制

邻苯二甲酸盐缓冲液（pH5.6） 取邻苯二甲酸氢钾10g，加水900ml，搅拌使溶解，用氢氧化钠溶液（必要时用稀盐酸）调节pH值至5.6，加水稀释至1000ml，混匀，即得。

氨-氯化铵缓冲液（pH8.0） 取氯化铵1.07g，加水使溶解成100ml，再加稀氨溶液（1→30）调节pH值至8.0，即得。

氨-氯化铵缓冲液（pH10.0） 取氯化铵5.4g，加水20ml溶解后，加浓氨溶液35ml，再加水稀释至100ml，即得。

醋酸盐缓冲液（pH3.5） 取醋酸铵25g，加水25ml溶解后，加7mol/L盐酸溶液38ml，用2mol/L盐酸溶液或5mol/L氨溶液准确调节pH值至3.5（电位法指示），用水稀释至100ml，即得。

醋酸-醋酸钠缓冲液（pH3.6） 取醋酸钠5.1g，加冰醋酸20ml，再加水稀释至250ml，即得。

醋酸-醋酸钠缓冲液（pH3.7） 取无水醋酸钠20g，加水300ml溶解后，加溴酚蓝指示液1ml及冰醋酸60～80ml，至溶液从蓝转变为纯绿色，再加水稀释至1000ml，即得。

醋酸-醋酸钠缓冲液（pH3.8） 取2mol/L醋酸钠溶液13ml与2mol/L醋酸溶液87ml，加每1mg含铜1mg的硫酸铜溶液0.5ml，再加水稀释至1000ml，即得。

醋酸-醋酸钠缓冲液（pH4.5） 取醋酸钠18g，加冰醋酸9.8ml，再加水稀释至1000ml，即得。

醋酸-醋酸钠缓冲液（pH4.6） 取醋酸钠5.4g，加水50ml使溶解，用冰醋酸调节pH值至4.6，再加水稀释至100ml，即得。

醋酸-醋酸钠缓冲液（pH6.0） 取醋酸钠54.6g，加1mol/L醋酸溶液20ml溶解后，加水稀释至500ml，即得。

醋酸-醋酸铵缓冲液（pH4.5） 取醋酸铵7.7g，加水50ml溶解后，加冰醋酸6ml与适量的水使成100ml，即得。

醋酸-醋酸铵缓冲液（pH6.0） 取醋酸铵100g加水300ml使溶解，加冰醋酸7ml，摇匀，即得。

磷酸盐缓冲液 取磷酸二氢钠38.0g，与磷酸氢二钠5.04g，加水使成1000ml，即得。

磷酸盐缓冲液（pH2.0） 甲液：取磷酸16.6ml，加水至1000ml，摇匀。乙液：取磷酸氢二钠71.63g，加水使溶解成1000ml。取上述甲液72.5ml与乙液27.5ml混合，摇匀，即得。

磷酸盐缓冲液（pH2.5） 取磷酸二氢钾100g，加水800ml，用盐酸调节pH至2.5，用水稀释至1000ml。

磷酸盐缓冲液（pH5.0） 取0.2mol/L磷酸二氢钠溶液一定量，用氢氧化钠试液调节pH值至5.0，即得。

磷酸盐缓冲液（pH5.8） 取磷酸二氢钾8.34g，与磷酸氢二钾0.87g，加水使溶解成1000ml，即得。

磷酸盐缓冲液（pH6.5） 取磷酸二氢钾0.68g加0.1mol/L氢氧化钠溶液15.2ml，用水稀释成100ml，即得。

磷酸盐缓冲液（pH6.6） 取磷酸二氢钠 1.74g、磷酸氢二钠 2.7g 与氯化钠 1.7g，加水使溶解成 400ml，即得。

磷酸盐缓冲液（pH6.8） 取 0.2mol/L 的磷酸二氢钾溶液 250ml，加 0.2mol/L 氢氧化钠溶液 118ml，用水稀释至 1000ml，摇匀，即得。

磷酸盐缓冲液（pH7.0） 取磷酸二氢钾 0.68g，加 0.1mol/L 氢氧化钠溶液 29.1ml，用水稀释至 100ml，即得。

磷酸盐缓冲液（pH7.2） 取 0.2mol/L 磷酸二氢钾溶液 50ml 与 0.2mol/L 氢氧化钠溶液 35ml，加新沸过的冷水稀释至 200ml，摇匀，即得。

磷酸盐缓冲液（pH7.3） 取磷酸氢二钠 1.9734g 与磷酸二氢钾 0.2245g，加水使溶解成 1000ml，调节 pH 值至 7.3，即得。

磷酸盐缓冲液（pH7.4） 取磷酸二氢钾 1.36g，加 0.1mol/L 氢氧化钠溶液 79ml，用水稀释至 200ml，即得。

磷酸盐缓冲液（pH7.6） 取磷酸二氢钾 27.22g，加水使溶解成 1000ml，取 50ml，加 0.2mol/L 氢氧化钠溶液 42.4ml，再加水稀释至 200ml，即得。

磷酸盐缓冲液（pH7.8） 甲液：取磷酸氢二钠 35.9g，加水溶解，并稀释至 500ml。乙液：取磷酸二氢钠 2.76g，加水溶解，并稀释至 100ml。取上述甲液 91.5ml 与乙液 8.5ml 混合，摇匀，即得。

磷酸盐缓冲液（pH7.8～8.0） 取磷酸氢二钾 5.59g 与磷酸二氢钾 0.41g，加水使溶解成 1000ml，即得。

附录2 常用滴定液的配制

亚硝酸钠滴定液（0.1mol/L）

$NaNO_2 = 69.00$　　$6.900g \rightarrow 1000ml$

【配制】 取亚硝酸钠 7.2g，加无水碳酸钠（Na_2CO_3）0.10g，加水适量使溶解成 1000ml，摇匀。

【标定】 取在 120℃ 干燥至恒重的基准对氨基苯磺酸约 0.5g，精密称定，加水 30ml 与浓氨试液 3ml，溶解后，加盐酸（1→2）20ml，搅拌，在 30℃ 以下用本液迅速滴定，滴定时将滴定管尖端插入液面下约 2/3 处，随滴随搅拌；至近终点时，将滴定管尖端提出液面，用少量水洗涤尖端，洗液并入溶液中，继续缓缓滴定，用永停法指示终点。每 1ml 亚硝酸钠滴定液（0.1mol/L）相当于 17.32mg 的对氨基苯磺酸。根据本液的消耗量与对氨基苯磺酸的取用量，算出本液浓度，即得。

如需用 0.05mol/L 亚硝酸钠滴定液时，可取 0.1mol/L 亚硝酸钠滴定液加水稀释制成。必要时标定浓度。

【贮藏】 置具玻璃塞的棕色玻璃瓶中，密闭保存。

氢氧化四丁基铵滴定液（0.1mol/L）

$(C_4H_9)_4NOH = 259.48$　　$25.95g \rightarrow 1000ml$

【配制】 取碘化四丁基铵 40g，置具塞锥形瓶中，加无水甲醇 90ml 使溶解，置水浴中放冷，加氧化银细粉 20g，密塞，剧烈振摇 60min；取此混合液数毫升，离心，取上清液检查碘化物，若显碘化物反应，则在上述混合液中再加氧化银 2g，剧烈振摇 30min 后，再做碘化物试验，直至无碘化物反应为止。混合液用垂熔玻璃滤器滤过，容器和垂熔玻璃滤器用无水甲苯洗涤 3 次，每次 50ml；合并洗液和滤液，用无水甲苯-无水甲醇（3:1）稀释至 1000ml，摇匀，并通入不含二氧化碳的干燥氮气 10min。若溶液不澄清，可再加少量无水甲醇。

【标定】 取在五氧化二磷干燥器中减压干燥至恒重的基准苯甲酸约 90mg，精密称定，加二甲基甲酰胺 10ml 使溶解，加 0.3% 麝香草酚蓝的无水甲醇溶液 3 滴，用本液滴定至蓝色（以电位法校对终点），并将滴定的结果用空白试验校正。每 1ml 氢氧化四丁基铵滴定液（0.1mol/L）相当于

12.21mg 的苯甲酸。根据本液的消耗量与苯甲酸的取用量，算出本液的浓度，即得。

【贮藏】 置密闭的容器内，避免与空气中的二氧化碳及湿气接触。

氢氧化钠滴定液（1mol/L、0.5mol/L 或 0.1mol/L）

NaOH=40.00　40.00g→1000ml；20.00g→1000ml；4.00g→1000ml

【配制】 取氢氧化钠适量，加水振摇使溶解成饱和溶液，冷却后，置聚乙烯塑料瓶中，静置数日，澄清后备用。

氢氧化钠滴定液（1mol/L）　取澄清的氢氧化钠饱和溶液 56ml，加新沸过的冷水使成 1000ml，摇匀。

氢氧化钠滴定液（0.5mol/L）　取澄清的氢氧化钠饱和溶液 28ml，加新沸过的冷水使成 1000ml，摇匀。

氢氧化钠滴定液（0.1mol/L）　取澄清的氢氧化钠饱和溶液 5.6ml，加新沸过的冷水使成 1000ml，摇匀。

【标定】 氢氧化钠滴定液（1mol/L）　取在 105℃干燥至恒重的基准邻苯二甲酸氢钾约 6g，精密称定，加新沸过的冷水 50ml，振摇，使其尽量溶解；加酚酞指示液 2 滴，用本液滴定；在接近终点时，应使邻苯二甲酸氢钾完全溶解，滴定至溶液显粉红色。每 1ml 氢氧化钠滴定液（1mol/L）相当于 204.2mg 的邻苯二甲酸氢钾。根据本液的消耗量与邻苯二甲酸氢钾的取用量，算出本液的浓度，即得。

氢氧化钠滴定液（0.5mol/L）　取在 105℃干燥至恒重的基准邻苯二甲酸氢钾约 3g，照上法标定。每 1ml 氢氧化钠滴定液（0.5mol/L）相当于 102.1mg 的邻苯二甲酸氢钾。

氢氧化钠滴定液（0.1mol/L）　取在 105℃干燥至恒重的基准邻苯二甲酸氢钾约 0.6g，照上法标定。每 1ml 氢氧化钠滴定液（0.1mol/L）相当于 20.42mg 的邻苯二甲酸氢钾。

如需用氢氧化钠滴定液（0.05mol/L、0.02mol/L 或 0.01mol/L）时，可取氢氧化钠滴定液（0.1mol/L）加新沸过的冷水稀释制成。必要时，可用盐酸滴定液（0.05mol/L、0.02mol/L 或 0.01mol/L）标定浓度。

【贮藏】 置聚乙烯塑料瓶中，密封保存；塞中有 2 孔，孔内各插入玻璃管 1 支，1 管与钠石灰管相连，1 管供吸出本液使用。

盐酸滴定液（1mol/L、0.5mol/L、0.2mol/L 或 0.1mol/L）

HCl=36.46　36.46g→1000ml；18.23g→1000ml；7.292g→1000ml；3.646g→1000ml

【配制】 盐酸滴定液（1mol/L）　取盐酸 90ml，加水适量使成 1000ml，摇匀。

盐酸滴定液（0.5mol/L、0.2mol/L 或 0.1mol/L）　照上法配制，但盐酸的取用量分别为 45ml、18ml 或 9.0ml。

【标定】 盐酸滴定液（1mol/L）　取在 270～300℃干燥至恒重的基准无水碳酸钠约 1.5g，精密称定，加水 50ml 使溶解，加甲基红-溴甲酚绿混合指示液 10 滴，用本液滴定至溶液由绿色转变为紫红色时，煮沸 2min，冷却至室温，继续滴定至溶液由绿色变为暗紫色。每 1ml 盐酸滴定液（1mol/L）相当于 53.00mg 的无水碳酸钠。根据本液的消耗量与无水碳酸钠的取用量，算出本液的浓度，即得。

盐酸滴定液（0.5mol/L）　照上法标定，但基准无水碳酸钠的取用量改为 0.8g。每 1ml 盐酸滴定液（0.5mol/L）相当于 26.50mg 的无水碳酸钠。

盐酸滴定液（0.2mol/L）　照上法标定，但基准无水碳酸钠的取用量改为 0.3g。每 1ml 盐酸滴定液（0.2mol/L）相当于 10.60mg 的无水碳酸钠。

盐酸滴定液（0.1mol/L）　照上法标定，但基准无水碳酸钠的取用量改为 0.15g。每 1ml 盐酸滴定液（0.1mol/L）相当于 5.30mg 的无水碳酸钠。

如需用盐酸滴定液（0.05mol/L、0.02mol/L 或 0.01mol/L），可取盐酸滴定液（1mol/L 或 0.1mol/L）加水稀释制成。必要时标定浓度。

高氯酸滴定液（0.1mol/L）

$HClO_4 = 100.46$　　$10.05g \rightarrow 1000ml$

【配制】　取无水冰醋酸（按含水量计算，每1g水加醋酐5.22ml）750ml，加入高氯酸（70%～72%）8.5ml，摇匀，在室温下缓缓滴加醋酐23ml，边加边摇，加完后再振摇均匀，放冷，加无水冰醋酸适量使成1000ml，摇匀，放置24h。若所测供试品易乙酰化，则需用水分测定法测定本液的含水量，再用水和醋酐调节至本液的含水量为0.01%～0.2%。

如需用高氯酸滴定液（0.05mol/L或0.02mol/L）时，可取高氯酸滴定液（0.1mol/L）用无水冰醋酸稀释制成，并标定浓度。

本液也可用二氧六环配制。取高氯酸（70%～72%）8.5ml，加异丙醇100ml溶解后，再加二氧六环稀释至1000ml。标定时，取在105℃干燥至恒重的基准邻苯二甲酸氢钾约0.16g，精密称定，加丙二醇25ml与异丙醇5ml，加热使溶解，放冷，加二氧六环30ml与甲基橙-二甲苯蓝FF混合指示液数滴，用本液滴定至由绿色变为蓝灰色，并将滴定的结果用空白试验校正，即得。

【贮藏】　置棕色玻璃瓶中，密闭保存。

硝酸银滴定液（0.1mol/L）

$AgNO_3 = 169.87$　　$16.99g \rightarrow 1000ml$

【配制】　取硝酸银17.5g，加适量水使溶解成1000ml，摇匀。

【标定】　取在110℃干燥至恒重的基准氯化钠约0.2g，精密称定，加水50ml使溶解，再加糊精溶液（1→50）5ml、碳酸钙0.1g与荧光黄指示液8滴，用本液滴定至浑浊液由黄绿色变为红色。每1ml硝酸银滴定液（0.1mol/L）相当于5.844mg的氯化钠。根据本液的消耗量与氯化钠的取用量，算出本液的浓度，即得。

如需用硝酸银滴定液（0.01mol/L）时，可取硝酸银滴定液（0.1mol/L）在临用前加水稀释制成。

【贮藏】　置具玻璃塞的棕色玻璃瓶中，密闭保存。

硫代硫酸钠滴定液（0.1mol/L）

$Na_2S_2O_3 \cdot 5H_2O = 248.19$　　$24.82g \rightarrow 1000ml$

【配制】　取硫代硫酸钠26g与无水碳酸钠0.20g，加新沸过的冷水适量使溶解成1000ml，摇匀，放置1个月后滤过。

【标定】　取在120℃干燥至恒重的基准重铬酸钾0.15g，精密称定，置碘瓶中，加水50ml使溶解，加碘化钾2.0g，轻轻振摇使溶解，加稀硫酸40ml，摇匀，密塞；在暗处放置10min后，加水250ml稀释，用本液滴定至近终点时，加淀粉指示液3ml，继续滴定至蓝色消失而显亮绿色，并将滴定的结果用空白试验校正。每1ml硫代硫酸钠滴定液（0.1mol/L）相当于4.903mg的重铬酸钾。根据本液的消耗量与重铬酸钾的取用量，算出本液的浓度，即得。

室温在25℃以上时，应将反应液及稀释用水降温至20℃。

如需用硫代硫酸钠滴定液（0.01mol/L或0.005mol/L）时，可取硫代硫酸钠滴定液（0.1mol/L）在临用前加新沸过的冷水稀释制成。

碘滴定液（0.05mol/L）

$I_2 = 253.81$　　$12.69g \rightarrow 1000ml$

【配制】　取碘13.0g，加碘化钾36g与水50ml溶解后，加盐酸3滴与水适量使成1000ml，摇匀，用垂熔玻璃滤器滤过。

【标定】　取在105℃干燥至恒重的基准三氧化二砷约0.15g，精密称定，加氢氧化钠滴定液（1mol/L）10ml，微热使溶解，加水20ml与甲基橙指示液1滴，加硫酸滴定液（0.5mol/L）适量使黄色转变为粉红色，再加碳酸氢钠2g、水50ml与淀粉指示液2ml，用本液滴定至溶液显浅蓝紫色。每1ml碘滴定液（0.05mol/L）相当于4.946mg的三氧化二砷。根据本液的消耗量与三氧化二砷的取用量，算出本液的浓度。即得。

如需用碘滴定液（0.025mol/L），可取碘滴定液（0.05mol/L）加水稀释制成。

【贮藏】 置具玻璃塞的棕色玻璃瓶中，密闭，在凉处保存。

溴滴定液（0.05mol/L）

Br_2=159.81　7.990g→1000ml

【配制】 取溴酸钾3.0g与溴化钾15g，加水适量使溶解成1000ml，摇匀。

【标定】 精密量取本液25ml，置碘瓶中，加水100ml与碘化钾2.0g，振摇使溶解，加盐酸5ml，密塞，振摇，在暗处放置5min，用硫代硫酸钠滴定液（0.1mol/L）滴定至终点时，加淀粉指示液2ml，继续滴定至蓝色消失。根据硫代硫酸钠滴定液（0.1mol/L）的消耗量，算出本液的浓度，即得。

室温在25℃以上时，应将反应液及稀释用水降温至20℃。本液每次临用前均应标定浓度。

如需用溴滴定液（0.005mol/L），可取溴滴定液（0.05mol/L）加水稀释制成，并标定浓度。

【贮藏】 置具玻璃塞的棕色玻璃瓶中，密闭，在凉处保存。

溴酸钾滴定液（0.01667mol/L）

$KBrO_3$=167.00　2.784g→1000ml

【配制】 取溴酸钾2.8g，加水适量使溶解成1000ml，摇匀。

【标定】 精密量取本液25ml，置碘瓶中，加碘化钾2.0g与稀硫酸5ml，密塞，摇匀，在暗处放置5min后，加水100ml稀释，用硫代硫酸钠滴定液（0.1mol/L）滴定至近终点时，加淀粉指示液2ml，继续滴定至蓝色消失。根据硫代硫酸钠滴定液（0.1mol/L）的消耗量，算出本液的浓度，即得。

室温在25℃以上时，应将反应液及稀释用水降温至20℃。

附录3　常用试剂及指示剂的配制

一、常用试剂

乙醇制对二甲氨基苯甲醛试液　取对二甲氨基苯甲醛1g，加乙醇9.0g与盐酸2.3ml使溶解，再加乙醇至100ml，即得。

乙醇制氢氧化钾试液　可取用乙醇制氢氧化钾滴定液（0.5mol/L）。

乙醇制硝酸银试液　取硝酸银4g，加水10ml溶解后，加乙醇使成100ml，即得。

二乙基二硫代氨基甲酸银试液　取二乙基二硫代氨基甲酸银0.25g，加三氯甲烷适量与三乙胺1.8ml，加三氯甲烷至100ml，搅拌使溶解，放置过夜，用脱脂棉滤过，即得。本液应置棕色玻璃瓶内，置阴凉处保存。

二氯靛酚钠试液　取2,6-二氯靛酚钠0.1g，加水100ml溶解后，滤过，即得。

三硝基苯酚试液　本液为三硝基苯酚的饱和溶液。

三氯化铁试液　取三氯化铁9g，加水使溶解成100ml，即得。

对二甲氨基苯甲醛试液　取对二甲氨基苯甲醛0.125g，加无氮硫酸65ml与水35ml的冷混合溶液后，加三氯化铁试液0.05ml，摇匀，即得。本液配制后在7日内使用。

亚硝基铁氰化钠试液　取亚硝基铁氰化钠1g，加水使溶解成20ml，即得，本液应临用新制。

亚硝酸钠试液　取亚硝酸钠1g，加水使溶解成100ml，即得。

茚三酮试液　取茚三酮2g，加乙醇使溶解成100ml，即得。

氢氧化钠试液　取氢氧化钠 4.3g，加水使溶解成 100ml，即得。

香草醛试液　取香草醛 0.1g 加盐酸 10ml 使溶解，即得。

重氮苯磺酸试液　取对氨基苯磺酸 1.57g，加水 80ml 与稀盐酸 10ml，在水浴上加热溶解后，放冷至 15℃，缓缓加入亚硝酸钠溶液（1→10）6.5ml，随加随搅拌，再加水稀释至 100ml，即得。本液应临用前新制。

盐酸羟胺试液　取盐酸羟胺 3.5g，加 60％乙醇使溶解成 100ml，即得。

铁氰化钾试液　取铁氰化钾 1g，加水 10ml 使溶解，即得。本液应临用前新制。

稀铁氰化钾试液　取 1％铁氰化钾试液 10ml，加 5％三氯化铁溶液 0.5ml 与水 40ml，摇匀，即得。

氨试液　取浓氨溶液 400ml，加水使成 1000ml，即得。

氨制硝酸银试液　取硝酸银 1g，加水 20ml 溶解后，滴加氨试液，随加随搅拌，至初起的沉淀将近全溶，滤过，即得。本液应置棕色玻璃瓶内，在暗处保存。

铜吡啶试液　取硫酸铜 4g，加水 90ml 溶解后，加吡啶 30ml，即得。本液应临用新制。

硝酸银试液　可取用硝酸银滴定液（0.1mol/L）。

硫代乙酰胺试液　取硫代乙酰胺 4g，加水使溶解成 100ml，置冰箱中保存。临用前取混合液（由 1mol/L 氢氧化钠溶液 15ml、水 5.0ml 及甘油 20ml 组成）5.0ml，加上述硫代乙酰胺溶液 1.0ml，置水浴上加热 20min，冷却，立即使用。

硫氰酸铵试液　取硫氰酸铵 8g，加水使溶解成 100ml，即得。

硫酸苯肼试液　取硫酸苯肼 60mg，加硫酸溶液（1→2）100ml 使溶解，即得。

硫酸铜试液　取硫酸铜 12.5g，加水使溶解成 100ml，即得。

氯化三苯四氮唑试液　取氯化三苯四氮唑 1g，加无水乙醇使溶解成 200ml，即得。

氯化亚锡试液　取氯化亚锡 1.5g，加水 10ml 与少量的盐酸使溶解，即得。本液应临用新制。

氯化钡试液　取氯化钡的细粉 5g，加水使溶解成 100ml，即得。

氯化铵试液　取氯化铵 10.5g，加水使溶解成 100ml，即得。

稀乙醇　取乙醇 529ml，加水稀释至 1000ml，即得。本液在 20℃时含量 C_2H_5OH 应为 49.5％～50.5％（ml/ml）。

稀盐酸　取盐酸 234ml，加水稀释至 1000ml，即得。本液含 HCl 应为 9.5％～10.5％。

稀硫酸　取硫酸 57ml，加水稀释至 1000ml，即得。本液含 H_2SO_4 应为 9.5％～10.5％。

稀硝酸　取硝酸 105ml，加水稀释至 1000ml，即得。本液含 HNO_3 应为 9.5％～10.5％。

稀醋酸　取冰醋酸 60ml，加水稀释至 1000ml，即得。

碘试液　可取用碘滴定液（0.05mol/L）。

碘化铋钾试液　取次硝酸铋 0.85g，加冰醋酸 10ml 与水 40ml 溶解后，加碘化钾溶液（4→10）20ml，摇匀，即得。

稀碘化铋钾试液　取次硝酸铋 0.85g，加冰醋酸 10ml 与水 40ml 溶解后，即得。临用前取 5ml，加碘化钾溶液（4→10）5ml，在加冰醋酸 20ml，加水稀释至 100ml，即得。

碘化钾试液　取碘化钾 16.5g，加水使溶解成 100ml，即得。本液应临用新制。

溴化钾溴试液　取溴 30g 与溴化钾 30g，加水使溶解成 100ml，即得。

酸性氯化亚锡试液　取氯化亚锡 20g，加盐酸使溶解成 50ml，滤过，即得。本液配成后超过 3 个月即不适用。

碱性亚硝基铁氰化钠试液　取亚硝基铁氰化钠与碳酸钠各 1g，加水使溶解成 100ml，即得。

碱性酒石酸酮试液　（1）取硫酸铜结晶 6.93g，加水使溶解成 100ml。（2）取酒石酸钾钠结晶 34.6g 与氢氧化钠 10g，加水使溶解成 100ml。用时将两液等量混合，即得。

碱性 β-萘酚试液　取 β-萘酚 0.25g，加氢氧化钠溶液（1→10）10ml 使溶解，即得。本液应临用新制。

碳酸钠试液　取一水合碳酸钠 12.5g 或无水碳酸钠 10.5g，加水使溶解成 100ml，即得。

醋酸汞试液 取醋酸汞 5g，研细，加温热的冰醋酸使溶解成 100ml，即得。本液应置棕色瓶内，密闭保存。

醋酸氧铀锌试液 取醋酸氧铀 10g，加冰醋酸 5ml 与水 50ml，微热使溶解，另取醋酸锌 30g，加冰醋酸 3ml 与水 30ml，微热使溶解，将两液混合，放冷，滤过，即得。

醋酸铅试液 取醋酸铅 10g，加新沸过的冷水溶解后，滴加醋酸使溶液澄清，再加新沸过的冷水使成 100ml，即得。

醋酸铵试液 取醋酸铵 10g，加水使溶解成 100ml，即得。

靛胭脂试液 取靛胭脂，加硫酸 12ml 与水 80ml 的混合液，使溶解成每 100ml 中含 $C_{16}H_8N_2O_2(SO_3Na)_2$ 0.09～0.11g，即得。

磷酸氢二钠试液 取磷酸氢二钠结晶 12g，加水使溶解成 100ml，即得。

二、常用指示剂

甲基红指示液 取甲基红 0.1g，加 0.05mol/L 氢氧化钠溶液 7.4ml 使溶解，再加水稀释至 200ml，即得。变色范围 pH4.2～6.3（红→黄）。

甲基红-溴甲酚绿混合指示液 取 0.1% 甲基红的乙醇溶液 20ml，加 0.2% 溴甲酚绿的乙醇溶液 30ml，摇匀，即得。

甲基橙指示液 取甲基橙 0.1g，加水 100ml 使溶解，即得。变色范围 pH3.2～4.4（红→黄）。

荧光黄指示液 取荧光黄 0.1g，加乙醇 100ml 使溶解，即得。

结晶紫指示液 取结晶紫 0.5g，加冰醋酸 100ml 使溶解，即得。

酚酞指示液 取酚酞 1g，加乙醇 100ml 使溶解，即得。变色范围 pH8.3～10.0（无色→红）。

淀粉指示液 取可溶性淀粉 0.5g，加水 5ml 搅匀后，缓缓倾入 100ml 沸水中，随加随搅拌，继续煮沸 2min，放冷，倾取上层清液，即得。本液应临用新制。

硫酸铁铵指示液 取硫酸铁铵 8g，加水 100ml 使溶解，即得。

喹哪啶红-亚甲蓝混合指示液 取喹哪啶红 0.3g 与亚甲蓝 0.1g，加无水甲醇 100ml 使溶解，即得。

曙红钠指示液 取曙红钠 0.5g，加水 100ml 使溶解，即得。

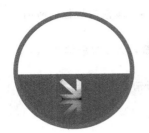

答案

绪 论

一、A 型题
1. D 2. E 3. B 4. B 5. D 6. E

二、B 型题
1. D 2. B 3. C 4. A 5. E

三、X 型题
1. AB 2. ABCD

第一章 药物分析基础知识

一、A 型题
1. C 2. D 3. C 4. B 5. B 6. E 7. B 8. E 9. E 10. B 11. C 12. E 13. D 14. A 15. B 16. E 17. C 18. D 19. A 20. C

二、B 型题
1. B 2. C 3. D 4. D 5. E 6. A 7. B 8. E 9. C 10. B 11. A 12. B 13. B 14. B 15. A 16. C 17. E 18. C 19. A 20. D 21. B 22. A 23. E 24. C 25. D 26. C 27. E

三、X 型题
1. ABCD 2. ABCE 3. ABCDE 4. BE 5. ABCE 6. ABD 7. ABCDE 8. BCE 9. ABCDE 10. ABCD 11. ACDE 12. BC 13. ABDE 14. CD

第二章 药物物理常数测定法

一、A 型题
1. C 2. B 3. C 4. C 5. B 6. E 7. A 8. E 9. C 10. B

二、B 型题
1. C 2. A 3. B 4. D 5. B 6. C 7. E 8. A 9. D 10. E 11. A 12. B

三、X 型题
1. ABC 2. BCD 3. CD 4. ABCD 5. ACD 6. CDE 7. AB 8. AD

四、问答题

1. 答：① 可以用来区别药物或检查药物的纯杂程度，也可用来测定含量。

② 当一单色光（钠光谱的 D 线即 589.3nm）通过起偏镜产生直线偏振光向前进行，当通过装有含有某些光学活性（即旋光性）的化合物液体的测定管时，偏振光的平面（偏振面）就会向左或向右旋转一定的角度，即该旋光性物质的旋光度。

③ 物质的化学结构、溶液浓度、溶剂、光线通过液层的厚度、光的波长。

2. 答：化学鉴别法、光谱鉴别法、色谱鉴别法。

3. 答：比旋度 $=\dfrac{100\alpha}{Lc}=\dfrac{100\times 2.04}{2\times 4.69}=21.75°$

第三章 药物的鉴别分析

A 型题
1. B 2. A

第四章 药物的杂质检查

一、A 型题
1. C 2. D 3. A 4. C 5. B 6. D 7. C 8. A 9. A 10. E 11. B 12. B 13. D 14. A 15. C

二、B 型题
1. A 2. D 3. B 4. C 5. E 6. A 7. B 8. B 9. A 10. C 11. D 12. E 13. B 14. A 15. C 16. D 17. A 18. C 19. E

三、X 型题
1. ABCD 2. CE 3. ABCD 4. ABCDE 5. ADE 6. ABC 7. ABCE 8. CE 9. AB 10. ABDE

第五章 芳香酸及其酯类药物分析

一、A 型题
1. E 2. C 3. A 4. B 5. B 6. B 7. A 8. C 9. B 10. D 11. A 12. D 13. E

二、B 型题
1. C 2. B 3. E 4. C 5. B 6. D 7. B 8. D 9. A

三、X 型题
1. ACD 2. BE 3. ABCDE 4. ABCE 5. ADE 6. BC

四、问答题
(1) 阿司匹林中的特殊杂质为水杨酸。
(2) 检查的原理是利用阿司匹林结构中无酚羟基，不能与 Fe^{3+} 作用，而水杨酸则可与 Fe^{3+} 作用呈紫堇色，与一定量水杨酸对照液生成的色泽比较，控制游离水杨酸的含量。

五、计算题

$$\text{标示量百分含量} = \frac{(V_0-V)\times T\times F\times \text{平均片重}}{m\times \text{标示量}}\times 100\%$$

$$=\frac{(39.84-22.92)\times 18.08\times \dfrac{0.0502}{0.05}\times \dfrac{5.7680}{10}}{0.3576\times 0.5\times 1000}\times 100\%$$

$$=99.08\%$$

第六章 胺类药物分析

一、A 型题
1. A 2. D 3. D 4. A 5. D 6. E 7. A 8. E

二、鉴别题
1. 盐酸普鲁卡因具有芳伯氨基，可发生重氮化偶合反应，产生橙黄至猩红色沉淀。
2. 盐酸丁卡因具有仲胺结构，可与亚硝酸反应，生成乳白色沉淀。
3. 对乙酰氨基酚具有酚羟基，可与三氯化铁发生显色反应，呈蓝紫色。
4. 肾上腺素与三氯化铁发生显色反应，呈翠绿色，再加氨水即变紫色最后变成紫红色。

三、问答题
1. 答：胺类药物包括芳胺类药物、苯乙胺类、氨基醚类衍生物类药物。典型药物有：芳胺类药物——盐酸普鲁卡因、对乙酰氨基酚；苯乙胺类——肾上腺素；氨基醚类衍生物类药物——盐酸苯海拉明。

  2. 答：是与重金属离子的反应。具有芳酰氨基的盐酸利多卡因在碳酸钠试液中，与硫酸铜反应生成蓝紫色的配合物。而盐酸普鲁卡因在相同条件下不发生此反应。

  3. 答：对乙酰氨基酚在贮存中，受外部条件的影响水解生成特殊杂质对氨基酚。可用以下方法鉴别：对氨基酚在碱性条件下可与亚硝酸铁氢化钠生成蓝色配位化合物，而对乙酰氨基酚无此反应特点，从而完成鉴别。

第七章　巴比妥类药物分析

  一、A 型题
  1. D　2. D　3. A　4. A　5. A　6. E　7. B　8. B　9. A　10. A　11. D
  二、B 型题
  1. C　2. C　3. A　4. B　5. D　6. A　7. B　8. E　9. C　10. B　11. A　12. E
  三、简答题
  答：非水酸量法、紫外分光光度法、高效液相色谱法。
  四、计算题
  (1) 溴滴定液配制：溴酸钾 3g、溴化钾 15g 加水适量溶解成 1000ml，摇匀。本法不需要标定。操作加酸，溴酸钾与溴化钾反应定量生成 Br_2。

  (2) 本法采用剩余滴定法，空白实验的目的是确定加入滴定液的量，以便求出反应的滴定液的量。

  (3) 计算：

$$标示量（\%）=\frac{(V_0-V)\times T\times F\times 10^{-3}\times \overline{w}}{m\times S}\times 100\%$$

$$=\frac{(25.22-17.05)\times 13.01\times 0.992\times 10^{-3}\times \dfrac{2.7506}{20}}{0.1385\times 0.1}\times 100\%$$

$$=104.70\%$$

第八章　杂环类药物分析

  一、A 型题
  1. C　2. D　3. A　4. E　5. C
  二、B 型题
  1. E　2. A　3. C　4. C
  三、X 型题
  1. ACD　2. BC
  四、简答题
  1. 答：结构：苯并噻嗪衍生物，含硫氮杂蒽母核。
  性质：强还原性；弱碱性；共轭体系；与金属离子的反应性。
  应用：(1) 吩噻嗪环上的 2 价硫原子具有强还原性，能被氧化剂氧化，产物随取代基不同而呈现不同的颜色，可用于鉴别和含量测定；(2) 吩噻嗪环上的氮原子碱性极弱，可用非水溶液滴定法进行含量测定；(3) 吩噻嗪环具有共轭体系，有较强的紫外吸收，可用于鉴别和含量测定；(4) 母核中未被氧化的硫可与 Pb^{2+} 等金属离子形成有色配合物，可用于鉴别和含量测定。
  2. 答：《中国药典》（2015 年版）采用 TLC 法进行异烟肼中游离肼的检查。硫酸肼为对照品，异烟肼和硫酸肼的混合液作为系统适用性试验溶液，采用硅胶 G 薄层板，异丙醇-丙酮（3∶2）为展开剂，喷以乙醇制对二甲氨基苯甲醛试液，15min 后检视。
  五、计算题

$$含量（\%）=\frac{c_R\times \dfrac{A_X}{A_R}\times V\times D}{m}\times 100\%=\frac{m_R\times \dfrac{A_X}{A_R}}{m}\times 100\%=\frac{0.0152\times \dfrac{0.491}{0.507}}{0.0149}\times 100\%=98.79\%$$

根据《中国药典》（2015年版）规定，本品按干燥品计算，含奥沙西泮（$C_{15}H_{11}ClN_2O_2$）应为 98.0%～102.0%，故该供试品的含量测定结果符合规定。

第九章　生物碱类药物分析

一、A型题
1. A　2. D　3. B　4. B　5. B

二、B型题
1. A　2. B　3. D　4. C　5. E

三、X型题
1. ACD　2. ACE

四、简答题

1. 答：在适当pH介质中，生物碱类药物（B）可与氢离子结合成阳离子（BH^+），一些酸性染料在此介质中能解离为阴离子（In^-），上述阳离子和阴离子可定量地结合成有色配合物（BH^+In^-），即离子对，可被某些有机溶剂定量地提取，形成有色溶液。在一定波长处测定该有机相有色离子对的吸光度，即可计算出生物碱药物的含量。

2. 答：氢卤酸在冰醋酸介质中的酸性较强，反应不能完全进行，对滴定终点有干扰，因此不能直接滴定，需要先加入过量的醋酸汞冰醋酸溶液，使形成难以电离的卤化汞，而氢卤酸盐变为可测醋酸盐，在用高氯酸滴定。

五、计算题

$$\text{含量}(\%) = \frac{(V-V_0) \times T \times F \times 10^{-3}}{m} \times 100\%$$

$$= \frac{(7.08-0.03) \times 20.17 \times \frac{0.1010}{0.1} \times 10^{-3}}{0.1450} \times 100\%$$

$$= 99.0\%$$

第十章　糖类和苷类药物分析

一、A型题
1. B　2. C　3. E　4. A　5. B　6. C　7. A　8. E

二、X型题
1. ABC　2. ABDE　3. ABC　4. CD　5. BD

三、简答题

答：由于葡萄糖有α及β两种互变异构体，且两种互变异构体的比旋度相差甚远，因而在水溶液中两者互变，逐渐达平衡，因此，测定葡萄糖旋光度时，需给予足够的时间使互变达平衡，然后测其比旋度。

四、计算题

1. 答：无水葡萄糖的旋光度 $\alpha = +5.38$

由 $c = \dfrac{100 \times \alpha}{[\alpha] \times L}$ 可知

$$[\alpha] = \frac{100 \times \alpha}{c \times L}$$

$$[\alpha] = \frac{100 \times \alpha}{c \times L} = \frac{100 \times 5.38}{10.22 \times 1} = 52.64°$$

2. 答：葡萄糖的浓度 $c = \dfrac{100\alpha}{[\alpha]_D^t \times L} \times \dfrac{\text{含水葡萄糖分子量}}{\text{无水葡萄糖分子量}} = \dfrac{100}{52.75 \times 1} \times \dfrac{198.17}{180.16} = 2.0852\alpha$

葡萄糖的含量 $= \dfrac{4.75 \times 2.0852 \times 100}{V} = \dfrac{4.75 \times 2.0852 \times 100}{50} = 19.81(\text{g}/100\text{ml})$

第十一章 甾体激素类药物分析

一、A 型题
1. D 2. D 3. C 4. B 5. D 6. A 7. A 8. D 9. E 10. E

二、问答题
1. 答：甾体激素类药物主要包括肾上腺皮质激素和性激素两大类。性激素又分为雌激素、雄激素、蛋白同化激素及孕激素等。

2. 答：① 酮基。甾体激素分子结构中含有酮基，如 C3-酮基和 C20-酮基，均能与异烟肼、硫酸苯肼、2,4-二硝基苯肼等羰基试剂呈色。

② C17-α-醇酮基。皮质激素类药物分子结构中 C17 位上的 α-醇酮基，具有还原性，能与氧化剂四氮唑盐反应而呈色。

③ 甲酮基。分子结构中含有甲酮基以及活泼亚甲基的甾体激素类药物，能与亚硝基铁氰化钠、芳香醛类等反应显色。

④ 有机氟。一些含氟的甾体激素药物（如醋酸氟轻松、地塞米松等），经氧瓶燃烧后生成无机氟化物，在 12% 醋酸钠的稀醋酸中与茜素氟蓝及硝酸亚铈起反应，即显蓝紫色。

3. 答：Kober 反应是雌激素与硫酸-乙醇共热呈色，加水或稀硫酸稀释后重新加热发生颜色改变，并在 515nm 处有最大吸收。

4. 答："有关物质"是与该甾体激素药物结构类似的某些杂质，是甾体激素药物纯度检查的一个重要任务。薄层色谱法、高效液相色谱法是各国药典常用的检查方法。

5. 答：红外光谱法是进行有机物结构鉴定的有效方法，甾体激素类药物结构复杂，有的药物之间结构上仅有很小的差异，红外光谱法特征性强，红外吸收光谱是鉴别该类药物有效且可靠的方法。

第十二章 维生素类药物分析

一、A 型题
1. C 2. C 3. D 4. A 5. C 6. C

二、B 型题
1. B 2. A 3. C 4. D 5. B 6. A 7. C 8. D

三、X 型题
1. BCE 2. BDE

四、问答题
1. 答：维生素种类很多，按其溶解度的不同，可分为脂溶性和水溶性两大类。脂溶性维生素有维生素 A、维生素 D、维生素 E、维生素 K 等，水溶性维生素有维生素 C 和 B 族维生素等。

2. 答：采用碘量法。注意事项如下。①在稀醋酸介质中维生素 C 受空气中氧的氧化速度较慢，但供试品溶于稀醋酸后仍应立即进行滴定。②加新煮沸并冷却的蒸馏水也是为了减少水中溶解氧对测定的影响。③测定维生素 C 制剂时，应消除辅料的干扰：测定片剂时，片剂溶解后应过滤，取滤液测定；测定注射液时加入丙酮（或甲醛），以消除抗氧剂焦亚硫酸钠（或亚硫酸氢钠）的干扰。

五、计算题
1. 99.45% 2. 95.1%

第十三章 抗生素类药物分析

一、A 型题
1. C 2. B 3. A 4. B 5. D 6. E

二、B 型题
1. E 2. D 3. A 4. B 5. C 6. C 7. D 8. E 9. B 10. A
三、X 型题
1. BCDE 2. ABE
四、问答题
1. 答：该类药物的母核上均有一个羧基取代基，具有较强的酸性，能与碱作用成盐；该类药物的母核中均含有手性碳原子，因此都具有旋光性；头孢菌素类药物及侧链具有共轭结构，在紫外吸收有特征吸收。该类抗生素分子中最不稳定的部分是 β-内酰胺环，在酸、碱、青霉素酶等的作用下，可使 β-内酰胺环开环或发生分子重排。本类抗生素的鉴别和含量测定方法都是根据以上的性质而制定的。

2. 答：四环素类抗生素在 pH 为 2~6 的溶液中，由于 A 环上手性碳原子 C4 构型的改变，发生差向异构化，形成差向异构体即 4-差向四环素。在酸性条件下的降解反应：在 pH<2.0 的溶液中，四环素生成脱水四环素；在碱性溶液中也易降解，其降解产物为异四环素，产生的脱水四环素又可形成差向异构体。由于四环素类抗生素易于降解和异构化，为了保证用药安全和有效，因此药典中规定对降解产物及异构杂质——特殊杂质进行检查。

第十四章　药物制剂分析

一、A 型题
1. D 2. C 3. D 4. C 5. B 6. B 7. B 8. D 9. B 10. E
二、X 型题
1. ABC 2. CE 3. CE 4. ABCDE 5. ABC 6. ABCD 7. ABCD
三、问答题
答案（略）
四、计算题
1. 103.6% 2. 94.24% 3. 99.08%

第十五章　中药制剂分析

一、单选题
1. B 2. B 3. E 4. C 5. A 6. E 7. C 8. C 9. C 10. D 11. A 12. D
二、X 型题
1. ABCE 2. ABCD 3. ABCDE 4. ABC 5. ACDE
三、问答题
答案（略）

第十六章　生化药物分析

一、A 型题
1. A 2. E 3. D 4. E 5. A 6. E
二、问答题
答：包括杀菌、灭活和脱毒的检查；残余毒力和毒性物质的检查；过敏物质的检查；外源性污染的检查。

第十七章　药品质量标准的制定

一、A 型题
1. A 2. D 3. B 4. B 5. B

二、X 型题
1. ABD   2. ACD

三、问答题
答：药品质量标准分析方法验证的内容有准确度、精密度、专属性、检测限、定量限、线性、范围和耐用性。

参 考 文 献

[1] 国家药典委员会编. 中华人民共和国药典（2015 年版）. 北京：中国医药科技出版社，2015.
[2] 金虹，杨元娟. 药物分析技术. 北京：中国医药科技出版社，2015.
[3] 孙颖，吕杰. 药物分析. 第 2 版. 北京：人民卫生出版社，2013.
[4] 张振秋，马宁. 药物分析. 北京：中国医药科技出版社，2015.
[5] 王炳强，张正兢. 药物分析. 第 2 版. 北京：化学工业出版社，2013.
[6] 冯芳主编. 药物分析. 南京：东南大学出版社，2011.
[7] 姚彤炜著. 药物分析. 杭州：浙江大学出版社，2011.
[8] 杭太俊主编，于治国、范国荣副主编. 药物分析. 北京：人民卫生出版社，2011.
[9] 张骏主编. 药物分析. 北京：高等教育出版社，2012.
[10] 梁李广主编. 药物分析. 郑州：郑州大学出版社，2004.
[11] 朱景申主编. 药物分析. 北京：中国医药科技出版社，2003.
[12] 钱忠直. 建立符合中医药特点的中药质量标准——解读 2015 年版《中国药典》. 中国中药杂志，2015，35（16）.
[13] 李芳，张利，张静赟，惠大永. HPLC 同时测定桂枝茯苓丸中的肉桂酸和丹皮酚. 华西药学杂志，2008，(06).
[14] 吴晓凤，陈虹，赵志茹. HPLC 法测定生脉饮中五味子醇甲的含量. 中国中药杂志，2003，(01).
[15] 马广慈主编. 药物分析方法与应用. 北京：科学出版社，2000.
[16] 李元宗，常文保编著. 生化分析. 北京：高等教育出版社，2003.
[17] 熊宗贵主编. 生物技术制药. 北京：高等教育出版社，1999.
[18] 中国药品生物制品鉴定所. 中国药品检验标准操作规范（2010 年版）. 北京：中国医药科技出版社，2010.
[19] 伍凌霄. 含葡萄糖注射液中 5-羟甲基糠醛限度的检测方法. 中国医药工业杂志，2008，39（1）：47-49.